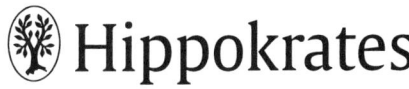

Wochenbettbetreuung in der Klinik und zu Hause

U. Harder

unter Mitarbeit von

J. Friedrich
E. Groh
S. Kirchner
H. Polleit
A. Stiefel

91 Abbildungen
19 Tabellen

Hippokrates Verlag · Stuttgart

Bibliografische Information
Der Deutschen Bibliothek

Die Deutsche Bibliothek verzeichnet diese Publikation in der Deutschen Nationalbibliografie; detaillierte bibliografische Daten sind im Internet über http://dnb.ddb.de abrufbar

Anschrift der Herausgeberin:

Ulrike Harder
Vivantes Klinikum Neukölln
IbBG Hebammenschule
Mariendorfer Weg 28
D-12051 Berlin
E-mail: u.harder@gmx.de

© 2003 Hippokrates Verlag in
MVS Medizinverlage
Stuttgart GmbH & Co. KG
Unsere Homepage: www.hippokrates.de

Printed in Germany 2003
Zeichnungen: Hopek Quirin-Harder, Berlin
Abbildungsnachweise s. S. 266
Titelfoto: Vordergrundmotiv U. Harder,
Hintergrundmotiv T. Stone
Lektorat: Renate Reutter
Umschlaggestaltung: Thieme Verlagsgruppe
Umschlagfotos: Ulrike Harder
Satz und Druck: Druckerei Sommer, Feuchtwangen

ISBN 3-8304-5216-0   1 2 3 4 5 6

Wichtiger Hinweis: Wie jede Wissenschaft ist die Medizin ständigen Entwicklungen unterworfen. Forschung und klinische Erfahrung erweitern unsere Erkenntnisse, insbesondere was Behandlung und medikamentöse Therapie anbelangt. Soweit in diesem Werk eine Dosierung oder eine Applikation erwähnt wird, darf der Leser zwar darauf vertrauen, dass Autoren, Herausgeber und Verlag große Sorgfalt darauf verwandt haben, dass diese Angabe **dem Wissensstand bei Fertigstellung des Werkes** entspricht.

Für Angaben über Dosierungsanweisungen und Applikationsformen kann vom Verlag jedoch keine Gewähr übernommen werden. **Jeder Benutzer ist angehalten,** durch sorgfältige Prüfung der Beipackzettel der verwendeten Präparate und gegebenenfalls nach Konsultation eines Spezialisten festzustellen, ob die dort gegebene Empfehlung für Dosierungen oder die Beachtung von Kontraindikationen gegenüber der Angabe in diesem Buch abweicht. Eine solche Prüfung ist besonders wichtig bei selten verwendeten Präparaten oder solchen, die neu auf den Markt gebracht worden sind. **Jede Dosierung oder Applikation erfolgt auf eigene Gefahr des Benutzers.** Autoren und Verlag appellieren an jeden Benutzer, ihm etwa auffallende Ungenauigkeiten dem Verlag mitzuteilen.

Geschützte Warennamen (Warenzeichen) werden **nicht** besonders kenntlich gemacht. Aus dem Fehlen eines solchen Hinweises kann also nicht geschlossen werden, dass es sich um einen freien Warennamen handele.

Das Werk, einschließlich all seiner Teile, ist urheberrechtlich geschützt. Jede Verwertung außerhalb der engen Grenzen des Urheberrechtsgesetzes ist ohne Zustimmung des Verlages unzulässig und strafbar. Das gilt insbesondere für Vervielfältigungen, Übersetzungen, Mikroverfilmungen und die Einspeicherung und Verarbeitung in elektronischen Systemen.

Anschrift der Autorinnen

Jule Friedrich
Op der Elg 52
22393 Hamburg
Tel. 040-601 88 02

Elisabeth Groh
4 Orchard Way
Lancing / West Sussex
B N 15 9 E D
Great Britain
Tel. 0044-1903 753 253
E-Mail: shaunthesheep@lycos.de

Ulrike Harder
Taunusstr. 5 II
12161 Berlin

Simone Kirchner
Gäßnerweg 80
12103 Berlin

Heike Polleit
Oberlinden 22
79098 Freiburg
Tel. 0761-211 7302

Andrea Stiefel
Leberstr. 24
10829 Berlin

Vorwort

Die Begleitung von Wöchnerinnen und Neugeborenen ist seit vielen Jahren eine meiner liebsten Hebammentätigkeiten, denn gute Wochenbettbetreuung ist eine wichtige Voraussetzung für die Entstehung einer ausgeglichenen Mutter-Kind-Beziehung. Während meiner beruflichen Tätigkeit musste ich immer wieder feststellen, dass in geburtshilflichen Lehrbüchern das Wochenbett nur knapp abgehandelt wird. Um diese Lücke zu schließen, habe ich die „Wochenbettbetreuung in der Klinik und zu Hause" geschrieben, die ursprünglich nur als kurzer Leitfaden geplant, während der Bearbeitungszeit aber zu einem umfassenden Lehrbuch angewachsen ist.

Auf die Bezeichnung Nachsorge habe ich im Buch verzichtet, da Wochenbettbetreuung und -pflege eigene Betreuungsinhalte aufweisen und nicht nur Nachsorge von Schwangerschaft und Geburt sind. Die neue Hebammengebührenverordnung 2003 konnten wir inhaltlich leider nicht mehr berücksichtigen, da diese zur Zeit der Drucklegung noch nicht verabschiedet war. Alle Ergänzungsvorschläge aus dem Leserinnenkreis und Ihre bewährten Praxistipps sind mir willkommen, und werden in der nächsten Auflage berücksichtigt.

Ich möchte mich bei allen Wöchnerinnen bedanken, die mich mit ihrer Bereitschaft, sich und ihre Neugeborenen ablichten zu lassen, sehr unterstützt haben. Beim Fotografieren wurde mir bewusst, wie stark die Veröffentlichung den Intimbereich der Frauen verletzt. Darum zeigen viele Bilder nur einen Ausschnitt ohne den Kopf der Frau, um dem Wunsch der Mütter nach Anonymität zu entsprechen.

Mein Dank gilt auch den Co-Autorinnen, ohne die dieses Buch nicht hätte entstehen können, den vielen Kolleginnen, die meine Texte fachkompetent und kritisch Korrektur lasen sowie allen Müttern, Pflegenden auf der Wochenstation, Ärzten und Hebammen, die mir wertvolle Praxistipps gaben.

Namentlich bedanke ich mich bei Frau Dr. Renate Reutter aus dem Hippokrates Verlag, die mich mit ihrer fröhlichen Geduld immer wieder motivierte und dem Buch durch ihr engagiertes Lektorat eine gute Form gab und natürlich besonders bei meinem Ehemann, der dieses Buchprojekt unterstützend begleitete und mit seinen Grafiken wertvoll ergänzt hat.

Berlin im November 2003   Ulrike Harder

Inhalt

Grundlagen

1 Die Bedeutung des Wochenbetts 2
Ulrike Harder

1.1 Definitionen 2
1.2 Geschichtliche Entwicklung der Wochenbettbetreuung 2
1.3 Wochenbettbetreuung heute 6

2 Psychosoziale Veränderungen im Wochenbett 8
Simone Kirchner

2.1 Mutterrolle und soziales Umfeld 8
2.2 Verarbeitung des Geburtserlebnisses 10
2.3 Die erhöhte Sensibilität der ersten Tage 12
2.4 Kennenlernen des Kindes 13
2.5 Sexualität nach der Geburt 16
2.6 Verhütung und Familienplanung 18

Praxis

3 Rückbildung der allgemeinen körperlichen Veränderungen 22
Ulrike Harder

3.1   Aufgaben des Wochenbettes 22
3.2   Körpergewicht 23
3.3   Ödeme 23
3.4   Hormonhaushalt 24
3.5   Kreislauf 26
3.6   Blutzusammensetzung 27
3.7   Krampfadern 29
3.8   Hämorrhoiden 30
3.9   Darmtätigkeit und Ernährung 32
3.10 Obstipation 33
3.11 Blasenfunktion und Miktionsstörungen 34
3.12 Bauchmuskulatur und Haut 36
3.13 Beckenboden 38
3.14 Beckenbodentipps für den Alltag, Venenübungen, Wochenbettgymnastik, Bauchmassage (Merkblätter) 42

4 Rückbildung der Geburtsorgane 50
Ulrike Harder

4.1	Uterus	50
4.2	Wundheilung und Lochien	56
4.3	Zervix, Vagina und Vulva	59
4.4	Rissverletzungen und Episiotomie	60

5 Laktation und Stillen 67
Jule Friedrich

5.1	Bedeutung des Stillens für Mutter und Kind	67
5.2	Anatomie der Brustdrüse während der Laktation	68
5.3	Physiologie der Laktation und Stillreflexe	71
5.4	Zusammensetzung der Muttermilch in den verschiedenen Phasen der Laktation	74
5.5	Erstes Stillen nach der Geburt, Grundregeln zum Anlegen	78
5.6	Stillen ad libitum, Trinkverhalten des Neugeborenen	80
5.7	Stillpositionen	82
5.8	Häufige Fehler beim Anlegen	84
5.9	Pflege und Hygiene der Brust in der Stillzeit	85
5.10	Ernährung und Flüssigkeitszufuhr der Mutter in der Stillzeit	87

6 Besondere Stillsituationen und Stillberatung 90
Jule Friedrich, Ulrike Harder

6.1	Umgang mit dem Milcheinschuss	90
6.2	Milchstau und Mastitis	92
6.3	Schmerzhafte und wunde Brustwarzen	95
6.4	Flach-, Hohl- und Schlupfwarzen	96
6.5	Neugeborenenikterus	98
6.6	Saugverwirrung und Zufütterungsmethoden	98
6.7	Abpumpen und Entleeren von Hand, Aufbewahren von Muttermilch	102
6.8	Medikamente in der Stillzeit	106
6.9	Stillen bei einer Behinderung des Kindes	107
6.10	Stillhindernisse, primäres und sekundäres Abstillen	109
6.11	Stillen und Berufstätigkeit	111

7 Ernährung des Neugeborenen und des Säuglings 114
Andrea Stiefel

7.1	Ausschließliches Stillen und Stilldauer	114
7.2	Wachstum und Gewichtsentwicklung	115
7.3	Zufüttern und Zwiemilchernährung	117
7.4	Ernährung mit Muttermilchersatznahrung	117
7.5	Zubereitung von Flaschennahrung	119
7.6	Nahrungsaufbau, Trinktechnik und Verdauung	121
7.7	Beikost	123

8	**Betreuung nach einer Kaiserschnitt-Geburt**	127
	Ulrike Harder	
8.1	Postoperative Betreuung in der Klinik (1.–5. Tag)	127
8.2	Weitere Betreuung zu Hause (4.–56. Tag)	134

9	**Betreuung nach einer Frühgeburt und nach der Geburt eines kranken Kindes**	138
	Ulrike Harder	
9.1	Spezielle Probleme bei Frühgeburten	138
9.2	Spezielle Probleme bei einem kranken/behinderten Kind	139
9.3	Hebammenhilfe für die Mutter	140
9.4	Stillberatung bei Frühgeborenen	145
9.5	Stillberatung bei kranken/behinderten Kindern	147
9.6	Selbsthilfegruppen	148

10	**Betreuung nach der Geburt von Zwillingen/Mehrlingen**	150
	Ulrike Harder	
10.1	Wochenbettbetreuung	150
10.2	Stillberatung bei Zwillingen und Drillingen	152
10.3	Internetadressen für Eltern mit Zwillingen und Mehrlingen	156

11	**Betreuung nach Kindsverlust**	158
	Ulrike Harder	
11.1	Trauerphasen	158
11.2	Wichtige Aspekte bei der Betreuung	159
11.3	Was geschieht mit dem Kind?	162
11.4	Milchbildung und Abstillen	165
11.5	Rückbildung	166
11.6	Selbsthilfegruppen	167

12	**Regelwidrigkeiten im Wochenbettverlauf**	169
	Ulrike Harder, Simone Kirchner	
12.1	Fieber im Wochenbett	169
12.2	Endomyometritis	169
12.3	Puerperale Adnexitis	171
12.4	Septische Ovarialvenenthrombose	171
12.5	Puerperalsepsis und septischer Schock	172
12.6	Blutungen in den ersten 24 Stunden	172
12.7	Blutungen im Wochenbettverlauf	173
12.8	Harnwegsinfektionen	175
12.9	Thromboembolische Erkrankungen	176
12.10	Symphysenschädigungen	178
12.11	Steißbeinverletzungen	181

12.12	Depressive Beeinträchtigungen	182
12.13	Andere postpartale psychische Beeinträchtigungen	189

13 Wochenbettbetreuung in der Klinik ... 193
Heike Polleit

13.1	Die Bedürfnisse von Mutter und Kind in der Zeit des frühen Wochenbetts	194
13.2	Die Familienabteilung oder das Konzept der Integrativen Wochenbettbetreuung	196
	Wer trägt die Verantwortung für das Kind, wenn es sich von Klinikpersonal unbeaufsichtigt im Zimmer der Mutter aufhält?	200
	Muss die Mutter schriftlich bestätigen, dass sie Rooming-in wünscht?	200
	Wer haftet, wenn dem Kind im Zimmer der Mutter etwas zustößt, vor allem nachts, wenn diese schläft?	200
	Wer haftet, wenn die Mutter ihr Kind zu einem Spaziergang auf dem Klinikgelände mitnimmt?	200
	Wer haftet, wenn die Mutter ihr Kind zu einem Spaziergang außerhalb des Klinikgeländes mitnimmt?	200
	Dürfen Krankenschwestern Neugeborene betreuen?	200
	Dürfen Kinderkrankenschwestern Wöchnerinnen betreuen?	200
13.3	Wochenbettpflege, Beratung und Begleitung in der Klinik	201
13.4	Leitfaden zum Aufbau einer Familienabteilung mit integrativer Wochenbettbetreuung	202

14 Wochenbettbetreuung zu Hause ... 210
Elisabeth Groh, Ulrike Harder

14.1	Aufgaben bei einem Hausbesuch	210
14.2	Wochenbettbetreuung nach ambulanter Geburt oder Hausgeburt	212
14.3	Wochenbettbetreuung nach stationärem Klinikaufenthalt	216
14.4	Dokumentation der häuslichen Betreuung	216
14.5	Organisation der freiberuflichen Wochenbettbetreuung	219

15 Häufige Fragen der Eltern zum Neugeborenen und zur Säuglingspflege ... 222
Ulrike Harder

15.1	Körperpflege und Wundsein	222
	Wie wird der Windelbereich gereinigt?	222
	Öltücher oder Feuchttücher?	222
	Warum wird mein Baby wund?	223
	Wie pflege ich den wunden Po?	223
	Soll ich den Po trockenföhnen?	224
	Ist die Windelsorte für den wunden Po verantwortlich?	224
	Wann soll ich eine Zinkpaste verwenden?	224
	Hat mein Kind Windel-Soor?	225
	Wann und wie oft soll ich mein Kind baden?	225
	In den Hautfalten ist die Haut eingerissen und gelblich belegt?	226
	Warum hat mein Baby geschwollene Brüste?	226
	Hat meine Tochter vaginalen Ausfluss?	227
	Sind die hellroten Flecken in der Windel Blut?	227

	Sind diese Pickel wirklich normal?	227
	Wann verschwindet das Muttermal?	228
15.2	Veränderungen an Mund, Nase und Augen	229
	Ist der weißliche Belag im Mund ein Pilz?	229
	Das Auge ist gelblich verklebt, was tun?	229
	Warum niest und schnieft mein Baby?	230
	Wie wird ein Schnupfen behandelt?	231
15.3	Nabelpflege	232
	Wann fällt der Nabelschnurrest ab?	232
	Muss der Nabel desinfiziert und gepudert werden?	233
	Tut die Nabelpflege dem Kind weh?	233
	Was ist die beste Nabelpflege?	233
	Muss ein Nabelgranulom geätzt werden?	234
	Was ist eigentlich ein Nabelbruch?	235
15.4	Wärmebedürfnis und Kleidung	236
	Warum hat mein Baby kalte Hände und Füße?	236
	Wie merke ich, wenn es dem Kind zu warm ist?	238
	Dürfen wir mit offenem Fenster schlafen?	238
15.5	Unruhe und Schreien der Kinder	238
	Warum weint mein Baby?	238
	Soll ich einen Schnuller geben oder besser nicht?	239
	Wann schläft das Baby nachts durch?	240
	Habe ich ein so genanntes Schreibaby?	240
	Ist ein Tragetuch sinnvoll?	241
	Wie binde ich ein Tragetuch?	241
	Ab wann kann ich das Baby aufrecht tragen?	244
	Schadet das Tragen der kindlichen Wirbelsäule?	244
15.6	Hunger, Blähungen und Verdauung	244
	Wird das Kind satt, nimmt es genügend zu?	244
	Muss das Kind nach jedem Trinken „Bäuerchen" machen?	245
	Warum hat mein Kind Blähungen?	245
	Wie helfe ich dem Kind bei Blähungen?	247
	Warum ist der Stuhlgang grün?	248
	Hat mein Kind Verstopfung oder Durchfall?	249
15.7	Hyperbilirubinämie und Neugeborenen-Ikterus	250
	Bekommt jedes Kind eine Gelbsucht?	250
	Ist der Neugeborenen-Ikterus gefährlich?	251
	Wie kann ich meinem Kind helfen, die Gelbsucht zu überwinden?	251
	Wann braucht mein Kind Phototherapie?	253
15.8	Neugeborenen-Screening (Guthrie-Test)	253
	Für welche Untersuchungen wird dem Kind Blut abgenommen?	253
	Muss das Blut an einem bestimmten Tag abgenommen werden?	254
	Kann ich dem Kind die Schmerzen bei der Blutentnahme erleichtern?	255
15.9	Blutungs-, Rachitis- und Kariesprophylaxe	256
	Warum bekommt das Kind Vitamin-K-Tropfen?	256
	Sind Vitamin-D-Tabletten für jedes Kind notwendig?	257
	Braucht das Neugeborene täglich Fluor-Tabletten?	260
15.10	Schadstoffe und Umweltgifte	261
	Können Rückstände in meiner Muttermilch das Kind beeinträchtigen?	261
	Warum muss neue Babykleidung immer 1–2-mal gewaschen werden?	262

	Unsere Kinderzimmermöbel riechen noch sehr neu, ist das ungesund fürs Baby?	262
	Welcher Fußboden im Kinderzimmer ist besser, Laminat oder Teppichboden?	262
15.11	Babymassage und andere Babygruppen	263
	Warum wird spezielle Babymassage empfohlen?	263
	Was ist eine PEKiP-Gruppe?	264

Abbildungsnachweise ... 267

Sachregister ... 269

Die Autorinnen ... 281

Grundlagen

1 Die Bedeutung des Wochenbetts

Ulrike Harder

1.1 Definitionen

Wochenbett war ursprünglich die Bezeichnung für das Bett, in dem sich die Frau in den Tagen nach der Geburt ausruhte. Heute wird der Begriff im deutschsprachigen Raum im übertragenen Sinne für den Zeitraum nach der Geburt verwendet. Der Fachausdruck für Wochenbett lautet **Puerperium** (lat. puer: Kind, parere: gebären), üblich ist auch der Ausdruck postpartale Zeit (lat. post: nach, partus: Geburt).

Definition: Das Wochenbett beginnt unmittelbar nach der Plazentageburt und dauert 6 bis 8 Wochen. Medizinisch werden meistens 6 Wochen definiert. Das Mutterschutzgesetz hingegen sieht ein Beschäftigungsverbot von 8 Wochen vor, auch Wochenbett-Besuche durch die Hebamme können bis zur 8. Woche in Anspruch genommen werden.

Zwei Zeiträume werden unterschieden:
- **Frühwochenbett**: Die ersten 10 Tage nach der Geburt, also Entbindungstag plus 1.–9. Wochenbettag. (Einige Autoren definieren nur 7 Tage als Frühwochenbett). Die Wöchnerin hat 10 Tage lang Anspruch auf tägliche Hebammenhilfe, denn in dieser Zeit finden die größten Umstellungen statt.
- **Spätwochenbett**: vom 10. Tag bis zum Ende der 6. bzw. 8. Woche. In dieser Zeit kehrt der Körper der Frau annähernd wieder zu dem Zustand zurück, der vor der Schwangerschaft bestand.

Die **vollständige Rückbildung** aller schwangerschafts- und geburtsbedingten Veränderungen dauert mit 6–9 Monaten deutlich länger als das Wochenbett, dabei wird aber weder funktionell noch anatomisch der gleiche körperliche Zustand wie vor der Schwangerschaft erreicht. Die normale Ovarialtätigkeit beginnt frühestens 6–8 Wochen nach der Geburt, selbst nach 6 Monaten haben noch 10–15 % der Frauen keine Menstruation (s. S. 26).

1.2 Geschichtliche Entwicklung der Wochenbettbetreuung

Noch bis zur Mitte des 20. Jahrhunderts verbrachte die Mutter ihr Wochenbett üblicherweise zu Hause, wo sie auch ihre Kinder gebar. Hier wurde sie 10 Tage lang täglich 1–2-mal von ihrer Hebamme besucht. Diese kontrollierte die Rückbildungsvorgänge und gab der Frau Ratschläge sowie pflegerische Hilfestellungen. Oft kam für einige Zeit eine Verwandte oder Nachbarin ins Haus, um die Wöchnerin und ihre Familie zu versorgen. Viele Frauen empfanden darum das Wochenbett als die schönste Zeit im Leben, denn sie hatten endlich einmal die Möglichkeit, sich richtig auszuruhen, an sich selbst zu denken und die Pflege durch die Familienangehörigen zu genießen.

Hebammen und Ärzten war bekannt, dass eine Wöchnerin viele Tage Ruhe braucht, um die Belastungen durch Stoffwechselumstellung, Rückbildungsvorgänge und Wundheilung unbeschadet zu überstehen.

Anfang des 20. Jahrhunderts: Absolute Bettruhe post partum

Im preußischen Hebammenlehrbuch von 1912 finden wir dazu folgende Anweisungen: „Die Wöchnerin muss mindestens 9 Tage die ruhige

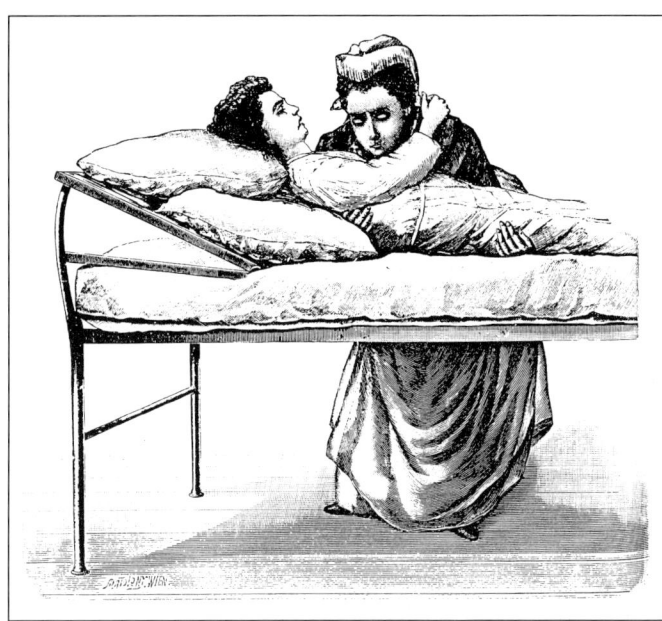

Abb. 1.1 „Das Umbetten der Wöchnerin" aus: Hebammen-Lehrbuch 1912. Herausgegeben im Auftrag des Königl. Preußischen Ministers des Inneren.

Bettlage beobachten. In den ersten 3 Tagen muss die Rückenlage eingenommen werden. Aufsitzen im Bett beim Stillen und Essen ist in den ersten Tagen durchaus verboten. Später, vom 6. Tage an, sind vorsichtige Bewegungen gestattet, zeitweise auch Seitenlage erlaubt. Früheres Aufstehen kann böse Folgen haben: Blutungen, Vorfall der Gebärmutter und vielfache andere Erkrankungen der Geschlechtsteile. Das Bettenmachen sollte vorsichtig geschehen, natürlich darf die Wöchnerin dabei nicht aufstehen. Hat man zwei Betten zur Verfügung, so kann die Hebamme die Wöchnerin in das neugerüstete, erwärmte Bett hinüberheben" (s. Abb. 1.1).

Für das strikte Aufstehverbot wurden zwei Gründe genannt:

1. Förderung der Rückbildung: Langes Stehen und schweres Tragen in der Frühwochenbettzeit behindert die Rückbildung, eine Gebärmuttersenkung und Harninkontinenz kann die Folge sein. Damals war die Hausarbeit der Frauen körperlich viel anstrengender als heute: Herdfeuer schüren, Essen kochen, Vorräte einkochen, Wasser schleppen, Wäsche im Bottich waschen, zusätzlich oft noch Garten-, Feld- und Stallarbeit. Besonders in ländlichen Gebieten und in finanziell schlechter gestellten Familien erwarteten die Ehemänner, dass die Frau nach der Kindsgeburt rasch wieder ihren Verpflichtungen nachkam.

Hätte die Wöchnerin aufstehen dürfen (z. B. um auf den Hof zum Klosett zu gehen), hätte sie als „gesund" gegolten und sofort wieder ihre schweren Haushaltstätigkeiten verrichten müssen. Das strikte Aufstehverbot zwang die Familie, sich anders zu behelfen und wenn möglich für einige Tage eine Hilfe ins Haus zu holen.

Auch viele abergläubische Sitten begleiteten das Wochenbett, einige davon waren im Ergebnis durchaus sinnvoll: z. B. durfte in Franken eine Wöchnerin 6 Wochen lang nicht zum Brunnen gehen, „sonst werde sie lausig und der Brunnen bekommt Würmer". Die Begründung ist zwar nicht nachvollziehbar, die Regel ersparte aber der Frau das tägliche Wasserschleppen.

2. Förderung der Wundheilung: Kleine Dammrisse wurden damals nicht genäht, sondern verheilten entweder von selbst oder nachdem die Hebamme sie oberflächlich mit Metallklammern adaptiert hatte. Nur bei großen Rissverletzungen wurde ein Arzt hinzugezogen, der den Riss (meist mit grober Nadel und dickem Nahtmaterial) versorgte. Damit unter diesen Bedingungen die Wundränder gut zusammenwachsen konnten, war es sinnvoll, die Frau mehrere Tage lang mit geschlossenen Beinen im Bett liegen zu lassen. Damals war noch nicht bekannt, dass eine mehrtägige strikte Bettruhe eine Thrombose, Lungenentzündung oder eine Stauung des Lochialsekretes begünstigt.

Im Hebammenlehrbuch von 1928 wird diesem Problem erstmals Rechnung getragen, hier heißt es: „Die Wöchnerin soll möglichst neun Tage Bettruhe einhalten, … Während der Bettruhe sollen zur Kräftigung der Beinmuskeln und zur Verhütung von Blutstauungen in den Beinen, die Beine oft gebeugt und gestreckt werden, zur guten Durchlüftung der Lungen sind täglich mehrmals Atemübungen vorzunehmen, bei denen die Wöchnerin tief ein- und ausatmet. … Zur weiteren Kräftigung der Bauch- und Beckenbodenmuskulatur lässt man die normale Wöchnerin mehrmals am Tage den Leib stark einziehen und den Afterschließmuskel in ähnlicher Weise in die Höhe ziehen, wie sie es zur Zurückhaltung von dünnem Stuhl ausführen würde."

Im Lehrbuch der Geburtshilfe 1932 von Dr. Jaschke wird das totale Aufstehverbot für Wöchnerinnen langsam gelockert: „Eine lebhafte Diskussion hat in den letzten 10 Jahren die Frage des sog. Frühaufstehens der Wöchnerin hervorgerufen. … Vielmehr mag nach glatten Geburten ohne Dammriss bereits in den allerersten Tagen eine freiere Beweglichkeit im Bett, vom 6.–8. Tage an ein zunächst kurzes, dann immer längeres Außerbettsein gestattet werden, worunter zunächst nur ein Sitzen im bequemen Sessel und erst vom 8.–9. Tag ab Gehen zu verstehen ist. Dabei ist ein Verbot jeder körperlichen Arbeit ausdrücklich zu geben und hauptsächlich deshalb ein Aufsein während des ganzen Tages möglichst erst nach Ablauf der 2. Woche zu erlauben. Ausnahmen in geeigneten Fällen können natürlich gemacht werden."

Verlagerung von Geburt und Wochenbett in die Klinik

Bis in die Nachkriegszeit hinein mussten viele Frauen ihre Hebamme und den evtl. zugezogenen Arzt selbst bezahlen. In die Klinik ging die Frau nur im Notfall, denn dort waren die Entbindungs- und Wochenbettkosten am höchsten. Dies änderte sich durch die zunehmende Verbreitung von Krankenversicherungen. Die Krankenkassen übernahmen für ihre Mitglieder die Kosten einer Klinikentbindung mit 10 tägiger stationärer Betreuung, und die Familie brauchte keine zusätzliche häusliche Pflegeperson mehr zu organisieren bzw. zu bezahlen. So gingen immer mehr Frauen mit normalem Schwangerschaftsverlauf und ohne Geburtsrisiken zur Entbindung und Wochenbettbetreuung in die Klinik.

Die Krankenhäuser stellten sich auf diesen Trend ein und eröffneten größere Entbindungsabteilungen. Gynäkologen und Hebammen wurden angestellt oder schlossen Belegverträge mit der Klinik ab. Für die Wochenstation wurden Krankenschwestern, Kinderkrankenschwestern, Krankenpflegehelferinnen und Wochenpflegerinnen eingestellt (Wochenpflegerinnen hatten eine 3–6-monatige Ausbildung, der Beruf wurde 1985 abgeschafft).

Getrennte Unterbringung von Mutter und Kind

Seit etwa 1900 hatte sich in den Krankenhäusern die getrennte Unterbringung und Betreuung von Mutter und Kind durchgesetzt, vorher war es üblich gewesen, Wöchnerinnen und Neugeborene in einem gemeinsamen Saal zu versorgen. Die Trennung hielt man aus hygienischen Gründen für zweckmäßig, denn zur Zeit ihrer Einführung gab es in den Gebärkliniken viele Frauen mit Wochenbettfieber. Die hohe Infektionsrate in den Kliniken wurde verursacht durch mangelhafte hygienische Bedingungen, unsaubere Ausführung von geburtshilflichen Eingriffen und die Tatsache, dass meist nur Frauen mit pathologischem Verlauf von Schwangerschaft, Geburt oder Wochenbett zur Aufnahme kamen. Die Trennung sollte die

Neugeborenen vor den mütterlichen Keimen schützen.

Mitte der 50er Jahre gebaren bereits 50 % aller Frauen ihr Kind im Krankenhaus. Hier sah die klinisch organisierte Wochenbettbetreuung bis in die 70er Jahre etwa wie folgt aus: Die Mütter lagen auf der Wochenstation (meist in Drei- bis Sechsbettzimmern), konnten viel ruhen, bekamen regelmäßig ihr Essen ans Bett serviert und wurden durch restriktive Besuchszeiten gut abgeschirmt. Täglich kam der Arzt zur Visite, und dreimal täglich ging eine Hebamme oder Krankenschwester zum „töpfen" durch alle Zimmer, d. h. jede Wöchnerin wurde auf ein Steckbecken gesetzt, um ihre äußeren Genitale mit keimfreiem Wasser oder Desinfektionslösung abzuspülen und die Vorlagen zu wechseln.

Die Neugeborenen lagen von der Mutter getrennt im Säuglingszimmer und wurden von Kinderkrankenschwestern versorgt. Nur zu festgelegten Stillzeiten (alle 4 Stunden) brachten die Schwestern den Müttern ihr Neugeborenes (egal ob wach oder schlafend) zum Stillen und holten es nach ca. ½ Stunde wieder ab. Das Kind wurde vor und nach dem Stillen gewogen und wenn es nicht die vorgeschriebene Menge getrunken hatte, bekam es im Säuglingszimmer abgepumpte Muttermilch oder Kunstnahrung zugefüttert. Väter und Geschwisterkinder hatten keinen Kontakt zum Kind, sie durften das Neugeborene nur durch ein Glasfenster im Säuglingszimmer ansehen.

Man nahm an, dass die getrennte Unterbringung des Kindes der Mutter psychische und physische Entlastung bietet und somit die Rückbildungsvorgänge fördert. Tatsächlich fühlten sich viele Wöchnerinnen sehr allein ohne ihr Neugeborenes und hätten es gern längere Zeit bei sich gehabt. Sie konnten keine Sicherheit im Umgang mit ihrem Neugeborenen erlangen, denn bis zum Entlassungstag durften sie ihr Kind oft nicht einmal wickeln. Die Pflege der Kinderkrankenschwestern entband die Eltern 10 Tage von ihrer Eigenverantwortung für das Kind.

Ende des 20. Jahrhunderts: Rooming-in

In den 70er Jahren beendeten einige Kliniken die strikte postpartale Trennung von Mutter und Kind, denn es gab immer mehr Proteste von Müttern bzw. Eltern. Wissenschaftliche Erkenntnisse aus Forschungsarbeiten zur frühen Mutter-Kind-Bindung hatten ein Umdenken bewirkt; ebenso die Tatsache, dass bei einer versuchsweisen Aufhebung der getrennten Unterbringung die Infektionsrate unter den Neugeborenen nicht anstieg.

In den 80er Jahren wurde von fast allen Entbindungsabteilungen ein Teil-Rooming-in eingerichtet. Das Kind lag tagsüber im Bettchen neben der Mutter, und konnte „ad libidum", also bei Bedarf, gestillt werden. Die Mutter versorgte und wickelte ihr Kind selbst, wenn notwendig bekam sie Hilfestellung von einer Kranken-, Kinderkrankenschwester oder Hebamme. Nachts wurden die Kinder in der Regel im Neugeborenenzimmer versorgt, da rechtliche Bedenken bestanden, ein Neugeborenes unbeaufsichtigt neben der Wöchnerin schlafen zu lassen.

Seit den 90er Jahren bieten die meisten Kliniken ein 24-Stunden Rooming-in an. Es zeigte sich, dass viele Babys nachts in der Nähe der Mutter besser schlafen. Außerdem bekommt die Frau so die Möglichkeit, das Verhalten ihres Kindes rund um die Uhr kennen zu lernen, was ihr erfahrungsgemäß die ersten Nächte mit dem Neugeborenen zu Hause erleichtert.

Dennoch bestehen bei einigen Pädiatern und Kinderkrankenschwestern Widerstände dagegen, die Mutter gleich nach der Geburt auch nachts als kompetente Betreuerin ihres Kindes anzuerkennen. Noch heute gibt es Kliniken, in denen vom nächtlichen Rooming-in abgeraten wird, manchmal mit der Begründung, dass die Mutter sich besser erholen könne, wenn sie während des Klinikaufenthaltes alleine schläft. Mittlerweile gibt es aber zunehmend Kliniken, die eine integrative Wochenbettbetreuung anbieten und ihre Neugeborenenzimmer mit der Wochenstation zusammengelegt haben (s. S. 202). Auf Wunsch kann mancherorts sogar der Vater mit aufgenommen werden und im Familienzimmer rund um die Uhr bei Mutter und Kind sein.

Verkürzung des Klinikaufenthaltes

Ende der 70er Jahre gingen fast alle Frauen zur Geburt in die Klinik. Dies bedeutete für die Krankenkassen einen enormen Kostenanstieg im Bereich der Geburtshilfe, denn der regulär empfohlene 10-tägige Klinikaufenthalt nach einer vaginalen Geburt war deutlich teurer als die 10-tägige ambulante Wochenbettbetreuung durch eine Hebamme nach einer Hausgeburt.

In den 80er Jahren wurden die Kosten für das stationäre Wochenbett gesenkt, weil die Krankenkassen 1982 die postpartale Liegedauer von 10 auf 6 Krankenhaustage verkürzten. Für die verbleibenden 4 Wochenbetttage hatten die Wöchnerinnen zwar weiter (laut Reichsversicherungsordnung) Anspruch auf Hebammenhilfe, diesen konnten sie aber kaum nutzen, da es nur noch wenige niedergelassene Hebammen gab. Denn die Behörden hatten jahrelang, aufgrund des Hausgeburtenrückgangs, kaum noch Niederlassungserlaubnisse erteilt. Erst als 1985 das neue Hebammengesetz jeder staatlich geprüften Hebamme die freiberufliche Arbeit gestattete, stieg die Zahl der freiberuflichen Hebammen in Deutschland rasch an. Eine Hebamme musste jetzt ihre Tätigkeit nur noch beim Gesundheitsamt anmelden, die Notwendigkeit einer behördlichen Niederlassungserlaubnis bestand und besteht nicht mehr.

In den 90er Jahren nahm das Angebot an häuslicher Hebammenhilfe im Wochenbett kontinuierlich zu. Viele Hebammen boten ambulante Wochenbettbetreuung an, entweder in Nebentätigkeit zu ihrer Klinikanstellung oder als freiberufliche Hebamme. Vielerorts gründeten sich Hebammenpraxen und Geburtshäuser, die den Frauen eine Rundumbetreuung in Schwangerschaft, Geburt und Wochenbett anbieten.

Als mit dem **Gesundheitsstrukturgesetz** (1.1.1996) eine neue Regelung für die Finanzierung des Krankenhausaufenthaltes in Kraft trat, nahm die Nachfrage nach häuslicher Hebammenbetreuung weiter zu. Bis dato wurden Entbindungs- und Wochenbettkosten nach der Liegedauer berechnet, d.h. für jeden Tag des stationären Aufenthaltes wurde der Klinik ein Tages-Pflegesatz bezahlt. Seit 1996 wird über Fallpauschalen abgerechnet, d.h. die Klinik bekommt einen Pauschalbetrag für die Entbindung und den stationären Wochenbettaufenthalt. In Folge dessen verkürzte sich der durchschnittliche postpartale Klinikaufenthalt von 5–6 Tage auf 3–4 Tage, da den Frauen eine frühere Entlassung angeboten wird. Während die Klinik vor 1996 bei einem längeren postpartalen Aufenthalt mehr Geld von den Kassen bekam, ist es jetzt mit Fallpauschale kostengünstiger, die Frau eher zu entlassen.

Seit dem Jahr 2000 gehen viele Frauen am 3. Wochenbetttag nach Hause, nachdem das Baby vom Kinderarzt untersucht (U2) und Blut für das Neugeborenen-Screening abgenommen worden ist. Dies ist ein ungünstiger Zeitpunkt, da die Wöchnerin am 3. Tag oft durch Milcheinschuss und die hormonelle Umstellung belastet ist. Glücklicherweise wird ihr mittlerweile in vielen Kliniken die häusliche Nachbetreuung durch eine Hebamme ausdrücklich angeraten.

1.3 Wochenbettbetreuung heute

Nachdem sich seit 1996 die Zeit des Frühwochenbettes zunehmend in den häuslichen Bereich zurückverlagert hat, ist der Bedarf an ambulanter Hebammenhilfe weiter gestiegen. Dies ist eine Herausforderung für den Berufsstand der Hebammen, denn nur sie dürfen eine ambulante Wochenbettbetreuung anbieten, da die Überwachung des Wochenbettverlaufes nach **§4 des Hebammengesetzes** von 1985 zu den vorbehaltenen Tätigkeiten von Hebammen und Ärzten gehört.

Die häusliche Wochenbettbetreuung hat sich gut etabliert. Viele Wöchnerinnen nutzen die Möglichkeit, nach der Klinikentlassung von einer Hebamme fachkompetente Hilfe (besonders beim Stillen) zu erhalten oder verbringen nach einer ambulanten Geburt ihr ganzes Wochenbett mit Hebammenbetreuung zu Hause

(s. S. 212). Die Frauen suchen sich oft schon in der Schwangerschaft eine betreuende Hebamme, die sie über Mund-zu-Mund-Propaganda, durch Empfehlung ihres Gynäkologen oder der Geburtsklinik, im Internet oder in Hebammenlisten finden. Letztere werden regelmäßig von örtlichen Hebammeninitiativen erstellt und liegen in Kliniken, Geburtshäusern, Arztpraxen etc. aus oder können über die Hebammenverbände angefordert werden.

Literatur

Bickenbach, W.: Hebammenlehrbuch. Thieme Verlag, Stuttgart 1962
Geist, Ch. et al: Hebammenkunde. De Gruyter Verlag, Berlin 1998
Gubalke, W.: Die Hebamme im Wandel der Zeiten. Staude Verlag, Hannover 1985
Grabrucker, M.: Vom Abenteuer der Geburt. Fischer Verlag, Frankfurt/M. 1990
Jaschke, R. v.: Geburtshilfe. Verlag des Verbandes der Ärzte in Deutschland, Leipzig 1932
Hovorka, O., Kronfeld, U.: Vergleichende Volksmedizin. Verlag Strecker & Schröder, Stuttgart 1909
Klaus, M. H. u. Kennell, J.H.: Mutter-Kind-Bindung. Kösel Verlag, München 1981
Königlich preußischer Minister des Inneren (Hrsg): Hebammen-Lehrbuch, Verlag Julius Springer, Berlin 1912
Preußisches Ministerium für Volkswohlfahrt (Hrsg.): Hebammenlehrbuch. Verlag Julius Springer, Berlin 1928
Schiemann, D.: Postnatales Rooming-in. Verlag Hans Huber, Bern 1993

2 Psychosoziale Veränderungen im Wochenbett

Simone Kirchner

2.1 Mutterrolle und soziales Umfeld

Die Geburt eines Kindes ist immer auch ein soziales Ereignis, das mit einschneidenden Veränderungen im Leben der werdenden Eltern verbunden ist. Aus einer Zweierbeziehung wird eine Familie. Neben den neuen und aufregenden Freuden der Elternschaft sind die Elternrollen mit Verantwortung gegenüber einem abhängigen kleinen Menschen verbunden. Elternsein bedeutet auch Verzicht auf einen Teil von Freiräumen im Bereich der Selbstverwirklichung. Im Weiteren verändern sich die Wahrnehmungen gegenüber dem Partner, den man nicht mehr nur als Sexualpartner, sondern auch als Vater oder Mutter des gemeinsamen Kindes sieht.

> Ambivalente Gefühle gegenüber der neuen Rolle und ihren Anforderungen sind normal, sie werden aber häufig von Schuldgefühlen begleitet.

In der Unwiderrufbarkeit des Ereignisses liegt ein Grund für den bisweilen krisenhaften Verlauf der Umstellung. Werden die Männer gegen ihren Wunsch oder unvorbereitet mit dem Ereignis einer Schwangerschaft konfrontiert, so entziehen sie sich manchmal der Rollenerwartung, indem sie die Paarbeziehung verlassen. Werden Frauen unseres Kulturkreises heute von einer Schwangerschaft überrascht, so können und müssen sie sich für oder gegen das Kind entscheiden. Mutter zu werden bedeutet, dass sich ein Großteil des Alltages und des sozialen Umfeldes vorübergehend, aber radikal verändert.

Veränderungen im Alltag

Aufgabe der Hebamme ist es, die Frauen und Familien in dieser Umorientierungsphase verständnisvoll zu unterstützen. Das nun werdende Elternpaar rüstet sich für die neuen Aufgaben. **Dazu gehört auch das Abschiednehmen von alten Gewohnheiten**, damit genügend Raum und Zeit für das neue Familienmitglied geschaffen wird. Leider haben wir im sozialen Umfeld heute nur wenige Rituale, die den Umbruch begleiten und dadurch deutlicher sichtbar machen.

Es sind eher die Frauen als die Männer, die freudig eine große Veränderung ihres Lebenszusammenhanges durch ihre Elternschaft erwarten. Das Kind soll Lebenssinn bringen und die Frau stärker im Leben verwurzeln. Als schon lange erwarteter Empfänger von sinnlicher Zärtlichkeit und Liebe ist das Kind zunächst ein Wunschkind. Nach der Geburt gestaltet sich dann für viele Mütter der Alltag mit dem Baby überraschend. Die immensen Anforderungen eines kleinen bedürftigen Menschen, die Veränderungen des eigenen Tagesablaufes, die diese Bedürfnisse mit sich bringen, das Herausgerissenwerden aus den gewohnten Lebenszusammenhängen der Arbeitswelt und des Freundeskreises sind trotz Geburtsvorbereitung weitgehend unvorstellbar und brauchen eine Zeit der Gewöhnung.

Die **Elternzeit (Erziehungsurlaub)** nehmen bislang ganz überwiegend die Mütter in Anspruch. Ein Grund hierfür ist der Unterschied im Einkommen von Frau und Mann in unserer Gesellschaft, der nach wie vor besteht. Mit dem Wegfall der außerfamiliären Arbeit gewinnt die Frau Zeit, bei ihrem Kind zu sein; aber sie verliert hierdurch auch Quellen des sozialen Zusammenseins und der gesellschaftlichen Anerkennung. Der bisher alltägliche Kontakt zu den Arbeitskolleginnen kann einfrieren. Vordringlich in den Städten sind die jungen Mütter darauf angewiesen, sich ein neues soziales Umfeld aufzubauen. Indem sich die Frauen z.B. in Still- oder Babygruppen mit anderen Frauen treffen, werden die sozialen Zusammenhänge neu konstruiert. Die verbindenden Gesprächsthemen kreisen zunächst vornehmlich um das Kind und seine Bedürfnisse. In dem seltenen Fall, in dem ein Vater Erziehungsurlaub (Elternzeit) nimmt, bleibt er bislang in diesem sozialen Netzwerk ein exotischer Außenseiter.

Während der Elternzeit übernehmen die Mütter weitgehend allein die Führung des Haushalts. Das „Managementprojekt Familie und Haushalt", das gleichwohl ein hohes Maß an Planung sowie verschiedene handwerkliche und erzieherische Fertigkeiten erfordert, ist unsichtbare Arbeit, und deshalb häufig mit geringerer Anerkennung verbunden als die Frauen es aus ihrer vorherigen außerfamiliären Tätigkeit gewohnt waren. Sichtbar werden die Anforderungen in der Regel nur, wenn die scheinbar selbstverständlichen Aufgaben einmal nicht erfüllt werden.

Nicht nur ein Teil der immateriellen Anerkennung geht mit dem Wegfall der Erwerbstätigkeit verloren. In der Regel verringern sich auch die eigenen finanziellen Ressourcen. Besonders betroffen hier sind Alleinerziehende, die nicht selten – auf sich gestellt und ohne Möglichkeit, das Kind für eine Erwerbsarbeit in Betreuung abzugeben – nach der Geburt über einen langen Zeitraum zu Sozialhilfeempfängerinnen werden.

Die meisten Frauen definieren sich nicht allein aus ihrer Mutterschaft heraus, sondern sehen die frühe Erziehungsphase als willkommene Abwechslung und Bereicherung ihres Leben. Einerseits finden die Mütter in der Familienarbeit die emotionale Befriedigung, die sie sich erhofft haben, anderseits bedroht die fortlaufende Entwicklung im Beruf ihren späteren Wiedereinstieg. Sofern die Kinderbetreuung geregelt ist und die weitere Familienplanung nicht anders lautet, planen die meisten Frauen deshalb nach ein bis drei Jahren die Wiederaufnahme von **Erwerbstätigkeit** zunächst in Teilzeit. Die unterschiedlichen Anforderungen und Befriedigungen durch das Familienleben einerseits und des außerfamiliären Erwerbslebens anderseits wird in dieser Phase von vielen Frauen als erfüllend beschrieben. Allerdings darf diese Selbsteinschätzung nicht darüber hinweg täuschen, dass die erlebte Zufriedenheit mit der finanziellen Grundabsicherung der Familie korrespondiert, welche selten allein durch die Mutter mit einer Teilzeitarbeit erreicht werden kann.

Betreuung durch die Hebamme

Die Umstellung der Lebenszusammenhänge schwingt in die Betreuungsarbeit der Hebamme hinein. Die vielen Veränderungen der Lebenszusammenhänge sind mit ambivalenten Gefühlen verbunden. So wundert es nicht, dass viele Frauen während und nach ihrer Schwangerschaft die Freuden der Mutterschaft nicht ungetrübt genießen können. Teilweise machen sich die noch unbearbeiteten Konflikte psychosomatisch in Form von Verlaufstörungen bemerkbar, zum anderen Teil sind die Konflikte offen sichtbar und werden in Beratungsgesprächen thematisiert.

Da gerade die Geburt des ersten Kindes mit einem Zuwachs an Aufgaben und Verantwortung und mit dem Verlust von freiverfügbarer Zeit, Geld und Wohnraum verbunden ist, sich sowohl die Beziehung zum Partner wie auch der Freundeskreis verändert, und sich darüber hinaus der eigene Körper und die damit verbundene Selbstwahrnehmung wandelt, **ist die Zeit rund um die Geburt immer auch krisenhaft**.

> Aufgabe der Hebammenberatungstätigkeit kann es sein, die werdende Familie auf der Suche nach den jeweils nötigen Ressourcen zur Herstellung einer neuen Stabilität zu unterstützen, damit ein möglichst positiver Start in die Familienphase gewährleistet ist.

2.2 Verarbeitung des Geburtserlebnisses

Das Empfinden von Schwangerschaft und Geburt ist abhängig von der eigenen Einstellung einer Frau zu ihrer Körperlichkeit und den Erfahrungen, die sie während ihrer Sozialisation mit ihrem körperlichen Selbst gemacht hat. Zudem wird die Erfahrung auch von dem Erleben geprägt, wie mit ihr – das heißt: ihrem Körper, ihren Bedürfnissen und ihrem Willen – als Schwangerer oder Gebärender umgegangen wird.

In der Schwangerschaft wird die Frau im besonderen Maße mit ihrer Leiblichkeit konfrontiert. Ihr Körper macht Veränderungsprozesse durch, deren Offensichtlichkeit von der Frau selbst und von ihrer Umwelt nicht übersehen werden können. Der veränderte Leib und seine Bedürfnisse werden sensibler wahrgenommen (nur in seltenen Fällen gelingt der Frau und ihrer nächsten Umwelt eine Verdrängung, und die Schwangerschaft bleibt bis zur Geburt unerkannt oder unbenannt). Entschließt sich eine Frau, die Schwangerschaft auszutragen, so ist sie meistens auch bereit, behutsamer mit sich und dem in ihr wachsenden Leben umzugehen. Das Bewusstsein, ein Kind in sich zu tragen, ist für viele dieser Frauen ein überaus beglückendes Erlebnis. Die weibliche Fähigkeit, Leben zu spenden und neues Leben wachsen zu lassen, wird als enormer Zuwachs an Selbstbewusstsein erlebt. Viele Frauen genießen, dass sie nicht allein sind.

Die Geburt selbst ist ein außerordentliches Ereignis. Das Geschehen ist vorab nur wenig planbar und berechenbar. Nach den Erfahrungen vieler Hebammen spiegelt sein Verlauf holistisch die Lebenszusammenhänge der gebärenden Frau wider. Die Unkontrollierbarkeit und „Weisheit" hat auch einen angstauslösenden Aspekt. Viele der technischen Interventionen, die während Schwangerschaft und Geburt den Verlauf überprüfen und beeinflussen, wurzeln in dem Wunsch, den Vorgängen nicht unaufhaltsam ausgeliefert zu sein.

Die normale Geburt wird von starken Schmerzen begleitet. Das Erleben dieser Geburtsschmerzen ist von Frau zu Frau verschieden und wird durch die vormals gemachten Schmerzerfahrungen geprägt. Die häufig geäußerte Angst vor dem Geburtsschmerz, ihm ausgeliefert oder dem Kräfteverbrauch durch eine überlange Geburtsdauer nicht gewachsen zu sein, beinhalten die Ungewissheit darüber, in welcher Intensität das Geschehen von einem Besitz ergreift. Nach der Geburt beschreiben viele Frauen die tatsächlich gemachte Erfahrung dann auch als Grenzerfahrung.

Vorbereitung auf die Geburtserfahrung

Eine Möglichkeit zur vorbereitenden Erlebnisverarbeitung ist der **Geburtsvorbereitungskurs**. Die meisten Frauen heute lassen sich von ihrem Partner zur Geburt begleiten, da sie sich von ihm die mentale Unterstützung erhoffen, die sie für das Gebären brauchen. Deshalb ist es meiner Meinung nach in diesen Fällen unumgänglich, dass sich auch die Männer auf das bevorstehende Ereignis mit ihrer Partnerin gemeinsam vorbereiten und einspielen. Egal, ob die Frau allein oder mit ihrem Partner eine Geburtsvorbereitung besucht, die Zeit sollte genutzt werden, um **den Umgang mit dem bevorstehenden Schmerzerleben zu bearbeiten** und einen Zugang zum Thema Vertrauen/Kontrolle zu eröffnen. Die Methoden in der Geburtsvorbereitung sind vielfältig. Beispielsweise können Phantasiereisen helfen, die mit dem kommenden Ereignis zusammenhängenden Bedürfnisse – auch innerhalb der Paarbeziehung – abzuklären.

> So vorbereitete Frauen und aufeinander eingespielte Paare erleben die Geburt weit untraumatischer und sind eher in der Lage, handlungsfähig (und damit selbstbestimmter und zufriedener) in der Ausnahmesituation „Geburt" zu bleiben.

Nachbereitung des Geburtserlebnisses

Nach der Geburt ist es das Bedürfnis der Wöchnerin, die erlebten Eindrücke zu verarbeiten. Der Partner der Frau, der die Geburt selbst aus einem anderen Blickwinkel als sie miterlebt hat, spielt hier eine wichtige Rolle. Durch Gespräche gelingt es der Frau schließlich, die zunächst nur bruchstückartig vorhandenen Erinnerungen zu einem sinnvollen Ganzen zu konstruieren.

In der heutigen Geburtshilfe wird nur selten die Möglichkeit einer **Nachbesprechung** zwischen der Mutter und der die Geburt betreuenden Hebamme oder Ärztin/Arzt eingeräumt. Derartige Gespräche könnten helfen, das individuelle Geburtserlebnis begreifbarer zu machen und die oftmals nicht vollständig verstandenen Vorgehensweisen des Geburtshilfeteams während der Geburt zu klären. Gerade nach traumatisierend erlebten Geburten – das Trauma ist hierbei subjektiv und kann erst im Gespräch mit der Mutter herausgehört werden – ist eine nachfolgende gemeinsame Aufarbeitung für das psychische Wohlbefinden der Mutter notwendig. Beispielsweise kommt es in der letzten Phase der Geburt nicht selten zu einer Todesangst um sich selbst und/oder das zu gebärende Kind. Auch ist oft das Selbstwertgefühl der Frau durch nicht geplante operative Eingriffe beschädigt.

> Eine Nachbesprechung zwei oder drei Tage nach der Geburt sollte zur obligatorischen Wochenbettbetreuung gehören. Sie hat zum Ziel, die Geburtserfahrung in das Selbsterleben zu integrieren sowie Lücken der Erinnerung und des Verstehens zu schließen.

Da es hierbei nicht um eine Rechtfertigung des geburtshilflichen Vorgehens geht, sondern um das Verstehen des Ablaufs, sollte die gewählte Sprache des Geburtshilfeteams auf die der Wöchnerin abgestimmt sein. Fachtermini sind zu vermeiden oder zu erklären. Um die Integration des Geburtserlebnisses zu gewährleisten, erfordert das Nachgespräch genügend Zeit und einen geeigneten, ungestörten Ort.

Warum sind die Nachgespräche zur Aufarbeitung so wichtig?
- **Eigenes Verhalten:** Da bei den wenigsten Frauen vor der Geburt eine Vorstellung vorhanden ist, die sich später mit dem tatsächlichen Erlebnis deckt, kommt es nicht selten zu Enttäuschungen über das eigene Verhalten und die eigenen körperlichen Fähigkeiten. Verheerend können sich hier zu hohe Erwartungen an die eigene Schmerztoleranz und an die Belastbarkeit auswirken. Scham- und Versagensgefühl sind die Folge. Die Gabe von Analgetika und eine operative Geburtsbeendigung belasten das Selbstwertgefühl einer Frau um so mehr, je weniger sie im Vorfeld Hilfe in Anspruch zu nehmen bereit war.
- **Mutterliebe:** Das Erleben, dass das gerade geborene Kind nicht sofort intensive Liebe ausgelöst hat, kann irritieren und die Mutter in Verzweiflung stürzen.
- **Enttäuschung:** Die Erfahrung, dass die Erwartungen, welche die Frau in die Unterstützung ihres Mannes gelegt hatte, nicht erfüllt wurden, kann ein Gefühl von tiefer Enttäuschung und Einsamkeit freisetzen.
- **Kontrollverlust:** Manche Frauen erleben das Ausgeliefertsein als traumatisierend. Das Gefühl der Macht- und Schutzlosigkeit gegenüber den Ereignissen kann noch durch erlebten Machtmissbrach und Gewalterfahrungen durch das Geburtshilfeteam potenziert werden.

Das Nachgespräch hat dann das Ziel, die gemachten Erfahrungen zu reflektieren und die eventuell unrealistischen Erwartungen angesichts der gemachten Erfahrungen zu relativieren. Welche persönlichen Verhaltensmuster und Verarbeitungsmöglichkeiten eine Schwangere für die Geburt auch mitbringt, es ist die Aufgabe der Geburtshilfe, die Umgebung zu schaffen, in der die Frau ihre Kraft und ihre Fähigkeit zum Gebären entfalten kann. Das Bewusstsein, mit eigener Kraft und eigenem Körpervermögen ein Kind wachsen lassen zu können und auf die Welt gebracht zu haben, gibt einer Frau Selbstwertgefühl und Stolz über ihre Fähigkeiten. Eine Geburtshilfe, die dieses Bewusstsein in den Mittelpunkt ihrer Betreuungsarbeit stellt, schafft damit die besten Voraussetzungen für ein gesundes und positiv bewertetes Geburtserlebnis.
- **Missbrauch:** Ein nicht unerheblicher Anteil der Gebärenden hat vor der Schwangerschaft Missbrauchserfahrungen am eigenen Leib er-

fahren müssen. Die Vorgänge in der Geburt sind prinzipiell geeignet, die Empfindung des Ausgeliefertseins und der Anwendung von Gewalt durch andere wieder zu beleben, selbst wenn sie bis hierher erfolgreich verdrängt werden konnten.

Deshalb wird in einem Nachgespräch vorsichtig aber selbstkritisch das (subjektive) Erleben von Gewalt oder Missbrauch während der Geburt thematisiert. Gemachte Gewalterfahrungen sollten Anlass geben, innerhalb des Teams das konkrete Vorgehen im vorliegenden Fall zu analysieren. Es kann sein, dass die Erfahrung auf das Gefühl des Ausgeliefertseins innerhalb des Prozesses zurückzuführen ist. Auch hier wäre die Art der realisierten Geburtshilfe zu überdenken. Es kann sein, dass die Frau das Vorgehen der Hebamme oder der Ärztin als übergriffig und entwürdigend erlebt hat. Hier wäre der menschliche Umgang und die Struktur der Betreuung zu hinterfragen.

2.3 Die erhöhte Sensibilität der ersten Tage

Mit der Geburt eines Kindes beginnt ein neuer Lebensabschnitt. Die Eltern müssen sich sowohl auf einen neuen Lebensrhythmus als auch auf neue Aufgaben einstellen. Insbesondere das mit der Kinderbetreuung einhergehende **Schlafdefizit** und die permanenten Unterbrechungen des Tiefschlafes können sehr schnell zu erheblichen Beeinträchtigungen des Normalbefindens führen. Das Erleben von Zeit verändert sich und erhält eine eigenartig fließende Bedeutung. Hinzu kommt, dass die Geburt, die häufig als Grenzerfahrung erlebt wurde, erst einmal verarbeitet werden muss. Wie das Neugeborene, brauchen auch Mutter und Vater eine Zeitspanne der Adaptation.

Kennzeichnend in unserer Kultur ist, dass gerade die Mutter besonders sensibel in dieser Zeitspanne reagiert. Einige Autoren machen die hormonelle Umstellung mit verantwortlich für die erhöhte Sensibilität. Tatsächlich haben ja Hormone wie Oxytocin, Prolactin und Progesteron einen starken Einfluss auf die emotionale Verarbeitung der sinnlich verstärkt wahrgenommenen Umwelteindrücke. Wahrscheinlich helfen sie der Mutter, die Beziehung zum Kind positiv zu besetzen.

> Die Mutter erlebt eine **gewaltige Emotionalität**, die sie in unserer rational orientierten Umwelt nach außen hin nicht wirklich vermitteln kann.

Die Umgebung nimmt in ihr und in ihrem veränderten Verhalten eine weinende, scheinbar in Gefühlen aufgelöste, junge Wöchnerin wahr, und versteht nicht, was denn an ihrem Zustand so zum Heulen sein mag. In unserer Kultur besteht fast eine Verpflichtung, als Mutter glücklich zu sein und beglückt erscheinen zu müssen.

Die Sensibilität der Wöchnerinnen ist zunächst als erweiterte Bewusstseinserfahrung zu verstehen. Das **Bonding** (Kontakt- und Liebesbereitschaft für das Neugeborene) ist auf diese erhöhte Aufmerksamkeit und Emotionalität mit zurückzuführen. Die Mutter nimmt dabei aber nicht nur die Außenreize vermehrt und intensiver wahr (bekannt ist z.B., dass Wöchnerinnen besonders gut Riechen können und ihr Kind an seinem Duft erkennen), sondern sie verspürt auch ihre eigenen Gefühle intensiver. Die üblichen Schutzmechanismen der Wahrnehmungs- und Verhaltensregulation sind für einige Tage außer Kraft gesetzt. Von dieser Intensität und Unkontrollierbarkeit fühlen sich einige Frauen regelrecht überrollt und sind beängstigt. Sie verstehen selbst nicht, warum sie so stark reagieren und z.B. beim Anblick ihres Kindes in Tränen ausbrechen. Besonders einsam und „verrückt" empfindet sich die Frau, wenn die Umwelt offensichtlich unverständig reagiert.

Die Tränen drücken verschiedene Gefühle aus

Nicht jede Wöchnerin empfindet Trauer oder Depressionen, wenn sie ihre Tränen fließen lässt. Manche Frauen machen sich Sorgen, weil sie bestimmte Eigentümlichkeiten am Kind entdeckt haben, die sie nicht einordnen können, oder weil ihnen langsam die Verantwortung, die sie übernommen haben, nun bewusst wird. Viele Frauen weinen aber auch aus Rührung, Liebe und Dankbarkeit und fühlen sich wenig verstanden oder unter Rechtfertigungsdruck, wenn das Fachpersonal oder die Angehörigen ihr sichtbares Verhalten mit Trauer oder Unglücklichsein in Verbindung bringen.

Wenig hilfreich sind nach meiner Meinung auch Bezeichnungen dieser Befindlichkeit, die der Frau vermitteln, nicht ernst genommen zu werden. Der Begriff **„Heultage"** beispielsweise wird manchmal als diskriminierend erlebt. Die Bezeichnung **„Baby-Blues"** stammt aus dem nordamerikanischen Kulturkreis und ist dort für die Bezeichnung einer melancholischen Stimmung oder „Katerstimmung" gebräuchlich. Obwohl sich „Baby-Blues" in den letzten Jahren in Deutschland durchzusetzen scheint, gebe ich zu bedenken, dass die jungen Mütter und ihre Angehörigen zunächst wenig mit diesem hier ansonsten ungebräuchlichen Wortspiel anfangen können.

Effekte der Gefühlsexplosionen

Die mit der ausgeprägten Emotionalität verbundenen Tränen haben einen somatischen Effekt. Sie bringen der nach der Geburt häufig in einem aufgewühlten, fast manischen Zustand befindlichen Wöchnerin endlich die verdiente Müdigkeit. **Mit Hilfe der Tränen** findet sie Schlaf, soweit die soziale Umgebung sie von der umfassenden Aufgabe der Kinderbetreuung entlastet. Der Körper und die Psyche können sich mit Hilfe des Schlafes von den Anstrengungen der Geburt und den Anforderungen der Umstellung erholen, die Frau findet sich hiernach in einen für ihre Kräfte zulässigen Wach- und Schlafrhythmus ein.

> Die ersten empfindsamen Tage haben also einen höchst physiologischen Sinn, sie dürfen nicht mit einer später einsetzenden Depression verwechselt werden!

2.4 Kennenlernen des Kindes

Vorgeburtlicher Kontakt

Die meisten Eltern beginnen bereits in der Schwangerschaft mit ihrem Kind eine Beziehung aufzubauen. In der zur Zeit üblichen Schwangerenvorsorge werden routinemäßig bildgebende Verfahren eingesetzt, welche einen Einfluss auf die Vorstellungen, die sich die Eltern von dem bald Geborenen machen, ausüben.

Neben diesem mittelbaren Zugang, haben vordringlich die Mütter die Möglichkeit des unmittelbar leiblichen Kontaktes.

> Die Hebamme sollte in der Schwangerschaftsbegleitung diese Art des **sinnlichen** Beziehungsaufbaus unterstützen und stärken.

Das Kind wird über die Bauchdecke gestreichelt und angesprochen. Häufig erhalten die Ungeborenen Kosenamen. Die Mütter machen die Erfahrung, dass ihr Kind sich zu den verschiedenen Tages- und Nachtzeiten spezifisch verhält und dass es auf die unterschiedlichen Außenreize in einer individuellen Form reagiert. Obwohl es den meisten werdenden Vätern zunächst etwas seltsam erscheint, „mit einem Bauch zu sprechen", sollten gerade auch sie frühzeitig in der Schwangerschaft ermutigt werden, in die aktive Interaktion einzutreten. Durch Handauflegen, vernehmbares Erzählen oder Vorsingen und imaginäre Streichelmassagen können Väter und auch Geschwisterkinder einen ersten sinnlichen Kontakt zu dem Kind aufbauen. Nach der Geburt berichteten mir Väter von ihrem Eindruck, dass ihr Kind sie an der Stimme wiedererkannt habe. Das Baby würde sehr aufmerksam lauschen und sich bereitwillig durch die bereits bekannte Stimme und Berührung beruhigen lassen.

Jedes Ungeborene knüpft erste Beziehungserfahrungen vor der Geburt und lernt den Tonfall und die Sprachmelodie der Personen kennen, die es direkt umgeben. Auch die emotionale Gesamtsituation der nächsten sozialen Umgebung vermittelt sich – über die Mutter noch einmal somatisch eingefärbt – als atmosphärischer Eindruck.

Wie das Neugeborene die neue Welt einordnen lernt

> Wie die Eltern ist das Kind direkt nach der Geburt besonders offen für die gegenseitige Kontaktaufnahme. Um Störungen der sich gerade entwickelnden Beziehung vorzubeugen, ist es wichtig, dass das Kind in den ersten Stunden nach der Geburt im Körperkontakt mit den Eltern verbleibt, der so wenig wie möglich durch pflegerische oder medizinische Interventionen unterbrochen werden sollte.

Das Kind beginnt sofort nach der Geburt mit der **Erarbeitung seiner Umwelt**. Es ordnet Fremdeindrücke den ihm bereits bekannten Eindrücken (z. B. Geräusche und Sprachmelodien) zu. Dieser Lernprozess geschieht unter anderem anhand von „Vitalitätsaffekten" (Stimmungseindrücke). Es liegt gewissermaßen in der Atmosphäre, ob das Kind die Situation oder einen Menschen als beruhigend oder beängstigend erlebt. Interessanten Sinneseindrücken wendet sich das Neugeboren aktiv zu; in einem gewissen Maß kann sich das Kind auch einem Zuviel oder unerwünschten Stimulationen entziehen, indem es sich entweder abwendet oder einschläft.

Die Wahrnehmungsorgane

Neben der Haut ist der **Geruchssinn** ein besonders wichtiges Orientierungsinstrument des Neugeborenen. Einige Zeit nach der Geburt ist das Kind bereits fähig, den Duft der eigenen Mutter von anderen Menschen zu unterscheiden. Da dem Geruchssinn eine so wichtige Rolle zukommt, muss darauf geachtet werden, dass sich weder die Mutter mit stark riechenden Pflegeartikeln parfümiert, noch das Kind mit duftenden Lotionen, Waschartikeln etc. in Kontakt kommt. Dieses gilt für alle herkömmlichen wie auch für viele „alternative", stark nach ätherischen Ölen riechende Kosmetikartikel. Ein Neugeborenes „sieht" mit der Nase und die Parfümierung der Umwelt kommt aus dieser Sicht einer Rauchbombe gleich. Wenn ein Neugeborenes aufgrund zu wohlriechender Hygiene Orientierungsschwierigkeiten hat, findet es beispielsweise die Brust nicht oder kann aus Irritation nicht einschlafen.

Der Geruchssinn ist eng verbunden mit dem **Geschmack**. Schon intrauterin gewöhnt sich das Kind an das spezifische Aroma im Fruchtwasser, das durch die individuelle Ernährung der Mutter verursacht wird. Die Aromastoffe sind ebenfalls später in der Muttermilch auffindbar. Um der Vorliebe des Kindes für die gewohnten Geschmacksstoffe entgegenzukommen, sollte deshalb die Mutter ihre Ernährung nach der Geburt nicht grundlegend ändern.

Der **Sehsinn** hingegen spielt zunächst eine untergeordnete Rolle. Zwar orientieren sich Kinder schon nach wenigen Tagen nach Gesichtsschemata (Punkt, Punkt, Komma, Strich), können aber ihre Eltern aufgrund ihres Aussehens nicht von fremden Personen unterscheiden. Für das Erkennen ist zunächst die spezifische Dynamik eines Menschen in seinen Bewegungen und Äußerungen, seine Geräusche und sein Geruch entscheidend wichtiger.

Entwicklung der Kommunikationsbeziehung

Das Kind selbst sendet von Geburt an starke mimische, körpersprachliche und akustische Informationen über sein Befinden und seine Bedürfnissen aus. Die Eltern können die Äußerungen bei entspanntem Wohlergehen und angespanntem Unwohlsein unterscheiden. Alle Zwischenzustände und die Deutung der damit zusammenhängenden akuten Bedürfnislage des Kindes lassen zunächst einen weiten Interpretationsspielraum. Ähnlich wie beim Erlernen einer Fremdsprache erschließen sich den Eltern langsam einzelne Lautformen und spezifische Körperausdrucksweisen des Kindes. Die Mutter weiß nach kurzer Zeit, dass ihr Kind beim Ausdruck von spezifischen Geräuschen und Bewegungen z. B. Hunger, Verdauung oder Langeweile signalisiert und handelt als Antwort in einer bestimmten Weise. Umgekehrt lernt das Neugeborene sich angepasst an die Handlungsweisen seiner Betreuungspersonen genauer auszudrücken.

Im gelungenen Fall dieser Interaktion spielen sich Eltern und Kind nach wenigen Tagen aufeinander ein und sowohl die Eltern wissen, welche Bedürfnisse ihr Kind zeigt, als auch das Kind verfügt über ein begrenztes Repertoire, sein Bedürfnis und sein Befinden zu artikulieren.

Störungen der Kommunikation

Der Kommunikationsaufbau ist komplex und dadurch recht störanfällig. Aufgabe des betreuenden Fachpersonals in einer Klinik ist es, einen angemessenen Rahmen zur Verfügung zu stellen, in dem sich Eltern und Kind ungestört kennen lernen können. **Äußere Störfaktoren** wie fremde Menschen, ungewohnte Umgebung, eingeschränkter Bewegungs- und Entfaltungsspielraum sind zu vermeiden.

Neben den Umgebungsfaktoren spielt das psychosoziale Eingebettetsein eine wichtige Rolle. So wirkt sich das Erleben von sozialer Geborgenheit positiv, das Erleben von Einsamkeit, Überforderung und sozialer Unsicherheit eher negativ auf die Entwicklung der Mutter-Vater-Kind-Beziehung aus.

Auch unrealistische Erwartungen an das Kind tragen zum Nichtgelingen des ersten Kontaktes bei. Eltern, die davon ausgehen, dass ihr Leben nach der Geburt eines Kindes wie gewohnt weiterlaufen wird, reagieren erschrocken, frustriert oder aggressiv auf den Versuch ihres Kindes, sich Platz und Zeit im Leben der Eltern zu nehmen.

Neugeborene reagieren auf ihr Befinden unmittelbar. Wenn es ihnen gut geht, haben sie eine entspannte Mimik oder nehmen aufmerksam die Welt wahr. Verspüren sie Unwohlsein, beispielsweise ein Magengrimmen, ein unschönes Körpergefühl, Langeweile oder bildliche Erinnerungen und Träume von beängstigenden Situationen, geben sie diesen Gefühlen durch mehr oder weniger lautes Schreien Ausdruck. Ihr Verhalten ist zunächst zweckfrei und allein unmittelbarer Ausdruck eines Befindens. Erst im Umgang mit den Eltern lernen sie, sich spezifischer zu verhalten, um möglichst in einem andauernden Wohlgefühl zu leben.

Spezifische Temperamente der Neugeborenen

Viele Eltern sind überrascht vom persönlichen Temperament ihres gerade Neugeborenen. Von Beginn an zeigen die Kinder entweder ein eher nach innen gewandtes Verarbeitungsmuster oder ein eher nach außen gewandtes.

Ein extrovertiertes Kind teilt lautstark der Umwelt sein Unbehagen mit. Vielleicht erlebt es stärkere Angst oder Unsicherheit. Diese Kinder wirken schnell sehr aufgebracht. Es scheint, als wenn sie sich aufgrund der noch fehlenden Zeiterfahrung für immer dem Unwohlsein ausgeliefert fühlen. Über diese panischen Äußerungen reagieren viele unerfahrene Eltern mit Bestürzung und Hilflosigkeit ebenso aufgebracht wie ihr Kind. Die aufgeladene Atmosphäre spiegelt dem Kind zwar die eigene Befindlichkeit, trägt aber nicht zur Beruhigung der Situation bei. Das Kind fühlt sich eher in seiner „Annahme" bestätigt, dass wirklich etwas sehr Schreckliches vorliegen muss, wenn die Umwelt so hektisch reagiert. Günstiger wäre es, die Äußerungen des Kindes mit Gelassenheit und Tröstung zu beantworten.

> Aufgabe der betreuenden Fachkräfte ist es, den Eltern beratend zur Seite zu stehen und ihnen zu helfen, die kindlichen Äußerungen besser zu verstehen und in ihrem Verhalten angemessen darauf zu reagieren.

Ein eher nach innen gewandtes Kind verspürt von vornherein wohl weniger Angst, wenn es einmal in den Zustand des Unwohlseins gerät. Es teilt seine körperlichen Empfindungen weniger lautstark der Umwelt mit. Selten gerät es in Panik, auch lässt es sich schneller trösten und beruhigen. Vielleicht hat es von vornherein mehr eigene Möglichkeiten, ein seelisches Gleichgewicht zu halten. Anstrengende Verdauung macht sich daran bemerkbar, dass das Kind vielleicht sein Gesicht ein wenig verzieht oder hin und wieder die Beinchen beugt. Während die Betreuungspersonen des ersten Kindes davon ausgehen, dass das Kind unter höllischen Schmerzen leidet, müssen die Eltern des zweiten Kindes gleichstarke Blähungen nicht einmal bemerken.

Die Familienkonstellation

Wie in einem Mobile kommt es vorübergehend in allen Familien nach der Geburt eines Kindes zu einer **Situation des Ungleichgewichtes**. Im Idealfall balanciert sich die erweiterte Familie bald neu aus und jedes Familienmitglied findet seinen neuen Platz und akzeptiert ihn. Harmonie oder Disharmonie in der Familienkonstellation sind daher nicht nur vom Temperament des Neugeborenen abhängig. Jedes Familienmitglied bringt seine individuellen Gefühls- und Verarbeitungsmuster in das konkrete Geschehen mit ein. Im Weiteren spielen Erwartungen und Wünsche an das Verhalten der jeweils anderen Familienmitglieder eine wichtige Rolle.

Im nicht so idealen Fall sind die mit der Familienerweiterung verbundenen Anstrengungen und Zumutungen als Krisen sichtbar: es erkranken ältere Kinder oder Ehemänner kurz nach der Geburt (psychosomatische Reaktionsformen), die Mutter reagiert depressiv auf die neue Rolle und die damit verbundenen Einschränkungen bzw. die erweiterte Verantwortung, die Geschwister des Neugeborenen reagieren eifersüchtig bockig oder ziehen sich zurück (beides sind eher psychische Verarbeitungsreaktionen).

Je besser die einzelnen Familienmitglieder in sozial unterstützende Umfelder integriert sind und sich dort wohl fühlen, desto einfacher wird die Neugestaltung eines für alle Mitglieder befriedigenden Familienlebens gelingen. Krisen auf diesem Wege sind durchaus normal.

2.5 Sexualität nach der Geburt

So verschieden die Frauen und ihre individuelle Geschichte ist, so unterschiedlich ist auch das Bedürfnis nach Sexualität mit dem Partner nach der Geburt. Im allgemeinen wird die Bedürfnislage der Frau von folgenden Faktoren mitbestimmt:
- individuelle Ausprägung der sexuellen Lust,
- frühere sexuelle Beziehungserfahrung mit dem Partner,
- Entwicklung der Paarbeziehung vor und während der Schwangerschaft,
- Verhalten des Partners während der Geburt,
- Geburtserlebnis, Selbsteinschätzung des Gebärverhaltens
- Selbsteinschätzung der körperlichen Attraktivität nach der körperlichen Veränderung einer Schwangerschaft,
- Schmerzempfindungen und Gefühlsirritationen im Genitalbereich besonders nach Geburtsverletzungen,
- Schlafdefizit und fehlende Ruhe durch die Kinderbetreuung.

Ein großer Teil der sexuellen Bedürfnisse, die sich auf zärtlichen Körperkontakt und Geborgenheit richten, wird bei beiden Partnern, besonders aber bei der stillenden Mutter, direkt im sinnlichen Umgang mit dem Kind befriedigt. Auch hier wird aus einer Paar- eine Dreierkonstellation.

Erster Geschlechtsverkehr

Obwohl es vorkommt, dass Frauen schon in den ersten Tagen nach der Geburt große Lust auf eine körperliche Vereinigung mit ihrem Partner verspüren, scheint dieses Verhalten eher die Ausnahme zu sein.

> Insgesamt spricht aus medizinischer Sicht nichts gegen den frühen sexuellen Kontakt, vorausgesetzt es liegen keine noch abzuheilenden Geburtsverletzungen vor.

Die rhythmischen Kontraktionen eines Orgasmus fördern vielmehr die Rückbildung des Uterus und die Kräftigung der Beckenbodenmuskulatur. Solange der Wochenfluss blutig ist, besteht zumindest theoretisch die Gefahr, dass Keime des Partners durch das noch nicht abgeheilte Endometrium dringen und die Frau infizieren. Beim genitalen Kontakt in den ersten Tagen werden daher Kondome empfohlen. Das während des Orgasmus ausgeschüttete Oxytocin wirkt gleichwohl auf die Muskulatur der Gebärmutter, des Beckenbodens wie auch der Milchgänge. Bei einigen Frauen setzt sich daher während des Liebesspiels fontänenartig Muttermilch frei. Es obliegt der einzelnen Hebamme oder Ärztin/Arzt, das Paar auf derartige Ereignisse vorzubereiten und zu Humor zu raten.

Körperliche Beeinträchtigungen der Sexualität

Im Rahmen der weiteren Familienplanungs- und **Sexualberatung** sollten die Paare darüber informiert werden, dass die normale Geburt zunächst zu einer Beeinträchtigung der sensorischen Nervenleitung im Beckenbodenbereich führen kann. Nach einer Regenerierungsphase stellt sich das ursprüngliche Empfindungsvermögen meist wieder ein.

Durch die veränderte hormonelle Lage sind manchmal die befeuchtenden Schleimdrüsen im Scheideneingang in ihrer Funktion beeinträchtigt. Es besteht eine **vaginale Trockenheit**, die während der Stillzeit anhalten kann. Hier hilft ein Gleitgel, das in Apotheken und vielen Warenhäusern zu kaufen ist.

Langfristig beeinträchtigender wirken sich seitlich angelegte **Dammschnitte** aus (mediolaterale oder laterale Episiotomien), die verschiedene Nervenbahnen, Muskelschichten und Drüsengewebe verletzen. In der Folge können sich Schmerzen, Angst und das Ausbleiben der Introitusbefeuchtung entwickeln.

Keine Lust auf Sex

Häufig kommt es zu der Situation, dass die Frau zunächst kein Bedürfnis nach genitalen Sex verspürt. Zu sehr ist sie von den Anforderungen des neuen Familienlebens in Anspruch genommen. Das Schmusen mit dem Kind und der mit dem Stillen verbundene Körperkontakt stellen für die Mutter oft ein ausreichendes Maß an Sinnlichkeit dar. Die meisten Kulturen haben Riten und Mythen, die in den ersten Monaten den sexuellen Kontakt zwischen Frau und Mann unterbinden. Auf diese Weise sind sexuelle Wünsche an den Partner während der Wochenbettzeit tabu, die Wöchnerin wird selbstverständlich geschont. Im Zeitalter nach der sexuellen Aufklärung fehlt uns heute der Schutz der Riten und Mythen. Deshalb wäre es sinnvoll, das Paar schon in der Schwangerschaft auch auf **Veränderungen im Sexualbereich ihrer Paarbeziehung** vorzubereiten. Die Betroffenen könnten so bewusster einen neuen Weg ihrer gemeinsamen Bedürfnisbefriedigung suchen.

Wie die gesamte Familienkonstellation, muss häufig auch die sexuelle Beziehung eines Paares nach der Geburt ihres Kindes neu gestaltet werden. Nachdem sich die Eltern in den ersten Wochen voll und ganz auf das Kind konzentriert haben, wird es nach dem Ende des Wochenbettes wieder Zeit, zueinander zu finden. Dieser Schritt ist nicht für alle Paare einfach und sehr eng mit der Geschichte der Beziehung verbunden. Ein Paar mit einer für beide Partner erfüllten und gelassenen Sexualität vor der Ankunft des Kindes, wird auch in Zukunft Spaß und Freude am sexuellen Beisammensein entwickeln.

Doch **Störungen** auf diesem Gebiet sind nicht selten und haben unterschiedlichste Hintergründe. War beispielsweise die Sexualität für einen der beiden Partner vor der Geburt oder Schwangerschaft unbefriedigend, wird dieser wenig Neigung und Aktivität zeigen, die sexuelle Paarbeziehung wieder aufzunehmen. Manchmal steht auch das veränderte Rollenverhalten oder die nicht erfüllten Rollenerwartungen des Partners im Zusammenhang mit der fehlenden Lust.

Auch die Geburt selbst kann Anlass sein, die Partnerin oder den Partner und die eigene sowie die gemeinsame Sexualität verändert wahrzunehmen. Durch das Erleben der Geburt geht ein Teil „Unschuld" verloren, Sexualität kann hiernach unwiederbringlich mit der Geburt eines Kindes verknüpft sein. Traumatische Ereignisse während der Geburt, als gewaltsam oder intimverletzend erlebte Eingriffe, das Sehen von Ausscheidung, Blut und Verwundung und das Miterleben, dass auch etwas anderes mit den weiblichen Genitalen passieren kann als lustvoller Sex, können einen nachhaltigen Eindruck hinterlassen. Einige männliche Partner leiden anhaltend an Schuldgefühlen, welche die sicht- und hörbar schmerzvolle Geburt bei ihnen hinterlassen hat. Diese unbewussten Selbstvorwürfe, die sich gegen die eigene Mittäterschaft im ursprünglichen Zeugungsakt wenden, können sexuelle Erregungsstörungen verursachen.

> **Lang anhaltende Störungen** in der gemeinsamen Sexualität eines Paares können manchmal ohne therapeutische Hilfe nicht überwunden werden. Da das Ausblenden der Sexualität aus der Paarbeziehung in vielen Fällen zu einer ernsten Krise in der Beziehung führt, sollte die Paarsexualität in der späteren Wochenbettbetreuung thematisiert werden. Die Vermittlung in eine Paar- oder Sexualtherapie kann helfen, konkret an einer Wiederannäherung und somit am Erhalt der Beziehungen zu arbeiten.

2.6 Verhütung und Familienplanung

Da das Stillen keinen ausreichenden Schutz vor einer erneuten Schwangerschaft darstellt, muss spätestens in der Wochenbettzeit eine ausführliche Familienplanungsberatung durchgeführt werden.

Bis zur vollkommenen Rückbildung der Genitalorgane empfiehlt sich ein geschützter Verkehr mit **Kondomen**. Andere mechanische Verhütungsmethoden wie Portiokappe und Diaphragma kommen wegen der Größen- und Lageveränderungen von Uterus und Vagina erst nach ca. drei Monaten in Frage. An das Einsetzen eines **Intra-Uterin-Pessars** (Spirale) sollte ebenfalls erst nach der Uterusrückbildung, also frühestens nach 8–12 Wochen, gedacht werden.

Hormonelle Ovulationshemmer können der nicht stillenden Frau nach Wiederaufnahme des Zyklus wie üblich empfohlen werden. Für die Dauer der Vollernährung mit Muttermilch empfehlen kritische Mediziner den Verzicht auf orale Kontrazeptiva und das Anwenden einer Barrieremethode. Sie geben zu bedenken, dass nicht ausgeschlossen werden kann, dass ein Teil der Hormone mit der Muttermilch zum Kind übergeht und auf die Entwicklung des kindlichen Organismus Einfluss nimmt. Beobachtet wurde, dass die in der „Pille" enthaltenen Östrogene die Milchproduktion negativ beeinflussen. So empfiehlt selbst der wissenschaftliche Beirat der Bundesärztekammer als orales Kontrazeptivum die Verschreibung östrogenfreier Präparate.

Zur Hebammentätigkeit gehört die Beratung bei der Planung einer nachfolgenden Schwangerschaft. Die meisten Paare wünschen sich, dass ein nachfolgendes Kind nicht in zu großem Abstand zum ersten geboren wird. Dagegen sollte bedacht werden, dass die Schwangerschaft mit enormen Umstellungen und Belastungen des weiblichen Körpers verbunden ist. Auch das Stillen verlangt dem Organismus Kraftreserven ab.

> An eine weitere Schwangerschaft sollte je nach Konstitutionstyp erst gedacht werden, wenn sich die Frau von der vorangegangenen Schwangerschaft, Geburt und Stillzeit vollständig erholt hat, so dass auch dem neuen Kind wieder das ganze Vermögen des mütterlichen Organismus und die Unterstützungskraft einer bereits „ausbalancierten" Familie zu Gute kommt.

Literatur

Davies-Osterkamp, S. u. D. Brinkmann: Psychosoziale Aspekte von Schwangerschaft und Geburt. *In D. Beckmann (Hrsg.)*: Medizinische Psychologie. Springer, 1975

Dornes, Martin: Der kompetente Säugling. Fischer, Frankfurt a.M. 1993

Ringler, Marianne: Psychologie der Geburt im Krankenhaus. Individuelle, kulturelle und soziale Aspekte der Geburtshilfe. Beltz 1985

Schindler, Sepp (Hrsg.): Geburt. Eintritt in eine neue Welt. Verlag der Psychologie, Göttingen 1982

Schenk, Herrad: Wieviel Mutter braucht der Mensch? Vom Mythos der guten Mutter. Kiepenhauer & Witsch, Köln 1996

Sichtermann, Barbara: Vorsicht Kind. Eine Arbeitsplatzbeschreibung für Mütter, Väter und andere. Wagenbach, Berlin 1983

Sperling, Urte: Schwangerschaft und Medizin. Zur Genese und Geschichte der Medikalisierung des weiblichen Gebärvermögens. In Jahrbuch für kritische Medizin 23, Gesundheitskultur und Krankheitswirklichkeit. Argument, Hamburg 1994

Stern, Daniel: Mutter und Kind. Erste Beziehung. Klett 1979

Wegener, Ursula: Das erste Gespräch. Kommunikationsformen zwischen Mutter und Kind unmittelbar nach der Geburt. Waxmynn, Münster 1996

Windsor-Oettel, Veronika: Angst und Selbstwert von Frauen vor und nach der Entbindung in Abhängigkeit von der Entbindungsform. Peter Lang Verlag, 1992

Praxis

3 Rückbildung der allgemeinen körperlichen Veränderungen

Ulrike Harder

3.1 Aufgaben des Wochenbettes

Eine Wöchnerin braucht Zeit, um das Geburtsgeschehen zu verarbeiten und sich an das Leben mit dem Neugeborenen zu gewöhnen. Ihr Körper stellt sich langsam auf den „nichtschwangeren" Zustand um. Alle schwangerschaftsbedingten Veränderungen der letzten 9 Monate müssen zurückgebildet werden, sowohl an den Genitalorganen (genitale Involution, s. Kapitel 4) als auch am Gesamtorganismus (extragenitale Involution) – eine enorme körperliche Leistung! **Ausreichende Ruhephasen** der Wöchnerin im Bett erleichtern alle Vorgänge, die jetzt zu bewältigen sind.

> **Die fünf Funktionen des Wochenbettes**
> 1. **Aufbau einer Mutter-Kind-Beziehung:** Adaption an die neue Situation, psychosoziale Veränderungen
> 2. **Rückbildung:** Uterus, Vagina, Vulva (genitale Rückbildung), Bauchmuskeln, Pigmentveränderungen, Beckenboden, Blutvolumen, Ödeme (extragenitale Rückbildung)
> 3. **Wundheilung:** Plazentahaftstelle, Schürfungen, Riss- und Schnittverletzungen
> 4. **Laktation:** Ingangkommen der Milchbildung und Aufbau einer guten Stillbeziehung
> 2. **Hormonumstellung:** Beginn der normalen Ovarialtätigkeit.

Im günstigsten Fall hat die Wöchnerin keine häuslichen Verpflichtungen und wird von Partner, Familie oder Freunden gut umsorgt, ggf. mit Unterstützung eines Haus- und Familienpflegedienstes. Fachliche Unterstützung und Fürsorge erhält sie zu Hause durch die Hebamme, in der Klinik auch durch Kranken- und Kinderkrankenschwestern. So kann sie sich bald sicher fühlen im Umgang mit ihrem Körper und mit ihrem Neugeborenen.
Leider wird der Aspekt der Ruhe (liegendes Ruhen) heute in vielen Kliniken zugunsten der **frühen Mobilisation** in den Hintergrund gedrängt, die Mutter versorgt sich und ihr Kind ab dem ersten Tag selbst, sie geht sofort zur Rückbildungsgymnastik etc. Eine frühe Mobilisation ist zwar als Thromboseprophylaxe und zur Förderung des Lochialflusses sinnvoll, das Erholen und Ausruhen darf dabei aber nicht vernachlässigt werden! Viele Frauen denken, nach der Geburt sei rasch alles wieder „beim alten", und sind verwundert über ihre unerwartete körperliche und seelische Verfassung im Wochenbett. Der folgende Bericht einer Wöchnerin zeigt die vielen Umstellungs- und Rückbildungsprozesse, die nach der Geburt zu bewältigen sind.

Fallbeispiel: Frau A. schildert ihr Befinden am 1. Wochenbettag:
„Endlich ist alles überstanden, und ich habe unser Baby gesund auf die Welt gebracht. Ich kann noch gar nicht glauben, dass dieses kleine Bündel neben mir im Bett unsere heiß ersehnte Tochter Lisa ist. Obwohl ich sehr müde war, konnte ich den Rest der Nacht kaum schlafen, so aufgeregt war ich. Immer wieder musste ich Lisa anschauen und streicheln.
Mein Körper fühlt sich ganz leer und ungewohnt an: der Bauch ist wabbelig, und mein Bauchnabel sieht ganz braun aus. Das Aufrichten fällt mir schwer, ich muss mich wie in der Schwangerschaft über die Seite aufsetzen.
Heute morgen auf dem Weg zur Toilette war mir etwas schwindelig, gut, dass die Hebamme mitgegangen ist. Eigentlich hatte ich gar keinen Druck gespürt, aber es kam dann doch viel Urin. Meine Binden waren sehr blutig, aber die Hebamme meinte, das sei am ersten Tag normal und würde rasch weniger. Ich habe mich unten etwas abgespült und ganz vorsichtig abgetupft, denn alles fühlt sich noch wund und

roh an, besonders dort, wo genäht wurde. Der Ausflug war ziemlich anstrengend, ich war richtig froh, als ich wieder im Bett lag, denn beim Gehen und Stehen hatte ich das Gefühl, alles drückt stark nach unten.

Meine angeschwollenen Füße scheinen aber schon etwas dünner geworden zu sein, da die Hausschuhe wieder besser passen. Beim nächsten Aufstehen will ich mich mal wiegen, ich bin gespannt, wie viel ich abgenommen habe."

3.2 Körpergewicht

Die Gewichtszunahme im Verlauf der Schwangerschaft beträgt je nach Konstitutionstyp und Essverhalten der Frau 8–18 kg (empfohlen werden 11–12 kg). Je mehr eine Frau in der Schwangerschaft zugenommen hat, um so länger kann es dauern, bis sie ihr Ausgangsgewicht wieder erreicht.

Gewichtsverlust: Die Geburt des Kindes bewirkt einen sofortigen Gewichtsverlust von etwa 6 kg. Einige Frauen sind am 1. Tag post partum enttäuscht, nur so wenig abgenommen zu haben. Ihnen wird erklärt, dass sie durch die Rückbildungsvorgänge im Frühwochenbett mühelos weitere 3–4 kg verlieren werden.

Eine Gewichtsabnahme bis zum Ausgangsgewicht vor der Schwangerschaft wird in der Stillzeit als unbedenklich eingestuft. Nach dem Abstillen kann die Frau, bei entsprechenden Essgewohnheiten, ihr Ausgangsgewicht bald wieder erlangen.

> Während der Stillzeit sollte eine übergewichtige Frau keine Diät zur Gewichtsreduktion durchführen, da durch die Auflösung von altem Depotfett größere Mengen eingelagerter Schadstoffe ins Blut und somit in die Muttermilch gelangen können.

Gewichtsverlust im Wochenbett, mögliche Zusammensetzung:
- **Geburt (ca. 6 kg):** Beispiel: Kind 3300 g, Plazenta 600 g, Fruchtwasser 800 g, Blutverlust 300 g, Flüssigkeitsverlust durch Atmung und Schweiß bei der Geburtsarbeit 1000 g
- **Frühwochenbett (3–4 kg):** Uterusinvolution 600 g, Blutvolumenreduktion 900 g, Ausscheidung von Gewebswasser durch Harn und Schweiß 2000 g
- **Spätwochenbett bis Ende der Stillzeit (1–10 kg):** Uterusinvolution 300 g, Reduktion des Brustdrüsengewebes 400 g, Einschmelzung von eingelagertem Depotfett individuell verschieden.

3.3 Ödeme

Eine starke Gewichtszunahme in der Schwangerschaft wird oft durch eine vermehrte Wassereinlagerung im Gewebe verursacht, die zur Schwellung von Gesicht, Händen, Beinen und Füßen führt (Abb. 3.1). In den ersten Tagen post partum werden diese Ödeme durch erhöhte Harnproduktion und verstärktes Schwitzen ausgeschwemmt. Bei einigen Frauen verstärken sich die Ödeme zunächst für einige Tage (Wirkung des Prolaktins), bevor der Auflösungsprozess beginnt.

Die Wöchnerin bemerkt ihren **Ödemrückgang** daran, dass die Schuhe sich weiter anfühlen, Söckchen keine Druckränder mehr am Unterschenkel hinterlassen und dass sie ihre Hände wieder ohne Spannungsgefühl zu Fäusten schließen kann. Der Rückgang der Wassereinlagerungen zeigt sich auch oft im Gesicht der Frau, es kann hager bis eingefallen wirken.

Der Rückgang starker Beinödeme kann durch das Eindrücken der Haut über dem Schienbeinknochen oberhalb des Fußknöchels geprüft werden.

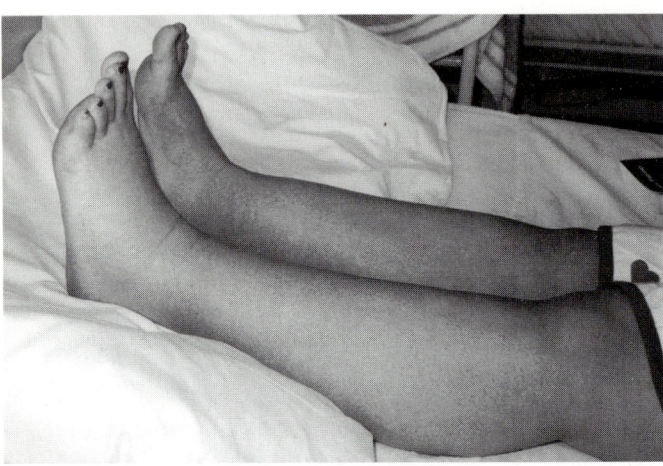

Abb. 3.1 Starke Ödeme an Füßen und Beinen werden im Wochenbett meist rasch zurückgebildet.

Beratung / Behandlung bei Ödemen

- Die Wöchnerin wird darüber aufgeklärt, dass die vermehrte Harnproduktion und ein verstärktes Schwitzen in den Tagen nach der Geburt normal sind.

Eine **verzögerte Ödemrückbildung** kann unterstützt werden durch:
- **Eiweißreiche Ernährung** (Milch, Milchprodukte, Fisch, Fleisch).
- **Hochlagerung der Beine** und **Stoffwechselübungen** (s. S. 44).
- **Ausstreichen der Beine** in Richtung Herz oder bei ausgeprägten Ödemen gezielte Lymphdrainage durch eine Krankengymnastin.
- **Lauwarmes Fußbad** mit Zusatz von 2 Esslöffeln Salz und 3 Tropfen Wacholderöl oder einem Aufguss von 1 Teel. Wacholderbeeren (Achtung: Wacholder nicht in der Schwangerschaft anwenden, es wirkt wehenanregend!).
- **Kräutertee** zur Entwässerung aus Brennnesselblättern (2 Teile), Zinnkraut (2 Teile) und Birkenblättern (1 Teil). 3-mal tgl. 1/2 Teel. auf 1 Tasse, evtl. mit Zusatz von etwas Zitronensaft.
- **Verzehr von entwässernden Speisen** wie Salatgurke, frische Ananas, Pellkartoffeln mit frischem Kräuterquark (Petersilie, Schnittlauch, Liebstöckel).

> Die früher übliche Salzreduktion in allen Speisen wird heute nicht mehr empfohlen, da ein langfristiger Natriummangel die Tendenz zur Hypovolämie verstärkt und eher die Ödembildung fördert (Dürig 2000).

3.4 Hormonhaushalt

Die Rückbildung aller Schwangerschaftsveränderungen wird durch die Plazentageburt eingeleitet. Da nun dem Körper keine plazentaren Hormone mehr zugeführt werden, sinken die Konzentrationen von Östrogenen, Progesteron, humanem Plazentalactogen (HPL) und humanem Choriongonadotropin (HCG) im Blut rasch ab. Eine Zusammenfassung der wichtigsten Hormonveränderungen und ihre Auswirkungen auf die Wöchnerin zeigt Tabelle 3.1.

Die abrupte Veränderung der Lebenssituation und des Hormonspiegels kann **erhebliche Stimmungsschwankungen** bei der Wöchnerin bewirken. Diese äußern sich oft um den 3.–5. Tag post partum durch erhöhte Emotionalität, zeitweilige Verstimmung, Vergesslichkeit, mangelndes Selbstvertrauen, Reizbarkeit in Kleinigkeiten, Rührung und plötzliches Weinen. Leider werden die ersten Tage des Frühwochenbettes darum oft abfällig als „Heultage" bezeichnet, besser geeignet wäre der Ausdruck „empfindsame Tage" (s. S. 12).

Tab. 3.1 Hormonveränderungen im Wochenbett und ihre Auswirkungen

Hormone	Bildungsort	Veränderungen	Auswirkungen
HCG u. HPL	Plazenta	– wird in wenigen Tagen ausgeschieden	– Stimmungsschwankungen – Förderung der Rückbildungsvorgänge
Östrogene (Östradiol)	Plazenta (später in den Ovarien)	– rasches Absinken auf geringste Mengen	– psychische Labilität – Rückbildung des Uterus – nachlassende Hemmung der Hypophyse bewirkt Ausschüttung der Gonadotropine FSH und LH und somit die 1. Ovulation
Gestagene (Progesteron)	Plazenta (später in den Ovarien)	– rasches Absinken auf geringste Mengen	– Festigung der Gewebsauflockerungen – Engerstellung der Blutgefäße – Zunahme von Peristaltik und Muskeltonus – und Auswirkungen wie bei Östrogen (s. o.)
Prolaktin	Hypophysenvorderlappen	– Absinken p.p. – Anstieg beim Stillen	– Milchbildung – Hemmung der 1. Ovulation bei regelmäßigem Stillen
Oxytocin	Hypothalamus	– Absinken p.p. – Anstieg beim Stillen	– Kontraktion und Rückbildung des Uterus – Kontraktion der Myoepithelzellen in der Brustdrüse zur Milchentleerung

Beratung zur Hormonumstellung

- **Aufklärung:** Zur Wochenbettbetreuung in den ersten Tagen gehören Informationen über mögliche Auswirkungen der hormonellen Umstellung. Dies vermittelt der Frau und ihrem Partner Sicherheit, es fällt ihnen leichter, ihr momentanes „Anderssein" anzunehmen.
- **Im aktuellen emotionalen Moment** (plötzliches Weinen) oder bei allgemeiner Überforderung („ich weiß gar nicht, wie ich das schaffen soll") ist eine verständnisvolle, positiv „bemutternde" Zuwendung und Aufklärung seitens aller Betreuerinnen und Betreuer sehr hilfreich (mothering the mother). Durch geduldige Unterstützung kann diese Phase meist schnell überwunden werden, und die Frau bekommt wieder Selbstvertrauen im Umgang mit sich und dem Kind. Klaus und Kenell (1995) wiesen nach, dass eine kontinuierlich liebevolle Betreuung im Wochenbett die elterlichen Fähigkeiten nachhaltig beeinflussen und stärken kann.

Beginn des Menstruationszyklus

Die Hemmung der Ovarialfunktion bleibt post partum noch für einige Wochen bestehen. Sie ist abhängig von der körperlichen und psychischen Verfassung der Frau und besonders von ihrem Stillverhalten, denn Stillfrequenz und -dauer bestimmen den Prolaktinspiegel im Blut.

Durch die Prolaktinausschüttung bei jedem Stillen wird der Hypothalamus (zentralnervöse Region im Zwischenhirn) gehindert, sein Gonadotropin-Releasing-Hormon auszuschütten. So können die Gonadotropine FSH (follikelstimulierendes Hormon) und LH (luteinisierendes Hormon) nicht von der Hypophyse gebildet und die Ovarien nicht zum Eisprung stimuliert werden. Dies bewirkt bei stillenden Frauen ein physiologisch längeres Ausbleiben der Menstruation (Laktationsamenorrhoe).

Mit der ersten Ovulation ist frühestens 3 Wochen nach der Geburt zu rechnen. Bei stillenden Frauen wird der erste Eisprung meist deutlich später auftreten (siehe Tabelle 3.2). Außerdem erreicht der erste heranreifende Follikel in

Tab. 3.2 Menstruation und Ovulation nach der Geburt (modifiziert nach P. Wagenbichler)

Stillende Mütter:	Nicht stillende Mütter:
nach 6 Wochen bei 15 % aller Frauen nach 12 Wochen bei 45 % aller Frauen nach 24 Wochen bei 85 % aller Frauen	nach 6 Wochen bei 40 % aller Frauen nach 12 Wochen bei 65 % aller Frauen nach 24 Wochen bei 90 % aller Frauen
Ca. 80 % der stillenden Frauen haben keinen Eisprung vor der ersten Blutung.	Ca. 50 % der nicht stillenden Frauen haben keinen Eisprung vor der ersten Blutung

vielen Fällen noch keine Ovulationsreife, er leitet aber einen Zyklus ein, der mit einer Abbruchblutung endet. So kann es auch ohne Ovulation zur ersten Blutung kommen (anovulatorische Blutung).
Mit der ersten Blutung ist frühestens 5–6 Wochen nach der Geburt zu rechnen. Je nach Stillverhalten wird die Laktationsamenorrhoe 2–12 Monate dauern.

Beratung zur 1. Ovulation

- Jede Wöchnerin muss wissen, dass das Ausbleiben der Menstruationsblutung post partum **keinen sicheren Empfängnisschutz** bietet, da bei 20 % der stillenden und 50 % der nicht stillenden Frauen der erste Eisprung unbemerkt vor der ersten Blutung stattfindet.
- Möglichkeiten zum Empfängnisschutz werden auf S. 18 vorgestellt.

3.5 Kreislauf

Der Kreislauf ist in den ersten Tagen nach der Geburt instabil, die Wöchnerin fühlt sich schnell erschöpft, evtl. wird ihr beim Aufstehen oder bei längerem Stehen schwindlig.
Ursachen der labilen Kreislaufsituation sind:
- Rasche Reduktion des Blutvolumens durch Blutverlust bei und nach der Geburt
- Zunehmende Tonisierung der in der Schwangerschaft weit gestellten Blutgefäße, besonders im Bereich des Beckens
- Hydrämie (erhöhter Wassergehalt im Blut), wenn das Blut Gewebsflüssigkeit (z. B. aus Ödemen) aufnimmt, um diese zu den Ausscheidungsorganen zu transportieren.

Hypotonie: Der Blutdruck ist im Wochenbett eher niedriger als in der Schwangerschaft und liegt in der Regel um 100/60 bis 135/85 mm Hg. Ein niedriger Blutdruck kann im Frühwochenbett Unwohlsein, Schwindel und Kollaps verursachen.
Hypertonie: Ein stark erhöhter Blutdruck muss kontrolliert und gegebenenfalls mit einem stillverträglichen Antihypertensivum (z. B. Nepresol®) therapiert werden. Sinkt er nicht binnen weniger Tage ab, empfiehlt sich eine internistische Abklärung. Eine Präklampsie kann sich (wenn auch sehr selten) noch im Wochenbett entwickeln.

Beratung / Behandlung bei niedrigem Blutdruck

- **Kreislauf anregende Übungen** vor dem Aufstehen (s. S. 44).
- **Tagestrinkmenge erhöhen**, mindestens 2–3 l/Tag.
- **Kaltes Abduschen der Beine** von unten nach oben.
- **Rosmarin-Anwendungen:**
  - Als Bademilchzusatz in Waschwasser oder Fußbad
  - als Tee 2-mal tägl. (1 Prise Rosmarinblätter mit kochendem Wasser in einer Tasse aufgießen, 5 Min. ziehen lassen)
  - als Rosmarin-Massageöl zur Einreibung der Beine vor dem Aufstehen
  - oder akut als Riechfläschchen bei Kreislaufproblemen während des Aufseins (es ist verblüffend, wie rasch das Gesicht einer fast kollabierten Frau durch tiefes Einatmen des ätherischen Öles wieder an Far-

be gewinnt; hilfreich ist ein kleines mit Rosmarin-Öl oder Bademilch gefülltes Riechfläschchen neben der Dusche).
- Die Anwendung so genannter „Kreislauftropfen" wie Effortil® ist bei stillenden Frauen kontraindiziert, denn es ist nicht bekannt, ob die Substanz in die Muttermilch übergeht. Mögliche Nebenwirkungen sind Herzklopfen, Schwitzen, Schwindel, Schlaflosigkeit, Kopfschmerzen, Magen-Darm-Beschwerden (s. Rote Liste 2000).

Beratung / Behandlung bei hohem Blutdruck

- Entspannendes **Fußbad** mit Lavendelzusatz
- Leichte **Fußmassage** mit Lavendelöl

- **Entspannungs- und Atemübungen**, z.B. aus der Geburtsvorbereitung
- **Blutdrucksenkende Medikamente**, wenn ärztlich angeordnet.

Die **Pulsfrequenz** einer gesunden Wöchnerin beträgt 60–80 Schläge pro Minute, Tagesschwankungen sind normal, auch auf 100 spm.

> Bei einer erhöhten Pulsfrequenz sollte aber immer die Temperatur kontrolliert werden, denn ein schneller Puls kann ein Anzeichen für Fieber sein (s. S. 169).

3.6 Blutzusammensetzung

Die Zusammensetzung des Blutes verändert sich im Wochenbettverlauf. Zuerst steigt die **Thrombozytenzahl** steil an, um gemeinsam mit den bereits in der Schwangerschaft erhöhten Gerinnungsfaktoren eine ausreichende Blutstillung am Uterus zu gewährleisten. Diese Hyperkoagulabilität (erhöhte Gerinnungsfähigkeit) des Blutes normalisiert sich nach einigen Wochen.
Die in der Schwangerschaft erhöhten **Leukozytenwerte** sinken p.p. rasch ab, die Blutsenkungsgeschwindigkeit ist bald wieder im Normbereich. Der **Hämoglobinwert** (Hb, roter Blutfarbstoff in den Erythrozyten) liegt nach der Geburt meist etwas niedriger als vorher.
Alle Laborwerte normalisieren sich binnen 2–3 Wochen. Eine Übersicht über die wichtigsten Laborwerte zeigt Tab. 3.3.

Anämie

Laut deutscher Mutterschaftsrichtlinien gelten **Hämoglobinwerte unter 11,2 g/dl** als Anämie, wenn gleichzeitig die Erythrozytenzahl (Ery, RBC unter 3,5–4 Mio/µl) vermindert ist. Dieser Grenzwert wird von einigen Wissenschaftlern angezweifelt, und die Erfahrung zeigt, dass sich viele Frauen mit einem Hb von 10–11 g/dl durchaus wohl fühlen (Bennett, Graf). Auch wird diskutiert, ob es sinnvoll ist, eine niedrige Hb-Konzentration im Frühwochenbett zu therapieren, denn Eisen wird nicht nur bei der Blutbildung, sondern auch von Krankheitserregern benötigt. Eine niedrige Eisenkonzentration im Blut kann die Entwicklung und Vermehrung von Mikroben bremsen und könnte

Tab. 3.3 Normale Blutwerte im Wochenbett (der Referenzbereich kann labor- und methodenabhängig variieren)

	Frauen	(SI-Einheiten)	Wöchnerinnen	(SI-Einheiten)
Hämoglobin (Hb, HBG)	12,3–15 g/dl	(7,6–9,3 mmol/l)	11,2–13 g/dl	(7–8,1 mmol/l)
Hämatokrit (HK, HKT)	36–45 %	(0,36–0,45)	34–41 %	(0,34–0,41)
Leukozyten (Leuco, WBC)	4 000–11 000/µl	(4–11 Gpt/l)	12 000–18 000/µl	(12–18 Gpt/l)
Thrombozyten (PLT)	150 000–390 000/µl	(150–390 Gpt/l)	bis zu 500 000/µl	(bis 500 Gpt/l)

somit auch ein Infektionsschutz im Frühwochenbett sein.

Pseudoanämie: In den ersten Tagen post partum handelt es sich oft um keine echte Anämie, denn durch die Ödemauflösung erhöht sich der Wassergehalt im Blut (Hydrämie). Dies zeigt sich an niedrigen Hb- und Hämatokrit-Werten (HK: Anteil der zellulären, festen Blutbestandteile). Ist das eingelagerte Gewebswasser nach ca. 3 Tagen ausgeschieden, werden bei einer erneuten Hb- und HK-Bestimmung beide Werte wieder höher sein.

Echte Anämie: Sie tritt im Wochenbett nach einem erhöhten Blutverlust, bei einem starken Eisenmangel oder bei einer Eisenaufnahmestörung auf.

Eisenpräparate: Da Eisen zur Blutbildung notwendig ist, wird Wöchnerinnen mit einem Hb < 11,2 g/dl oft die Einnahme von Eisentabletten empfohlen, z.B. Eryfer® oder Kombinationspräparate wie Natabec® F (Eisen mit Calcium und den Vitaminen A, B, C, D). Solche Eisenpräparate enthalten ein Überangebot an Eisen(II)-sulfat, ihre Einnahme kann unangenehme **Nebenwirkungen** verursachen wie Übelkeit, Erbrechen, anhaltende Obstipation (Verstopfung mit hartem, schwarz verfärbten Stuhl). Diese Präparate sollten deshalb nur Frauen verschrieben werden, die Beschwerden wie starke Müdigkeit, Schwindel und geringe Belastbarkeit angeben.

Beratung / Behandlung bei Anämie

- **Ernährung:** Ein niedriger Hämoglobin-Wert normalisiert sich bei einer ausgewogenen Ernährung meist von selbst, denn mit der täglichen Nahrung (genügend frisches Obst und Gemüse, Vollkornprodukte, Fleisch) nehmen wir mehr Eisen zu uns, als der Organismus verwerten kann. Wichtig ist eine ausreichende Versorgung mit natürlichem Vitamin C, da dieses zur Eisenaufnahme benötigt wird.
- **Kaffee, schwarzer Tee und Alkohol** sind zu meiden, da sie die Eisenaufnahme aus der Nahrung behindern!
- **Eisensubstitution:** Sollte eine Eiseneinnahme notwendig sein (z.B. nach hohem Blutverlust), so wird die Frau über mögliche Nebenwirkungen von Eisenpräparaten (s.o.) informiert, ggf. werden andere Behandlungsmöglichkeiten empfohlen:
- **Kräuterblutsaft®** (Reformhaus, Apotheke) enthält Eisen(II)haltige Spezialhefe, Kräuterauszüge und Fruchtsaftkonzentrate zur Förderung der Eisenverwertung. Er ist meist gut verträglich und wirksam.
- **Einen Apfel** mit 3 rostigen Eisennägeln (reines Eisen!) spicken und am nächsten Morgen, nachdem die Nägel in einen neuen Apfel gestochen wurden, verzehren. Das so entstandene Eisenoxyd kann unter Mithilfe des Vitamin-C-Gehaltes des Apfels gut vom Körper aufgenommen werden. Ein altes wirkungsvolles Hausmittel.
- **Rübensirup** enthält gut resorbierbares Eisen, täglich 3-mal 1 Teelöffel, bewirkt sehr oft eine Steigerung des Hb-Wertes.
- **Lebensmittel mit hohem Eisengehalt** sind zu bevorzugen:
  – Rindfleisch, Roastbeef, Bündnerfleisch, Schweineleber, Blut- und Leberwurst (möglichst vom Biobauern).
  – Roggenvollkornbrot, Haferflocken, Hirse, Grünkern, Dinkel und Weizenkleie.
  – Paranüsse, Mandeln, Haselnüsse, getrocknete Aprikosen, Feigen.
  – Sojabohnen, Feldsalat, Rohkost aus Karotten und Rote Beete, etc.
- **Ein gutes Angebot von Vitamin C, Vitamin B_{12} und Folsäure** fördern die Eisenresorbtion aus der Nahrung:
  – Vitamin C ist reichlich enthalten in Zitrone, Orange, Kiwi, Hagebutten-, Sanddorn- oder schwarzem Johannisbeersaft und in allen Kohlsorten.
  – Vitamin B_{12} in Fleisch, Fisch und Milchprodukten.
  – Folsäure in Vollkornprodukten, Weizenkleie, Kartoffeln, Avocados, Bananen, Sesam, Sonnenblumenkernen, Erd- und Walnüssen.

Waren die Hb- und Eisenwerte schon in der Schwangerschaft sehr niedrig, und bessert sich die Anämie nicht binnen 2–3 Wochen, sollte eine internistische Abklärung erfolgen.

3.7 Krampfadern

Varizen (Krampfadern) sind unregelmäßig erweiterte Venen, in denen das Blut langsamer fließt als in gesunden Venen. Sie zeigen sich als Krampfadern an den Beinen (Abb. 3.2) oder im Bereich der Vulva und Vagina. Ihre Entstehung wird begünstigt durch die Weitstellung der Blutgefäße in der Schwangerschaft und durch den Druck der großen Gebärmutter auf die Beckenvenen. Frauen mit konstitutioneller Bindegewebsschwäche und Mehrgebärende sind häufiger betroffen.

Krampfadern verlaufen als geschlängelte unregelmäßige Stränge unter der Haut, sie sind bläulich verfärbt und gut sichtbar, da sie die Haut meist vorwölben. Viele Frauen spüren im Bereich der Krampfader Druckempfindlichkeiten und Schmerzen. Schwere Beine werden häufig als lästiges Begleitsymptom des verlangsamten venösen Rückflusses angegeben. Auch kleine, oberflächlich sichtbare bläuliche Hautvenen an den Beinen sind Varizen, sie werden „Besenreiser" genannt, verursachen aber keine Beschwerden.

Die **Rückbildung** der in der Schwangerschaft entstandenen Krampfadern beginnt, wenn nach dem Absinken des Progesteronspiegels die Blutgefäße wieder enger gestellt werden und sich der erhöhte Veneninnendruck durch die Uterusrückbildung wieder normalisiert hat. Leider verschwinden die Varizen aber nicht vollkommen, denn jedes betroffene Blutgefäß bleibt überdehnt und erweitert und kann bei entsprechender Belastung (z. B. in der nächsten Schwangerschaft) wieder anschwellen.

Beratung / Behandlung bei Krampfadern

Der venöse Rückfluss kann durch viele Maßnahmen gefördert werden:
- **Häufiges Hochlegen der Beine** tagsüber, z. B. bei jedem Sitzen. Im Bett wird das Fußende etwas höher gestellt, z. B. indem man eine gefaltete Decke unter die Matratze legt.
- **Regelmäßige Fuß- und Beingymnastik** zur Stärkung der Venenpumpe (s. S. 43).
- **Einreibung der Beine** mit Extrakten von Aesculus (Rosskastanie) und Hamamelis (Zaubernuss). Die Beine werden 2–3-mal täglich von unten nach oben eingerieben (z. B. Hamamelis®-Salbe, Weleda-Hauttonikum®, Venenkraft-Bein-Gel®).
- **Kompressionsstrümpfe** tragen. Die gut angepassten Strümpfe nur nach mindestens 10-minütigem Hochlagern der Beine anziehen (am besten morgens), sonst werden bereits gestaute Adern schmerzhaft komprimiert!

Achtung! Krampfadern begünstigen eine Thrombose (s. S. 177)

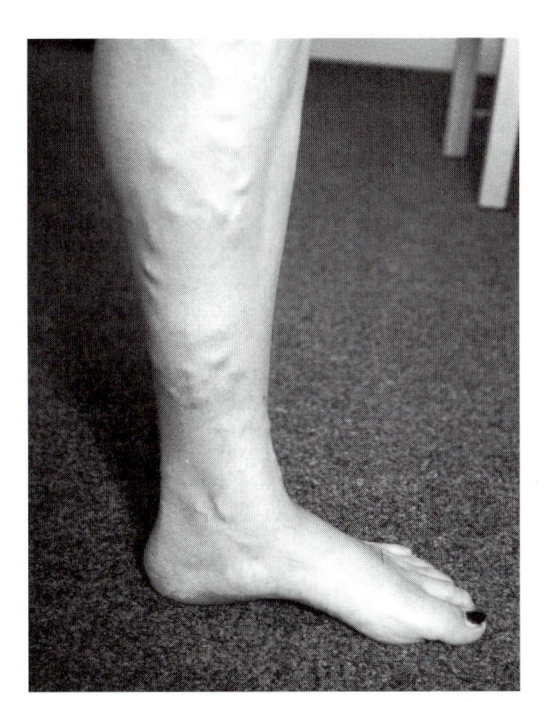

Abb. 3.2 In der Schwangerschaft entstandene Varizen (Krampfadern), die sich in diesem Fall post partum nur wenig zurückbildeten.

3.8 Hämorrhoiden

Im oberen Abschnitt des Analkanals befinden sich netzartige Venengeflechte, die von einer dünnen Schleimhaut überzogen sind. Diese Gefäßpolster dienen der Analabdichtung. Bei einer Bindegewebsschwäche und/oder einem zu hohen Analdruck können sie sich vergrößern (Abb. 3.3) und nach außen bis vor den Schließmuskel des Afters drängen (Abb. 3.4). Hämorrhoiden entstehen oder verschlimmern sich oft während der **Austreibungsphase der Geburt**, da der venöse Rückfluss (besonders während langer Pressphasen oder in aufrechter Gebärhaltung) behindert wird. Bei Hämorrhoiden empfehle ich den Vierfüßlerstand zur Geburt, auch sollte die Frau nur wenig mitdrücken. Verschlimmerungen lassen sich vermeiden, wenn die Hebamme die Hämorrhoide(n) während jeder Presswehe konsequent kühlt und einen leichten Gegendruck ausübt, z. B. mit Tupfern, die in einem Schälchen Eiswasser gekühlt werden. Die meisten Frauen empfinden den Druck und Kühlung der Hämorrhoiden als deutlich schmerzlindernd.

Innere Hämorrhoiden werden in 4 Schweregrade unterteilt:
- **1. Grad:** Kleine, von außen nicht sichtbare schmerzlose Knoten, die evtl. bei hartem Stuhlgang bluten.
- **2. Grad:** Größere Knoten, die beim Stuhlgang unter Schmerzen vor die Afteröffnung gepresst werden, sich aber danach wieder zurückziehen.
- **3. Grad:** Die Knoten bleiben nach dem Stuhlgang vor dem After liegen, können aber mit dem Finger wieder in den Analkanal hochgeschoben werden, sie verursachen Schmerzen, Juckreiz und Blutungen.
- **4. Grad:** Die Knoten liegen dauernd vor dem After (Abb. 3.4), sie sind nicht mehr hochzuschieben, Beschwerden s. o.

Abb. 3.3 Querschnitt durch Rektumampulle, Analkanal und After. Innere Hämorrhoiden treten am Übergang vom Rektum zum Analkanal auf, je nach Schweregrad sind sie von außen sichtbar. Äußere Hämorrhoiden (perianale Thrombosen) entstehen am Übergang vom Analkanal zum After.

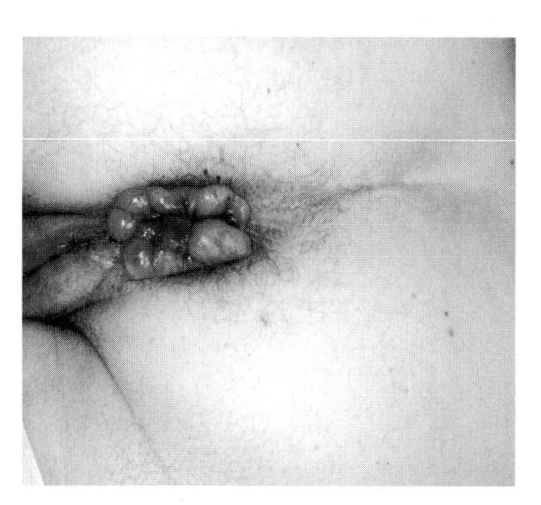

Abb. 3.4 Innere Hämorrhoiden 4. Grades am ersten Wochenbettag. Die Frau hatte in der Schwangerschaft Hämorrhoiden 2.–3. Grades, die sich bei der Geburt sichtbar vergrößerten und vor den After schoben. Unter Kühlung und Salbenbehandlung bildeten sie sich zu Hämorrhoiden 2. Grades zurück.

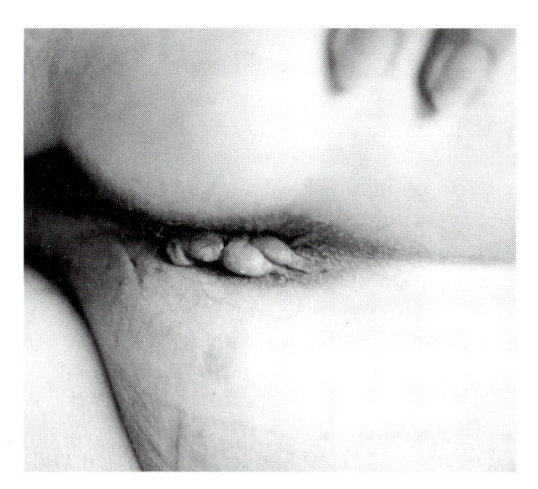

Abb. 3.5 Äußere Hämorrhoiden am 5. Wochenbetttag. Die während und kurz nach der Geburt entstandenen, bläulich verfärbten Knoten bereiteten in diesem Fall wenig Schmerzen und bildeten sich in zwei Wochen fast restlos zurück (die große mediolaterale Episiotomie verursachte hier mehr Beschwerden).

Innere Hämorrhoiden bilden sich im Wochenbett deutlich zurück, sobald der Veneninnendruck absinkt und die Blutgefäße wieder enger gestellt sind. Hämmorrhoiden 3. + 4. Grades können zur Schmerzerleichterung eingefettet und vorsichtig (!) mit dem Finger reponiert werden; d. h. die Hebamme schiebt die Knoten langsam hinter den Schließmuskel.
Äußere Hämorrhoiden (perianale Thrombosen) entstehen durch die Ruptur eines am After gelegenen Blutgefäßes, welche durch forciertes Pressen bei der Geburt oder harten Stuhlgang ausgelöst wird. Durch Einblutung entstehen ein oder mehrere Hautausstülpungen mit subkutanem Hämatom, die sich als bläulich verfärbte Knoten am äußeren Afterrand zeigen (Abb. 3.5). Sie sind druckempfindlich, die Frau kann nicht gut sitzen und hat beim Stuhlgang oft Schmerzen.
Äußere Hämorrhoiden können sich in den ersten Wochenbetttagen durch weiteres Einbluten noch vergrößern. In diesem Fall verhindert eine konsequente Kühlung das weitere Anschwellen. Die Rückbildung der Knoten dauert, je nach Größe, einige Wochen. Um die Afteröffnung bleiben kleine Analmarisken (Überdehnungsfalten) zurück, die meist keine Beschwerden mehr verursachen.

Beratung / Behandlung bei Hämorrhoiden

- **Aussehen:** Viele Frauen wissen nicht, dass sie Hämorrhoiden haben und denken, die Schmerzen kommen von der Dammnaht. Äußert eine Frau Schmerzen im Damm-After-Bereich, sollte in Seitenlage der Anus begutachtet werden, denn bei einer Nahtbeurteilung in Rückenlage werden Hämorrhoiden oft zwischen den Pobacken übersehen.
Folgende Empfehlungen gelten zur Behandlung von inneren und äußeren Hämorrhoiden.
- **Regelmäßiger weicher Stuhlgang** ist enorm wichtig, denn eine Obstipation verursacht bzw. verstärkt die Hämorrhoiden, also viel Trinken und ballaststoffreiche Nahrung, evtl. Laxanzien (s. S. 34).
- **Gute Analhygiene** fördert die Rückbildung. Nach jedem Stuhlgang wäscht die Frau ihren Analbereich auf dem Bidet oder mit einem langsam laufenden Duschschlauch (ohne Brauseaufsatz) oder mit einem feuchten Tuch gut ab.
- **Fetthaltige Salben** vor und nach der Darmentleerung auftragen, sie lindern den typischen Reibungsschmerz. Der Zusatz von pflanzlichen Extrakten, besonders von Hamamelis, bewirkt eine Engerstellung der Gefäße. Vielleicht hat die Frau bereits eine Hämorrhoiden-Salbe, die ihr in der Schwangerschaft geholfen hat. Hamasana® (Hamamelis, Lanolin, Vaseline etc.), Retterspitz® Heilsalbe (spezielle Kräutermischung) oder eine selbst hergestellte Fettsalbe mit Myrte, Schafgarbe und Zypresse (Stadelmann) können empfohlen werden.
- **Hämorrhoidensalben**, die Kortikoide, ein Lokalanästhetikum oder Heparin enthalten, sind rezeptpflichtig und nur in schweren Fällen angezeigt (die Wirkstoffe können in die Muttermilch übergehen).
- **Kühlung als Erstmaßnahme** lindert die Schmerzen und bewirkt eine Engerstellung der Gefäße. Bewährt hat sich die Auflage von Eis, z. B. ein wassergefüllter, gefrorener Fingerling (in ein trockenes Tuch gehüllt, damit er nicht festfriert) oder ein kleiner mit etwas Wasser und Eisstückchen gefüllter gut zugeknoteter Gefrierbeutel.

- **Kalte Quarkkompressen** sind besonders wohltuend, denn die im Quark enthaltende Molke scheint über mehrere Stunden eine ableitende, lindernde Wirkung zu haben. Hierzu 1–2 Essl. kühlen Bio-Quark in eine gefaltete Kompresse bzw. in ein Haushaltsrollenpapier geben (damit der Quark nicht an den Hämorrhoiden anhaftet) und im Liegen auflegen, evtl. mit Wöchnerinnenbinde und Slip fixieren. Wenn der Quark warm ist, Kompresse abnehmen und bei Bedarf erneuern.
- **Ein tägliches Sitzbad** mit einem gerbstoffhaltigen, adstringierenden (zusammenziehenden) Zusatz wirkt entzündungshemmend und juckreizstillend. Dem Badewasser wird entweder Tannolact® Pulver (synthetischer Gerbstoff) oder eine Abkochung aus Eichenrindenstückchen (natürlicher Gerbstoff) zugesetzt. Für letzteren 2 Essl. Eichenrinde (Apotheke, Kräuterhaus) in 1 l Wasser ca. 10 min aufkochen und den Absud durch ein Sieb ins Badewasser geben. Auch das Wundheilungsbad nach Stadelmann (s. S. 62) hat sich bei Hämorrhoiden bewährt.
- **Beckenbodenübungen** regen die Durchblutung an und fördern die Rückbildung von Hämorrhoiden. Sie können regelmäßig ausgeführt werden, sobald das Anspannen keine zusätzlichen Schmerzen verursacht.
- **Nasentropfen:** Einige Hebammen benetzen große Hämorrhoiden mit Nasentropfen (z. B. Nasivin®), da deren abschwellende Wirkung eine rasche Verkleinerung der Knoten bewirken kann. Diese Methode sollte der Frau besser nicht empfohlen werden, denn die Tropfen trocknen die Schleimhaut aus, außerdem ist ihre Anwendung im Analbereich nicht getestet, sie wird von keinem Hersteller empfohlen.

3.9 Darmtätigkeit und Ernährung

Die reguläre Darmtätigkeit ist in den ersten Wochenbettagen herabgesetzt, denn nach der Geburt des Kindes verändern sich die Verhältnisse im Bauchinnenraum drastisch. Es vergehen 1–2 Wochen, bis der Darm zu seiner ursprünglichen Lage und Entleerungsfrequenz zurückfindet (Abb. 3.6). Nur wenige Frauen haben am Tag nach der Geburt Stuhlgang, bei den meisten kommt es erst am 2.–3. Wochenbettag zur spontanen Darmentleerung.

Eine leichte Obstipation wird im Frühwochenbett häufiger beobachtet. Eine Stuhlinkontinenz erleben laut einer britischen Studie ca. 4 % aller Frauen (Mac Arthur et al 1997). Selbst 10 Monate nach der Geburt gaben auf Nachfrage noch 2 % der Frauen Stuhlinkontinenz-Probleme an, ohne jedoch medizinische Hilfe in Anspruch zu nehmen. Daher ist es wichtig, als nachbetreuende Hebamme dieses Problem anzusprechen, um Beckenbodenübungen (s. S. 44) und ggf. eine ärztliche Behandlung anzuraten.

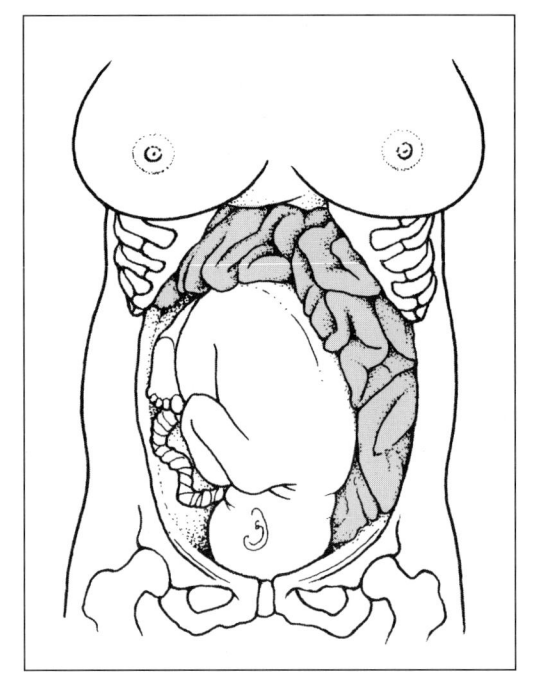

Abb. 3.6 Verlagerung des Darmes in der Schwangerschaft. Seine Rückverlagerung in den ersten Wochenbettagen wird oft von Blähungen und Stuhlverhalten begleitet.

Beratung zur Ernährung im Wochenbett

- **Viel trinken** (2–3 l tägl.), denn der Körper der Wöchnerin braucht viel Flüssigkeit, um die Milchproduktion zu unterstützen und um den Flüssigkeitsverlust durch das vermehrte Schwitzen auszugleichen. Bei einer zu geringen Flüssigkeitsaufnahme dickt der Darminhalt stark ein und ist schwerer zu entleeren, eine Verstopfung kann die Folge sein.
- **Gut essen**, die Nahrung einer Wöchnerin sollte ausgewogen sein und genügend Ballaststoffe enthalten, d.h. frisches Obst und Gemüse, kaltgepresste Öle, Vollkornprodukte, Vollmilch- und Sauermilchprodukte, Leinsaat, Nüsse etc.
- **Leicht verdauliche Speisen** werden im Frühwochenbett empfohlen, da stark gebratene, fette und schwer verdauliche Gerichte den Darm belasten und bei vielen Frauen Blähungen und Völlegefühl verursachen. Besser keine Kohlrouladen und Schweinshaxen auf dem Speiseplan einer Wochenstation! (s. S. 87)
- **Kaffee und Schwarztee** sind möglichst zu meiden, denn Koffein macht das gestillte Kind munter und die Gerbstoffe des Schwarztees behindern die Eisenaufnahme bei der Mutter. Benötigt eine Wöchnerin unbedingt ihren Morgenkaffe oder Nachmittagstee, so sollten wir sie aber wegen 1–2 Tassen kein schlechtes Gewissen machen. Es empfiehlt sich, der Frau eine Liste mit verträglichen Getränken anzubieten, damit sie für sich einige schmackhafte Alternativen finden kann.
- **Getränke im Wochenbett:**
  - Mineral-, Tafel- und Leitungswasser,
  - naturbelassene Obstsäfte (Birne, Apfel),
  - Gemüsesäfte (Karotten, Rote Beete),
  - Buttermilch und Milch,
  - Malz- oder Getreidekaffee (Bioladen) und Malzbier.
- **Kräutertees** können nach Geschmack und Bedürfnis verschieden kombiniert werden. Der Tee sollte nicht zu hoch (max. 1 Kanne tägl.) und nicht zu stark dosiert sein, 1/2 Teel. Kräuter auf einen Becher bzw. 2 Teel. auf eine Kanne sind ausreichend für einen wohlschmeckenden, bekömmlichen Tee. Empfohlene Kräuter:
  - Frauenmantel (rückbildungsfördernd),
  - Melisse, Johanniskraut (nervenstärkend),
  - Fenchel, Anis, Dill, Kümmel (milchbildend und gegen Blähungen),
  - Brennnessel (ausscheidungsanregend, verdauungsfördernd),
  - Schafgarbe (blutungsstillend, wundheilungsfördernd).

3.10 Obstipation

Eine echte Verstopfung ist selten, meist handelt es sich nur um ein vorübergehendes Problem im Wochenbett. Länger als 3 Tage sollte aber der erste Stuhlgang nicht abgewartet werden, da eingedickter harter Stuhl unangenehm zu entleeren ist.

Mögliche Ursachen einer Stuhlverhaltung:
- Herabgesetzter Tonus (Progesteron wirkt noch einige Tage weiter)
- Erschlaffte Bauchdecke (niedriger Druck auf den Darm)
- Flüssigkeitsmangel (vermehrte Atmung und Schwitzen bei der Geburt)
- Wenig Darminhalt (Durchfall oder Einlauf vor und Erbrechen oder Nahrungskarenz bei der Geburt)
- Angst vor Schmerzen beim Stuhlgang (nach Dammnaht oder bei Hämorrhoiden)
- Sanitäre Einrichtung in der Klinik (z.B. kein Ungestörtsein, mangelnde Hygiene)
- Allgemein verminderte Darmperistaltik (bei bekannter Obstipation).

Beratung / Behandlung bei Obstipation

- **Am 2. Wochenbettag** wird die Frau befragt. Hatte sie noch keinen Stuhlgang, so werden sich Hebamme bzw. Krankenschwester zu-

erst nach möglichen Ursachen der Stuhlverhaltung erkundigen und dann individuell abgestimmte Empfehlungen geben.
- **Beckenboden stützen:** Oft erzählen mir Frauen, dass sie schon einen Impuls zum Stuhlgang spüren, aber nicht wagen, auf der Toilette etwas zu drücken. Sie haben Angst, dass die Naht aufgeht oder empfinden das Vorwölben des Beckenbodens als unangenehm. In diesem Fall wird die Frau beruhigt: „Die Naht kann sich nicht auflösen, auch wenn es sich für viele Frauen so anfühlt. Manchmal ist es hilfreich, zum Stuhlgang den Beckenboden etwas abzustützen. Man kann von vorne mit einer Hand Schamlippen und Scheide zurückhalten (evtl. mit einer Binde) und dann unbesorgt etwas drücken."
- **Zur Obstipationsprophylaxe** für den weiteren Wochenbettverlauf wird je nach Gewohnheiten der Frau folgendes empfohlen:
  – Viel und oft trinken,
  – den Bauch leicht im Uhrzeigersinn massieren (evtl. Bauchmassage anbieten s. S. 48),
  – Vollkornbrot am Abend und Müsli zum Frühstück essen,
  – den Konsum von Zucker, Weißmehlprodukten und Schokolade meiden oder deutlich reduzieren,
  – 3 Trockenpflaumen abends in einem Glas Wasser einweichen und morgens vor dem Frühstück essen, dazu das Einweichwasser trinken,
  – 2 Essl. frisch geschrotete Leinsamen morgens bzw. abends mit viel Flüssigkeit einnehmen, oder ganze Leinsamen über mehrere Stunden im Wasser vorquellen lassen (dann z. B. in Joghurt einrühren).
- **Bei bekannter Darmträgheit** kann die regelmäßige Einnahme (tägl. 4–5 Esslöffel) von natürlichem **Milchzucker** (Lactose) den Darm zur Stuhlentleerung anregen, da er die körpereigene Darmflora günstig beeinflusst. Lactose hat eine deutlich geringere Süßkraft als Zucker, sie kann in kalte oder heiße Getränke und Speisen eingerührt werden (mögliche Nebenwirkung: Blähungen).
- **Als orale Laxanzien** werden im Wochenbett nur 2 Wirkstoffe empfohlen, die nicht in die Muttermilch übertreten:
  Natriumpicosulfat (z. B. Laxoberal Abführtropfen®) und Lactulose, ein synthetisches Bisaccharid (nicht zu verwechseln mit der natürlichen Lactose). Lactulose wird als Pulver (Bifiteral®) oder als Sirup (Laevilac S®) angeboten.
  Bereits eine mittlere Dosis dieser Stoffe (morgens oder abends) provoziert bei den meisten Frauen binnen 12 Stunden eine spontane Darmentleerung von weicher Konsistenz. Andernfalls kann die Gabe am Abend bzw. Morgen wiederholt werden.
  Alle anderen Laxantien (auch pflanzliche Stoffe) können in der Stillzeit nicht empfohlen werden (s. Rote Liste 2001), da nicht bekannt ist, ob die Wirkstoffe in die Muttermilch übergehen und eine abführende Wirkung auf den Säugling haben.
- **Soll eine sofortige Darmentleerung** provoziert werden, kann ein Klistier helfen.

3.11 Blasenfunktion und Miktionsstörungen

Nach der Geburt wird das in der Schwangerschaft eingelagerte Gewebswasser zügig ausgeschieden. Dadurch kommt es zu einer vermehrten Harnproduktion (Harnflut). Die Blase füllt sich rasch, was aber oft von der Wöchnerinnen nicht bemerkt wird. Viele Frauen äußern in den ersten Tagen leichte Empfindungsstörungen beim Wasserlassen: „Ich habe gar kein Gefühl dafür, ob ich zur Toilette muss." oder „Wenn ich das Empfinden zum Wasserlassen habe, fällt es mir schwer, noch rechtzeitig zur Toilette zu kommen." oder „Beim Wasserlassen bekomme ich die Blase nicht richtig leer. Wenn ich zum Schluss noch mal drücke, kommt immer eine Portion Urin hinterher."
Diese Äußerungen beschreiben die drei typischen Symptome im Frühwochenbett:
– **Harnverhalten**
– **Harninkontinenz**,
– **Restharnbildung**.

3.11 Blasenfunktion und Miktionsstörungen

Mögliche Ursachen einer Harnverhaltung
- Vermindertes Empfinden für den Füllungszustand der Blase, da das Baby nicht mehr drückt, oder als Nachwirkung einer Epiduralanästhesie
- Reflektorischer Sphinkterkrampf aus Angst vor Schmerzen beim Wasserlassen (z. B. nach Labienriss), wegen der Verletzung der Intimsphäre (z. B. Hebamme steht wartend daneben) oder bei übervoller Blase
- Druckschädigung und Schwellung von Harnröhre und Blasenhals in Folge der Kindsgeburt (z. B. nach einer protrahierten Austreibungsphase, einer vaginal operativen Entbindung oder einem sehr großen Kind).

Beratung / Behandlung bei Harnverhaltung

- Glücklicherweise ist dieses Problem von vorübergehender Natur und verschwindet binnen weniger Tage. Die Wöchnerin wird darüber aufgeklärt, dass sie evtl. in den ersten Tagen kaum Harndrang bemerken wird und dass es darum günstig ist, alle 2 Std. „auf Verdacht" zur Toilette zu gehen. So wird eine übervolle Blase vermieden. Denn diese behindert die Uterusrückbildung und kann Nachwehen schmerzhaft verstärken, ja sogar eine Uterusatonie mit verstärkter Blutung auslösen.
- Bevor die Frau nach der Geburt duscht oder sich wäscht, sollte sie versuchen, auf der Toilette Wasser zu lassen (Rosmarin-Riechfläschchen bereithalten, s.o.). Besteht eine Verletzung an Labien oder Damm, so bietet ihr die Hebamme eine Kanne mit warmem Wasser an, welches sie während der Miktion von vorne über die Vulva laufen lassen kann. Dies wirkt angenehm entspannend und verdünnt den Urin, so dass er nicht an den Wundrändern „brennt". Kann die Frau dennoch kein Wasser lassen, versucht sie zunächst beim Duschen zu urinieren.
- Ist der von außen getastete Füllungszustand der Blase gering, kann zunächst abgewartet werden, vorausgesetzt der Uterus ist gut kontrahiert und die vaginale Blutung normal. Der Frau wird dann viel zu trinken angeboten, um ihre Ausscheidung anzuregen. Spätestens 6–8 Std. nach der Geburt sollte eine Frau Urin lassen können.
- Besteht Harnverhaltung bei voller Blase und hochsteigendem Uterus, können folgende Maßnahmen die Miktion anregen:
  - Geräusch von laufendem Wasser,
  - die Frau plätschert mit einer Hand in einer Schüssel warmen Wassers,
  - eine ruhige ungestörte Atmosphäre auf einer gut geheizten Toilette ermöglichen,
  - der Frau eine Wärmflasche oder eine warme Kompresse auf den Unterbauch legen,
  - sie leicht von außen auf die Blase drücken oder klopfen lassen,
  - eine Duftlampe mit Sandelholz aufstellen.
- Nur bei sehr voller Blase, einem weichen, hochstehenden Uterus und einer verstärkten Nachblutung ist die Entleerung mittels Einmal-Katheter angezeigt!

Mögliche Ursachen einer Harninkontinenz
- Der Sphinkter kann nicht richtig kontrolliert werden, da er und die umgebenden Beckenbodenmuskeln durch die Geburt überdehnt und geschwächt sind, unwillkürlicher Harnabgang ist die Folge.
- Der Tonus von Blase und Blasenhals ist vermindert, da Progesteron noch einige Tage nachwirkt.

Mögliche Ursachen einer Restharnbildung
- Bei bestehender Beckenbodenschwäche wird die Blase durch die herunterdrängende Gebärmutter leicht nach hinten gekippt. So liegt der hintere Teil der Blase unterhalb des Blasenausgangsniveaus, hier sammelt sich Restharn, der bei der Miktion nicht ablaufen kann.

Harninkontinenz und Restharnbildung klingen durch zunehmende Tonisierung und die Verbesserung der Beckenboden-Grundspannung in der Regel binnen 1–2 Wochen ab.

> Bleiben die Symptome weiter bestehen, hat die Frau eine Beckenbodenschwäche, die spätestens zu Ende der Wochenbett-Zeit durch aufbauendes Beckenbodentraining behandelt werden muss.

Beratung / Behandlung bei Harninkontinenz und Restharnbildung

- Die Wöchnerin wird über die Ursachen der momentanen Störung aufgeklärt. Häufiges Wasserlassen (alle 2–3 Std.) vermeidet eine zu stark gefüllte Blase und damit die Überbelastung des Schließmuskels.
- Der Beckenboden sollte wenig belastet und sanft trainiert werden (s. S. 42 Beckenboden-Tipps für den Alltag).
- Die betroffene Wöchnerin wird über die Problematik und Behandlung einer bleibenden bzw. in späteren Jahren wiederauftretenden Inkontinenz informiert.
- Ca. 6 Wochen post partum kann die Frau bei einem **Stresstest** feststellen, ob ihr Beckenboden wieder seine volle Funktion hat. Dazu stellt sie sich mit voller Harnblase breitbeinig über die Toilettenschüssel und hustet mehrmals kräftig. Kommt es beim Husten zu tröpfelndem Harnabgang, hat sie eine Stressinkontinenz und sollte in einem Rückbildungskursus ein gezieltes Beckenboden-Training erlernen.
- Besteht keine Möglichkeit, an einem solchen Kurs teilzunehmen, können ihr u. a. folgende Bücher empfohlen werden:
  – Gotved/Helle: *Harninkontinenz ist überwindbar.* € 8,60
  – Benita Cantieni: *Tiger feeling garantiert! 36 Übungen.* € 15,30
  – Ingrid Zimmermann: *Beckenbodentraining.* € 7,60

3.12 Bauchmuskulatur und Haut

Nach der Geburt sind Bauchmuskeln und Bauchdecke weich und ausgedehnt. Vielen Frauen fällt das erste Aufrichten schwer, sie können ihre Bauchmuskeln nicht richtig einsetzen, da diese für den reduzierten Bauchinhalt zu überdehnt sind. Auch ist es ungewohnt mit einem leeren, vorhängenden Bauch dazustehen und viele Wöchnerinnen halten erst einmal ihren Bauch fest, damit er nicht „ins Leere fällt". Das seltsame Bauchempfinden verschwindet rasch, da sich die Bauchdecke dem kleineren Bauchinhalt anpasst.

Rektusdiastase

Bei vielen Frauen hat sich in der Schwangerschaft eine Rektusdiastase (Auseinanderweichen der geraden Bauchmuskeln) entwickelt. Die Lücke zwischen den geraden Bauchmuskeln kann unterschiedlich groß sein. Nach der ersten Geburt ist sie meist nur 1–2 Querfinger breit, nach mehreren Geburten oder einer Zwillingsgeburt ist sie oft 3–4 Querfinger breit. Die Rektusdiastase lässt sich im Wochenbett leicht ertasten, wenn die Frau in Rückenlage ihre Bauchdecke anspannt, z. B. durch das Anheben des Kopfes. Hebamme und Frau können dann mit ihren Fingern oberhalb des Nabels die Rille zwischen den zwei angespannten Muskelsträngen fühlen (Abb. 3.7). Manchmal wird die Rektusdiastase auch beim Aufrichten, Lachen oder Husten sichtbar, da sich der Bauchraum als „Wulst" zwischen den weitstehenden geraden Muskeln hervorwölbt oder die Bauchdecke zeltartig anhebt. Die Rektusdiastase wird im Frühwochenbett schmaler. Stehen die Muskelstränge mehr als 3 Querfinger auseinander, werden sie täglich von außen mit den Händen zusammengeschoben, während die Frau ihren Bauch sanft einzieht (anspannt).

Schwangerschaftsstreifen

Striae gravidarum entstehen, wenn die starke Dehnung an Bauch, Hüfte und Brust in der Schwangerschaft ein Auseinanderweichen der Kutis (Oberhaut und Lederhaut) bewirkt. Es entstehen schmale Einrisse, die blut- und bin-

3.12 Bauchmuskulatur und Haut

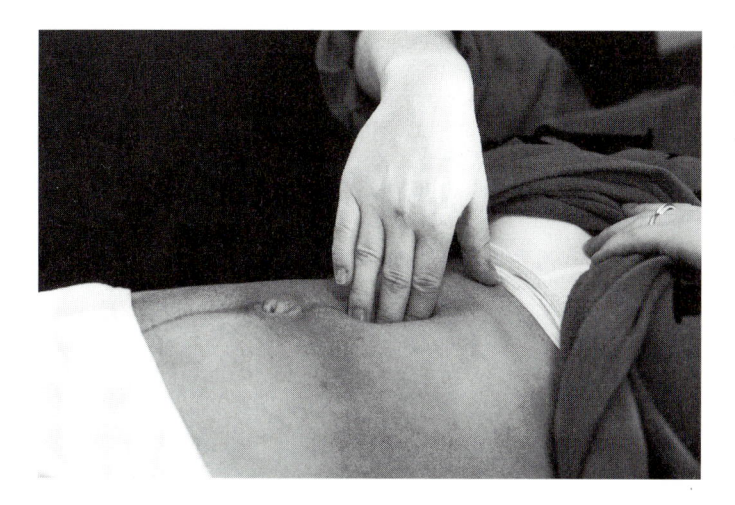

Abb. 3.7 Rektusdiastase post partum. Die auseinander gewichenen geraden Bauchmuskeln können gut von der Frau selbst ertastet werden.

degewebsreiche Subkutis (Unterhaut) schimmert durch und wird als blau-rötlicher oder weißer Streifen sichtbar. Die Entstehung von Striae wird begünstigt durch die vermehrte Produktion von Glukokortikoiden in der Schwangerschaft und durch ein konstitutionell schwaches Bindegewebe der Frau.

Die Veränderung der Hormonsituation bewirkt im Verlauf des Wochenbettes ein Verblassen der bläulich oder bräunlich verfärbten Streifen und mit zunehmender Straffung der Bauchmuskulatur werden die Einrisse schmaler. Viele der kleinen dünnen Dehnungsstreifen verschwinden fast vollständig, breitere Streifen bleiben als dünne weißliche Narben zurück. Hat die Frau ein sehr schwaches Bindegewebe, können breite Streifen noch über Jahre gut sichtbar bleiben (Abb. 3.8). Bei einer späteren Schwangerschaft oder nach der Einnahme von Schwangerschaftshormonen (Antibabypille) werden die Streifen meist wieder dunkler.

Pigmentierung

Die verstärkte Pigmentierung im Gesicht, sowie an Brustwarzen, Vulva, Anus und der Mittellinie des Bauches (Linea fusca) verblasst im Wochenbettverlauf. Sehr ausgeprägte gelblichbraune Bezirke an Stirn, Wangen und Kinn (Chloasma uterinum) brauchen oft etwas länger. Intensives Sonnenbaden in der Wochenbettzeit kann die Rückbildung verzögern.

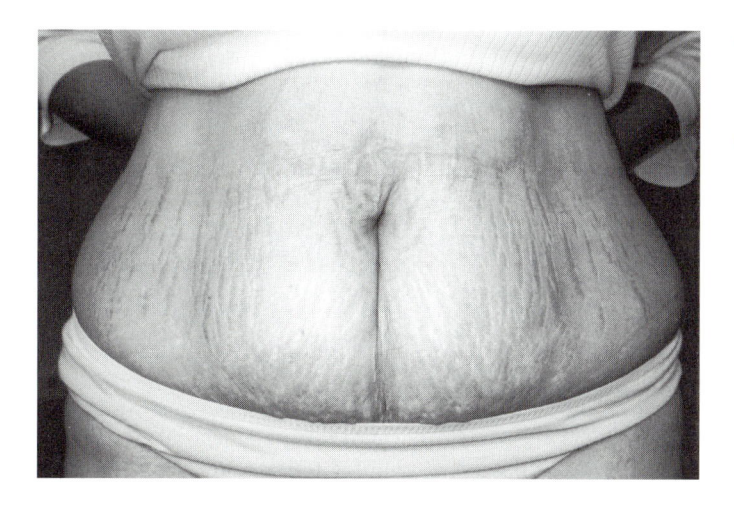

Abb. 3.8 Striae gravidarum einige Jahre nach der Geburt des Kindes. Die Mutter hat eine Bindegewebsschwäche, sehr weiche Bauchdecken und laut eigenen Aussagen kaum Rückbildungsübungen gemacht.

Beratung / Behandlung bei Rektusdiastase und Striae

- **Am 1. Wochenbetttag** betastet die Hebamme gemeinsam mit der Frau den leeren Bauch, sie zeigt ihr die Rektusdiastase und erklärt die Rückbildung von Striae und dunkler Pigmentierung.
- **Schonung:** Solange die Frau eine Rektusdiastase tasten kann, sollte sie ihre geraden Bauchmuskeln (M. rectus abdominis) nicht belasten oder trainieren, da dieses den Spalt manifestiert. Ihr wird empfohlen, vom Liegen immer nur über die Seite aufzustehen, d.h.: erst ganz zur Seite rollen, dann seitlich mit dem Arm aufstützen und hoch zum Sitzen kommen (viele Frauen kennen diesen Tipp bereits aus der Geburtsvorbereitung).
- **Eine Bauchmassage** (s. S. 48) durch die Hebamme oder den Partner wird von den meisten Frauen als sehr wohltuend empfunden. Oft hilft ihr die Massage ihren momentan sehr weichen Bauch besser zu akzeptieren.
- **Bauchmuskelübungen:** Eine Frau mit Rektusdiastase darf nicht sofort mit Übungen zur Stärkung der schrägen Bauchmuskeln beginnen, da diese den Beckenboden zu stark belasten. Erst wenn die Frau ihren Beckenboden gut kontrollieren und während der Bauchmuskelübungen angespannt halten kann, darf begonnen werden. Zunächst werden die diagonal- und querverlaufenden Bauchmuskeln trainiert (M. obliquus abdominis, M. transversus abdominis), die geraden Bauchmuskeln sollten erst trainiert werden, wenn die Rektusdiastase ganz verschwunden ist.
- **Schwangerschaftsstreifen:** Alle Rückbildungsübungen fördern das Schmalerwerden der Striae, da sie das Bindegewebe straffen und die Elastizität der Haut verbessern.

3.13 Beckenboden

Der Beckenboden stützt die inneren Organe und hat eine Verschlussfunktion für Blasen- und Darmausgang. Neben den Organen stützt er aber auch unsere Emotionalität. Nach der Geburt haben die Frauen einen weichen, offenen Beckenboden, gleichzeitig sind sie emotional offen und leicht verletzbar. Durch eine gezielte Stärkung des Beckenbodens kann sich die Frau auch psychisch wieder stabilisieren (Stüwe 2001).

Aufbau des Beckenbodens

Der Beckenboden besteht aus 3 Schichten (Abb. 3.9):

1. Diaphragma pelvis
Die innerste Schicht ist die wichtigste Stütze für die Beckenorgane, sie besteht aus den beiden paarig angelegten Flügeln des Afterhebermuskels (Musculus levator ani). Diese breit gefächerten Muskelstränge lassen in der Mitte für Harnröhre, Scheide und Anus einen Spalt offen, den so genannten Levatorspalt.

2. Diaphragma urogenitalis
Die mittlere Schicht verschließt den oberen Teil des Levatorspaltes und lässt nur um Scheideneingang und Harnröhre eine Öffnung frei. Diese dünne Muskel-Sehnenplatte enthält den tiefen queren Dammmuskel (Musculus transversus perinei profundus) und den ringförmig angelegten Harnröhrenschließmuskel (Musculus sphincter urethrae).

3. Äußere Muskelschicht
Diese Schicht besteht aus 4 Einzelmuskeln. Die zwei wichtigsten sind der Schwellkörper- bzw. Scheidenschließmuskel (Musculus bulbocavernosus bzw. bulbospongiosus) und der Afterschließmuskel (Musculus sphincter ani externus). Gemeinsam bilden sie um Scheide und After einen kräftigen achterförmigen Muskelring, der eine wichtige Verschlussfunktion hat (Abb. 3.10).
Bei der Geburt wird der Beckenboden stark zur Seite und nach unten geschoben. Diese Überdehnung führt zu kleinen Mikroverletzungen des Gewebes und beschert der Frau post partum ungewohnte Empfindungen. Ihr Beckenbo-

3.13 Beckenboden

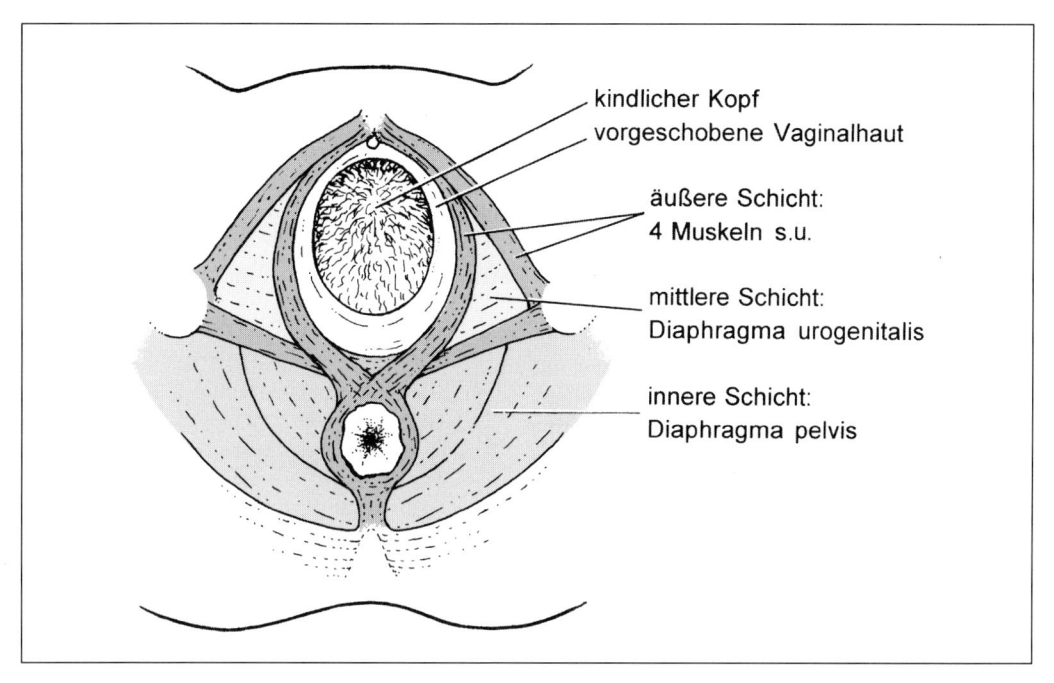

Abb. 3.9 Die 3 Schichten des Beckenbodens bei der Geburt von unten gesehen.

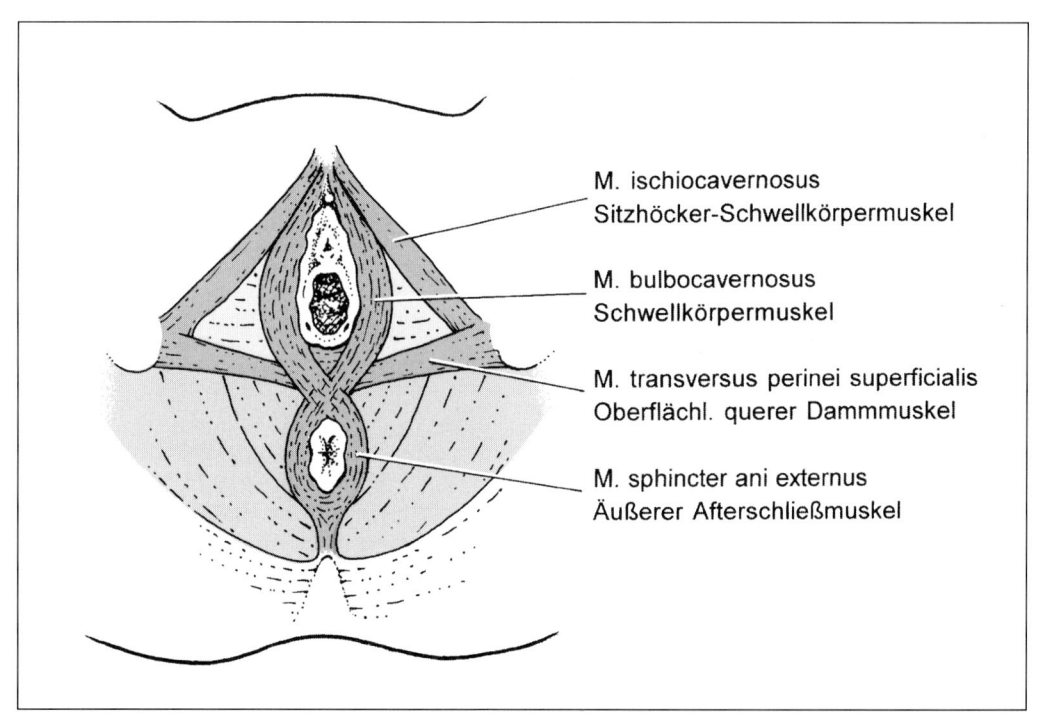

Abb. 3.10 Äußere Muskelschicht des Beckenbodens mit der kräftigen Achterschleife aus Musculus bulbocavernosus und Musculus sphincter ani externus.

den hat zunächst keine Spannung mehr, „unten ist irgendwie alles ausgeleiert", er fühlt sich empfindlich und evtl. verletzt an. Binnen weniger Tage erholt sich das Gewebe wieder, Mikroverletzungen heilen ab und die Muskulatur wird wieder straffer. Der Prozess dauert länger, wenn die Frau einen Dammriss oder eine Episiotomie hatte (s. S. 60).

Anleitungen zum Aufbau eines Rückbildungskurses und weitere Übungen zur Kräftigung von Beckenboden und Bauchmuskulatur bieten die Bücher der Hebammen Marion Stüwe, Susanne Kitchenham-Pec, Frauke Lippens und Heike Hesterberg-Kern (s. Literaturverzeichnis).

Beratung zum Beckenboden

- **Information:** Nach der Geburt befragen wir die Frau nach ihren Beckenboden-Empfindungen und sagen ihr, dass das „gedehnte Gefühl" normal ist, und sich der Scheideneingang binnen 2–3 Tagen wieder normaler anfühlen wird.
- **Praktische Beckenboden-Tipps** für den Alltag (s. S. 42) werden der Frau gezeigt und am besten gleich mit ihr ausprobiert. Viele Wöchnerinnen sind verblüfft, mit wie wenig Aufwand sie ihr „hängendes" Beckenbodengefühl verbessern können.
- **Leichte Beckenbodenübungen** können ab dem 3. Wochenbett-Tag gezeigt und probiert werden (s. S. 44). Verursachen die Übungen Schmerzen, werden sie bis zum Abklingen der Beschwerden verschoben. Intensivere Übungen sind erst nach 3–6 Wochen zu empfehlen (s. S. 46).
- **Merkblätter zum Nachlesen** sind hilfreich, da Wöchnerinnen sehr vergesslich sind. Die folgenden Übungsanleitungen können auch als Kopiermuster dienen (s. S. 42–49).
- **Auf den Besuch eines Rückbildungs- bzw. Beckenbodengymnastik-Kurses** nach der Wochenbettzeit sollte hingewiesen werden. Die Krankenkasse übernimmt die Kosten für 10 Std. Gruppenunterweisung, wenn der Kurs spätestens 4 Monate nach der Geburt beginnt und von einer Hebamme geleitet wird.

Literatur

Bennett, V.R., Brown, L.K.: Myles Textbook for Midwives. Churchill Livingstone Edinburgh 1993

Cantieni, Benita.: Tiger feeling garantiert! 36 Übungen mit denen Sie Ihren Beckenboden sofort finden und im Alltag effektvoll einsetzen können. 2. Aufl. Econ Ullstein, Berlin 2000

Dürig, P.: Hypertensive Schwangerschaftserkrankungen. In: Schneider/Husslein/Schneider: Geburtshilfe. Springer 2000

Geist, Ch., Harder, U., Stiefel, A.: Hebammenkunde, 2. Auflage. de Gruyter Verlag, Berlin 1998

Graf, F.: Kritik der Arzneiroutine bei Schwangeren und Kindern aus homöopathischer Sicht. Selbstverlag (Dr. F. Graf, Lütjenburger Str. 3, 24306 Plön)

Heid, N.: Vitamin- und Nährstoffpräparate sind nur in Ausnahmefällen angezeigt. Deutsche Hebammenzeitschrift 3/96

Helle, Gotved: Harninkontinenz ist überwindbar. Trias Verlag, Stuttgart 1991

Hesterberg-Kern, Heike.: Let's move, Rückbildungsgymnastik. Staude Verlag Hannover 1996

Lippens, Frauke: Wochenbettbetreuung, Babymassage, Rückbildungsgymnastik – Eine Arbeitshilfe für Hebammen. Selbstverlag 1997 (Hebammenpraxis Lippens/Graf, Jarrestr. 44, 22303 Hamburg)

Kitchenham-Peck, S., Bopp, A.: Beckenbodentraining. Trias Verlag, Stuttgart 1995

Klaus, M.H., Kenell, J.H.: Der neue Weg der Geburtbegleitung. Mosaik Verlag München 1995

Kuse, Sabine: EPH-Gestose und HELLP-Syndrom aus meiner Sicht. 6. Aufl. 1999 (Broschüre der Arbeitsgemeinschaft Gestose-Frauen e.V. D-47661 Issum, Kapellener Str. 67a)

Lippert, H.: Lehrbuch Anatomie, 2. Auflage. Urban & Schwarzenberg, München 1990

Mac Arthur et al. MRB 1997: Faecal incontinence after childbirth. British Journal of Obstetrics and Gynecology 104:46-50

Mändle, Ch. et al.: Hebammenbuch. Schattauer Verlag, Stuttgart 1995

Martius, G. u. Heidenreich, W. (Hrsg.): Hebammenlehrbuch, 6. Auflage. Thieme Verlag, Stuttgart 1995

Menderlein, J. M., Revermann, S.: Harnblasenentleerungsstörungen nach der Geburt. Z. Geburtsh. u. Perinat. Vol. 198 (1994)

Nieder, J., Meybohm: Memo für Hebammen. Hippokrates Verlag, Stuttgart 2001

Pollmer, U.: Prost Mahlzeit! Krank durch gesunde Ernährung. Kiepenheuer und Witsch, Köln 2001

Pschyrembel/Dudenhausen: Praktische Geburtshilfe, 18. Auflage. de Gruyter Verlag, Berlin 1994

Pschyrembel: Klinisches Wörterbuch, 257. Auflage. de Gryter Verlag, Berlin 1994

Schumpelick, V. et al.: Chirurgie, 2. Auflage. Enke Verlag Stuttgart 1989

Stadelmann, I.: Die Hebammensprechstunde. Eigenverlag 1994 (Ingeborg Stadelmann, An der Schmiede 1, 87487 Ermengerst)

Stüwe, Marion: Wochenbett- und Rückbildungsgymnastik. Hippokrates 2001

Wagenbichler, P. in: Martius, G. (Hrsg): Hebammenlehrbuch. Thieme Stuttgart 1995

Weed, S.: Naturheilkunde für schwangere Frauen und Säuglinge. Orlanda Frauenverlag, Berlin 1989

Willfort, R.: Gesundheit durch Heilkräuter. Rudolf Trauner Verlag, Linz 1976

Beckenboden-Tipps für den Alltag

Ihre **Beckenbodenmuskulatur** ist während der Schwangerschaft weicher geworden und bei der Geburt wurde sie durch das kindliche Köpfchen stark gedehnt, evtl. auch verletzt. Manche Frauen haben darum beim ersten Aufstehen das Gefühl „unten offen zu sein", diese Empfindung ist normal und wird sich in wenigen Tagen bessern.
Es ist gut, wenn Sie Ihren weichen Beckenboden im Frühwochenbett wenig belasten. Folgende Tipps können dabei helfen, ihm bald wieder seine elastische und tragende Verschluss-Funktion zurückzugeben.

- **Viel liegen:** Möglichst im Liegen stillen. Stillzeiten sind später oft die einzigen Ruhepausen im häuslichen Tagesablauf!
- **Aufstehen aus dem Bett:** Immer bauchschonend über die Seite oder den Vierfüßlerstand hochkommen und aufstehen, denn jede Bauchmuskelanspannung drückt Ihren Beckenboden nach unten bzw. außen.
- **Beim Stehen:** Nicht die Beine breit nebeneinander stellen (offene Haltung), sondern eine leichte Schrittstellung einnehmen (geschlossene Haltung), so bekommt Ihr Beckenboden eine gute Grundspannung und fühlt sich z.B. beim Stehen am Wickeltisch besser an.
  Wenn Sie länger Stehen müssen, stützen Sie Ihren Oberkörper mit den Händen an einer Stuhllehne oder am Tisch ab. Es ist verblüffend, wie dadurch der Druck auf den Beckenboden verringert wird.
- **Aufstehen vom Sitzen:** Die leichte Schrittstellung ist auch beim Hochkommen von Bett, Stuhl und tiefem Sofa günstig, besonders wenn Sie dabei Ihr Kind im Arm halten. Vergleichen Sie einmal das breitbeinige Aufstehen (Beckenboden drückt nach unten) mit dem schwungvollen Aufstehen in Schrittstellung (kaum Beckenboden-Druck). Sie werden feststellen, wie unterschiedlich es sich anfühlt. Die geschlossene Haltung ist zwar ungewohnt, aber sie bringt Sie viel angenehmer hoch zum Stand.
- **Beckenbodenübung:** Mit dieser leichte Koordinationsübung im Liegen, Sitzen oder Stehen können Sie Ihre Beckenbodenspannung deutlich verbessern. Machen Sie einige ruhige tiefe Atemzüge, dann mit Lippenbremse
  – ausatmen auf ffffff, dabei Schließmuskeln anspannen und Beckenboden hochziehen,
  – einatmen, dabei Schließmuskeln und Beckenboden lockern,
  – ausatmen auf ffffff, Schließmuskeln anspannen und Beckenboden hochziehen, u.s.w.

Anfangs fällt es schwer, während der Ausatmung eine Spannung aufzubauen. Vielleicht ertappen Sie sich dabei, einatmend anzuspannen und ausatmend zu lockern, wie Sie es in der Geburtsvorbereitung kennen gelernt haben. Das ist normal, beginnen Sie einfach wieder neu. Die Haltefunktion des Beckenbodens wird am besten durch Muskelanspannung während der lippenbremsenden Ausatmung gefördert.
Sobald das Anspannen nicht mehr weh tut, kann die Übung mehrmals täglich für 1–3 Min. durchgeführt werden, nur nicht während des Stillens, denn dabei sollte die Mutter offen sein.

© U. Harder, Wochenbettbetreuung, Hippokrates Verlag 2003

Venenübungen zur Thrombosephrophylaxe

1. Ausgangsposition Rückenlage mit aufgestellten Beinen. Das übende Bein so weit hochstrecken, dass beide Knie auf gleicher Höhe sind. Während der Übung die Knie aneinander drücken und ruhig weiteratmen!

   - 10-mal langsam und kräftig die Zehen eines Fußes einkrallen und strecken.
     Dann das Bein wechseln und mit dem anderen Fuß wiederholen.

   - 10-mal langsam und kräftig den Fuß im Fußgelenk auf- und abbewegen.
     Dann das Bein wechseln.

   - Mit der Fußspitze aus dem Fußgelenk heraus große Kreise „malen", 5-mal links herum und 5-mal rechts herum.
     Dann das Bein wechseln.

2. Ausgangsposition Rückenlage mit aufgestellten Beinen. Die Übung wird mit der Atmung koordiniert und über ca. 10 Atemzüge ausgeführt.
   - Beim Einatmen die Füße über die Sohlen zu den Zehen abrollen,
   - beim Ausatmen zurück über die Fußsohle zu den Fersen rollen. Dabei werden die Zehen hochgezogen, Kreuzbein und Lendenwirbelsäule schmiegen sich der Unterlage an.

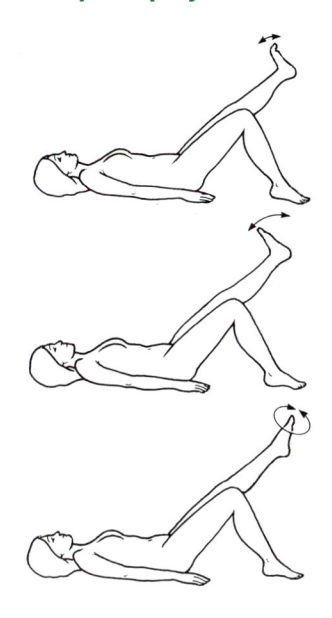

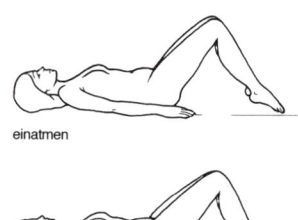

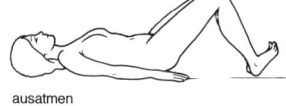

3. Ausgangsposition im Stehen (ohne Abbildung), die Hände sind in Schulterhöhe an der Wand abgestützt. Für 1–2 Minuten im schnellen Wechsel erst auf die Zehen stellen, dann in den Hackenstand gehen (dabei sind die Zehen hochgezogen). Anschließend je 1 Minute im Zehen- und Hackengang durch die Wohnung gehen.

© U. Harder, Wochenbettbetreuung, Hippokrates Verlag 2003

Wochenbettgymnastik ab der 1.–2. Woche

Die Übungen können je nach Befinden ab dem 3. Wochenbettag empfohlen werden. Sind die Beckenbodenübungen noch unangenehm oder schmerzhaft an der Dammnaht, wird mit dem Üben bis zur Beschwerdefreiheit abgewartet. Bei Schwierigkeiten mit der Atemkoordination, sind zwischendurch einige Atemzüge ohne Bewegung hilfreich.
Bitte jede Übung 1–2 Minuten oder 10-mal ausführen.

Stoffwechselanregung

1. Ausgangsstellung Rückenlage, die Beine sind gestreckt, die Arme liegen neben dem Körper, ruhige Ein- und Ausatmung.
   In zügigem Wechsel einen Fuß hochziehen und den anderen herunterdrücken.
2. Ausgangsstellung Rückenlage wie oben, ruhige Ein- und Ausatmung.
   Mit beiden Händen und Füßen nach rechts kreisen, anschließend nach links kreisen.
3. Ausgangsstellung Rückenlage wie oben, jetzt wird eine Bewegung mit der Atmung koordiniert:
   - Einatmend beide Hände im Handgelenk und beide Füße im Sprunggelenk hochziehen
   - Ausatmend Hände und Füße in Richtung Unterlage drücken.

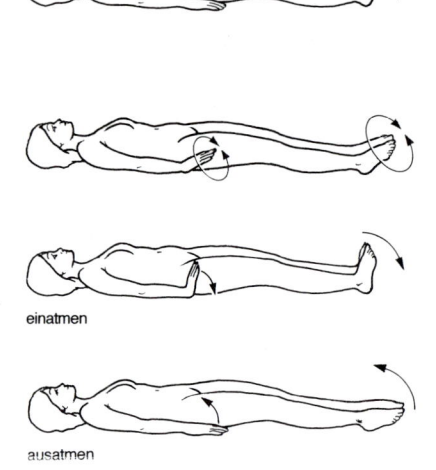

Beckenbodenübungen

4. Ausgangsstellung in Rückenlage mit angewinkelten Beinen. Die Hände ruhen auf dem Bauch. Dem weitenden Einatmen nachspüren und mit dem Ton ffff den Atem entweichen lassen. Diese lippen-bremsende Ausatmung wirkt stimulierend auf den Beckenboden. Erst einatmen, dann:
   - Ausatmend Kreuzbein und Lendenwirbelsäule an die Unterlage schmiegen und das Schambein in Richtung Nabel ziehen, dabei den Beckenboden sanft anspannen und in den Bauchraum heben
   - Einatmend die Wirbelsäule in ihre ursprüngliche Lage zurückgleiten lassen (oder leicht ins Hohlkreuz gehen), den Beckenboden lockern.

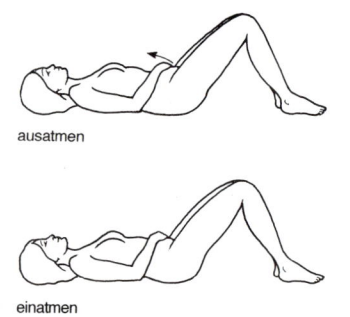

© U. Harder, Wochenbettbetreuung, Hippokrates Verlag 2003

5. Übung 4. mit ausgestreckten Beinen wiederholen

6. Ausgangsposition rechte Seitenlage: Kopf, Brustkorb und Becken liegen in einer Linie, die Beine sind leicht angewinkelt, der Kopf ruht auf dem gebeugten rechten Arm. Der linke Arm wird mit der Faust vor dem Körper in Nabelhöhe auf die Unterlage gestellt.
   - Einatmen in Ruhe
   - Ausatmend den Beckenboden leicht anspannen und dann die Faust langsam immer fester in die Unterlage drücken (letzteres bewirkt eine unwillkürliche, leichte Anspannung der Bauchdecke).
   - Übung in linker Seitenlage wiederholen

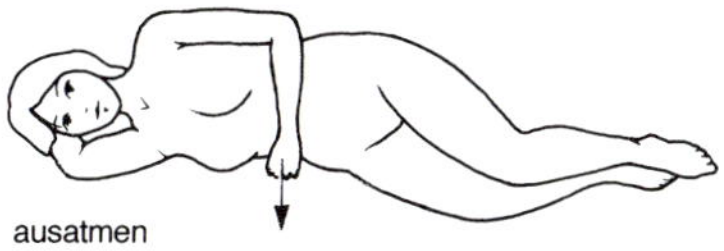

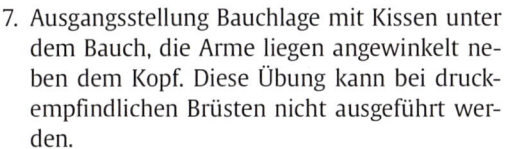

7. Ausgangsstellung Bauchlage mit Kissen unter dem Bauch, die Arme liegen angewinkelt neben dem Kopf. Diese Übung kann bei druckempfindlichen Brüsten nicht ausgeführt werden.
   - In die Unterlage atmen, dabei spüren, wie sich der Körper bei der Einatmung hebt und bei der Ausatmung wieder in die Unterlage sinkt.
   - Ausatmend den rechten Arm und das linke Bein in die Unterlage drücken und dabei den Beckenboden anspannen
   - Einatmend die Spannung lösen
   - Ausatmend den linken Arm und das rechte Bein in die Unterlage drücken, u.s.w.

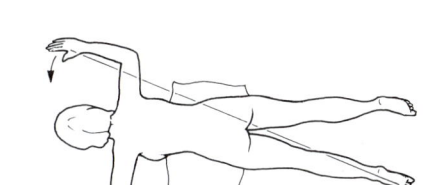

Lockerungsübung zur besseren Durchblutung des Beckens

8. Ausgangsstellung Rückenlage mit aufgestellten Beinen. Hände und Füße hoch zur Decke heben und nun mit Armen und Beinen zappeln, wie ein Maikäfer, der auf dem Rücken liegt.
   Nach einer Weile Arme und Beine lang auf der Unterlage ausstrecken, die Schwere und das Kribbeln in den Gliedmaßen erspüren.

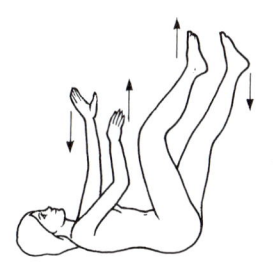

© U. Harder, Wochenbettbetreuung, Hippokrates Verlag 2003

Wochenbettgymnastik ab der 3.–4. Woche

Jede Übung wird 1–2 Minuten bzw. 10-mal ausgeführt. Gibt es Schwierigkeiten bei der Atemkoordination, ist es hilfreich, einige Atemzüge ohne Bewegung zu machen.

Beckenbodenübungen

1. Ausgangsposition Vierfüßlerstand, die Knie stehen hüftbreit auseinander, der Rücken ist gerade (nicht ins Hohlkreuz fallen!).
   - Einatmen in der Ausgangsposition
   - Ausatmend den Kopf auf die Brust senken, das Becken in Richtung Nase ziehen (katzbuckeln) und dabei den Beckenboden anspannen.

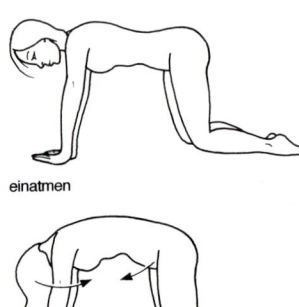

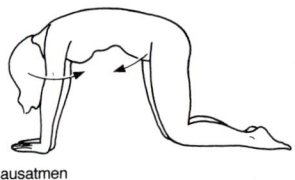

2. Ausgangsstellung Knie-Ellenbogen-Lage, die Oberschenkel stehen schulterbreit auseinander. Eine Stellung suchen, in der die Lendenwirbelsäule angenehm „durchhängen" kann. Die Aufmerksamkeit ist beim Steißbein, mit diesem werden jetzt Bilder an die rückwärtige Wand gemalt: Kreise, Ovale und Achterschleifen, je größer, umso besser. Dabei den Atem nicht anhalten, evtl. ein Lied summen (gut bei Kreuzschmerzen!).

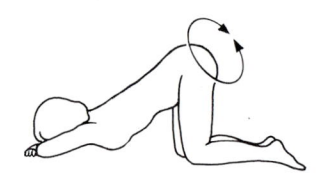

Übungen zu Straffung der vorderen Scheidenwand

3. Ausgangsposition Kniestand, die Arme werden über dem Kopf gehalten, die Hände sind gefaltet.
   - Einatmen in der Ausgangsstellung
   - Ausatmend das Gesäß links neben Beinen absetzen
   - Einatmend zurück zur Ausgangsstellung
   - Ausatmend das Gesäß rechts absetzen.

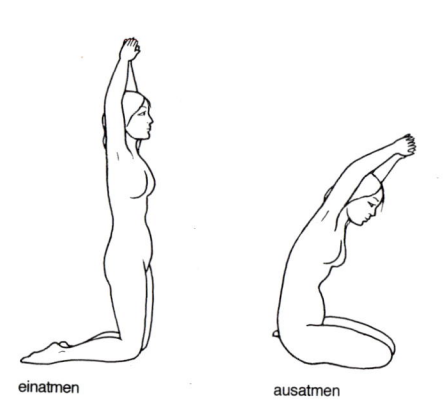

© U. Harder, Wochenbettbetreuung, Hippokrates Verlag 2003

4. Ausgangsposition Rückenlage mit eng an den Po angestellten Füßen, damit beide Hände die Fußgelenke ergreifen können.
   - Einatmend leicht ins Hohlkreuz gehen
   - Ausatmend das Becken so weit wie möglich anheben und den Beckenboden anspannen.

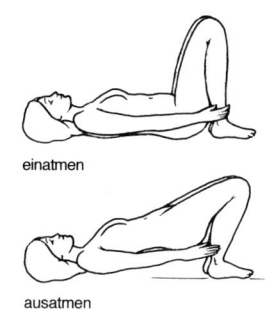

Übungen für den Bauch

Bauchmuskelübungen dürfen erst ausgeführt werden, wenn es der Frau gelingt, während der Übung ihren Beckenboden zu halten.

5. Ausgangsposition in Seitenlage, Kopf, Brustkorb und Becken liegen in einer Linie, die Beine sind leicht gebeugt.
   - Einatmen in der Ausgangsposition
   - Ausatmend die Luft mit Lippenbremse auf fffff durch den Mund ausströmen lassen, dabei das Schambein in Richtung Nabel ziehen, so dass sich die Unterbauchmuskeln anspannen.

6. Ausgangsposition wie bei 5. nur ist jetzt der Oberkörper angehoben und ruht auf dem unter der Schulter stehenden angewinkelten Arm.
   - Einatmen in der Ausgangsposition
   - Ausatmend das Schambein in Richtung Nabel ziehen, den Beckenboden anspannen und das Becken von der Unterlage abheben.

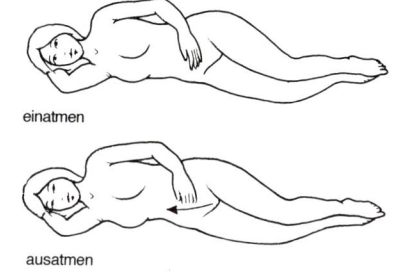

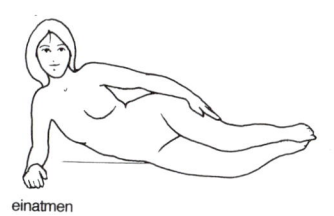

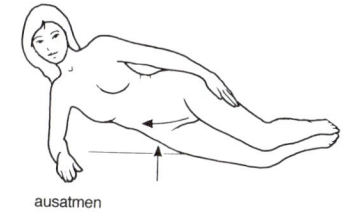

7. Ausgangsposition Vierfüßlerstand. Die Knie minimal vom Boden abheben und auf und ab wippen. Dabei weiteratmen und auf puuuh oder wipp-wapp ausatmen.

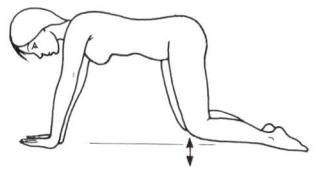

© U. Harder, Wochenbettbetreuung, Hippokrates Verlag 2003

Bauchmassage im Wochenbett

Eine Bauchmassage im Früh- und Spätwochenbett hilft der Frau, ihren leeren weichen Bauch wieder anzunehmen, sie „stabilisiert die Seele" und wird von fast allen Frauen sehr genossen.

Die Frau liegt bequem auf dem Rücken, sie hat ein Kissen oder eine Rolle unter den Knien, um die Bauchdecke zu entspannen und ein Hohlkreuz zu vermeiden. Ihre Arme liegen neben ihrem Körper, der Kopf kann mit einem kleinen Kissen unterstützt werden.

Die massierende Hebamme sitzt bequem auf einem Stuhl neben dem Sofa oder kniet neben der Frau auf dem Bett, möglichst *auf der rechten Seite der Frau*, dann sind die kreisenden Bewegungen im Uhrzeigersinn harmonischer auszuführen.

Massagegriffe

1. Kontakt aufnehmen
Uhr und Ringe abnehmen, ein wenig Massageöl in den Händen erwärmen und die Hände sachte zur Kontaktaufnahme auf den Bauch der Mutter legen. Abwarten, bis die Frau zur Ruhe gekommen ist und der empfindsame Bauch sich an den Handkontakt gewöhnt hat.

Alle Massagebewegungen werden mehrmals langsam, rhythmisch und zuerst nur mit leichtem Druck ausgeführt. Ist es der Frau angenehm, kann der Druck verstärkt werden.

2. Sonne und Mond
Kreisen beider Hände im Uhrzeigersinn (Darmverlauf) um den Nabel herum. Die linke Hand kreist ohne Unterbrechung (Sonne), die rechte führt Halbkreise unter dem Nabel aus (Halbmond).

Dieses harmonische Kreisen ist die wichtigste Massagebewegung am Bauch und wird nach jedem der folgenden Griffe für ca. 1/2 Min. wiederholt.

3. Teigkneten
Die Bauchdecke wird durch gegenläufige, quer über den Bauch ausgeführte Bewegungen beider Hände hin und her geschoben. Während die linke Hand mit dem Handballen den Bauch nach links herüber schiebt, zieht die rechte Hand den Bauch nach rechts, so dass sich die Bauchdecke im Nabelbereich wie ein Brotteig faltet. Dann schiebt die rechte Hand nach links herüber und die linke zieht nach rechts über den Bauch.

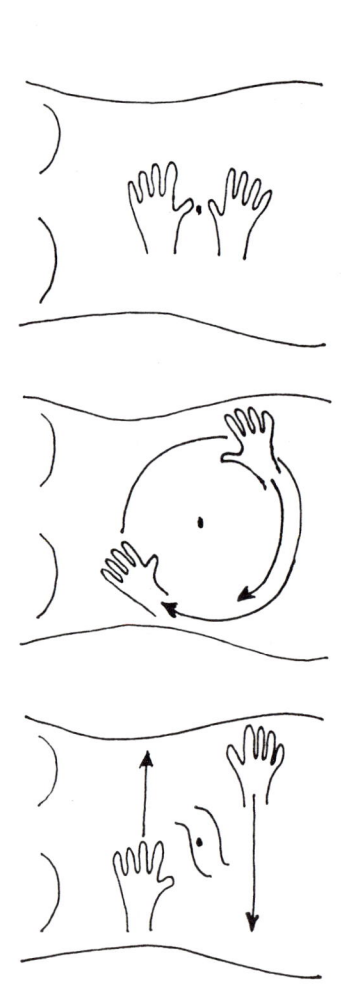

© U. Harder, Wochenbettbetreuung, Hippokrates Verlag 2003

4. Aufgehende Sonne
Mit den Zeigefingern beider Hände werden gleichzeitig Sonnenstrahlen vom Nabel nach außen gezogen. Dabei kann sich der Bauchraum weiten.
Anschließend wird der Griff als untergehende Sonne wiederholt, d. h. die gegenüber liegenden Zeigefinger werden von außen nach innen zum Nabel gestrichen. Dies hilft den Frauen, sich zu zentrieren.
Die für die Frau angenehmere Sonne wird noch einmal wiederholt.

5. Den Bauch „schwappen" lassen
Beide Hände liegen nebeneinander an der linken Seite der Frau und ziehen die Bauchdecke zur Mittellinie, dann loslassen, so dass der Bauch zurückschwappen kann (obere Hände im Bild).
Gleich beide Hände an die linke Seite legen und die Bauchdecke zur Mitte schieben, wieder loslassen, der Bauch schwappt zurück (untere Hände im Bild).

6. Regentropfen
Die Hände leicht über den Bauch führen, dabei mit den Fingern klimpern wie bei einem schnellen Klavierspiel. Die Fingerspitzen klopfen so leicht wie Regentropfen über den ganzen Bauch. Ein erfrischender Abschluss der Massage.

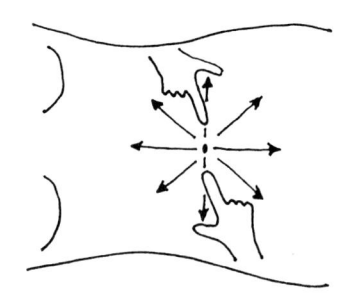

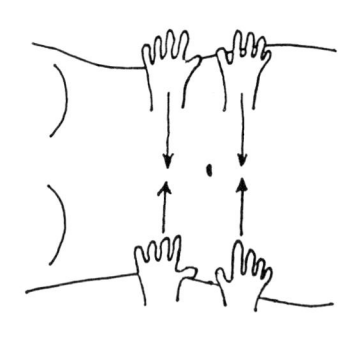

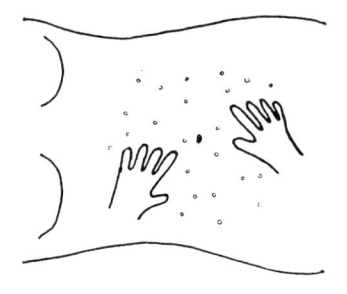

7. Atmen
Zum Schluss schiebt die Hebamme ihre linke Hand unter das Kreuz der Frau, und legt ihre rechte Hand auf den Bauch. Nun befindet sich die Körpermitte zwischen ihren Händen. Jetzt wird die Frau gebeten ruhig zu atmen und ihr Gewicht in die untere Hand sinken zu lassen (ohne Abbildung). Abschließend die Frau warm zudecken und bitten, noch etwas liegen zu bleiben.
Diese einfache Bauchmassage kann auch vom Partner der Frau ausgeführt werden. Oft werden nach der Geburt alle körperlichen Zuwendungen auf das Kind fokussiert. Da aber auch die Eltern körperliche Zuwendung brauchen, empfehle ich den Paaren, öfter eine halbe Stunde „wir Eltern tun uns was Gutes" einzuplanen. Der Mann kann der Frau eine Bauchmassage, die Frau dem Mann eine Bauch- oder Nackenmassage geben. Der Massageaustausch gibt beiden Elternteilen Kraft für den anstrengenden Alltag und kann ihre Paarbeziehung stärken.

© U. Harder, Wochenbettbetreuung, Hippokrates Verlag 2003

4 Rückbildung der Geburtsorgane

Ulrike Harder

Die Rückbildung von Gebärmutter (Uterus), Gebärmutterhals (Zervix), Scheide (Vagina), Labien, Klitoris und Introitus (Vulva) wird auch als genitale Involution bezeichnet. Sie verläuft meistens unproblematisch und zügig. Bei der Wochenbettbetreuung werden die Rückbildung der Gebärmutter und die Heilung des Geburtsweges kontinuierlich beobachtet, um Verzögerungen rechtzeitig zu erkennen und einer möglichen Infektion vorzubeugen.

4.1 Uterus

Die Gebärmutter hat sich während der 9-monatigen Schwangerschaft ungefähr um das 20fache vergrößert, dabei nahm ihr Gewicht von ca. 50–60 g auf 1000–1500 g zu. Der Uterus ist das einzige Organ, das zu einem so raschen Muskelwachstum fähig ist. Auch das Kleinerwerden verläuft einzigartig. Bereits nach 4–6 Wochen haben sich die Vergrößerung (Hypertrophie) und Vermehrung (Hyperplasie) der Uterus-Muskelzellen zurückgebildet.

Direkt nach der Geburt von Kind und Plazenta zieht sich der Gebärmuttermuskel kräftig zusammen. Diese starke Kontraktion bewirkt eine sofortige Verkleinerung des Uterus auf 10–15 cm Durchmesser, die Blutgefäße werden komprimiert, der Uterus wird weniger durchblutet und es kommt zur Blutstillung an der Plazentahaftfläche.

Die **Gebärmutterrückbildung** wird durch zwei Faktoren ermöglicht:
1. Wegfall der wachstumsfördernden Plazentahormone (HPL, HCG, Östrogen, Progesteron)
2. Wochenbettwehen (Dauerkontraktion, Nach- und Reizwehen).

Wochenbettwehen

- **Dauerkontraktion** ist eine nach der Plazentageburt einsetzende konstante Anspannung der Uterusmuskulatur. Sie ist am ersten Tag sehr kräftig und lässt nach 4–5 Tagen nach. Die Dauerkontraktion bewirkt die Blutstillung an der Plazentahaftfläche.
- **Nachwehen** sind sporadisch auftretende Kontraktionen, die der Dauerkontraktion aufgesetzt sind. Sie beginnen in den ersten Stunden nach der Geburt, zunächst mit kurzen, dann mit längeren Abständen. Durch die Nachwehen werden die Muskelfasern verkürzt, was die Rückbildung und den Abfluss der Lochien fördert. Nur wenige Erstgebärende, aber die meisten Mehrgebärenden verspüren hierbei unangenehme Schmerzen im Rücken und Unterbauch. Je mehr Geburten eine Frau hatte, umso stärker ist der Uterus gedehnt und um so intensiver können die Nachwehen sein. Eine Frau berichtete mir nach Geburt ihres 5. Kindes, dass sie die Nachwehen schlimmer als die Geburtswehen empfunden habe.
- **Reizwehen** sind zusätzliche Wehen, die durch einen Reiz ausgelöst werden, wie etwa Reiben am Uterus, Wehenmittelgabe (z. B. Oxytocin-Spray) oder am häufigsten durch den Saugreiz des Kindes. Stillen regt eine sofortige Oxytocin-Ausschüttung an, die sich unmittelbar nach dem Anlegen durch ein Ziehen im Unterleib bemerkbar macht. Darum werden diese Reizwehen auch **Stillwehen** genannt.

Beratung / Behandlung bei schmerzhaften Nachwehen

- **Wärme** ist die beste Hilfe, also warm anziehen lassen, evtl. einen Wollschal um den Unterbauch wickeln und mit einer Wärmflasche am Kreuzbein im Bett bleiben. Eine

neue Wärmflasche vor dem Stillen lindert die zusätzlichen Stillwehen.
- **Ein warmes Vollbad** für ca. 15 Min. kann hilfreich sein. Vollbäder sind im Wochenbett nicht kontraindiziert (s. S. 58).
- **Entspannende ruhige Atmung** empfehlen. Die Funktion der Wochenbettwehen erklären und betonen, dass starke Nachwehen auch eine gute Rückbildung bewirken. Die Nachwehen werden in 1–3 Tagen, die Stillwehen nach ca. 1 Woche nicht mehr schmerzhaft sein.
- **Häufig die Blase entleeren** (alle 2–3 Std.), denn eine volle Blase verstärkt die Beschwerden, da sie den Uterus hochschiebt.
- **Kamille und Gänsefingerkraut** wirken krampflösend. Entweder eine Tasse Tee von einem oder beiden Kräutern trinken und/oder feucht-warme Bauchwickel mit dem Kräuteraufguss machen (Beschreibung des Bauchwickels s. S. 55).
- **Spascupreel®** ist ein homöopathisches Komplexmittel bestehend aus 11 Stoffen (z. B. Gelsemium, Chamomilla, Aconitum, Magnesium phosphoricum, Cuprum sulfuricum) in niedrigen D-Potenzen. Bei schmerzhaften Krämpfen wird ein Suppositorium oder eine Ampulle (i. m.) empfohlen. Die homöopathisch ausgebildete Hebamme wird eher ein gut gewähltes Einzelmittel verordnen.
- **Paracetamol-Tabletten** á 500 mg (max. 4 Tbl/Tag) können bei unerträglichen Schmerzen genommen werden. Paracetamol geht zwar in geringer Menge in die Muttermilch über, erreicht aber nur eine unerhebliche Konzentration und ist in der Stillzeit geeigneter als Azetylsalyzylsäure (Spielmann 1998).

Gebärmutterrückbildung

Der Uterusfundus steht direkt nach der Geburt stark kontrahiert 1–3 Querfinger unter dem Nabel (fest wie ein Holzapfel). Innerhalb der ersten 24 Std. steigt er wieder 1–2 Querfinger höher, da seine Kontraktion nachlässt (fest wie eine Orange) und die zunehmende Tonisierung von Scheide und Beckenboden den Uterus wieder höher schiebt. Fundusstand und Konsistenz der Gebärmutter können von der Frau in den ersten Wochenbettagen selbst ertastet werden. Wenn sie unterhalb ihres Nabels nach der großen Kugel fühlt, wird meist eine Reizwehe ausgelöst, diese macht den Uterus fester und somit leichter zu tasten.

Die gleichzeitigen Veränderungen an Uterus, Zervix und Scheide in den ersten 14 Tagen nach der Geburt zeigt und beschreibt Abb. 4.1. Hier ist deutlich zu sehen, dass der Uterus sich zunehmend anteflektiert (nach vorne abknickt) und über die Blase legt. Somit wird statt des Fundus nun die Uterushinterwand zum höchsten Punkt der Gebärmutter. Dieser Umstand und das Nachlassen der Dauerkontraktion erklären das zunehmend schwerer werdende Ertasten des Uterus-Höhenstandes im weiteren Wochenbettverlauf.

Beratung zur Gebärmutterrückbildung

Die Uterusinvolution ist ein physiologischer Vorgang und muss nicht therapiert werden. Die Wöchnerin kann ihre Rückbildung unterstützen durch:
- Bettruhe im Frühwochenbett
- häufiges ausgiebiges Stillen
- regelmäßige Entleerung der Harnblase alle 2–4 Std.
- täglich 2-mal Bauchlage für ½ Stunde, evtl. mit einem Kissen unter dem Bauch (Abb. 4.5).

Retroflektierter Uterus

Manchmal legt sich der Uterus während der Involution auch retroflektiert (nach hinten abgeknickt) ins Becken, da die Mutterbänder (Lig. latum, Lig. rotundum, Lig. cardinale) und das seitliche Stützgewebe (Parametrium) noch keine genügende Haltefunktion haben. Diese Verlagerung der Gebärmutter in die Kreuzbeinhöhle (Retroflexio uteri) kann durch **frühes, langes Aufstehen** ausgelöst werden. Ein typisches Symptom ist der Kreuzbeinschmerz. Auch kann die retroflektierte Lage einen Lochialstau begünstigen. Durch unterstützende Maßnahmen (s. u.) wird bei den meisten Frauen der Uterus binnen weniger Tage wieder seine stabile anteflektierte Lage einnehmen.

4. Rückbildung der Geburtsorgane

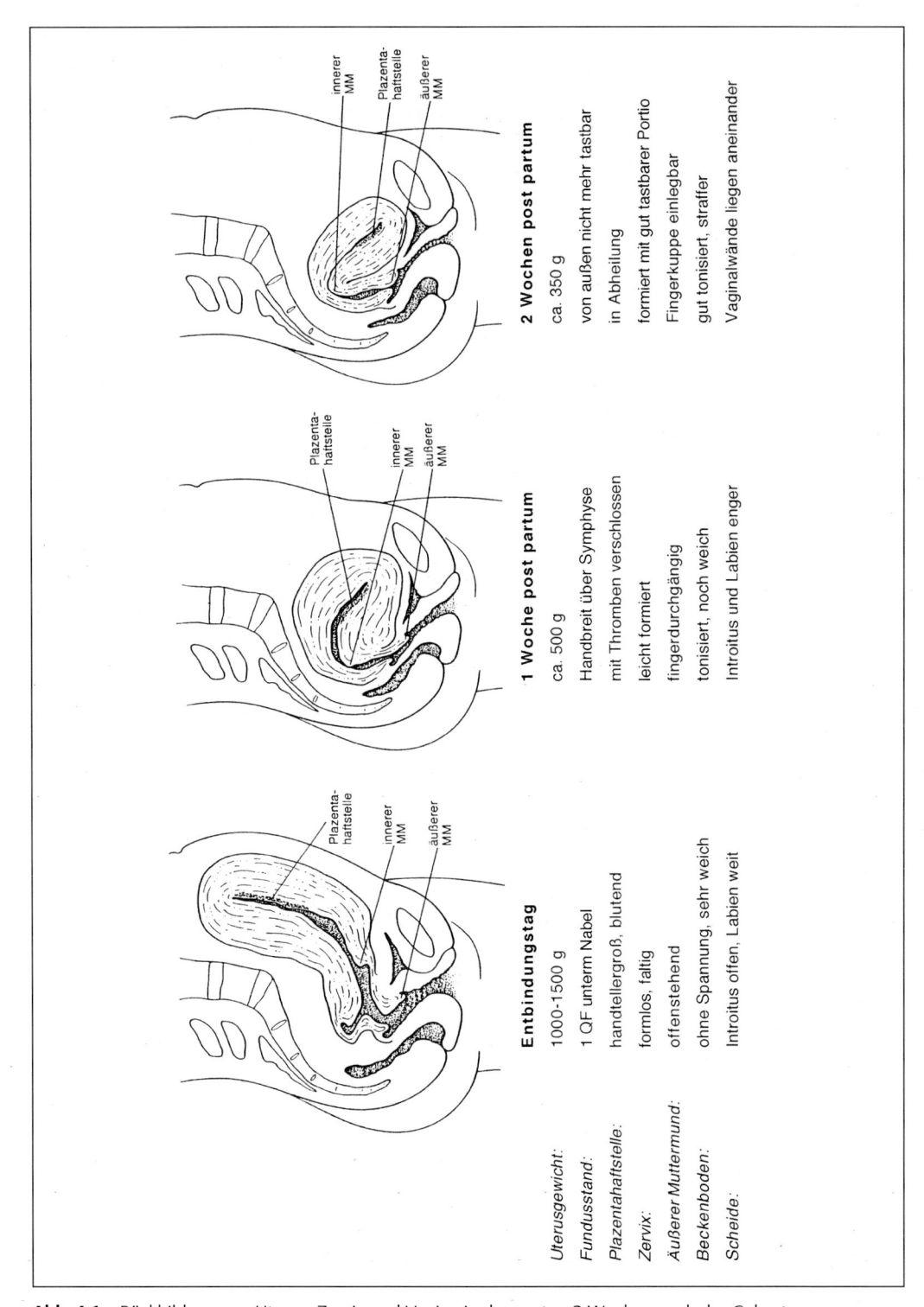

Entbindungstag

Uterusgewicht:	1000–1500 g
Fundusstand:	1 QF unterm Nabel
Plazentahaftstelle:	handtellergroß, blutend
Zervix:	formlos, faltig
Äußerer Muttermund:	offenstehend
Beckenboden:	ohne Spannung, sehr weich
Scheide:	Introitus offen, Labien weit

1 Woche post partum

ca. 500 g
Handbreit über Symphyse
mit Thromben verschlossen
leicht formiert
fingerdurchgängig
tonisiert, noch weich
Introitus und Labien enger

2 Wochen post partum

ca. 350 g
von außen nicht mehr tastbar
in Abheilung
formiert mit gut tastbarer Portio
Fingerkuppe einlegbar
gut tonisiert, straffer
Vaginalwände liegen aneinander

Abb. 4.1 Rückbildung von Uterus, Zervix und Vagina in den ersten 2 Wochen nach der Geburt.

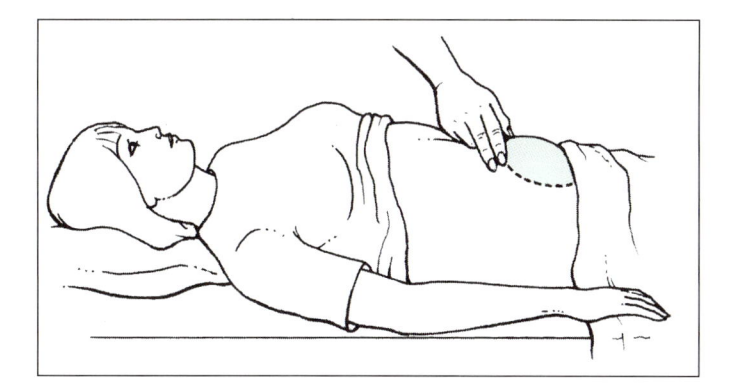

Abb. 4.2 Ertasten der Uterusgröße post partum. Hier liegt der Fundus 2 Querfinger unter dem Nabel (1.–3. Wochenbettag). Die Messung ist nur aussagekräftig, wenn die Frau eine leere Harnblase hat und auf dem Rücken liegt.

Beratung / Behandlung bei retroflektiertem Uterus

- **Knie-Ellenbogenlage** oder besser Knie-Kopflage 2-mal täglich für 5 Min. einnehmen. Wird der Oberkörper tief und das Becken hoch gehalten, kann sich die Gebärmutter leicht nach vorne aufrichten.
- **Bauchlage** mehrmals täglich, bei retroflektiertem Uterus ohne Kissen unter dem Bauch.
- **Wochenbettgymnastik**, besonders Beckenbodenübungen fördern die Straffung von Bändern, Bindegewebe und Beckenbodenmuskeln (s. S. 44, 46).

Uterus-Höhenstandkontrolle

Die Hebamme prüft den Fundusstand täglich und dokumentiert dies durch eine Höhenstandsangabe in Querfinger (QF) unter dem Nabel bzw. über der Symphyse (Abb. 4.2). Die Involution verläuft individuell verschieden, es gibt keine absolut gültigen Fundusstände zu jedem Wochenbetttag. Wichtig ist das konstante Kleinerwerden der Gebärmutter, wobei Tage der Stagnation vorkommen können, ausgelöst durch schmerzhaften Milcheinschuss oder bei Überanstrengung der Frau (z. B. erster Tag zu Hause mit zuviel Besuch).

> Als Standard wird ein tägliches Absinken des Fundusstandes um 1 Querfinger angesehen (Abb. 4.3). Nach dieser Regel steht der Fundus am 1. Tag am Nabel, am 5. Tag in der Mitte zwischen Nabel und Symphyse und ist nach 2 Wochen nicht mehr zu ertasten.

Die Realität sieht oft anders aus, denn Fundusstand und Uterusinvolution werden von mehreren Faktoren beeinflusst:

- **Kindsgröße/Fruchtwassermenge/Mehrlinge:** Ist der Uterus in der Schwangerschaft groß, ist auch mit einem großen Uterus im frühen Wochenbett zu rechnen. So kann der Fundus nach der Geburt eines 4800 g schweren Kindes am Nabel (oder knapp darüber), nach Geburt eines 2600 g schweren Kindes 2 QF unter dem Nabel sein.

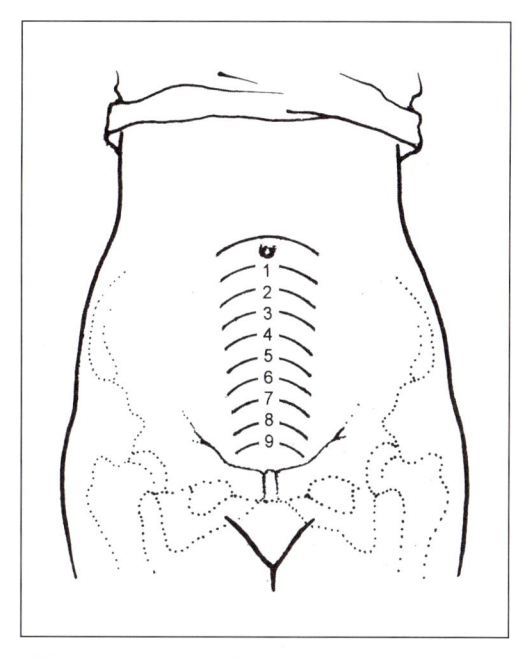

Abb. 4.3 Uterusrückbildung. Die höchste Stelle des Uterus sinkt jeden Wochenbettag 1 Querfinger tiefer (Abweichungen vom Standard sind üblich).

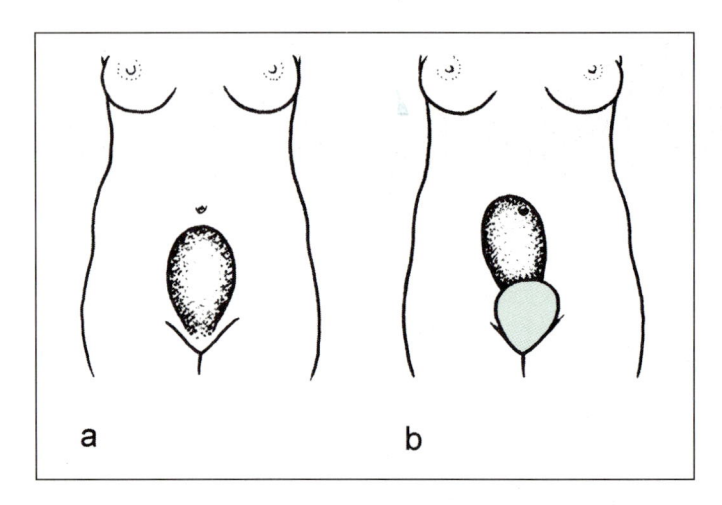

Abb. 4.4 Lageveränderung der Gebärmutter durch eine gefüllte Harnblase post partum.
a Harnblase leer, Fundus am Nabel.
b Harnblase voll, Fundus weit über Nabelniveau.

- **Füllungszustand der Harnblase:** Vor der Funduskontrolle sollte die Frau immer ihre Blase entleeren, denn eine gefüllte Harnblase schiebt den Uterus aus dem kleinen Becken heraus (Abb. 4.4). In den ersten 48 Stunden kann eine übervolle Blase den Fundus weit über Nabelniveau drücken und durch Erschlaffung des Myometriums eine größere Blutung auslösen. Manchmal löst eine volle Blase auch schmerzhafte Reizwehen aus, wenn sich der Uterus durch krampfartiges Zusammenziehen zu verkleinern versucht.
- **Stillverhalten:** Regelmäßiges Anlegen des Kindes über 20–30 Minuten (nicht nur 5–10 Minuten, wie leider mancherorts noch in den ersten Tage empfohlen) fördert die Rückbildung optimal. Nicht stillende Frauen haben oft eine verzögerte Uterusinvolution, die durch geeignete Maßnahmen (s. u.) unterstützt werden muss.
- **Lebensumstände:** Frauen mit unproblematischer Geburt und ungestörtem Wochenbett haben mitunter eine erstaunlich rasche Rückbildung (z. B. am 4. Tag Fundus 3 QF über Symphyse). Langfristig stressige Umstände, wie tägliche Fahrten in die Kinderklinik mit sorgenvollem Sitzen am Inkubator, führen fast immer zu einer langsameren Rückbildung (z. B. am 4. Tag Fundus 2 QF unterm Nabel).
- **Geburtsmodus Sectio:** Nach einer Kaiserschnittgeburt befindet sich im unteren Uterinsegment ein großer vernähter Schnitt, der verheilen muss. Diese primäre Nahtheilung am Uterus verzögert die gleichzeitige Rückbildung. Der Uterusfundus tritt anfangs nur sehr langsam tiefer und wird beim Tasten 2–3 QF höher stehen, als nach dem Wochenbettag zu erwarten wäre.

Verzögerte Uterusrückbildung

Ist die Rückbildung auffallend verzögert (Subinvolutio uteri) sollte sie unterstützt werden, um Entzündungen vorzubeugen.

Finden sich außer einem hochstehendes Uterus zusätzlich Symptome wie leichte Temperaturerhöhung, Lochialstau und/oder eine Druckempfindlichkeit des Uterus (Endomyometritis s. S. 170), muss sofort therapiert werden, um die Uteruskontraktionen zu verstärken.

Beratung / Behandlung bei verzögerter Uterusrückbildung

- **Gespräch** führen über die momentane Situation (Stress, Sorgen, Ärger?) und Möglichkeiten zur Entlastung der Wöchnerin vorschlagen.
- **Hirtentäscheltee**, 2-mal tägl. einen Becher mit ½ Teelöffel Kraut aufbrühen, der enthaltene Wirkstoff Thyramin ist wehenanregend und fördert die Darmperistaltik (Willfort 1997, Stadelmann 1994). Der Zusatz einer

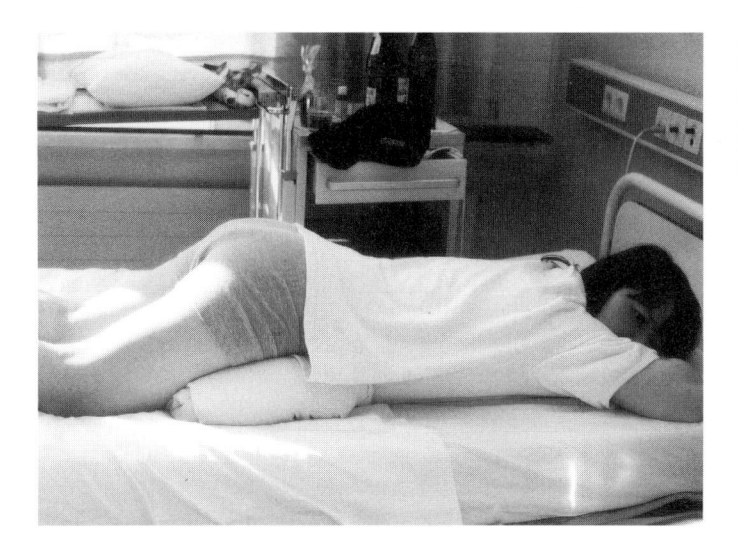

Abb. 4.5 Tägliche Bauchlage mit Kissen unter dem Bauch unterstützt die Uteruserusrückbildung. Wenn die Brüste druckempfindlich sind, können sie mit weichen Kissen abgepolstert werden.

Messerspitze Zimt steigert die wehenanregende Wirkung des Tees (Weed 1989).
- **Bauchmassage** (s. S. 48) oder eine von der Frau selbst ausgeführte reibende Massage am Uterusfundus löst Reizwehen aus. Hilfreich ist dazu die Anwendung eines Massageöls mit Eisenkraut, Nelke, Zimt und Ingwer (z. B. Uterustonikum nach Stadelmann).
- **Feuchtwarme Bauchwickel** 1–2-mal tägl. für ca. 20 Min. Die Frau legt sich dazu im Bett auf ein großes Badelaken (Außentuch). Nun wird von der Hebamme/dem Partner ein zweimal gefaltetes Geschirrhandtuch in warmes Wasser getaucht, gut ausgewrungen und, nachdem die Temperatur von der Frau getestet wurde, als Auflage auf ihren Unterbauch gelegt (sollte angenehm warm sein). Die Auflage mit einem Frotteehandtuch abgedecken (Nässeschutz), dann das Badelaken um die Frau wickeln und die Bettdecke darüberlegen. Ein Zusatz von ätherischen Ölen kann die wehenanregende Wirkung des warmen Wassers erhöhen, z. B. Zimt (Roidl 1993), Muskatellersalbei (Carstens 1997).
- **Fußbäder mit Senfmehl** fördern die Rückbildung und sind sehr hilfreich bei Lochialstau (Beschreibung S. 58).
- **Kontraktionsmittelgaben: Oxytocin** wird akut als Injektion mit 3 IE i.m. gegeben. Eine kontinuierlichere Wirkung erreicht die regelmäßige Gabe von Syntocinon®-Nasenspray, ca. 5-mal tgl. einen Sprühstoß = 4 IE (Dudenhausen 1994). Die Frau muss darüber aufgeklärt werden, dass Oxytocin immer vor dem Stillen angewandt werden sollte, da es neben Reizwehen auch den Milchfluss anregt. Ich habe Frauen erlebt, die durch einen Sprühstoß nach dem Stillen eine gestaute volle Brust bekamen.
- **Hirtentäscheltropfen** wie Styptysat® N Bürger (3 × tgl. 30 Tr.) oder Capsella bursa-pastoris D1 (Fa. Weleda, 3 × tgl. 10 Tr.) sind wehenanregend und fördern die Unterusinvolution.
- Das Mutterkornalkaloid **Methergin®** (Tabl., Amp.) bewirkt eine 6–8-stündige Dauerkontraktion; es hat diverse Nebenwirkungen wie Blutdruckanstieg, Kopfschmerzen, Schwindel, starke Unterleibsschmerzen, Übelkeit. Wegen seiner laktationshemmenden Wirkung ist es für stillende Frauen ungeeignet (Rote Liste 2001), außerdem tritt es in die Muttermilch über und kann nach längerer Einnahme beim Neugeborenen Symptome wie Unruhe, Erbrechen, Durchfall, Zuckungen und in seltenen Fällen sogar zerebrale Krampfanfälle verursachen (Spielmann 1998).

4.2 Wundheilung und Lochien

Durch die Ablösung von Plazenta und Eihäuten entsteht an der Uterus-innenwand eine große Wundfläche. Sie ist im Bereich der Eihautablösung eher glatt, im handtellergroßen Bereich der Plazentahaftstelle uneben und höckerig. Letzteres wird verursacht durch anhaftende Deziduafetzen, Haftzottenreste, abgerissene Blutgefäßstümpfe, die mit Thromben gefüllt sind, und verbliebene Drüsen. Ehe sich aus den Drüsenresten das neue Endometrium aufbauen kann, muss diese Wundfläche abheilen. Wichtigste Voraussetzung hierfür ist eine gute Blutstillung durch Dauerkontraktion des Uterus.

> **Die Wundheilung wird durch 3 parallel ablaufende Vorgänge ermöglicht:**
> 1. Säuberung der Wunde durch Abstoßung der Gewebereste
> 2. Bildung des Wundschutzwalls
> 3. Epithelisierung und Aufbau des Endometriums.

1. Säuberung. Über das Blut werden große Mengen von Leukozyten (weiße Blutkörperchen, besonders Granulozyten und Lymphozyten) sowie Phagozyten (Fresszellen) zur Wunde gebracht. Diese sammeln sich unterhalb und innerhalb der zunehmend nekrotischen Gewebereste. Sie greifen diese enzymatisch an und verflüssigen sie, so dass sie mit dem Wochenfluss ausgeschieden werden können.

2. Wundschutz. Eingewanderte Leukozyten bilden mit großen Mengen Fibrin rasch einen Überzug auf der Wundfläche, den so genannten Wundschutzwall, der eine antibakterielle und antitoxische Wirkung hat. Auch die Dauerkontraktion schützt vor Infektionen, da durch die Abschnürung der Blutgefäße und Gewebespalten alle Eintrittspforten für Bakterien verkleinert werden.

3. Epithelisierung. Ausgehend von verbliebenen Epithelinseln (Drüsenresten) wächst eine neue Gebärmutterschleimhaut über die vom Epithel entblößte Fläche. Etwa 4 Wochen nach der Geburt ist die Uterusinnenwand im Bereich der Eihäute wieder vom Endometrium bedeckt, im Bereich der Plazentahaftstelle kann es 6–8 Wochen dauern, bis das Endometrium komplett aufgebaut ist.

Lochien

Als Wochenfluss (gr. lochios: zur Geburt gehörend) wird das Wundsekret bezeichnet, welches bei der Abheilung der Uterusinnenwand entsteht und durch die Wochenbettwehen nach außen abfließt. Lochien bestehen aus Blut, Lymphflüssigkeit, verflüssigten Deziduaresten, abgestoßenem Vaginalepithel, Zervixschleim und Bakterien. Im Verlauf der Wundheilung verändert sich ihre Zusammensetzung, Menge und Farbe. Tabelle 4.1 zeigt hierzu standardisierte Anhaltswerte, die Realität weicht aber oft davon ab. Wöchnerinnen zeigen individuell sehr unterschiedlich Verlaufsmuster (Marchant et al. 1999).

Bei den Bakterien handelt es sich um die in der Vagina der Frau vorkommenden Keime. Es sind überwiegend **apathogene gramnegative Keime** und Anaerobier, seltener Staphylokokken und Streptokokken (Daschner 1991). Ab dem 2.–3. Wochenbetttag vermehren sich die Bakterien sehr rasch im nährstoffreichen Wundsekret und besiedeln auch das Cavum uteri. Als so genannte Eigenkeime sind sie aber für die Frau primär nicht gefährlich. Das gefürchtete Wochenbettfieber wird fast nie durch Eigenkeime, sondern meistens durch Fremdkeime verursacht, die z. B. bei der Geburt von Hebammen und Ärzten eingeschleppt werden.

Beratung zum Lochialfluss

- **Aufklärung** der Frau über Dauer und Veränderungen der Lochien. Beispiel: „Wochenfluss ist erst blutig-rot, bekommt am 2. Tag eine wässrig- rosa oder dunkelrote Farbe, bis er gegen Ende der ersten Woche bräunlich wird. Eine gelegentliche Beimengung von frischem Blut ist in den ersten 2 Wochen, besonders nach körperlicher Anstrengung, normal. Manchmal geht auch noch ein Blutkoagel ab, das ist geronnenes Blut und sieht aus wie ein Stückchen Leber. Beides ist nicht schlimm, Sie sollten aber in beiden Fällen

**Tab. 4.1 Wochenfluss und Wundheilung im standardisierten Überblick.
Achtung: Individuelle Abweichungen sind üblich!**

Zeitraum	Lochien Aussehen	Lochien Menge	Lochien Zusammensetzung	Plazentahaftstelle Wundheilung
1. Tag	Lochia rubra* rein blutig	reichlich, mehr als regelstark bis zu 200 ml	Blut, Blutgerinnsel Deziduareste Zervix- und Vaginalschleim	Blutstillung noch unvollkommen, Eihautreste, Vernixflocken etc. werden mit dem Blut ausgestoßen
2.–3. Tag	Lochia rubra blutig, wässrig	reichlich, regelstark tgl. bis zu 100 ml	Blut, Blutgerinnsel Lymphe, Gewebereste Bakterien Schleim	Blutstillung besser, Gefäße werden durch Thromben verschlossen, Aufbau des Wundschutzwalls Bakterien vermehren sich
Ende der 1. Woche	Lochia fusca* rot-bräunlich oder rosa-wässrig	weniger tgl. 10–30 ml	viele Leukozyten weniger Erythrozyten Lymphe, Gewebereste viele Bakterien, Schleim	Blutstillung fast vollkommen, nekrotisches Gewebe wird verflüssigt und ausgeschieden
Ende der 2. Woche	Lochia flava* gelblich oder weiter rot-bräunlich	spärlich tgl. 5–10 ml	Lymphe, Leukozyten verflüssigte Gewebereste Bakterien, Schleim	Abstoßung des restlichen nekrotischen Gewebes, Beginn der Epithelisierung, gelegentlich finden sich erneut Blutbeimengungen in den Lochien
Ende der 3. Woche	Lochia alba* weißlich bis klar	wie leichter Ausfluss	Leukozyten, Lymphe Vaginalschleim	Endometrium baut sich weiter auf
4.–6. Woche	allmähliches Versiegen		Leukozyten, Lymphe Vaginalschleim	Uterusinnenfläche ganz mit Endometrium bedeckt, Regeneration abgeschlossen

* lat. rubra: rot
fusca: braun
flava: gelb
alba: weiß

Ihre betreuende Hebamme informieren. Sagen Sie bitte auch Bescheid, wenn über viele Stunden gar kein Wochenfluss abgeht. Tritt plötzlich wieder eine ganz starke Blutung auf (frisches Blut, deutlich mehr als bei der Menstruation), lassen Sie sich sofort zur Untersuchung ins Krankenhaus fahren, denn ganz selten kommt es vor, dass ein Plazentarest in der Gebärmutter verblieben ist" (s. S. 173).

- **Menge, Farbe und Geruch der Lochien** werden täglich von der Hebamme erfragt. Der Geruch der Lochien ist ähnlich dem von Menstruationsblut. Beschreibt eine Frau ihn als unangenehm und muffig, stellte sich bei der Nachfrage oft heraus, dass sie bei der Mensis Tampons benutzt und ihren normalen Geruch an einer Binde nicht kennt. Ist die Frau über die Menge oder den Geruch ihrer Lochien verunsichert, frage ich sie, ob sie möchte, dass ich eine Vorlage begutachte. Stinkende Lochien haben eine Ursache, die ergründet werden sollte, z. B. Lochialstau (s. u.) oder ein vergessener Tupfer in der Scheide (kommt leider vor…).
- **Wöchnerinnenbinden** müssen ausreichend zur Verfügung stehen, da die Frau diese alle 2–4 Stunden wechseln sollte. Benutzte Bin-

den werden günstigerweise in einem verschließbaren Abfalleimer gesammelt, denn Wochenfluss wird schnell von Bakterien zersetzt und riecht dann unangenehm.
- **Nach jedem Bindenwechsel** wird die Frau gebeten, sich die Hände zu waschen und während des Klinikaufenthaltes zusätzlich zu desinfizieren, um eine Keimverbreitung zu verhindern. Auch wenn die Lochien (wie früher oft postuliert) **nicht hochinfektiös** sind, sollte ein Keimaustausch zwischen den Wöchnerinnen vermieden werden.
- **Vollbäder:** Frauen die gerne baden, empfinden gerade im Wochenbett ein Vollbad als sehr wohltuend. Dieses wurde ihnen in Deutschland in den ersten 6 Wochen p. p. oft verboten, da eine Verschleppung der Lochialkeime zur Mamille, und damit eine Mastitis befürchtet wurde. Heute wissen wir, dass 95 % aller Brustdrüsenentzündungen durch den Erreger Staphylococcus aureus aus dem Mund des Kindes verursacht wird (Breckwoldt in Pfleiderer et al. 2000) und die typischen Lochialkeime so gut wie keine Rolle bei der Ätiologie der Mastitis spielen. Dennoch tun sich Geburtshelfer in Deutschland mit der Aufhebung des Badeverbotes während der Wochenbettzeit immer noch schwer.

In Großbritannien waren und sind Vollbäder im Wochenbett selbstverständlich, ohne dass je eine erhöhte Infektionsrate beobachtet wurde. Seit mir diese Information 1989 auf einem Kongress zugänglich wurde, lasse ich alle Frauen, die dieses möchten, baden, empfehle aber, die Brustwarzen vorher mit etwas Pflanzenöl oder reinem Lanolin (Purelan®, Lansinoh®) einzufetten, damit sie im Badewasser nicht aufweichen. Bis heute habe ich keine Brustentzündung nach einem Vollbad erlebt. Nur bei Fieber und übel riechenden Lochien rate ich wegen einer möglichen Verbreitung pathogener Keime von Vollbädern ab.
- **Tampons:** Im späteren Wochenbett fragen manche Frauen nach Tamponbenutzung, da sie sich mit Binden unwohl fühlen. Generell ist davon abzuraten, denn es ist besser, wenn das Wundsekret ungehindert aus der Scheide abläuft. Gegen eine gelegentliche Tamponanwendung von maximal 2–3 Std., z.B. zum Ausgehen, ist nichts einzuwenden. Liegt ein Tampon länger als 3 Stunden in der Scheide, kommt es im Bereich des Muttermundes zu einer großen Keimansammlung, welche Infektionen begünstigt!

Lochialstau / Lochiometra

Wenn der Wochenfluss nicht ungehindert abfließt, staut sich das Wundsekret in der Uterushöhle, es kommt zum Lochialstau. Dies kann unterschiedlich **Ursachen** haben:
1. Verlegung des inneren Muttermundes durch Blutkoagel oder Eihautreste,
2. anteflektierte, nach hinten geknickte Lage des Uterus,
3. mangelhafte Nachwehen.

> **Typische Symptome des Lochialstaus:**
> - Wenig übelriechende Lochien
> - Weicher Uterus mit stagnierender Rückbildung
> - Drückender Stirnkopfschmerz
> - Temperaturanstieg, wenn die im Uterus aufgestauten Keimmengen nicht mehr abgewehrt werden können (s. S. 169 Puerperalfieber)

Häufig ist ein Lochialstau auch Ausdruck einer allgemein „gestauten" Situation der Wöchnerin, dies bemerkt die Hebamme am Stimmungstief der Frau (evtl. mit zurückgehaltenen Tränen), an der gestauten Brust mit wenig Milchfluss (z.B. beim Milcheinschuss) und an einer Obstipation.

Beratung / Behandlung bei Lochialstau

- **Verständnis, Zuspruch und Trost** können bei einer „gestauten" Wöchnerin ebenso eine Entspannung bewirken, wie die Wärmflasche am Rücken oder das warme Sitzbad. In vielen Fällen können so Milchfluss, Tränen, Verdauung und Wochenfluss gleichzeitig wieder „in den Fluss" gebracht werden.
- **Ein warmes Fußbad mit Senfmehl** (Apotheke, Kräuterhaus) löste in meiner Praxis so manchen Lochialstau, auch wirkt es wunderbar bei Kopfschmerzen. In eine Schüssel mit

warmem Wasser (max. 37 °C) werden 2 gehäufte Teel. Senfmehl gegeben und die Füße für 10–20 Min. gebadet. Anschließend die Füße gut abspülen und mit etwas Öl einreiben, da das Senfmehl die Haut reizen kann, danach Ruhe und Bauchlage.
- **Bauchwickel und Bauchmassage** sind beim Lochialstau genauso hilfreich wie bei der verzögerten Uterusinvolution (s. S. 55). Dem dort empfohlenen Hirtentascheltee (gefäßverengend) können noch zu gleichen Teilen Frauenmantel (wundheilend), Eisenkraut/Ysop (entschleimend, eröffnend), Melisse (belebend, entspannend) und Schafgarbe (blutungsregulierend) zugesetzt werden (Willfort 1997).
- **In der Klinik** ist es üblich, zuerst ein Spasmolytikum (z. B. Buscopan®) zu verabreichen, um den Zervixkanal weitzustellen, und anschließend ein Kontraktionsmittel zu geben (z. B. 3 IE Oxytocin), um den Inhalt aus der Uterushöhle auszudrücken (Dudenhausen 1994).
- **Wenn alle Maßnahmen nicht greifen**, untersucht die Hebamme mit sterilem Handschuh vaginal, um mit dem Finger die Durchgängigkeit des Zervixkanales zu prüfen und dabei eventuell Blutkoagel und Eihautreste zu entfernen. (Mancherorts besteht die alte Auffassung, dass Hebammen im Wochenbett nicht **vaginal untersuchen** dürfen. Ein derartiges Verbot ist aber weder in den aktuellen Berufsordnungen, noch in den EG-Richtlinien zu finden.)

4.3 Zervix, Vagina und Vulva

Zervixrückbildung

Gleich nach der Geburt liegt die Zervix aufgelockert als weicher offenstehender Rand im hinteren Scheidengewölbe. Schon 24 Std. später beginnt sie sich in Folge der Uteruskontraktionen zu formieren und erreicht bereits am 3. Tag annähernd ihre ursprüngliche Form, wobei der Muttermund noch für ca. 2 Finger durchgängig ist.
Am 8.–10. Tag steht der äußere Muttermund ca. fingerweit offen, der innere Muttermund ist enger, aber noch so weit, daß die Lochien abfließen können. (Ein geöffneter innerer Muttermund kann Hinweis auf einen verbliebenen Plazentarest sein s. S. 173). Nach 4–6 Wochen ha sich die Zervix wieder formiert, der innere Muttermund ist geschlossen, der äußerer steht oft noch etwas offen.

Rückbildung von Vagina und Vulva

Das Scheidengewebe und die Schamlippen sind durch die Geburt stark gedehnt und ödematös aufgelockert. Die Schleimhaut weist im Bereich des Scheidenvorhofes, der kleinen Schamlippen und des Dammes viele kleine Einrisse und Abschürfungen auf. Dies lässt nach der Geburt den gesamten Bereich etwas anschwellen. Für die Frau fühlt er sich dann wund, empfindlich, schmerzhaft oder leicht taub an. Beim Wasserlassen kann es zu brennenden Schmerzen im Bereich der Einrisse und in der Harnröhre kommen.
Die Schwellung geht binnen 24 Stunden zurück, die Querfältelung der Scheidenwand formiert sich, der Scheidentonus nimmt täglich zu und der Scheideneingang schließt sich wieder. Abschürfungen und kleine Risse verkleben, und wenn sich die Wundflächen durch Granulationsgewebe verschlossen haben, sollten auch das Wundheitsgefühl und das Brennen beim Wasserlassen nach 1–3 Tagen verschwunden sein. Das endgültige Abschwellen einzelner Hautläppchen im Bereich der kleinen Labien oder des Introitus kann 2 bis 3 Wochen dauern (Abb. 4.6).

Beratung / Behandlung bei einem unverletzten Damm

Es ist keine spezielle Therapie notwendig. Die meisten Frauen empfinden folgende Maßnahmen als angenehm unterstützend:
- **Abspülen:** Auf der Toilette sitzend spült die Frau von vorne mittels Kanne oder Messbecher ihren Venushügel und die Labien mit ca. 1 l lauwarmem Wasser ab, dem 1 Essl. Ca-

lendulaessenz (Apotheke) zugesetzt werden kann. Calendula beschleunigt eindrucksvoll das Verschließen kleiner Einrisse. Auch Spülungen mit Salzwasser (ca. 1 gestr. Teel. Meersalz auf 1 l Wasser) sind geeignet.
- **Sitzbäder** wirken reinigend und entspannend. Frauen ohne Dammnaht können, wenn es ihnen angenehm ist, ab dem ersten Tag mit klarem, lau- bis körperwarmem Wasser für 10 Min. sitzbaden. Wird ein Badezusatz gewünscht, so eignen sich Meersalz (2 gehäufte Teel.), Lavendelöl (2 Tr. in 1/2 Tasse Milch) oder Kamillosan® (1 Essl.) für ca. 5 l Badewasser. Entweder badet die Frau in einer großen Schüssel, die sie in die Dusch- bzw. Badewanne stellt, oder sie setzt sich direkt in die Badewanne und nimmt die Füße mit hinein (Vollbäder s. S. 58).

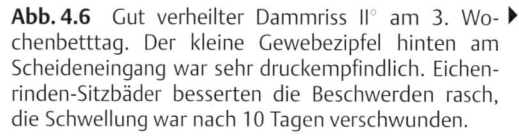

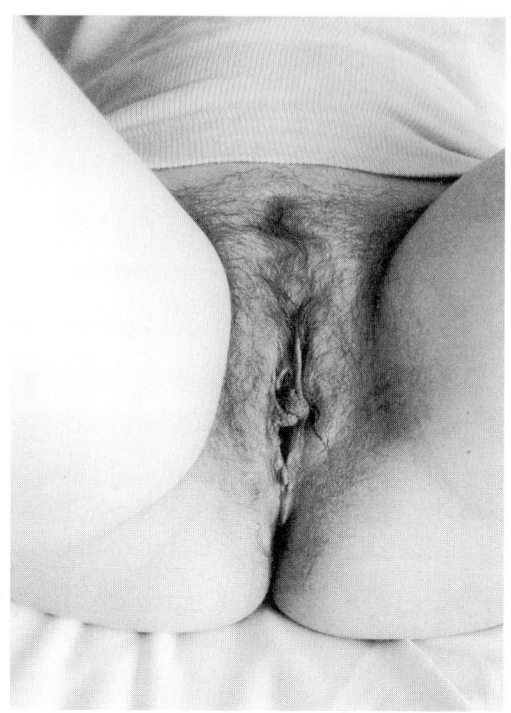

Abb. 4.6 Gut verheilter Dammriss II° am 3. Wochenbetttag. Der kleine Gewebezipfel hinten am Scheideneingang war sehr druckempfindlich. Eichenrinden-Sitzbäder besserten die Beschwerden rasch, die Schwellung war nach 10 Tagen verschwunden.

4.4 Rissverletzungen und Episiotomie

Kommt es bei der Geburt zu einem **Dammriss, Scheiden- oder Labienriss** oder wurde eine **Episiotomie** geschnitten, wird die Verletzung in den ersten Stunden nach der Geburt unter Lokalanästhesie genäht. Nur kleine, nicht blutende Verletzungen brauchen nicht genäht zu werden, da sie spontan abheilen (Lundquist 2000). Sobald die Betäubung nachlässt, schmerzt der Nahtbereich deutlich, auch schwillt er oft in den ersten Stunden noch etwas an. Je nach dem Ausmaß der Verletzung werden die Schmerzen am 1. Wochenbetttag stark sein, dann aber mit jedem Tag besser werden. Um den 5. Tag herum können die Schmerzen noch einmal zunehmen, wenn die Fäden ein Spannungsgefühl in der Naht verursachen.
Hämatome: Nehmen die Schmerzen in den ersten Stunden/Tagen nach der Geburt nicht ab, sondern zu, hat sich meistens ein Hämatom gebildet. Liegt das Hämatom im Nahtbereich am Damm, ist es als bläulich verfärbte Schwellung leicht zu erkennen (Abb. 4.7). Liegt das Hämatom höher in der Scheide, wird es nur anhand der Symptome (nicht sitzen können, starkes Druckgefühl, hoch stehender Uterus) und durch vorsichtiges Austasten zu diagnostizieren sein.

Die Wundheilung verläuft in 3 Phasen
1. Sekretionsphase (1.–2. Tag)
An den Wundrändern tritt Blut aus den verletzten Gefäßen aus, das darin enthaltene Fibrin lässt das Blut gerinnen und die Wunde verkleben. Andere Blutbestandteile wie Leukozyten, Lymphozyten und Phagozyten sorgen für die Reinhaltung der Wundfläche.

2. Proliferationsphase (2.–7. Tag)
Es bildet sich ein zell- und gefäßreiches Granulationsgewebe, meist ist dieses tiefrot gefärbt und glänzend. Granulationsgewebe ist bindegewebsarm und daher leicht verletzbar.

> **3. Regenerationsphase (8.–90. Tag)**
> Aus dem Granulationsgewebe wird bindegewebsreiches Narbengewebe, die Farbe der Narbe wechselt von rot zu weiß, wulstige Schwellungen gehen zurück.

Generell heilen **Dammrisse I.–II. Grades** und **mediane Episiotomien** am beschwerdeärmsten ab, da das zentrale Dammgewebe wenig Nerven, Blut- und Lymphgefäße enthält und nur bindegewebige Ausläufer der Beckenbodenmuskulatur verletzt wurden. Der senkrechte Nahtverlauf ist meist sehr unauffällig (Abb. 4.6).
Eine **mediolaterale Episiotomie** hingegen durchtrennt Beckenboden-Muskelgewebe und zahlreiche Gefäße. Nach der Wundversorgung bilden sich darum eher Hämatome, die die Naht anschwellen lassen und die Heilung behindern (Abb. 4.7).

Beratung / Behandlung bei einer Dammnaht am 1.–4. Tag

Bei der nun folgenden Pflege ist es nicht relevant, ob die Frau einen Riss oder Schnitt hatte, nur der Dammriss III. Grades bedarf besonderer zusätzlicher Maßnahmen (s. u.).

- **Die Kühlung** mit einem in Stoff oder Papiertuch gewickelten Coolpack oder Eisbeutel bewirkt im Nahtbereich eine lokale Betäubung und sofortige Schmerzlinderung. Außerdem kann Kälte nach der Nahtlegung eine Hämatombildung verringern. Da aber die Durchblutung (und damit Heilung) durch eine längere Kühlung behindert wird, sollte diese Maßnahme **nur am ersten Wochenbetttag** empfohlen werden. Eine langfristige Kälteanwendung erscheint nicht sinnvoll, denn der Glaube, dadurch Ödeme und Schmerzen langfristig zu verringern, wird durch keine Evidenzen gestützt (Enkin 1998).
- **Abspülen nach jedem Toilettengang** mit einer Spülkanne (mit oder ohne Zusatz von Calendulaessenz s. o.). Spült sich die Frau auf dem Bidet oder mit dem Duschkopf ab, muss sie vorher darauf achten, dass der Wasserstrahl nicht zu stark eingestellt ist.
- **Homöopathisch** wirkt eine eimalige Gabe Calendula C 30 heilungsfördernd bei Riss- und Schnittverletzungen (J. H. Clarke 1991).
- **Wöchnerinnenbinden oft wechseln**, um den Nahtbereich möglichst trocken zu halten. Die Binden sollten ausreichend groß sein, damit sie nicht so eng anliegen, z. B. Flockenwindeln für Babys (Drogerie) oder Endlosbinden für Inkontinente (Apotheke). Binden mit Plastikbeschichtung an der Unterseite sind in den ersten 2 Wochen zu meiden, da eine feuchte Kammer entsteht, welche die Nahtheilung negativ beeinflusst, Die Naht kann dann anschwellen und sich röten.
- **Druckentlastung:** Bettruhe und möglichst kein Sitzen auf dem genähten Dammbereich für mindestens 3 Tage, da Druck die Heilung behindert. Auch sollte die Naht nicht unter Zug geraten, also besser keine seitlichen

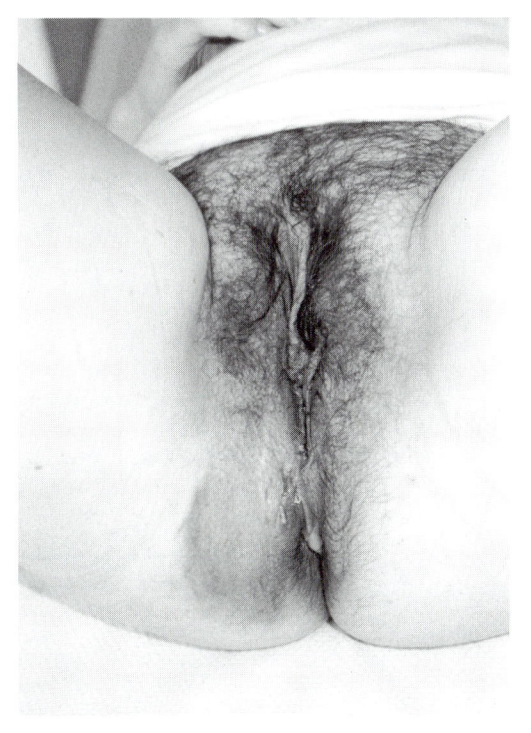

Abb. 4.7 Schlecht verheilte mediolaterale Episiotomie am 4. Wochenbettag. Nach der Geburt hatte sich ein hühnereigroßes Hämatom an der Naht gebildet, welches große Schmerzen verursachte und die Wundheilung behinderte. Die Naht ging am 6. Tag oberflächlich auf (1 cm tief), nach täglichen Meersalz-Sitzbädern und Calendula-Spülungen heilte sie sekundär gut ab.

Schonhaltungen mit Sitzen auf einer Pobacke empfehlen (z.B. nach mediolateraler Episiotomie) und keinen Schneidersitz in der ersten Woche (auch wenn es dabei nicht an der Naht weh tut). Kurzfristiges Sitzen auf einer weichen Unterlage ist immer möglich. Solange dieses sehr weh tut, ist es ein Zeichen dafür, dass die Frau besser noch liegen sollte.

- **Ein Sitz- oder Schwimmring** wird heute kaum noch empfohlen, da er zu übermäßig langem Sitzen verführt, und der Beckenboden dabei ungünstig weit nach unten drängt. Wenn ein Sitzring benutzt wird, darf er nicht zu stark aufgeblasen werden, bitte nur einen Atemzug Luft einfüllen, so dass der Beckenboden beim Sitzen noch Kontakt zur Unterlage hat. Besser als ein Sitzring ist in jedem Fall ein ganz weiches Kissen.
- **Starke Wundschmerzen** können mit dem Analgetikum Paracetamol (Dosierung s.S. 51) oder dem Antirheumatikum Ibuprofen (Optalidon® 2 Drag. bzw. 1 Supp.) gut gelindert werden (Enkin 1991). Ibuprofen hat eine Halbwertszeit von 2 Stunden, bei einer Gabe von maximal 1600 mg/Tg konnte es in der Muttermilch nicht nachgewiesen werden (Spielmann 1998).
- **Sitzbäder** wirken angenehm entspannend und reinigend, sie können zum Ende der ersten Woche 1–2-mal täglich für ca. 5–10 Minuten empfohlen werden (vorher weicht das Nahtmaterial zu sehr auf). Die Wassertemperatur anfangs lauwarm (30–32 °C) wählen, im späteren Wochenbett körperwarm (bis 37 °C). Wenn das Sitzen auf der Naht sehr schmerzhaft ist, oder bei zusätzlichen Hämorrhoiden, empfehle ich das praktische Sitzbad auf dem mit einer Plastiktüte bezogenen Toilettensitz (Abb. 4.8).
- **Als Badezusätze** haben sich Eichenrinde (Anwendung s. S. 32), Meersalz, Calendulaessenz und die ätherischen Öle Kamille und Lavendel bewährt (Dale 1994, Stachowiak 2001). Das Wundheilungsbad nach Stadelmann (Meersalz, betropft mit einer Mischung aus Geranie, blaue Kamille, Lavendel, Rose und Schafgarbe) wird von vielen Frauen als sehr angenehm empfunden und zeigt eine gute Heilwirkung. Manche Frauen vertragen die Zusätze jedoch nicht und bevorzugen ein Sitzbad mit klarem Wasser, was auch eine gute Wirkung hat.
- **Bei zunehmenden oder nicht besser werdenden Beschwerden,** die keine äußerlich sichtbare Ursache zeigen, muss die Hebamme vaginal untersuchen, um nach einem versteckten Hämatom in der Scheide zu tasten. Leider kann es vorkommen, dass sie bei dieser Inspektion als Ursache einen während der Nahtlegung vergessenen Tupfer in der Scheide findet und entfernen muss.

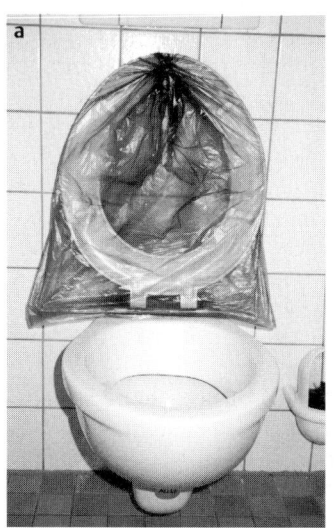

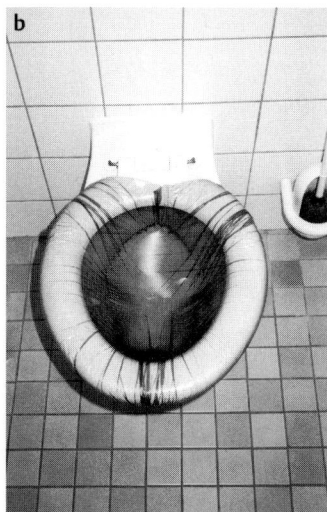

Abb. 4.8 Verwandlung der Toilette in eine bequem hohe Sitzbadewanne:
a eine Plastiktüte Mülltüte 30–50 l) über die Brille ziehen, hinten zusammenraffen und unter das Scharnier klemmen
b die Brille herunterklappen und 1–2 l Badewasser in die Mulde geben. Auf die Brille setzen (möglichst seitlich quer), so dass die Vulva Kontakt zum Badewasser hat, ggf. das Wasser mit der Hand an den Dammbereich plätschern.

Beratung / Behandlung beim Vorliegen eines Hämatoms

- **Arnika-Wundtücher** (Fa. Wala) haben sich bei einem Hämatom (Abb. 4.7) oder einer starken Schwellung der Naht bewährt. Die Tüchlein sind wie Erfrischungstücher einzeln verpackt und können für 1–2 Std. direkt auf die Schwellung gelegt werden, darüber kommen Binde und Höschen. Ein Hämatom verzögert oft die Heilung der Dammnaht. Seine Rückbildung dauert mehrere Tage, wobei sich die Hautfarbe über der Schwellung von blau nach grün nach gelb verändern kann.
- **Arnika C 30** als einmalige homöopathische Gabe bringt bei Hämatomen eine deutliche Besserung, da sie Schmerzen vermindert und die Resorption beschleunigt (Graf 1993).
- Nur selten ist ein Hämatom so groß, dass es vom Körper nicht resorbiert werden kann. In diesem Fall und wenn die Beschwerden übermäßig stark sind, wird das Hämatom unter Narkose chirurgisch ausgeräumt.

Beratung / Behandlung bei einer Dammnaht ab dem 5. Tag

- **Johanniskrautöl** eignet sich vorzüglich zur Nachbehandlung von Dammverletzungen. Ab dem 5. Wochenbettag empfehle ich den Nahtverlauf täglich behutsam mit dem Öl zu betupfen. Johanniskraut (Hypericum) wirkt schmerzlindernd bei Wundheit, Nervenschmerzen, Blutergüssen, Quetschungen und Schrunden (Willfort 1997).
- **Leichte Beckenbodenübungen** (s. S. 44, 46) fördern nachweislich die Durchblutung und Heilung des Perineums und sind unbedingt zu empfehlen (Enkin 1998).
- **Fäden ziehen:** Viele Frauen empfinden nach einigen Tagen ein anhaltendes Spannen oder Pieken in der Naht, da sich die Fäden noch nicht aufgelöst haben. Nach Abschluss der Prolieferationsphase um den 7. Tag sollte die Hebamme Erleichterung verschaffen, indem sie alle sichtbaren Knoten mit der Pinzette anhebt und abschneidet, und nicht aufgelöste Fäden aus dem Nahtverlauf heraus zieht. Diese Maßnahme ist hilfreich, denn unaufgelöstes Nahtmaterial wird oft als Fremdkörper vom Gewebe abgestoßen und verhindert die weitere Heilung. Es bilden sich dann kleine offen stehende Nahttaschen, in denen sich intakte Fäden befinden. Bei einigen Frauen zog ich noch 2 bis 3 Wochen nach der Geburt aus dehiszenten Nahttaschen Fäden von 3–8 cm Länge (mit einer dünnen Pinzette), bevor ihre Dammnaht rasch und beschwerdefrei abheilen konnte.
- **Warum lösen sich die Fäden so spät auf?** Für die Dammnaht wird heute meistens Vycryl® oder Vycryl-Rapid® verwendet, beide Fäden bestehen aus geflochtenem synthetischem Material. Laut Hersteller besitzt ein Vycryl®-Faden nach 14 Tagen noch 50–75 % seiner Reißkraft und wird erst nach 56–70 Tagen vollständig aufgelöst und resorbiert. Ein Vycryl-Rapid®-Faden löst sich schneller auf, er hat nach 5 Tagen nur noch 50 % seiner Reißkraft, nach 10–14 Tagen gar keine mehr und ist nach 42 Tagen vollständig aufgelöst und resorbiert.
- **Ein derber tauber Nahtbereich oder Schmerzen am Scheideneingang** werden von vielen Frauen noch zum Wochenbettende beklagt und so manche Frau fragt sich, ob sie je wieder ganz beschwerdefrei sein wird. Diese Empfindungen sind unangenehm, aber nicht ungewöhnlich, denn die Regenerationsphase der Wundheilung kann bis zu 12 Wochen dauern und das innenliegende Nahtmaterial löst sich manchmal erst nach 10 Wochen restlos auf (s. o.). Hilfreich ist eine tägliche leichte Massage des betroffenen Areals mit Johanniskrautöl, bewährt haben sich hierfür auch Calendulasalbe (Fa. Weleda), Vitamin E-Salbe, Weizenkeimöl, Dammmassageöl (aus der Geburtsvorbereitung), Silicea D6-Salbe u. v. a. m. Leider bleibt bei einigen Frauen eine Restempfindlichkeit des Nahtbereiches bestehen.

Wundheilungsstörungen / Klaffende Nähte

Leichtere oberflächliche Infektionen entstehen häufiger, besonders wenn sich ein Hämatom im Nahtbereich gebildet hat. In diesen Fällen können sich die Wundränder nicht ausreichend adaptieren, die Proliferationsphase wird gestört, Keime dringen ein und infizieren die Wunde. Typisches Symptom sind oberflächliche Dehiszenzen oder Wundtaschen mit gelb-weißlich belegten Wundrändern. Da die Infektion die Bildung von Granulationsgewebe behindert, kann die Wunde nicht richtig verheilen, die Wundränder klaffen mehr oder weniger tief auseinander.

Eine ausgeprägte Infektion der Dammnaht entwickelt sich glücklicherweise nur selten, sie ist zu erkennen an Rötung, Schwellung, Fieber, tief einschneidenden Fäden und lokalem Druckschmerz. Ursache hierfür können virulente Keime sein, die durch Desinfektion vor der Nahtlegung nicht ausreichend abgetötet wurden. Steht die Naht unter sehr starker Spannung, müssen einschneidende Fäden frühzeitig durchschnitten und entfernt werden.

Sekundäre Wundheilung: Wird jetzt die Wunde regelmäßig gesäubert, beginnt die Prolieferationsphase aufs Neue. Vom unteren Wundwinkel ausgehend bildet sich Granulationsgewebe entlang der Wundränder, so dass sich die Wunde langsam von unten her schließt. Oft entsteht hierbei eine etwas breitere Narbe, die aber in der Regenerationsphase wieder schmaler werden kann. Nur ganz selten wird es im späteren Wochenbett nötig sein, die Wundränder chirurgisch anzufrischen und eine Sekundärnaht zu legen.

Beratung / Behandlung bei gestörter Wundheilung

- **Zuerst erfolgt eine genaue Inspektion der Wunde** mit gutem Licht (z. B. Taschenlampe). Steht die Naht unter großer Spannung und zeigt Dehiszenzen, wird sie teilweise bis ganz eröffnet, um die lokale Behandlung zu erleichtern. Ab dem 7. Tag sollten alle erreichbaren Fäden entfernt werden, denn eine Primärheilung ist jetzt nicht mehr zu erwarten und das Nahtmaterial kann die Wundheilung stören (s. o.).
- **In einem Gespräch** wird abgeklärt, welche Maßnahmen die Frau bis jetzt zur Pflege ihrer Naht angewandt hat. Eventuell kann dabei auch die Ursache der gestörten Wundheilung gefunden werden (z. B. zu frühe Belastung durch langes Sitzen, Binden mit Plastikunterseite o. ä.). Gemeinsam mit der Frau wird dann das weitere Vorgehen und die sekundäre Wundheilung besprochen. Da die Wöchnerin oft ein erneutes Nähen befürchtet, wird sie aufgeklärt, dass in der Regel keine Sekundärnaht nötig ist. Alle oben genannten Maßnahmen zur Pflege der Dammnaht sind jetzt angezeigt und sollten konsequent angewandt werden, selbst wenn die offene Naht kaum schmerzhafte Beschwerden verursacht.
- **Abspülen mit Calendula-Essenz** nach jedem Toilettengang (s. S. 61)
- **Sitzbäder** sind zur Reinigung der Wunde unbedingt anzuraten. 2-mal tägl. ein Sitzbad für 10 Min. mit Zusatz von Eichenrinde, Meersalz oder Wundheilungsöl (s. S. 62) fördert deutlich die Heilung.
- **Viel Luft an die Naht lassen**, d. h. im Bett ½ Stunde ohne Binde mit aufgestellten, leicht gespreizten Beinen liegen. Evtl. wird eine 5-minütige Rotlichtbestrahlung aus 1 Meter Entfernung als angenehm empfunden. Zum Trockenföhnen rate ich nicht, da der Luftdruck oberflächliche Hautkeime in tiefere Hautschichten drücken kann (darum wird heute in der Dekubituspflege nicht mehr geföhnt).
- **Soll eine Desinfektion der Wunde** erfolgen (max. 1–2 Tage), eignet sich Octenisept® (gutes Wirkspektrum, kein Einfluss auf die Wundheilung) und Braunol® bzw. Betaisodona® (gutes Wirkspektrum, hemmt aber bei längerer Anwendung die Wundheilung und ist kontraindiziert bei Jod-Allergie). Die früher empfohlenen Mittel Rivanol® (häufiger Allergien, stark gelbfärbend), Chlorhexidin (Lücken im Wirkspektrum) oder Kaliumpermanganat-Kristalle (wenig antiseptisch, schwer dosierbar) werden heute als obsolet eingestuft.
- **Ist die Naht nachhaltig belegt** und findet sich gelbliches Sekret in den Wundtaschen, kann eine initiale Reinigung und Desinfektion der Wunde mit **3 %iger Wasserstoffperoxydlösung** (H_2O_2) helfen. Am besten wird das H_2O_2 in eine 10 ml-Spritze (ohne Kanüle) gefüllt und die Naht damit gespült. Die ausgeprägte Oxydationsfähigkeit des H_2O_2 „schäumt" das nekrotische Gewebe auf und

hat desinfizierende Wirkung. Anschließend immer gut mit Wasser nachspülen (evtl. mit Zusatz von Calendulaessenz). H_2O_2 sollte nur wenige Tage, solange die Wunde stark belegt ist, verwendet werden, da es bei einer längeren Anwendung die Wundheilung hemmen kann.

Beratung / Behandlung bei einem Dammriss III. Grades

- **Schonung:** Ist der Afterschließmuskel an- bzw. durchgerissen, gilt es den Nahtbereich zu schonen, um die Heilung zu fördern. Vor allem sollte die Frau den genähten Sphinkter nicht durch das Herausdrücken von hartem, geformten Stuhlgang dehnen (s.u).
- **Viel Liegen, wenig bis gar nicht Sitzen**, beim Gehen nur kleine Schritte machen und nicht die Beine spreizen (keine Rückbildungsgymnastik!). Dieses sind die wichtigsten Empfehlungen für die erste Woche.
- **Es gelten alle zur Pflege der Dammnaht aufgeführten Empfehlungen** (s.o.).
- **Ernährung:** Die Frau sollte leicht verdauliche Schonkost zu sich nehmen (in der 1. Woche keine groben Vollkornprodukte) und viel Trinken, z.B. Buttermilch (ausschließlich flüssige Nahrung in den ersten Tagen ist heute nicht mehr üblich).
- **Der Stuhlgang sollte breiig-weich** sein. Dies wird am sichersten durch die Gabe eines leichten, nicht in die Muttermilch übergehenden **Abführmittels** (s. S. 34) erreicht, z.B. Natriumpicosulfat (Laxoberal® Abführtropfen). Einer Frau mit guter Verdauung empfehle ich am 2. Wochenbetttag morgens mit etwas Wasser 8 Tropfen Natriumpicosulfat einzunehmen, einer Frau mit vorgeburtlichen Obstipationsbeschwerden hingegen 12 Tropfen. In Abhängigkeit vom Weichheitsgrad ihres abendlichen Stuhlgangs, wählt die Frau dann für den nächsten Tag die gleiche, oder eine höhere bzw. niedrigere Dosis für sich aus. Die individuelle Verschreibung hat sich gut bewährt, da pauschale Vorgaben oft zu Durchfällen führen (das Abführmittel kann auch abends eingenommen werden).
- **Verdauungunterstützende Maßnahmen** sind natürlich auch hilfreich, wie Bauchmassage, eingeweichte Trockenpflaumen etc. (s.S. 33 Obstipation). Da aber jeder feste Stuhlgang die Heilung des Sphinktermuskels beeinträchtigen kann, halte ich in den ersten 1–2 Wochen die zusätzliche Laxanzien-Einnahmen für sicherer.

Literatur

Bennett, V.R., Brown, L.K.: Myles Textbook for Midwives. Churchill Livingstone Edinburgh 1993

Carstens, Veronika (Hrsg): Selbsthilfemöglichkeiten in der Schwangerschaft, während der Geburt und im Wochenbett. 2. Auflg. Verlag Natur und Medizin, Bonn 1997

Clarke, J.H.: Dictionary of practical Materia Medica. B. Jain Publishers Pvt. Ltd. Reprint Edition 1991

Dale A Cornwell S 1994: The Role of lavender oil in relieving perineal discomfort following childbirth: a randomized clinical trial. Journal of Advanced Nursing 19:89–96

Dannecker, C. et al.: Die Episiotomie. Der Gynäkologe, 33–864–871. Springer Verlag 2000

Dudenhausen, J.W., Schneider, H.P.G.: Frauenheilkunde und Geburtshilfe. W. de Gruyter 1994

Daschner, F.: Hochinfektiöse Lochien? Dann ist jeder Händedruck infektiös. Die Schwester - Der Pfleger 1991

Enkin, Keirse, Renfrew, Neilson: Effektive Betreuung während Schwangerschaft und Geburt. Ullstein Medical Wiesbaden 1998

Faridi, A., Rath, W.: Fieber im Wochenbett. Der Gynäkologe 33:897–910. Springer Verlag 2000

Geist, Ch., Harder, U., Stiefel, A.: Hebammenkunde, 2. Auflage. W. de Gruyter Verlag, Berlin 1998

Graf, Friedrich P.: Homöopathie für Hebammen und Geburtshelfer Teil 1–6. Staude Verlag Hannover 1993

Graf, Sabine: Praktische Anwendung von Wickel und Kompressen in der Gebärabteilung. Aarau 1998. Bezugsadresse: S. Graf, Lorrainestr. 43, CH–3013 Bern

Hirsch, H.A.: Episiotomie und Dammriß. Thieme 1989

Lundquist, Martina et al.: Dammrisse. Ist es notwendig, alle Verletzungen nach vaginaler Geburt zu nähen? Hebammenforum 2000, Heft 5/77–80

Marchant S Alexander J Garcia J et al. 1999: A survey of womens experiences of vaginal loss from 24 hours to three months after childbirth (the BliPP study) Midwifery 15:72–81 (MIDRIS 1999; 9:504)

Mändle, Ch. et al.: Hebammenbuch. Schattauer Verlag, Stuttgart 1995

Pfleiderer, A., Breckwoldt, M., Martius, G.: Gynäkologie und Geburtshilfe, 3. Aufl. Thieme, Stuttgart 2000

Pschyrembel/Dudenhausen: Praktische Geburtshilfe, 18. Auflage. de Gruyter Verlag, Berlin 1994

Roidl, Christine: Ganzheitliche Wochenbettpflege. 2. Auflage. Selbstverlag, Langenbruck 1993

Spielmann, H.: Arzneiverordnungen in Schwangerschaft und Stillzeit. 5. Aufl. Gustav Fischer, Stuttgart 1998

Stachowiak, K.: Aromatherapie. Hippokrates Verlag 2001

Stadelmann, I.: Die Hebammensprechstunde. Eigenverlag 1994 (Ingeborg Stadelmann, An der Schmiede 1, 87487 Ermengerst)

Thomas, Carmen: Ein ganz besonderer Saft – Urin. vgs.Verlagsgesellschaft Köln 1993

Wala: Hebammenkompendium. Wala-Heilmittel, Eckwälden 1997

Weed, S.: Naturheilkunde für schwangere Frauen und Säuglinge. Orlanda Frauenverlag, Berlin 1989

Willfort, R.: Gesundheit durch Heilkräuter. 26. Aufl. Rudolf Trauner Verlag, Linz 1997

5 Laktation und Stillen

Jule Friedrich

5.1 Bedeutung des Stillens für Mutter und Kind

Die Stillberatung durch die Hebamme im Wochenbett nimmt etwa 50 % der Zeit ein, die während eines Besuches bei der Wöchnerin verbracht wird. Bei Frauen, die zum ersten Mal Stillen, ist dieser Anteil noch größer. Auch nach dem Abschluss der eigentlichen Wochenbettbetreuung sind Probleme mit dem Stillen bzw. der Säuglingsernährung der häufigste Grund, die Hebamme – meist telefonisch – um Rat zu fragen.

Dem Stillen wird also von Seiten der jungen Mutter große Bedeutung beigemessen.

> Eine zufriedenstellende Wochenbettbetreuung wird oft an dem Erfolg oder Misserfolg gemessen, mit dem die Hebamme der jungen Mutter bei anfänglichen Stillschwierigkeiten helfen kann.

Hebammen sollten daher kompetent und einfühlsam Informationen und Hilfestellungen geben können, damit Mutter und Kind eine möglichst lange und befriedigende Stillzeit haben. Die Wöchnerin und ihr Neugeborenes werden heute früher, am 3. oder 4. Wochenbetttag, aus dem Krankenhaus entlassen. Seit dem 1.7.1998 wird der Stillberatung durch die Hebamme zuhause noch größere Bedeutung beigemessen, da die Gebührenordnung Stillberatung bis zum Ende der Stillzeit ermöglicht.

Glücklicherweise zeichnet sich seit den 80er Jahren ein Trend zum vermehrten und längeren Stillen ab, der auf nationaler und internationaler Ebene unterstützt wird. Seit September 1994 gibt es in Berlin die interdisziplinär besetzte **Nationale Stillkommission**, die Stillempfehlungen herausbringt sowie das Bundesgesundheitsministerium beraten und in der Aus- und Fortbildung des Gesundheitspersonals die Stillförderung verstärkt verankern soll. Die **Initiative „Stillfreundliches Krankenhaus"** ist 1992 von der Weltgesundheitsorganisation (WHO) und der UNICEF, dem Kinderhilfswerk der Vereinten Nationen, ins Leben gerufen worden, weil das Stillen weltweit dramatisch zurückgegangen war (UNICEF, 1991). Es wurde erkannt, wie einflussreich die ersten Tage nach der Geburt auf den weiteren Stillverlauf sind. Da immer mehr Kinder im Krankenhaus geboren werden, sollen durch Weiterbildung des Gesundheitspersonals und organisatorische Umstrukturierungen möglichst viele Frauen das Krankenhaus voll stillend verlassen. Diese Initiative konnte weltweit bis Mitte 2002 über 16 000 Krankenhäuser und Entbindungseinrichtungen mit der Plakette „Baby-friendly Hospital" auszeichnen, in der BRD sind es bisher nur 17 Krankenhäuser.

Inzwischen können die meisten Menschen viele gute Gründe für die Ernährung mit Muttermilch nennen und es erscheint irrational, dass ein Nahrungsmittel und eine Ernährungsform, die über Jahrtausende das Überleben der menschlichen Spezies gesichert hat, seit etwa 100 Jahren in Frage gestellt wird und die meisten Schwangeren vor der Geburt sagen: „Ich will es mit dem Stillen *versuchen*". Jedes Säugetier stellt die für seine Nachkommen und das Weiterbestehen der Art jeweils passende Milch bereit, nur der Mensch dünkt sich klüger, indem er die spezielle Milch durch die Milch eines anderen Säugetieres ersetzt.

> Die Empfehlung der WHO und vieler anderer lautet:
> Ein halbes Jahr ausschließlich stillen und bis ins zweite Lebensjahr unter zunehmenden Mengen von Beikost zu stillen (WHO, 2001).

Wenn Frauen trotz des Wissens um die Vorteile der Muttermilchernährung nicht so lange stillen, so gibt es hierfür vielerlei gesellschaftliche, kulturelle und individuelle Gründe:

- Welchen Wert hat die Frau, haben Kinder und Familie, wie wird die „Aufzucht" von Kindern bewertet?
- Welche Unterstützung erfährt die junge Mutter nach der Geburt, sowohl im Krankenhaus als auch in ihrer nächsten Umgebung?
- Wird Stillen als ein Recht oder eine Pflicht angesehen, als etwas Natürliches oder „Kulturliches"?
- Hat die Frau genügend Selbstvertrauen in die Fähigkeiten ihres Körpers, ihr Kind nicht nur in der Schwangerschaft, sondern auch nach der Geburt zu ernähren? Welches Körperbild hat sie?
- Welche positiven oder negativen Vorbilder in ihrer nächsten familiären und sozialen Umgebung haben sie geprägt? Welche Vorstellungen verbindet sie mit ihrer Rolle als Frau und Mutter?
- Ist sie fähig, mit dem Kind eine so enge Bindung einzugehen, wie sie beim Stillen entsteht? Wie ist das Bonding direkt nach der Geburt verlaufen?
- Wie waren die vorangegangenen Stillerfahrungen?
- Welchen Einfluss hat die Werbung für Ersatznahrung?

Auf die Vorerfahrungen und Dispositionen, die die Wöchnerin mitbringt, hat die betreuende Hebamme wenig Einfluss. Vielmehr muss sie mit Sensibilität, Beobachtungsvermögen und Gesprächsbereitschaft diese Fragen im Hinterkopf haben, um jedes Mutter-Kind-Paar individuell betreuen zu können.

Besonders, wenn die Schwangerschaft und die Geburt nicht so verlaufen sind, wie die Frau und das Paar es sich vorgestellt haben, wird alle Hoffnung nun auf eine harmonische und problemlos verlaufende Stillzeit gesetzt. Die Stillzeit kann jedoch nicht losgelöst von der Schwangerschaft und der Geburt gesehen werden. Die zunehmende Pathologisierung – Stichwort Risikoschwangerschaft – und die Hospitalisierung sowie Medikalisierung der Geburt wirken sich prägend auf die Nachgeburtszeit aus, und es kann von der Frau nicht erwartet werden, dass sie anschließend auf Grund von angeborenen Instinkten und Reflexen ganz natürlich ihr Kind zur Brust nehmen kann (Auswirkungen der Geburtsumstände s. S. 78).

In der Regel entsprechen gerade die ersten Tage und Wochen mit dem Kind nicht den Vorstellungen der Frau und ihr Gefühl zu versagen muss von der Hebamme gut aufgefangen werden. Der Wöchnerin muss immer wieder versichert werden, dass Anfangsschwierigkeiten normal und vorübergehender Natur sind.

Um erfolgreich zu stillen braucht die Frau:
- psychologische Unterstützung
- klare Informationen
- sich nicht widersprechende Ratschläge und
- eine korrekte praktische Hilfestellung

Diese vier Aspekte der Hilfe sollten immer zusammen erfolgen und durch Respekt, Ehrlichkeit und Empathie geprägt sein.

5.2 Anatomie der Brustdrüse während der Laktation

Anatomisch korrekt heißt es „Brustdrüse", mit „Brust" wird der obere Teil des Rumpfes bezeichnet. Der Einfachheit halber ist jedoch im Folgenden mit Brust stets die Brustdrüse gemeint. Der lateinische Name **mamma** entspricht der Bedeutung, die die Brust für den Säugling hat.

Die Ausbildung der Brust zum funktionsfähigen Laktationsorgan beginnt in der frühen Schwangerschaft. Oft sind ein Spannungsgefühl in der Brust und eine größere Empfindlichkeit der Mamille die ersten Schwangerschaftszeichen, die die Frau wahrnimmt. Die Placentahormone Östrogen, Progesteron und HPL (humanes Placentalactogen) sowie das hypophysäre Prolaktin bewirken diese Veränderungen hauptsächlich.

In den ersten Schwangerschaftsmonaten wächst das Milchsystem unter dem Einfluss von Östrogen und Progesteron, es kanalisiert und differenziert sich. In der zweiten Schwangerschaftshälfte bewirken HPL und Prolaktin die Entwicklung des Drüsengewebes und -epithels, aus den Azini werden milchbildende Bläschen, die Alveolen. Das Drüsengewebe verdrängt zunehmend das Fettgewebe. Geringe Mengen Milch werden gebildet und treten manchmal tröpfchenweise aus, die eigentliche Milchsynthese und -sekretion wird jedoch durch die Steroidhormone verhindert. Sobald diese mit der Geburt der Plazenta wegfallen, beginnt die Milchbildung. Nach einer Frühgeburt kann die Frau etwa ab der 25. Schwangerschaftswoche Milch bilden.

Aufbau der Mamma

Die Brust besteht aus Drüsengewebe, Fett- und Bindegewebe sowie der Brustwarze, dem Vorhof und der darüber liegenden Haut (Abb. 5.1). Sie liegt auf dem großen Brustmuskel (M. pectoralis major).
Äußerlich ist zunächst die **Brustwarze** (Mamille) und der umgebende **Warzenhof** (Areola) zu sehen. Es wird vermutet, dass die dunklere Farbe dem Neugeborenen hilft, die Brustwarze zu finden. Die Warze ist mit vielen sensiblen Nervenenden versehen, die über Spinalnerven mit dem Hypothalamus verbunden sind. In der Brustwarze sind ringförmige Muskeln, die sich bei Berührung oder Kälte zusammenziehen, die Brustwarze aufrichten und damit einen der drei mütterlichen Stillreflexe, den Brustwarzenaufrichtungsreflex, bilden. Dadurch kann das Kind die Warze und das Gewebe besser erfassen. Die **Montgomery-Drüsen**, die kleinen Erhebungen im Warzenhof, münden sowohl dort als auch in den Milchgängen, ihr Sekret hält die Warze geschmeidig. Es sollte weder in der Schwangerschaft noch während der Stillzeit mit Seife oder Alkohol entfernt werden.
In jeder Brust befinden sich **15–25 Drüsenlappen** oder -segmente, separate Funktionseinheiten. Jeder Drüsenlappen (Lobus) hat einen Hauptmilchgang, der sich zum Brustkorb hin in kleine Milchgänge verzweigt, an denen wie-

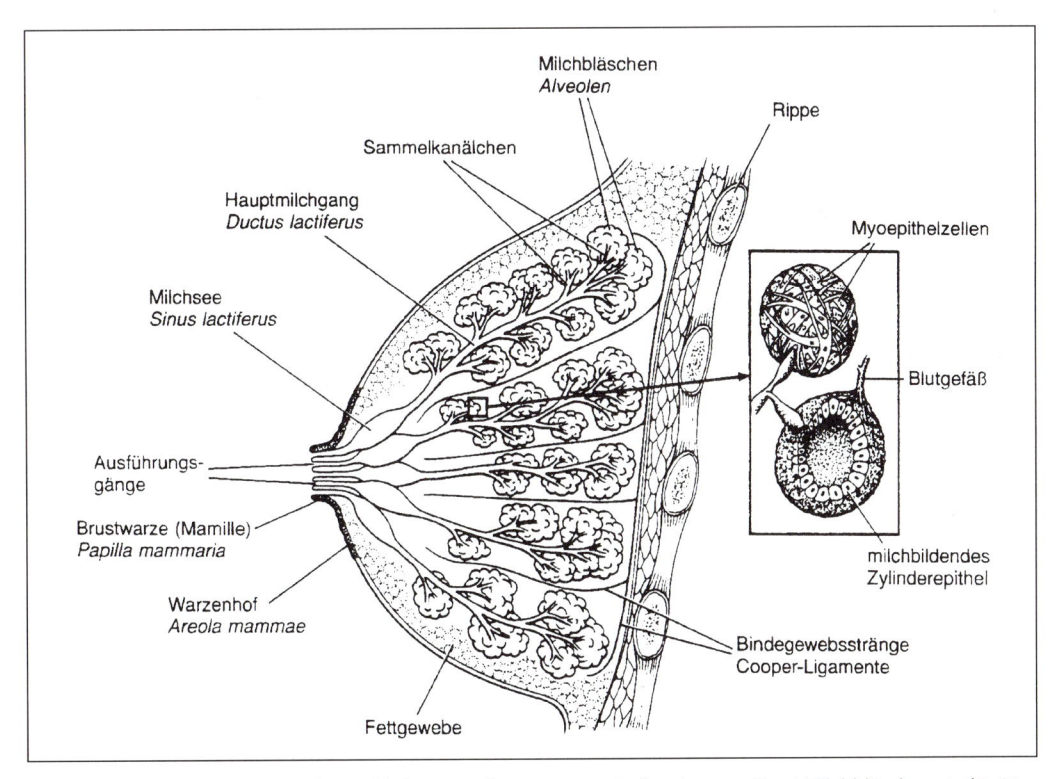

Abb. 5.1 Längsschnitt durch die weibliche Brustdrüse mit vier Drüsenlappen. Zwei Milchbläschen sind in Vergrößerung dargestellt.

derum die Milchbläschen (Alveolen) sitzen. Ein kleiner Milchgang mit den Milchbläschen wird **Milchläppchen** (Lobulus) genannt. (Der Aufbau des Drüsengewebes ähnelt einer Holunderdolde, wobei der Stiel die Brustwarze ist.) Die Drüsenlappen sind von Bindegewebssträngen, den **Cooper-Ligamenten** umgeben, die im Unterhautfettgewebe und im Brustmuskel verankert sind und die Brust stützen. Die einzelnen Drüsenlappen sind so voneinander getrennt, dass ein Stau durch einen verstopften Milchgang sich als lokale Verhärtung zeigt, während das restliche Drüsengewebe weich ist.

Etwa 2–3 cm vor der Brustwarze erweitern sich die **Hauptmilchgänge** zu den so genannten **Milchseen** (Sinus lactiferus) und enden, wieder enger geworden, als Milchausführungsgänge in der Brustwarze. Je nach der Größe des Warzenhofes liegen die Milchseen im Bereich oder außerhalb des Warzenhofes. Manchmal vereinigen sich kurz vor den Milchseen zwei Hauptmilchgänge, so dass nur 8–15 Milchporen in der Brustwarze enden.

An den Enden der kleinen Milchgänge befinden sich traubenförmig die **Milchbläschen** (Alveolen), die kleinsten Einheiten des Drüsengewebes (Abb. 5.1). Die Milchbläschen und die kleinen Milchgänge sind mit **Drüsenepithel** ausgekleidet. In diesen Zellen findet die Milchsynthese statt. Ohne die **Muskel- oder Korbzellen**, die jedes einzelne Bläschen umgeben und die sich auch um die kleinen Milchgänge herum befinden, könnte die Milch nicht zum Kind gelangen. Durch das Hormon **Oxytocin** ziehen sich die Muskelzellen (Myoepithelzellen) zusammen und drücken die Milch in den großen Milchgang und weiter zum Milchsee.

Besonderheiten

Bei manchen Frauen bilden sich die in der Embryonalzeit entstandenen Milchleisten nicht vollständig zurück und es sind überzählige Brustwarzen (**Polythelie**) und/oder zusätzliches Brustdrüsengewebe (**Polymastie**) im Bereich der ehemaligen Milchleiste zu sehen (Abb. 5.2). Am häufigsten tritt dies als Drüsengewebe unterhalb der Achsel auf, das auch während der Schwangerschaft wächst und nach der Geburt die Phase des Milcheinschusses durchläuft (Abb. 5.3). Innerhalb von ein paar Tagen geht die Schwellung durch Stauungsinvolution zurück, Kühlen unterstützt diesen Prozess.

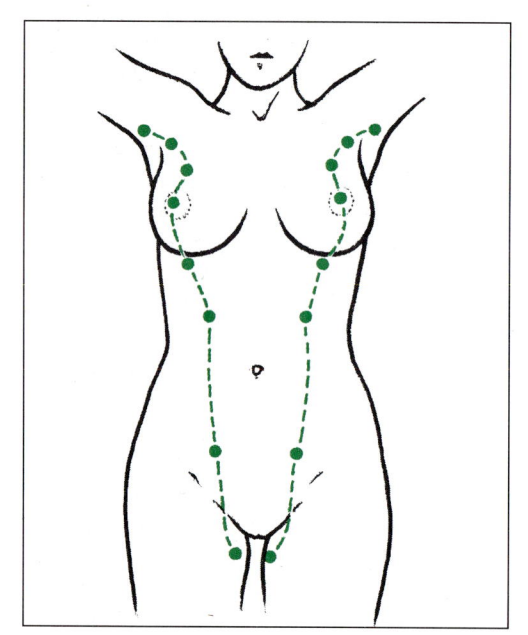

Abb. 5.2 Verlauf der Milchleiste. Entwicklungsstörungen können 2 Formen der Überschussbildung entlang der Milchleiste zur Folge haben: Polymastie (zusätzliches Drüsengewebe), Polythelie (zusätzliche Brustwarze und/oder Warzenhof).

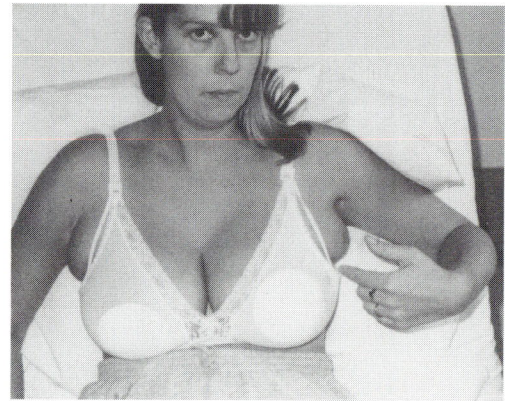

Abb. 5.3 Ausgeprägte Polymastie: das zusätzlich unter der Achsel angelegte Drüsengewebe ist am 3. Tag post partum stark geschwollen und erwärmt. In diesem Fall bildete sich die Schwellung unter konsequenter Kühlung binnen einer Woche fast restlos zurück.

5.3 Physiologie der Laktation und Stillreflexe

Für ein erfolgreiches Ingangkommen und Aufrechterhalten der Milchbildung sind das Zusammenspiel von drei mütterlichen und drei kindlichen Reflexen notwendig.

Mütterliche Reflexe:
- Brustwarzenaufrichtungsreflex
- Milchbildungsreflex
- Milchspendereflex

Kindliche Stillreflexe:
- Suchreflex
- Saugreflex
- Schluckreflex

Diese Reflexe sollten der Wöchnerin in ihren Grundzügen erklärt werden, damit sie versteht, was bei ihr und ihrem Kind passiert und warum. Diese Aufklärung kann z. B. erfolgen, während die Hebamme bei einer Stillmahlzeit neben der Frau sitzt.

Die kindlichen Stillreflexe sind angeboren und entwickeln sich ab der 11. Schwangerschaftswoche. Nach der Geburt ist das Neugeborene in der Lage, diese Reflexe mit dem Atmen zu koordinieren. Je weniger das Kind gestört und je mehr es unterstützt wird, um so besser und schneller gelingt dies.

Brustwarzenaufrichtungsreflex

Bei einer Reizung durch Berührung oder Kälte stellt sich die Brustwarze auf. Die ringförmigen Muskelzellen um die Brustwarze ziehen sich zusammen, und die Warze wird fester und größer. Dies erleichtert es dem Kind, die Brust zu erfassen. In den ersten Tagen kann die Mutter dieses fördern, indem sie die Warze vor dem Stillen zwischen den Fingern rollt bis sie hart wird und sich aufrichtet.

Milchbildungsreflex

Nach der Geburt der vollständigen (!) Plazenta und dem Wegfall der Plazentahormone setzt der Milchbildungsreflex ein. Das **Prolaktin**, dessen Konzentration in der Schwangerschaft ständig ansteigt, kann seine Arbeit aufnehmen. Im Uterus verbleibende größere Plazentareste können, neben anderen negativen Folgen, auch eine ausreichende Milchbildung verhindern.

Der hohe Prolaktinspiegel nach der Geburt ist für das Ingangkommen der Laktation von entscheidender Bedeutung. Dieser endokrine, also hormonell gesteuerte Vorgang, setzt bei jeder Frau ein, gleichgültig, ob das Kind an der Brust trinkt oder nicht, und hält für 3 bis 4 Tage an. Die Brust füllt sich mit Vormilch. Da in den ersten Wochenbetttagen der Serumprolaktinspiegel jedoch wieder sinkt, ist für die Aufrechterhaltung der Milchbildung neben der Entleerung der Brust vor allem das Saugen des Kindes notwendig, denn nur so steigt der Prolaktinspiegel wieder an. Die Stimulation der sensiblen Nervenfasern in Brustwarze und Warzenhof löst über afferente Neural-Reflexbahnen (gesteuert vom Hypothalamus im Hypophysenvorderlappen) die Freisetzung von Prolaktin aus und über die Blutbahn gelangt das Milchbildungshormon zu den milchbildenden Zellen in der Brustdrüse (Abb. 5.4).

> Je öfter das Kind an der Brust saugt, desto höher ist der Prolaktinspiegel und desto mehr Milch wird gebildet. Wird das Kind in den ersten Tagen bei jeder Mahlzeit weniger als 15 Minuten gestillt, sinkt der Prolaktinspiegel unter das für eine lange Stillzeit notwendige Maß.

Die Prolaktinrezeptoren, die die Milchbildung regulieren, werden in dieser frühen Phase gebildet (Riordan, 1999). Häufigkeit und Dauer der Stillmahlzeiten regeln also die Prolaktinausschüttung, dabei ist besonders das **nächtliche Stillen** wichtig, da die Prolaktinausschüttung zwischen 3 und 5 Uhr besonders hoch ist.
Die Nachfrage regelt das Angebot. Eine Brust ist nie ganz leer, denn die Milch wird konstant produziert. Ihre regelmäßige Entleerung ist aber für eine ausreichende Milchbildung entscheidend, denn bleibt zu viel Milch in den Milchbläschen, beginnen die Unterdrückerpeptide zu wirken, und die Milch geht durch Stauungsinvolution zurück.

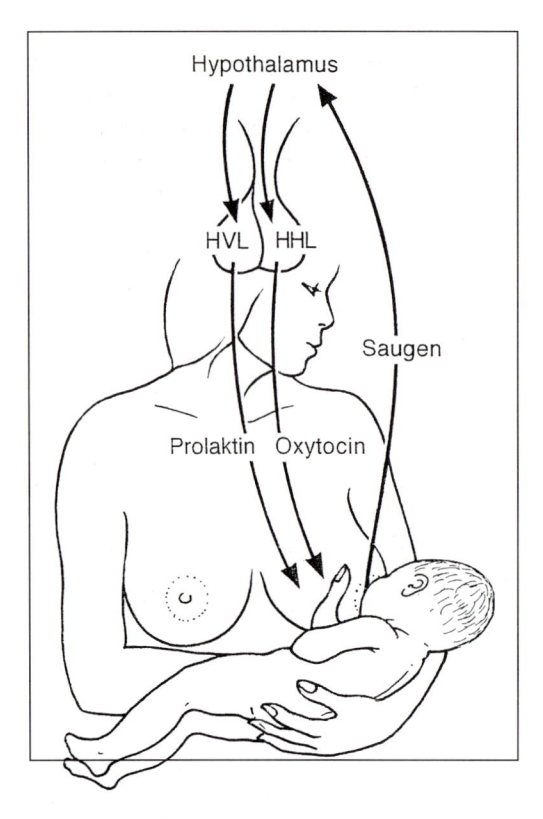

Abb. 5.4 Milchbildungsreflex (Prolaktinreflex) und Milchspendereflex (Oxytocinreflex) werden durch das Saugen des Kindes an der Brust ausgelöst.

Milchspendereflex

Der Milchspendereflex wird auch Milchloslass-, Milchfluss- oder Let down-Reflex genannt. Mit den ersten Zügen trinkt der Säugling die in den Milchseen und Milchgängen gesammelte Milch. Nach 1–3 Minuten kontinuierlichem und meist schnellem Saugen setzt der Milchspendereflex ein, ausgelöst wiederum durch das Saugen des Kindes. Sobald er einsetzt, saugt das Kind langsamer und tiefer. Über Spinalnerven stimuliert der Saugreiz an der Warze im Hypothalamus die Produktion von **Oxytocin**. Neurotransmitter transportierten das Oxytocin in den Hypophysenhinterlappen, von wo es abgegeben wird (Abb. 5.4). Das Oxytocin wirkt nicht nur kontrahierend auf den Uterus, sondern auch auf jede einzelne Muskelzelle um die Milchbläschen und kleinen Milchgänge. Durch das Zusammenziehen wird die darin gespeicherte Milch in die großen Milchgänge und weiter in die Milchseen gedrückt. Ohne diesen Milchloslassreflex könnte das Kind die Brust nicht leertrinken. Der negative Druck im saugenden kindlichen Mund „reicht" nur bis zu den Milchseen, der positive Druck durch die sich kontrahierenden Milchbläschen ist ebenfalls notwendig, um die Brust wirksam zu entleeren.

Das Oxytocin wird während des Stillens in kurzen, 2–3-minütigen Intervallen ausgeschüttet, da die Halbwertzeit relativ kurz ist. Die meisten Frauen spüren den Milchspendereflex vor allem am Anfang der Stillzeit als Kribbeln oder Ziehen in der Brust und als Verstärkung der Nachwehen (sog. Stillwehen) in den ersten Wochenbetttagen.

Der Milchspendereflex ist auch über andere Stimuli als das Saugen auslösbar. Durch Sehen, Riechen oder Hören des Kindes oder durch Gedanken an das Kind fängt die Milch an zu laufen, besonders in den ersten Tagen und Wochen nach der Geburt. Diesen Umstand können sich Frauen, die Milch z. B. für ein frühgeborenes Kind abpumpen müssen, zunutze machen, indem sie ein Foto anschauen oder Geräusche des Kindes vom Tonband hören.

Störungen: Der Oxytocinreflex ist störanfälliger als der Prolaktinreflex. Stress, Unruhe, Angst und Rauchen wirken sich hemmend aus, sowohl zentral im Hypophysenhinterlappen als auch peripher durch die Engerstellung der Gefäße. Daher ist es besonders am Anfang für eine erfolgreiche Milchabgabe wichtig, dass der Wöchnerin eine ruhige Umgebung ermöglicht wird und ihr positive Botschaften bezüglich ihrer Stillfähigkeit vermittelt werden.

Suchreflex

Der Suchreflex befähigt das Neugeborene direkt nach der Geburt, ohne Hilfe die Brustwarze zu suchen und zu finden. Dabei zeigt es erstaunliche Fähigkeiten der Kopfkontrolle und des zielgerichteten Handelns. Dieser „Überlebensinstinkt" ist um so ausgeprägter, je weniger das Kind durch mütterliche Medikamente unter der Geburt beeinträchtigt ist (Righard, 1990). Es sucht durch Hin- und Herbewegen des Kopfes nach einer Erhebung und saugt sich daran fest. Nach einem Kaiserschnitt ist dies manchmal auch die Nase des Vaters. Der schon vorhandene Geruchsinn leitet das Kind in der Regel jedoch zur Nahrungsquelle.

Der Suchreflex sollte nicht durch starres Festhalten des kindlichen Kopfes beim Anlegen behindert werden, sanfte Unterstützung ist meist ausreichend.

Saugreflex

Das Saugen ist ein sehr differenzierter Vorgang, der die Koordination einer Vielzahl von Muskeln erfordert. Der „Saugvorgang" ist genauer gesagt ein „Melkvorgang". Durch die wellenförmige Bewegung der Zunge gegen den Gaumen und den Druck innerhalb der Milchkanäle gelangt die Milch von der Brust zum Kind. Die Trinktechnik an der Flasche ist eine andere, eher vergleichbar mit dem Saugen an einem Strohhalm. Aus diesem Grund ist es so wichtig, einem Neugeborenen in den ersten Tagen und Wochen keine Flasche und keinen Schnuller zu geben. Wenn das Kind gut an der Brust saugt, verlernt es das Stillen durch eine Flasche zwischendurch nicht (Saugverwirrung, s. S. 98).

Abb. 5.5 zeigt und beschreibt einen kompletten Saugvorgang. Ein Saugzyklus dauert etwa 1 Sekunde.

Schluckreflex

Den Schluckreflex hat der Fetus schon mit Fruchtwasser ausgiebig geübt. Nach der Geburt helfen die anfänglich geringen Mengen Vormilch, das Schlucken nun mit dem Atmen zu koordinieren, so dass, wenn größere Mengen Milch strömen, die Neugeborenen sich in der Regel nicht verschlucken. Aspiriertes Kolostrum ist weniger schädlich als Kunstmilch.

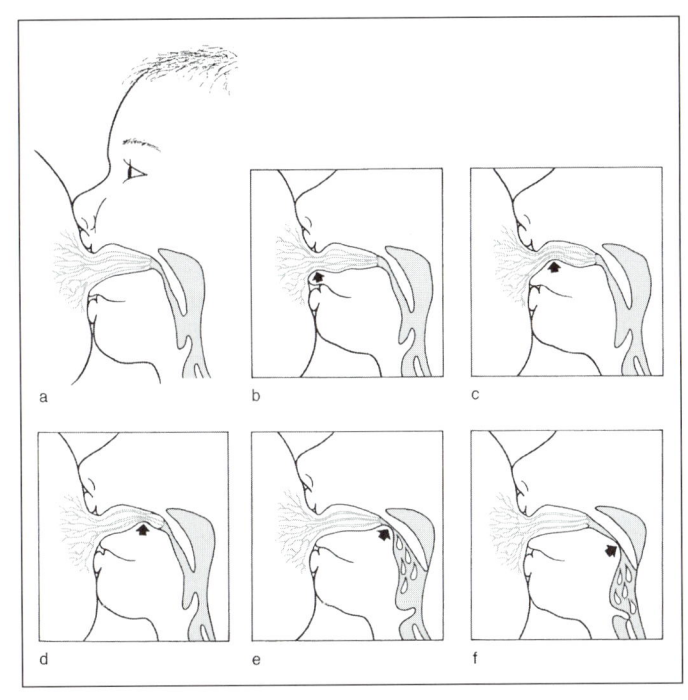

Abb. 5.5 Ein kompletter Saugvorgang an der Brust
(a) Die Zunge und der weiche Gaumen sind entspannt, der Nasen-Rachen-Raum ist frei zum Atmen. Die Milchseen befinden sich innerhalb des Mundes und sind gefüllt.
(b, c) Die peristaltische Bewegung der Zunge beginnt an der Zungenspitze, die Milchkanäle werden durch das Anheben des Unterkiefers zusammengedrückt und die Milch wird nach vorne Richtung Brustwarze geschoben.
(c, d) Die Wellenbewegung der Zunge schiebt die Milch in den Milchseen weiter in Richtung Rachen, indem die Zunge gegen den harten Gaumen drückt.
(e) Wenn die Druckwelle den weichen Gaumen erreicht, ziehen sich die Hebemuskeln zusammen und schließen damit die Nasenhöhle ab. Sobald sich genügend Milch im Schlund gesammelt hat, schluckt das Kind.
(f) Am Zungengrund endet die Druckwelle. Durch das Eindrücken des Zungengrundes entsteht ein Unterdruck, gleichzeitig entspannt sich der Unterkiefer, wodurch wieder Milch in die Milchseen nachströmt.

5.4 Zusammensetzung der Muttermilch in den verschiedenen Phasen der Laktation

Über die Zusammensetzung der Muttermilch könnte ein ganzes Buch geschrieben werden. Hier sollen nur die wichtigsten Bestandteile und die Veränderungen während der Stillzeit erläutert werden.

In den ersten 1 bis 3 Tagen nach der Geburt steht dem Neugeborenen das **Kolostrum** (Vor- bzw. Anfangsmilch) zur Verfügung, danach erhält das Kind bis etwa zum 14. Tag p.p. transitorische bzw. **Übergangsmilch** und ab der 3. Woche **reife Frauenmilch**. Die Veränderungen in Kohlenhydrat-, Fett- und Eiweißgehalt sind genau auf die sich ändernden Bedürfnisse des Neugeborenen abgestimmt (Tab. 5.1). Aber nicht nur die Grundbestandteile der Nahrung verändern sich, sondern auch andere Bestandteile wie Vitamine, Mineralstoffe und Immunglobuline.

Kolostrum

Der Wert der ersten Milch, auch Kolostrum (Vormilch) genannt, wurde lange Zeit unterschätzt. Heute ist bekannt, dass das Kolostrum die **perfekte erste Nahrung** für das Neugeborene ist, und zwar sowohl in seiner Zusammensetzung als auch in seiner Menge. Es ist nicht zufällig in so geringer Menge vorhanden. Der Magen-Darm-Trakt muss sich erst langsam auf seine Aufgaben vorbereiten. Und das Neugeborene muss lernen, das Saugen und Schlucken mit dem Atmen zu koordinieren.

Das Kolostrum bietet dem Neugeborenen einen immensen **immunologischen Schutz**. Unmittelbar nach der Geburt wird das Kind mit Keimen konfrontiert, für die es noch keine Abwehrmechanismen hat. Das wichtigste Immunglobulin, das sekretorische IgA, ist nicht plazentagängig und kann vom Säugling erst nach 4–6 Wochen selbst im Darmtrakt produziert werden. Erhält ein Neugeborenes ausreichend und ausschließlich Kolostrum, so werden die unreifen Darmschleimhäute wie mit „weißer Farbe" von dem löslichen IgA überzogen, und pathogene Keime können nicht eindringen. Auch auf den Schleimhäuten des Atemtraktes bildet sich dieser Schutz. Gleichzeitig schützt die Abwehrschicht auf den Schleimhäuten vor dem Eindringen von Allergenen (Riordan, 1999).

Die Konzentration der Schutzstoffe (neben IgA auch IgM, IgG, Lysozym, Laktoferrin, Bifidusfaktor, Makrophagen, B- und T-Lymphozyten u.a.) ist im Kolostrum so hoch, dass das Neugeborene nur wenige Gramm dieser Flüssigkeit braucht, um vor Infektionen geschützt zu werden. Die allererste Vormilch ist besonders reich an Schutzstoffen, und sie sollte vor der Geburt nicht ausgedrückt werden. Im Verlauf der Stillzeit nimmt die Konzentration der Antikörper ab, in der reifen Frauenmilch sind noch ca. 40 % der ursprünglichen Menge, doch dann trinkt das Kind ja auch mehr, so dass es immer etwa die gleiche Menge Antikörper bekommt.

Tab. 5.1 Veränderungen der Muttermilch im Verlauf der Laktation

Kolostrum (Anfangsmilch): 0.–3. Tag. p.p.
- leicht verdauliche, kalorienarme erste Nahrung
- viel Eiweiß, Mineralstoffe, Vitamin A und K, Abwehrstoffe
- nur wenig Fett und Kohlenhydrate

Transitorische Frauenmilch (Übergangsmilch): 3.–14. Tag p.p.
- prozentual weniger Eiweiß, Mineralstoffe, Abwehrstoffe
- prozentual mehr Fett und Kohlenhydrate
Kontinuierlich ansteigende Tagestrinkmenge, ab der 2. Lebenswoche trinkt das Kind täglich ca. 1/6 seines Körpergewichts

Reife Frauenmilch: ab 14. Tag p.p. – Ende der Stillzeit
Der Nährwert (Energie) von 100 ml Muttermilch schwankt wischen 45–120 kcal (188–502 KJ)

Die Wirkung dieser Schutzfaktoren wird durch die Gabe von Wasser, Tee, Glukose und besonders Kunstmilch in den ersten Tagen abgeschwächt oder verhindert. Deshalb ist das Zufüttern bei einem gesunden, am Termin geborenen Kind durch nichts zu rechtfertigen.

Stillfrequenz

Wichtig ist, dass das Neugeborene, wann immer es den Suchreflex zeigt, auch ein paar Tropfen dieses hochkonzentrierten Nahrungsmittels trinken kann. Die junge Mutter muss auf frühe Hungerzeichen wie Such- und Saugbewegungen, Schmatzen, Hand-zum-Mund-Bewegungen und Unruhe aufmerksam gemacht werden. Je nach Stimulation bildet eine Wöchnerin zwischen 10 und 100 ml Kolostrum pro Tag. In der Regel nimmt das Neugeborene 7–14 ml pro Mahlzeit auf. Eine ausreichende Stimulation wird erreicht, wenn das Kind in den ersten 3 Tagen häufig trinkt und geweckt wird, wenn es zu lange schläft (z. B. länger als 4 Std. s. S. 81). Ist es richtig „angedockt", kann es so lange saugen, wie es will, auf jeden Fall **mindestens 15 Minuten**. Dadurch wird die Hormonproduktion genügend angeregt und die Vormilchmenge steigt. Die Gewichtsabnahme ist geringer.

Ein weiterer wichtiger Grund für das häufige Stillen in den ersten Tagen ist die abführende Wirkung des Kolostrums. Je schneller das Mekonium ausgeschieden wird, desto weniger besteht die Gefahr der Rückresorption des Bilirubins durch die Darmwand. Dadurch werden pathologische Bilirubinkonzentrationen vermieden, wie zahlreiche Untersuchungen ergeben haben (de Carvallho, 1982) (s. S. 98).

Zusammensetzung einer Stillmahlzeit

Die **Vordermilch** ist wässrig, fettarm, durstlöschend. Sie steht in den Milchseen und großen Milchgängen zum sofortigen Trinken bereit.

Die **Hintermilch** ist kalorienhaltig, fetthaltig und sättigender. Sie steht erst ca. 3–5 Minuten nach dem ersten Ansaugen zur Verfügung, wenn der Milchspendereflex ausgelöst ist und die Milch aus den Alveolen und Sammelkanälchen nach vorne in die großen Milchgänge drückt.

Mischmilch: Durch das Anlegen an der zweiten Brust bekommt das Kind seinen „Nachtisch", bestehend aus Vorder- und Hintermilch.

Kalorienbedarf des Säuglings

Der Kaloriengehalt der reifen Frauenmilch liegt im Durchschnitt bei 65–70 kcal/100 ml.

> Der Kalorienbedarf eines voll gestillten Säuglings wird in den ersten 6 Monaten unter normalen Umständen von Muttermilch gedeckt, bei manchen Kindern auch bis zum 7. oder 8. Monat.

Der Bedarf sinkt von 118 kcal/kg/Tag im ersten Monat kontinuierlich auf 90 kcal/kg/Tag im 7. bis 9. Monat und steigt zum Ende des ersten Lebensjahres wieder auf 102 kcal/kg/Tag an, da der Energieverbrauch mit zunehmender Aktivität steigt (Akre, 1994).

Die Empfehlungen für den Kalorienbedarf von Säuglingen wurden lange Zeit auf den Bedarf bei Kunstmilchernährung bezogen. (120–115 kcal/kg/Tag bis zum 6. Monat und 110–105 kcal/kg/Tag vom 6. bis 12. Monat). Der Energieverbrauch von gestillten Kindern ist aber niedriger als bei nichtgestillten (z. B. Herzschlag, Körpertemperatur und Stoffwechselgeschehen sind während des Schlafes niedriger), so dass gestillte Kinder einen etwa um 20 % geringeren Energiebedarf haben. Die Regel nach Finkelstein ist auf vollgestillte Kinder nicht anzuwenden, sie wurde für Kunstmilchernährung aufgestellt (Finkelstein-Regel s. S. 122, Tab. 7.8). Ein gestilltes Kind hat mit 8 Monaten etwa 30 000 kcal weniger aufgenommen als ein künstlich ernährtes Kind. Rein rechnerisch müsste es ca. 2,7 kg weniger wiegen, was aber nicht der Fall ist.

Muttermilch besteht zu etwa 12 % aus festen Bestandteilen für die Energiezufuhr und das Wachsen, die restlichen 88 % Wasser verhindern eine Dehydrierung.

> Voll gestillte Säuglinge brauchen – auch bei heißen Temperaturen – keine zusätzliche Flüssigkeit, nur häufigere Mahlzeiten.

Bestandteile der Muttermilch

Eiweiß

Muttermilch enthält etwa 1,15 % Eiweiß, im ersten Monat sind es 1,3 %. Der Gesamtproteingehalt variiert jedoch von Frau zu Frau. Der im Vergleich zu Säugetieren niedrige Proteingehalt ist für den menschlichen Säugling ausreichend für sein im Vergleich zu Säugetieren langsameres Wachstum.

Das Verhältnis von Molke zu Kasein in der Muttermilch beträgt etwa 60 : 40. Dieser hohe Molkeanteil sorgt für einen weichen Magenbrei, der die Entleerungszeit des Magens verkürzt und die Verdauung erleichtert.

Fett

Die Fettkonzentration steigt von etwa 2 % im Kolostrum auf 4–4,5 % nach 14 Tagen. Fett ist der Bestandteil der Muttermilch, der am meisten variiert, sowohl von Frau zu Frau als auch im Verlauf der Stillzeit, innerhalb eines Tages und während einer Mahlzeit. Der Energiebedarf des Säuglings wird bis zu 50 % durch Fett gedeckt. Die Hintermilch kann bis zu fünfmal fettreicher sein als die Vordermilch. Darum sollte die Stilldauer (oder Abpumpzeit) an einer Brust nicht kürzer als 10–15 Minuten sein.

Das Fett in der Muttermilch liegt in Form mikroskopisch kleiner Kügelchen vor, die kleiner sind als die der Kuhmilch. Die Fettsäuren setzen sich aus ungefähr 43 % gesättigten und 57 % ungesättigten Fettsäuren zusammen. Die Muttermilch ist reich an langkettigen mehrfach ungesättigten Fettsäuren, die, besonders bei Frühgeborenen, für die Gehirn- und Nervenentwicklung wichtig sind. Die Mutter kann den Anteil der ungesättigten Fettsäuren erhöhen, wenn sie mehr pflanzliche und weniger tierische Fette und Öle zu sich nimmt.

Laktose

In der menschlichen Milch ist Laktose (Milchzucker) das Hauptkohlenhydrat, daneben gibt es noch etwa 130 andere Zuckersorten wie Fruktose, Galaktose und Oligosaccharide in kleineren Mengen. Im Kolostrum findet sich durchschnittlich 5 % Laktose, in reifer Frauenmilch etwa 7 %. Das Enzym Laktase ist notwendig für die Verdauung von Milchzucker, es ist in ausreichender Menge bei Säuglingen und Kleinkindern vorhanden.

Laktose deckt etwa 40 % des Energiebedarfes, daneben erfüllt es aber auch weitere Funktionen. Es erleichtert die Aufnahme von Eisen und Kalzium und wird für die Entwicklung des zentralen Nervensystems gebraucht. Die Besiedlung des Darms mit Bifidusbakterien wird unterstützt. Dadurch wird ein saures Milieu im Magen-Darmtrakt (pH um 5) erreicht, das die Vermehrung krankheitserregender Bakterien (z.B. E. coli) und Pilze (Candida albicans) verhindert. Zusatznahrung in den ersten Tagen stört diesen Schutzmechanismus.

Vitamine

Da der Fettgehalt der Muttermilch sehr variiert, ist auch die Konzentration der fettlöslichen Vitamine A, D, E, und K sehr unterschiedlich. In der Regel reichen die Vitamine jedoch aus.

- **Vitamin A:** Kolostrum enthält doppelt so viel Vitamin A wie reife Frauenmilch.
- **Vitamin B Komplex:** Es ist in der Milch von gut ernährten Mütter mehr als reichlich vorhanden. Berichte über Mangelerscheinungen bei Säuglingen sind selbst bei schlecht ernährten Frauen selten. Veganerinnen, die anfällig sind für einen Vitamin-B_{12}-Mangel, sollten sich beraten lassen und eventuell Vitamin B_{12} supplementieren.
- **Vitamin D:** Das wasserlösliche Vitamin D ist vor allem in der wässrigen Vordermilch vorhanden. Ob die Menge für das Stillkind ausreicht, ist umstritten. Neuere Erkenntnisse besagen, dass Vitamin D nur durch Sonnenlicht auf der Haut in genügender und zugleich nicht überdosierter Menge produziert wird, während bei einer oralen Verabreichung eine Aufnahme in schädlicher Menge durch den Magen-Darmtrakt möglich ist (s. S. 257). Die Mutter kann den Vitamin-D-Gehalt in ihrer Milch erhöhen, indem sie zusätzlich Vitamin D einnimmt (Riordan, 1999).
- **Vitamin E:** Die Zufuhr ist ausreichend, wenn die Mutter nicht zu viel mehrfach ungesät-

tigte Fette zu sich nimmt ohne gleichzeitig vermehrt Vitamin E aufzunehmen.
- **Vitamin K:** Im Kolostrum und in der Übergangsmilch ist der Vitamin-K-Gehalt höher als in der späteren Milch. Nach 2 Wochen reicht die Bildung von Vitamin K in der Darmflora des gestillten Säuglings aus, wenn das Kind **ausreichend Hintermilch** erhält.

Mineralien

Der Mineralstoffgehalt der Muttermilch wird nicht wesentlich durch die Ernährung der Mutter beeinflusst. Die im Gegensatz zu künstlicher Milch geringe Menge an Mineralien ist auf die Ernährungsbedürfnisse und Umsetzungsmöglichkeiten des Säuglings ausgerichtet.
- Das **Eisen** in der Muttermilch hat eine hohe Bioverfügbarkeit, bis zu 70 % werden resorbiert, in Kunstmilch nur 10 %. Daher muss bei Kunstmilch Eisen zugesetzt werden, welches die Entwicklung pathogener Darmbakterien begünstigt. Der Eisenvorrat in der Leber reicht bei gestillten Kinder 6–8 Monate. Wird zu früh zugefüttert oder zusätzlich Eisen gegeben, kann dies eine Sättigung des Laktoferrins bewirken und dessen keimhemmende Wirkung herabsetzen, wodurch das Wachstum pathogener Keime begünstigt wird.
- Das **Zink** ist gering, aber ausreichend in der Muttermilch vorhanden, da die Bioverfügbarkeit gut ist.

Spurenelemente

Im Allgemeinen ist die Gefahr, dass ein gestillter Säugling zu viel oder zu wenig Spurenelemente bekommt, gering. In den letzten 10 Jahren wurden bedeutende Erkenntnisse über die Interaktionen und biologische Verfügbarkeit von Mineralien gewonnen. Trotzdem stehen viele Untersuchungen über die Bedeutung von Spurenelementen in der Muttermilch noch aus.

Hormone

Muttermilch enthält eine Reihe von Hormonen, über deren Rolle bei der Entwicklung des Säuglings noch viel zu wenig bekannt ist. Durch Wachstumsfaktoren wird z. B. die Darmreifung angeregt und die Beweglichkeit des Magen-Darm-Traktes beeinflusst.

Schutzfaktoren der Muttermilch

Im Gegensatz zu Kunstmilch ist Muttermilch eine lebende Substanz von hoher biologischer Komplexität. Muttermilch schützt nicht nur vor Infektionen und Allergien, sondern fördert auch die für den jeweiligen Säugling richtige Entwicklung seines eigenen Immunsystems. Die Schutzstoffe in der Kuhmilch wirken artspezifisch nur beim Kalb, nicht beim Menschen.

Die Abwehrstoffe im Kolostrum und in der Muttermilch setzen sich aus löslichen und zellulären Komponenten zusammen.
- **Lösliche Bestandteile:** Immunglobuline (IgA, IgM, IgG), Lysozym, andere Enzyme, Laktoferrin, Bifidusfaktor und andere immunregulierende Substanzen
- **Zelluläre Komponenten:** Makrophagen, Lymphozyten, neutrophile Granulozyten und Epithelzellen

Über die so genannte entero-broncho-mammäre Achse wird das Neugeborene geschützt. Zwischen Darmtrakt und Bronchien und der mütterlichen Brust existiert eine Verbindung, die dafür sorgt, dass jeder Krankheitserreger, der die Mutter befällt, die Produktion spezifischer **Antikörper** stimuliert und sich in der Muttermilch wiederfindet. Im Antikörperspektrum der Muttermilch spiegelt sich die „immunologische Erfahrung" der Mutter wider.

Von den **Immunglobulinen** ist das sekretorische IgA (sIgA) das wichtigste, es ist zu 80 % für die immunologische Abwehr zuständig. Ein vollgestillter Säugling erhält etwa 0,5 g pro kg Körpergewicht pro Tag. Lösliches IgA überzieht die kindlichen Darmschleimhäute mit einem Schutzfilm und macht sie undurchlässig gegen Pathogene und Allergene. Die Konzentration des IgA sinkt parallel zu der steigenden Fähigkeit des Kindes, selbst IgA im Darmtrakt zu bilden, was erst nach der 4–6 Lebenswoche geschieht.

Das **Laktoferrin** wirkt hauptsächlich gegen Staphylokokken und Escherichia coli. Es entzieht den Bakterien Eisen, die sie für ihre Vermehrung brauchen. Bei den zellulären Komponenten stehen die **Makrophagen** mengenmäßig an erster Stelle. Sie schützen durch Phagozytose vor Infekten.

> Bei gestillten Säuglingen sind schwere Erkrankungen des Magen-Darm-Trakts, der Atemwege und des Mittelohres, um nur einige zu nennen, sehr selten.

5.5 Erstes Stillen nach der Geburt, Grundregeln zum Anlegen

Der **Such- und Saugreflex des Neugeborenen** ist innerhalb der ersten 1–2 Stunden nach der Geburt am stärksten und sollte in dieser Zeit ausgenutzt werden. Geschieht dies nicht, ist er erst wieder nach 48 Stunden so stark ausgeprägt. Manche Mutter ist durch Ratgeberliteratur so auf dieses erste Stillen fixiert, dass sie, sobald das Kind bei ihr auf dem Bauch liegt, das Neugeborene anlegen will. Hier kann ein erster Hinweis auf die Bedürfnisäußerung des Kindes und die adäquate Reaktion seitens der Mutter erfolgen.

> Nur wenn das Kind innerhalb der ersten Stunde keinen Suchreflex zeigt (Kopf hin- und herbewegen, Mund öffnen, Zunge vorschieben, schmatzen), sollte nachgeholfen werden, indem das Kind in die Nähe der Brustwarze gelegt wird und die Lippen stimuliert werden.

Untersuchungen haben ergeben, dass bei **ununterbrochenem Hautkontakt von Mutter und Kind** das erste Stillen am besten gelingt, während nach einer Trennung innerhalb der ersten Stunde (z.B. um es zu wiegen und zu messen) die Kinder oft Schwierigkeiten haben, die Brust korrekt zu erfassen und richtig zu saugen (Righard, 1990). Hier ist eine Veränderung der Kreißsaalroutine gefragt, bei der oft die Untersuchung des Kindes, das Waschen der Frau und das Richten des Entbindungszimmers für die nächste Gebärende im Vordergrund stehen, während das Bonding und erste Stillen vernachlässigt werden. Körpertemperatur und Blutzuckerspiegel des Neugeborenen werden durch frühes erstes Stillen stabilisiert.

Besonders Erstgebärende brauchen bei dem ersten Stillen Hilfe. Hierbei gelten dieselben Regeln wie bei allen weiteren Mahlzeiten. Je besser dieses erste Stillen gelingt, um so zuversichtlicher wird die Mutter der nächsten Mahlzeit entgegensehen. Auch kann, je nach Situation und Aufnahmebereitschaft der Mutter, diese auf die Reflexe des Kindes aufmerksam gemacht werden.

In der Regel wird die Mutter ihr Kind das erste Mal im Liegen anlegen (s. Kap. 5.7), diese Position ist dem Sitzen vorzuziehen, damit der weiche Beckenboden nicht belastet wird.

Grundregeln zum Anlegen

Es gibt einige Grundregeln zum Anlegen, die für jede Stillposition gelten. Die Aufgabe der Hebamme ist es, die Wöchnerin so früh wie möglich mit diesen Grundregeln vertraut zu machen, wenn sie in der Geburtsvorbereitung nicht schon in einer „Stillstunde" diese gezeigt bekam. Je eher eine Frau hier Sicherheit erlangt, um so weniger Probleme treten auf. In Grundzügen sollten ihr der Saugmechanismus, die Lage der Milchseen, der Milchbildungs- sowie der Milchloslassreflex beschrieben werden, damit sie versteht, worauf sie achten soll.

Nach einem Kaiserschnitt kann das Kind angelegt werden sobald die Frau aus der Narkose erwacht bzw. fertig genäht und bereit zum Stillen ist. Es gibt keinen medizinischen Grund, damit zu warten. Vielmehr ist gerade nach einem Kaiserschnitt das Bonding besonders wichtig und wird durch das Stillen unterstützt. Es muss eine Stillposition gefunden werden, die es der Frau ermöglicht, ohne größere Schmerzen zu stillen. Hier bietet sich an, das

5.5 Erstes Stillen nach der Geburt, Grundregeln zum Anlegen

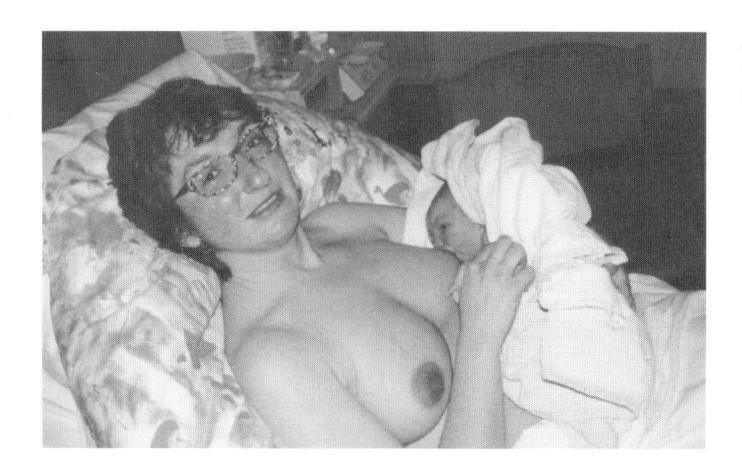

Abb. 5.6 Erstes Anlegen direkt nach der Geburt. Die Mutter liegt erhöht und gut gestützt, das Kind hat Haut- und Augenkontakt.

Kind quer über die Brust zu legen, während die Frau leicht erhöht liegt (Abb. 5.6). Wenn die Frischoperierte nur auf dem Rücken liegen kann, erreicht das auf einem Kissen erhöht gelagerte Kind ebenfalls gut die Brust (s. S. 129, Abb. 8.1). Geduld und Ermutigung sind besonders nötig, damit dieses so wichtige erste Stillen gelingt.

10 Grundregeln für das Anlegen:

1. **Die Mutter muss bequem sitzen oder liegen**, Rücken und Arme sind abgestützt. Dies wird am besten durch Lagerungshilfen wie (Still-)Kissen sowie eine Armlehne oder Fußbank erreicht. Die Frau muss am Anfang der Mahlzeit und auch zwischendurch immer wieder auf eine bequeme Haltung aufmerksam gemacht werden.
2. **Der Körper des Kindes ist gut abgestützt**, entweder direkt auf einem Kissen oder auf dem unterstützten Arm der Mutter.
3. **Mutter und Kind müssen einander zugewandt sein**, bei den meisten Positionen „Bauch an Bauch". Der Hinweis auf die gerade Linie von Ohr, Schulter und Hüfte hilft der Mutter, immer wieder zu überprüfen, dass der Kopf des Kindes nicht abgeknickt oder verdreht ist.
4. **Das Kind muss auf der Höhe der Brust gelagert** sein, damit es diese gut erreichen kann. Da das Kind mehr vom unteren Brustgewebe im Mund haben soll, zeigt die Warze vor dem Anlegen eher zur Nase.
5. **Die Mutter sollte die Brust im so genannten C-Griff halten.** Dabei stützen die Finger von unten die Brust und der Daumen liegt locker oben auf. So werden keine Milchkanäle abgedrückt und die Brustwarze kann leicht bewegt werden, um durch Berühren der Lippen den Suchreflex und damit das Öffnen des Mundes zu stimulieren.
6. **Die Mutter muss warten, bis das Kind den Mund weit aufmacht**, um es dann mit einer schnellen Armbewegung an die Brust heranzuziehen. Da das Kind den Mund nur jeweils für eine sehr kurze Zeit aufmacht, ist der genaue Moment von der Mutter abzupassen. Der Hinweis auf die aufgesperrten Schnäbel bei jungen hungrigen Vögeln hilft der Mutter, hierauf besonders zu achten.
7. **Das Kind soll zur Brust gebracht werden** und nicht die Brust zum Kind, da die Brust angewachsen ist.
8. **Sobald das Kind angesaugt hat**, kann die Mutter den Druck wieder etwas lockern, um dem Kind genügend Raum zum Atmen zu geben.
9. **Kinn und Nasenspitze berühren die Brust**, die Lippen sind ausgestülpt (Abb. 5.7).
10. **Wenn der Kopf in der Hand liegt, sollten die Finger geschlossen am Hinterkopf liegen.** Berührungen in der Nackengegend lösen den Streckreflex des Kopfes aus und Berührungen im seitlichen Gesichtsbereich veranlassen das Kind, rechts und links nach der Brustwarze zu suchen.

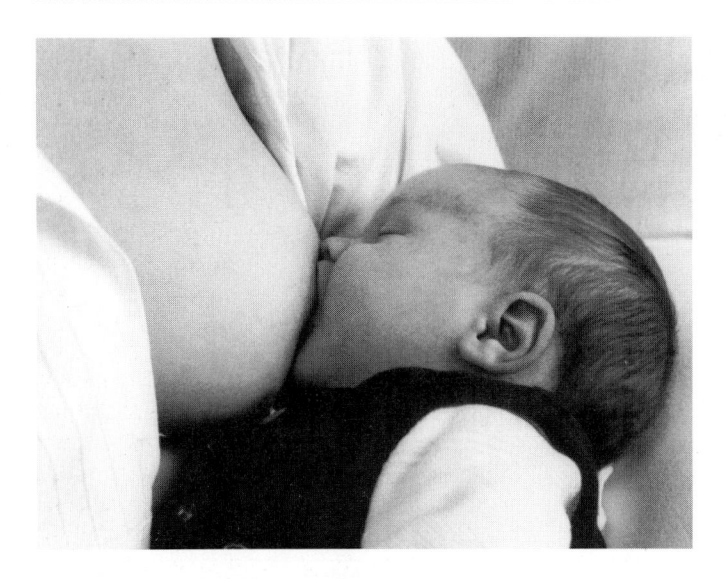

Abb. 5.7 Das Kind ist gut „angedockt": der Mund ist weit offen und die ausgestülpten Lippen umschließen viel Brustgewebe; Nase und Kinn berühren die Brust.

Die Empfehlung für die Handhaltung am kindlichen Kopf gilt auch und ganz besonders für die helfende Person. Es gelingt fast jeder erfahrenen Hebamme, ein Kind an die Brust zu bringen, aber die Wöchnerin hat nichts davon, wenn sie nach dem Besuch bei der nächsten Mahlzeit es nicht alleine schafft.
Hilfe zur Selbsthilfe ist die Devise. D. h., die Hand der Hebamme sollte *auf* der Hand oder dem Arm der Frau liegen, die Brust sollte von der Frau gehalten werden. Auch wenn es so bei den ersten Mahlzeiten länger dauert, bis Mutter und Kind zueinander gefunden haben, wird es, wenn die Frau gut in ihrem Selbstvertrauen unterstützt wurde, bald gut und schnell alleine klappen.

5.6 Stillen ad libidum, Trinkverhalten des Neugeborenen

Starre Fütterungszeiten alle 4 Stunden sind ursprünglich für die Flaschenernährung „erfunden" und dann auf das Stillen übertragen worden. In der Vergangenheit hat diese Regelung zu vielen Misserfolgen beim Stillen geführt. Inzwischen ist mehr über die Physiologie des Stillens bekannt und darüber, wie in einem fein aufeinander abgestimmten Mechanismus jedes Mutter-Kind-Paar seine individuellen Stillzeiten regelt; vorausgesetzt, beide sind gesund, nicht gestresst und das Stillmanagement ist gut.

Die 4 Stunden-Abstände geistern jedoch noch in vielen Köpfen vor allem der Großmütter herum und es wird noch eine Weile dauern, bis diese Vorstellungen verschwunden sind. Oft muss sich die stillende Frau auch anhören, dass sie ihr Kind verwöhnt und es ihr später auf dem Kopf herumtanzen wird, wenn sie jedes Saugbedürfnis an der Brust stillt und das Kind so oft trinken kann wie es will. Vor allem Frauen, die ihr erstes Kind geboren haben, sind durch solche Aussagen oft verunsichert und schielen auf die Uhr. Fast paradox ist die Tatsache, dass die Ratschläge von Frauen kommen, die selbst oft nur kurz oder gar nicht gestillt haben. Hier hilft es manchmal, als Hebamme ein Gespräch mit der Großmutter zu führen und die fachliche Autorität zu nutzen, um der jungen Mutter den Rücken frei zu halten und sie zu schützen.

Stillen nach Bedarf wird oft nur auf das Kind bezogen, nicht auf den Bedarf der Mutter, der ambivalent ist: Einerseits braucht sie Ruhe, andererseits braucht die Brust Stimulation. Wird das Kind in den ersten Tagen nicht häufig genug gestillt, kann dies zu Hyperbilirubinämie, unphysiologischem Gewichtsverlust und Hypoglykämie auf seiten des Kindes und zu Milchstau bei der Mutter führen. Die Mutter muss lernen, auf leise Anzeichen von Hunger oder Saugbereitschaft des Kindes zu achten und sie nutzen. Viele Kinder schlafen lange und ausgiebig in den ersten 24–72 Stunden und „nach Bedarf" wird so verstanden, dass das Kind auch nicht geweckt werden darf. Da der **Geburtsverlauf und sedative Medikamente** einen Einfluss auf die kindlichen Stillreflexe haben, sollte die nachbetreuende Hebamme bzw. die Wochenstation bei der Übernahme der Frau darüber informiert werden, um ggf. einzugreifen. Stillen nach Bedarf muss also differenziert betrachtet werden, bezogen auf das Lebensalter und die besonderen Umstände.

Anzahl der Stillmahlzeiten

Folgendes Schema hat sich für die ersten 3 Tage bewährt:

0–24 Std.	1 ausgiebige Stillmahlzeit nach der Geburt plus 3 weitere Mahlzeiten
24–48 Std.	mindestens 6 Mahlzeiten
48–72 Std.	mindestens 8 Mahlzeiten

Bis zum Ende der ersten Woche steigt die Häufigkeit meist rapide an (10–15-mal in 24 Std.), wenn das Kind ad libitum gestillt wird, um dann wieder langsam abzunehmen und sich bei 8–10-mal einzupendeln.
Nach 6–8 Wochen haben Mutter und Kind in der Regel einen gemeinsamen Rhythmus gefunden. Darauf muss die Wöchnerin deutlich hingewiesen werden, ist sie doch bei der Vorstellung, das Kind will die gesamte Stillzeit so oft trinken wie am 7. oder 8. Tag, sehr entmutigt. „Das halte ich nicht 6 Monate durch …", wird dann geäußert.
Die **Nachtmahlzeiten** haben einen besonderen Wert, denn die Prolaktinausschüttung ist nachts höher als am Tag. Eine Nachtpause von 6 Std. ist „erlaubt", am Anfang wird die Frau meist vorher wach, weil die Brüste spannen und sie wartet dann sehnsüchtig auf die Erlösung durch das Kind, ggf. sollte sie es wecken.

Dauer der Stillmahlzeit

Auch die Dauer der einzelnen Stillmahlzeiten wurde lange Zeit begrenzt, und besonders in den ersten Tagen durften die Kinder oft nur 2–3 Minuten saugen. Da bei vielen Frauen der Milchspendereflex erst nach 2–3 Minuten einsetzt, wird klar, warum die Kinder dann nicht die erforderliche Menge getrunken hatten, wenn sie, wie früher üblich, vor und nach dem Stillen gewogen wurden. Die Folge: Zufüttern, Probleme mit der initialen Brustdrüsenschwellung, Milchstau, Milchmangel. Kurze Stillzeiten wurden in den ersten Tagen „verordnet", um wunde Brustwarzen zu vermeiden (s. S. 95). Viele Untersuchungen haben jedoch gezeigt, dass die Dauer des Stillens keinen Einfluss auf das Wundwerden hat, sondern ausschließlich das unkorrekte Anlegen (Erfolgreiches Stillen, 1991).
Nach dem Milcheinschuss am 3.–5. Tag „weiß" ein gesundes, am Termin geborenes Kind selbst am besten, wie oft und wie lange es an der Brust trinken will. Wird es zu früh von der Brust genommen, kann es passieren, dass es nicht genügend von der fettreichen Hintermilch erhält, nicht ausreichend satt ist und in kurzen Abständen wieder nach der Brust verlangt. Die verdauungsanregenden Stoffe in der Vordermilch können zudem zu Bauchweh führen, wenn nichts zum Verdauen da ist. Die Kalorien, die das Kind mit ein paar Schlucken Hintermilch bekommt, wenn es eigentlich schon eingeschlafen scheint und nur noch ab und zu saugt, sind für das Gedeihen sehr wichtig.

> Die Stilldauer ist abhängig von der Schnelligkeit der Milchabgabe durch die Mutter und von der Effektivität des Saugens durch das Kind. Solange das Kind gedeiht, sind Zeiten zwischen 5 und 60 Minuten pro Stillmahlzeit vollkommen normal.

Qualität des Saugens

Die Mutter sollte auch auf den unterschiedlichen **Saugrhythmus innerhalb einer Mahlzeit** hingewiesen werden. Die anfänglichen, schnellen Züge sind dazu da, die Reflexe in

Gang zu bringen. Dann, nach 2–3 Minuten, manchmal auch später, setzt der Milchspendereflex ein und das Kind trinkt mit großen Schlucken, die meist zu hören sind. Das Brustgewebe soll nicht im Mund hin- und herebewegt werden. Die Wangen sind voll, nicht eingezogen wie beim Strohhalmtrinken. Das Kind saugt 10–30-mal, bis es eine Pause von unterschiedlicher Länge macht, um dann erneut zu beginnen. Diese Ruhephase sollte die Frau dem Kind gönnen und nicht versuchen, durch Streicheln oder Massieren oder Herausziehen der Brust das Kind zu schnellerem Trinken zu animieren. Die Saugintervalle entsprechen der intermittierenden Oxytocinausschüttung.

Gegen Ende der Mahlzeit werden die Ruhephasen länger und die Trinkphasen kürzer, effektives Saugen kann in Nuckeln übergehen. Die Mutter wartet, bis das Kind von selbst die Brust loslässt, denn dieses „Genussnuckeln" trägt sehr zum seelischen Wohlbefinden des Kindes bei. Ein befriedigendes Lächeln, wenn das Kind satt von der Brust „abfällt", wird die Mutter ebenfalls befriedigen.

Danach wird das Kind zum Bäuern hochgenommen, wobei gestillte Kinder oft wenig oder gar keine Luft mitschlucken und selten aufstoßen müssen. Meist wird das Kind anschließend gewickelt und kann dann, wenn es noch Suchverhalten zeigt, an der zweiten Brust bis zum Einschlafen angelegt werden. Diese Brust wird bei der nächsten Mahlzeit zuerst gegeben.

Es gibt jedoch keine feste Regel wie jedes Mal beide Brüste oder nur eine Brust. Mutter und Kind müssen gemeinsam herausfinden, was für sie am besten ist. Nur in den ersten Tagen ist beidseitiges Anlegen zu empfehlen, damit die Milchproduktion gut angeregt wird. Danach kann zwischen beiden Methode gewechselt werden, je nach Bedarf.

5.7 Stillpositionen

Auf den meisten Fotos und auf mittelalterlichen sakralen Stillbildern ist die so genannte Madonna-Haltung zu sehen, bei der das Kind im Wiegengriff vor der Brust im Arm gehalten wird. Die Position wird von vielen Frauen spontan gewählt, sie sollte jedoch nur eine unter mehreren sein, da auf diese Weise immer nur ein Bereich der Brust besonders gut entleert wird und dadurch Stillprobleme auftreten können.

Meist hat die Wöchnerin einen Lieblingsbusen, bei dem die Milch besser läuft oder die Haltung bequemer ist. Da dies jedoch zu einem Milchstau in anderen Bereichen der Brust oder an der anderen Brust führen kann, sollte dies nicht unterstützt werden. Außerdem ist es für die motorische Entwicklung des Kindes wichtig, nicht immer nur in einer Haltung gestillt zu werden.

Im Liegen, auf der Seite

Die Frau liegt ganz auf der Seite, das Bett ist flach und nur der Kopf liegt auf einem Kissen. Das Kind liegt Bauch an Bauch ebenfalls auf der Seite auf Höhe der Brust, der Kopf ist ganz leicht gestreckt. Wenn das Kind den Mund weit aufmacht, wird mit Unterarm und Hand des unteren Armes das Kind zur Brust gebracht – nicht nur der Kopf. Die andere Hand hält die Brust. Sobald das Kind gut saugt, kann ein gerolltes Tuch oder die Bettdecke im Rücken das Kind stützen und die Frau kann sich entspannen. Oft ist ein Kissen im Rücken der Frau ebenfalls angenehm (Abb. 5.8).

Für eine erfolgreiche und lange Stillzeit ist es wichtig, dass die Frau gut und bequem im Liegen stillen kann, d. h. sie soll sich nicht auf den unteren Arm aufstützen. So kann sie sich während des Stillens am Tag ausruhen und in der Nacht wird sie weiterdösen können.

Im Sitzen, Wiegengriff

Der Wiegengriff (Madonnahaltung) ist die üblichste Stillposition. Die Frau sitzt bequem – hierauf müssen vor allem Erstgebärende immer wieder hingewiesen werden – dann erst wird das Kind Bauch an Bauch mit der Mutter angelegt. Der Körper des Kindes liegt auf dem

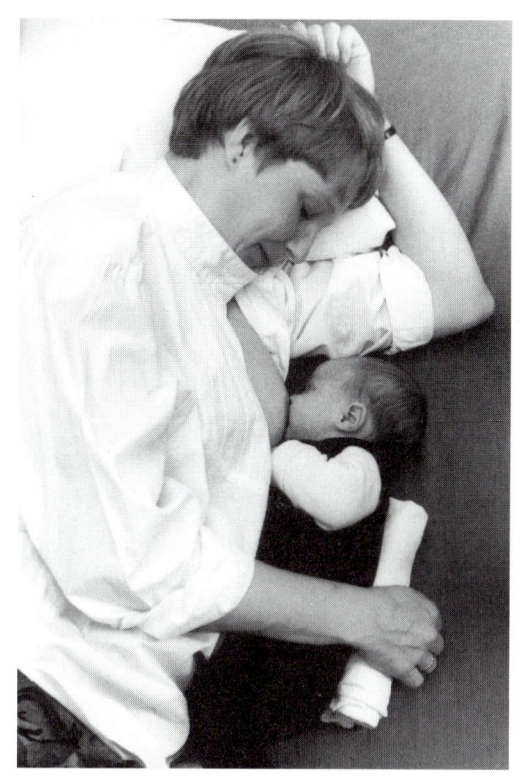

Abb. 5.8 Stillen im Liegen: Mutter und Kind liegen ganz auf der Seite, Bauch an Bauch. Nur der Kopf liegt auf einem Kissen, die Schulter nicht, so sind Brustwarze und Mund des Kindes auf einer Höhe.

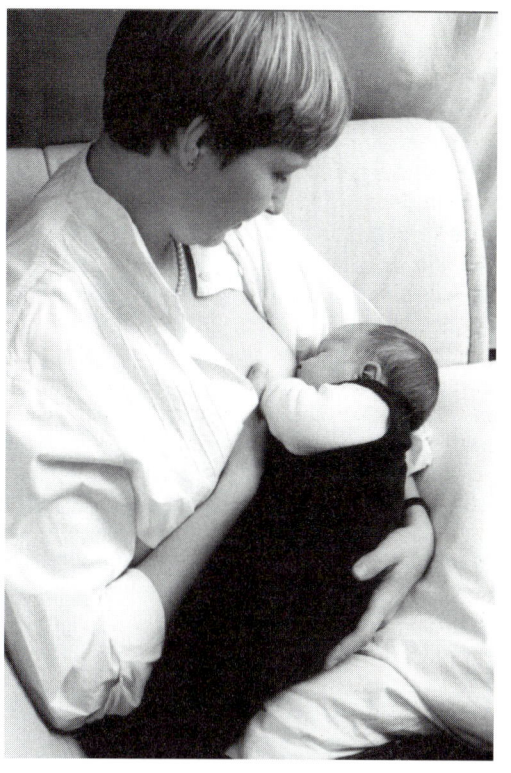

Abb. 5.9 Wiegengriff: Das Kind liegt dicht am Körper der Mutter auf ihrem Unterarm und dem Kissen, die andere Hand hält die Brust im C-Griff. Die Nase des Kindes ist frei.

Arm, der Kopf in der Armbeuge. Der Arm und/oder das Kind liegen auf einem Kissen, damit die Frau das Kind nicht halten muss. Ihr wird erklärt, warum das wichtig ist: Bei einer längeren Stillzeit rutscht sonst das schwerer werdende Kind nach unten und von der Brust ab, auch die mütterlichen Schultern werden ohne Abstützung des Armes belastet. Bei höheren Sitzmöbeln ist eine Fußbank sinnvoll (Abb. 5.9).

Im Sitzen, Rückengriff

Beim Rückengriff (auch Fußballhaltung genannt, weil das Kind wie ein amerikanischer Football unter dem Arm gehalten wird) liegt das Kind an der Seite der Mutter, wiederum auf einem oder mehreren Kissen. Der Kopf liegt in der geschlossenen Hand, der Rücken wird vom Unterarm der Mutter gestützt. Je nach Größe des Kindes muss im Rücken der Mutter ein dickes Kissen sein, damit die Beine und Füße des Babys nach hinten Platz haben (Abb. 5.10).

> Diese drei Stillpositionen sollte jede Mutter gut beherrschen und sie im Wechsel während des Tages anwenden, um eine gute Entleerung von allen Bereichen der Brust zu gewährleisten und um die Brustwarzen nicht immer an derselben Stelle zu belasten.

Je nach Situation und Anatomie können diese Positionen variiert werden bzw. kommen weitere hinzu. Wenn z. B. eine Frau relativ kurze

Oberarme und große Brüste hat, kann sie das Kind nicht bequem im Wiegengriff halten. Im umgekehrten Fall, kleine Brust und langer Oberarm, ebenfalls nicht. Dann ist der Rückengriff oder der **Überkreuzgriff** angebracht. Dabei hält der gegenüber liegende Arm das Kind und die Brust wird von der Hand auf der gleichen Seite gestützt.

Der **Rückengriff** eignet sich auch für Frauen nach Kaiserschnitt, wenn der Bauch noch empfindlich ist (s. S. 130, Abb. 8.2). Zwillingsmütter können nach einiger Übung so beide Kinder gleichzeitig stillen. (Stillpositionen für Zwillinge s. S. 153). Wenn schon ältere Geschwister da sind, empfiehlt sich der Rückengriff ebenfalls, weil dann die Mutter eine Hand frei hat, um z. B. mit dem großen Kind zu schmusen oder ein Buch vorzulesen. Der Schoß ist dann nicht so besetzt.

Neben diesen üblichen Stillpositionen gibt es noch „akrobatische" Positionen, die je nach Bedarf gebraucht werden und der Mutter im weiteren Verlauf einmal genannt und gezeigt werden können (s. S. 93).

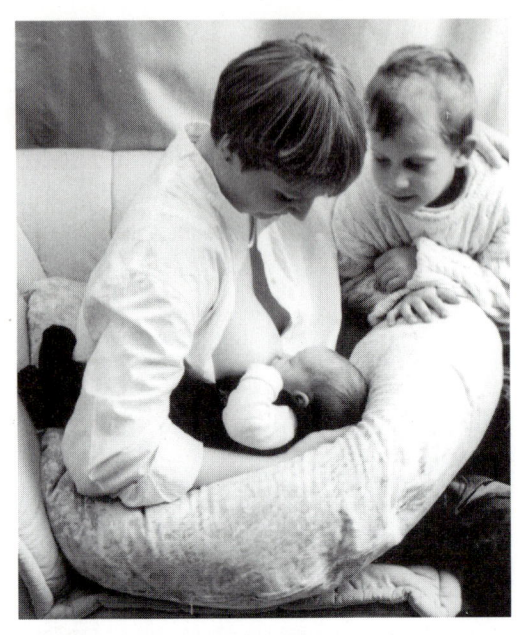

Abb. 5.10 Beim Rückengriff bietet ein dickes Kissen im Rücken der Frau genügend Platz für die Füße des Kindes und dient an der Seite als Unterlage. Eine Hand ist frei für das Geschwisterkind oder um etwas zu trinken.

5.8 Häufige Fehler beim Anlegen

> Etwa 80 % aller Stillprobleme können durch korrektes Anlegen und richtige Stillpositionen vermieden werden.

Die **häufigsten Probleme** sind *wunde Brustwarzen, Milchstau und Milchmangel* (Feinstein, 1986). Diese Probleme führen oft zum Zufüttern oder frühzeitigen Abstillen. Es gilt also, Frauen durch die nötigen Informationen und Hilfestellungen in die Lage zu versetzen, so zu stillen, dass diese Probleme gar nicht erst auftreten. Die Mütter müssen lernen, wie es sich anfühlt und anhört und aussieht, wenn das Kind richtig angelegt ist. Manchmal sind es nur Kleinigkeiten, die über Erfolg oder Misserfolg entscheiden.

Das Kind muss beim Trinken den Kopf drehen

Eine verdrehte Haltung wird das Kind nicht lange durchhalten, weil es unbequem ist und wehtut. Wird die Mutter aufgefordert, einen Schluck Tee oder Spucke mit zur Seite gedrehtem Kopf herunterzuschlucken, wird sie selbst merken, wie unangenehm dies ist und diesen Fehler nicht mehr machen.

Die Brust ist nicht korrekt im Mund des Kindes

Die Mutter wird, je nach Empfindlichkeit, früher oder später schmerzende oder wunde Brustwarzen bekommen, wenn das Kind die Mamille nicht tief genug in den Mund nimmt. Die Frau kann aufgefordert werden, ihre Zunge nach oben zum Gaumen zu bringen und nach hinten zu bewegen, um den Übergang vom harten zum weichen Gaumen zu spüren. Wenn die Brustwarze dort hinten zwischen dem weichen Gaumen und der weichen Zunge zu liegen kommt, kann ihr nichts passieren. Liegt sie aber zwischen dem harten Gaumen und der harten Zahnleiste, wird sie wund. Nach dieser kleinen „Zungenübung" wird die Mutter darauf achten, dass ihr Kind genügend Brustgewebe im Mund hat.

Merkt die Frau, dass das Kind die Brustwarze nicht richtig tief im Mund hat, sollte sie ermutigt werden, das Kind wieder von der Brust zu nehmen, indem sie mit dem Finger im Mundwinkel das Vakuum löst und es erneut versucht. Wird die Brust einfach herausgezogen, kann das zu Verletzungen führen.

Die Lippen des Kindes sind nicht richtig ausgestülpt

Manchmal sind nur die Lippen nicht ausreichend ausgestülpt, dann kann man vorsichtig nachhelfen und die Lippen nach außen ziehen. Nach innen eingezogene Lippen entstehen, wenn der Mund des Kindes im Moment des Anlegens nicht weit genug auf war, beim nächsten Anlegen muss darauf besser geachtet werden. Eine eingestülpte Unterlippe kann verhindern, dass die Zunge weit genug über die untere Zahnleiste geschoben wird, dies behindert das Ausmelken und kann die Warze wund machen.

Die Lippen sorgen dafür, dass im Mund ein Vakuum entsteht, sie schließen rundherum luftdicht ab und werden dabei durch das Fett aus den Montgomery-Drüsen unterstützt und geschmeidig gehalten. Aus diesem Grund soll die Brustwarze vor dem Stillen nicht gewaschen werden. Ist zwischen Brust und Mund kein dichter Abschluss, kann das Kind außerdem Luft mitschlucken, was zu einem Blähbauch und Verdauungsproblemen führen kann.

Frühzeitige Beratung der Mutter

Wie so oft im Leben zahlt sich eine Investition am Anfang aus. Hier ist die zeitliche und emotionale Investition gemeint: Werden der Stillenden die nötigen Informationen gegeben, wird sie bei den ersten Stillmahlzeiten immer wieder gut unterstützt und beraten, so wird sie kaum Probleme entwickeln. Leider scheint am Anfang oft nicht genügend Zeit vorhanden zu sein. Sind aber die Probleme da, muss viel mehr Zeit aufgewendet werden, um sie wieder zu beheben, abgesehen von den Schmerzen und der Verunsicherung, die ein solcher Stillbeginn bedeutet (Henschel, 1986).

Der **Stillbeobachtungsbogen** (Abb. 5.11) ist gerade am Anfang der Betreuungstätigkeit gut als „Checkliste" zu verwenden. Nach einer Weile sieht die Hebamme auf einen Blick, ob alles stimmt und sie kann ihn wieder beiseite gelegen. Im klinischen Bereich hilft er bei der Übergabe, um auf evtl. noch notwendigen Beratungsbedarf hinzuweisen.

5.9 Pflege und Hygiene der Brust in der Stillzeit

Einige der praktizierenden Hebammen haben in ihrer Ausbildung noch eine Brustpflege gelernt, die nach heutigen Erkenntnissen der Brust und vor allem den Brustwarzen eher schadet als nützt. Das „Desinfizieren" der Brust nach dem Stillen mit Spray oder Alkohol führt nur zu rauer Haut und das Auflegen von dicken Salbenläppchen weicht die Brustwarze auf. Beides ist nicht sinnvoll. Vielmehr sollten der Frau folgende Ratschläge gegeben werden:

- **Einmal am Tag**, z.B. während des Duschens, **die Brust mit warmem Wasser waschen**, dabei höchstens eine sehr milde Seife oder Waschlotion verwenden und die Warze samt Warzenhof möglichst aussparen. Wenn die Frauen gewöhnt sind, sich kalt abzuduschen, sollten sie, solange sie stillen, die Brüste dabei auslassen, da der rasche Temperaturunterschied zu einem Milchstau führen kann.
- **Auf trockene Stilleinlagen** achten, denn ein feuchtes Milieu begünstigt die Keimvermehrung und weicht die Haut auf. Am besten haben sich Stilleinlagen aus Baumwolle, Wolle

			"Punkte" erfüllt	Hilfestellung u./o. Beratung gegeben	weitere Hilfe erforderlich
HALTUNG	Mutter	bequem, Schultern unten			
		Arm abgestützt			
		Brust im C-Griff			
	Kind	dicht am Körper			
		auf Höhe der Brust			
		Ohr, Schulter, Hüfte eine Linie			
SIGNALE	Mutter	nimmt Kontakt auf			
		reagiert auf Reflexe			
	Kind	Suchreflex da			
		Mund weit offen			
ANLEGEN U. BEGINN DES SAUGENS	Mutter	wartet richtigen Moment ab			
		bringt Kind zur Brust			
	Kind	Zunge unten			
		Lippen ausgestülpt			
		Kinn u. Nase berühren Brust			
MILCHÜBER-TRAGUNG	Mutter	spürt ev. Let-Down			
		Warze schmerzlos			
	Kind	schluckt hörbar o. sichtbar			
		macht tiefe Züge			
		Wangen voll			
ENDE DER MAHLZEIT	Mutter	wartet, bis Kind losläßt			
		läßt Milch antrocknen			
	Kind	Saugintervalle werden größer			
		läßt von selbst los			
		zufriedener Eindruck			
BRUST		Warze o.B.			
		Gewebe weich/er			

© Jule Friedrich, Hamburg

Abb. 5.11 Der Stillbeobachtungsbogen kann ähnlich wie das APGAR-Schema zur Schulung der Beobachtung am Anfang der Betreuungstätigkeit eingesetzt werden.

oder Seide bewährt. Die Einmaleinlagen aus Zellstoff kleben oft fest und die Luftzirkulation ist zu gering, besonders wenn sich eine Plastikschicht zwischen den Zellstofflagen befindet.
- **Nach dem Stillen die Warzen an der Luft trocknen lassen**, ohne sie abzuwischen. Der Speichel des Kindes und die fettreiche Hintermilch sorgen für Desinfektion und Pflege.

In den ersten Wochen nach der Geburt fühlen sich die meisten Frauen mit einem **Still-BH** wohler. Die schweren Brüste brauchen eine Stütze, die allerdings nirgends einschnüren, sondern genau passen sollte. Viele Frauen empfinden das Tragen eines Büstenhalters nachts als sehr unbequem. Falls die Brüste nachts auslaufen, z.B. wenn das Kind längere Zeit schläft, muss Vorsorge getroffen werden, damit der milchgetränkte Stoff nicht kalt wird und evtl. einen Milchstau begünstigt. Je nach Größe der Brust kann dann ein Bustier oder ein engeres Unterhemd getragen werden, mit dem sich Stilleinlagen oder eine Stoffwindel fixieren lassen.

Generell gilt, dass die Frau selbst am besten herausfindet, wie und ob sie ihren Brüsten Halt gibt, aus hygienischen Gründen ist ein Still-BH nicht notwendig.

Wenn die Frau eine Körperlotion oder Öl verwendet, kann sie die Brüste, aber nicht die Warze und den Warzenhof eincremen. Schwach riechende Produkte sind hier vorzuziehen, sonst kann es passieren, dass das Kind plötzlich die Brust verweigert, weil die Mutter so fremd riecht.

5.10 Ernährung und Flüssigkeitszufuhr der Mutter in der Stillzeit

Für die Stillzeit gelten die gleichen Ernährungsempfehlungen wie für die Schwangerschaft. Die Ernährung sollte **ausgewogen** sein: frisches Obst und Gemüse (Vitamine, Mineralien), Vollkornprodukte (Ballaststoffe), gutes Pflanzenöl (ungesättigte Fettsäuren), Milchprodukte, Fleisch (Eiweiß, Vitamin B etc.) und möglichst wenig Süßigkeiten und Weißmehlprodukte.

Einschränkungen

So genannte „Genussmittel" sollte die Stillende nur selten oder gar nicht zu sich nehmen, da sie in die Muttermilch übergehen und das Kind besonders wach (*Tein, Koffein*) oder schläfrig (*Alkohol*) machen und das Wohlbefinden des Kindes beeinträchtigen können.

- **Bis zu 3 Tassen Kaffee/Tee** bzw. coffeinhaltige Getränke sind insgesamt pro Tag erlaubt.
- **Bezüglich Alkohol** gilt dasselbe wie in der Schwangerschaft: Hochprozentiges ist verboten, ein Glas Bier oder Wein darf ab und zu sein, dann aber nicht direkt vor dem Stillen.
- **Saures Obst:** Früher wurde den Frauen dringend davon abgeraten, Saures (z.B. Zitrusfrüchte, Obstsäfte) zu verzehren, da diese beim Kind säurehaltigen Urin und Stuhl und somit Wundsein verursachen können. Neuere Untersuchungen haben diese Annahme nicht bestätigt.
- **Blähende Speisen:** Ebenso wurden den Frauen blähende Nahrungsmittel (Hülsenfrüchte, Zwiebeln, alle Kohlsorten etc.) verboten, da diese für Blähungen beim Kind verantwortlich gemacht wurden. Auf Grund der Darmunreife treten Blähungen in den ersten Monaten physiologischerweise auf, die Ernährung der Mutter ist selten schuld.
- **Milch und Milchprodukte** können jedoch Reaktionen beim Kind hervorrufen. Um Milch als Ursache auszuschließen, kann es sinnvoll sein, 2 Wochen lang auf Milchprodukte zu verzichten. Die Hebamme sollte auf mögliche Zusammenhänge hinweisen (Beratung zu Blähungen s. S. 247).

Umfangreiche prophylaktische Nahrungsverbote haben schon manchen Frauen die Stillzeit verleidet und die Vorstellung, jetzt noch ein paar Monate auf Verschiedenes verzichten zu müssen, ließ viele an ein schnelles Abstillen denken.

> Es gibt, wie so oft, keine allgemeingültigen Ratschläge, sondern jede Mutter muss herausfinden, was ihr Kind verträgt und einen individuellen Speisezettel für sich zusammenstellen.

Dabei ist es besser, keine Mischprodukte (z. B. Gemüsesuppe, Bohnensuppe mit Zwiebeln) zu essen oder zu trinken (z. B. 6-Früchte-Drink), sondern die Nahrungsmittel einzeln zu probieren. Nur wenn beim Kind Wundsein oder vermehrt Blähungen nach bestimmten Nahrungsmitteln auftreten, sollte die Mutter diese für etwa 2 Wochen meiden und es dann wieder versuchen. Denn einerseits wird die Säuglingshaut dicker, andererseits reift der Verdauungstrakt heran, so dass die Organe mit der Zeit unempfindlicher werden.

Besteht eine **allergische Disposition** in der Familie, sollte die Frau darauf hingewiesen werden, bestimmte hochallergene Nahrungsmittel wie Frischmilch, Eier, Nüsse, Fisch zu vermeiden. Eine Ernährungsberatung kann ihr helfen, trotzdem abwechslungsreich und gesund zu essen.

Nahrungsmenge

Wie in der Schwangerschaft muss die Frau nicht für zwei essen, sondern nach ihrem Hunger. Neben Fett werden in der Schwangerschaft auch andere Nährstoffe im Körper der Frau gelagert und sind nach der Geburt für die Milch verfügbar. So ist die Zusammensetzung der Milch relativ gleich, auch wenn die Frau wegen Krankheit oder aus anderen Gründen ein paar Tage nicht oder nicht ausgewogen essen kann. Der Stoffwechsel verändert sich und ist auf die Produktion von Milch vorbereitet: die Blutzufuhr zur Brust und zum Verdauungssystem ist durch vermehrte Herzaktivität erhöht und Nährstoffe werden in Magen und Darm effektiver resorbiert.

> Eine tägliche Kalorienzufuhr von 2200–2700 kcal ist ausreichend, je nach der körperlichen Aktivität der Mutter. Diese sollte auf mehrere kleine Mahlzeiten verteilt werden, ohne lange Pausen dazwischen.

Eine Dose mit Vollkornkeksen neben dem Lieblingsstillplatz und neben dem Bett kann hilfreich sein. Besonders beim ersten Kind kommt die Wöchnerin oft erst um 10 oder um 11 Uhr zum Frühstücken, war das Abendessen um 19 oder 20 Uhr, so liegen 14 Stunden dazwischen. Die Unterzuckerung kann zusätzlich zu Müdigkeit und Gereiztheit führen.

Gewichtsreduktion

Viele Erstgebärende erwarten, noch im Wochenbett ihr altes Gewicht vor der Schwangerschaft wieder zu erreichen und sind enttäuscht, wenn nur 5–7 kg „runter" sind. Der Hinweis, dass bis zu 5 kg Fett in der Schwangerschaft für die Stillzeit eingelagert werden, besonders an Hüfte und Oberschenkeln, und im Laufe der nächsten Monate von selbst verschwinden, kann ein wenig trösten (s. S. 23).

> Ganz wichtig ist es, der Frau zu vermitteln, dass sie keine radikale Diät machen darf, solange sie stillt und nicht unter ihr Gewicht vor der Schwangerschaft abnehmen sollte.

Hintergrund für diese Empfehlung sind die im Fett gespeicherten **Rückstände aus der Nahrungskette**, die bei einem Abbau von „altem" Fett vermehrt in die Muttermilch gelangen. Die aktuelle Ernährungsweise hat wenig Einfluss auf die Schadstoffbelastung. Nur bei Frauen, die sich lange vor der Schwangerschaft schon vegetarisch ernährt haben, hat man geringere Werte gefunden. Die früher geäußerte Begrenzung bezüglich der Stilldauer (z. B. nur 4 Monate) wegen der Schadstoffe in der Muttermilch ist nach den Empfehlungen der nationalen Stillkommission obsolet (NSK, 1995).

Trinkmenge

> Allgemein wird der Frau empfohlen, in der Stillzeit viel zu trinken, es sollten etwa 2–3 l täglich sein.

Die meisten Frauen haben auch **Durst**, besonders **während der Stillmahlzeit**. Wenn die Hebamme darauf hinweist und der jungen Mutter bei den ersten Besuchen beim Stillen etwas zum Trinken bringt, wird die Frau bald selbst dafür sorgen und eine Mineralwasserflasche oder Tee bereitstehen haben. Der Rat: „viel hilft viel" trifft auf den Versuch, mit vermehrtem Trinken die Milchmenge zu steigern, nicht zu. Bei extremer Flüssigkeitszufuhr (über 3 l täglich) wird eher das Gegenteil bewirkt, denn das antidiuretische Hormon (ADH) wird wie das Oxytocin im Hypothalamus gebildet und im Hypophysenhinterlappen gespeichert. Da beide an eine Trägersubstanz gebunden sind, kann übermäßiges Trinken die Oxytocinausschüttung behindern und zu einem verminderten Milchspendereflex führen. Der Durst wird die Flüssigkeitsaufnahme der stillenden Frau am wirkungsvollsten regulieren, man sollte der Frau allerdings sagen, dass ein dunkler, stark riechender Urin ein Zeichen dafür ist, dass sie mehr trinken muss.

Salbei- und Pfefferminztee reduzieren die Milchmenge, sie sollten deshalb nur therapeutisch eingesetzt werden. Milchbildungstee hat mehr eine psychologische Wirkung und kann gut als solche Verwendung finden.

Literatur

Akré, J.: Die physiologischen Grundlagen der Säuglingernährung, WHO, Hrsg. Arbeitsgemeinschaft Freier Stillgruppen, Karlsruhe 1994

De Carvallho, M., Klaus, M. H., Merkatz, R.B.: Frequency of breast-feeding and serum bilirubin concentration, Am J Dis Child 1982, 136: 737–8

Feinstein, J.M. u. a.: Factors related to early termination of breast-feeding in an urban population, Pediatr, 1986, 78: 210-215

Henschel, D. with Inch, S.: Breastfeeding, A Guide for Midwives, Books for Midwives Press, 1996

Leitlinien für das Stillmanagement während der ersten 14 Lebenstage auf wissenschaftlicher Grundlage, VELB, Pfaffstätten, 2000

Nationale Stillkommission, Beschluß zu Rückständen in der Muttermilch, Berlin, 1995

Odent, M.: Geburt und Stillen, Über die Natur elementarer Erfahrungen, München, 1994

Righard, L., Alade, M.O.: Effect of delivery room routines on success of first breastfeed, Lancet 1990, 336: 1105–1107

Riordan, J. & Auerbach, K.: Breastfeeding and Human Lactation, 2nd Ed., Jones and Barlett, 1999

Royal College of Midwives, Erfolgreiches Stillen, 2. Aufl. 1991, HGH-Schriftenreihe Nr. 5

Stillen – Schutz, Förderung und Unterstützung, Die besondere Rolle des Gesundheitspersonals, WHO/UNICEF, Hrsg. Aktionsgruppe Babynahrung, Aachen 1990

Stockhausen, H.B.v.: Indikation zur Therapie des Ikterus neonatorum, in: pädiat. prax., Vol. 45, 1993, 385ff

WHO, Resolution der 54. Weltgesundheitsversammlung, 54.2, Säuglings- und Kleinkindernährung, Genf, 2001

WHO/UNICEF-Initiative Stillfreundliches Krankenhaus. The Baby-Friendly-Hospital-Initiative, A global effort to give babies the best possible start in life, UNICEF, Canada, 1991

6 Besondere Stillsituationen und Stillberatung

Jule Friedrich, Ulrike Harder

Viele der anfänglichen Stillprobleme sind iatrogen, d. h. durch ärztliches und/oder pflegerisches Personal verursacht bzw. durch die Organisation der Wochenstation und des Kinderzimmers verschuldet (s. auch S. 193). Dies gilt insbesondere dann, wenn diese beiden Einheiten getrennt organisiert sind. Probleme mit dem Milcheinschuss, Milchstau und Mastitis, wunde Brustwarzen, aber auch Hyperbilirubinämie und Saugverwirrung lassen sich durch eine gute Stillbegleitung in den ersten Tagen und Wochen verhindern. Auf eine kurze Formel gebracht heißt dies:

> Bald stillen – Oft stillen – Nur stillen!

Etwa 80 % der Probleme, die gerade für Erstgebärende den Stillbeginn so belastend machen und oft zu einem frühen Zufüttern oder Abstillen führen, entstehen nicht, wenn folgende Punkte beachtet werden:

- Vorbereitung auf das Stillen schon in der Schwangerschaft
- unterstützende, Mut machende Begleitung
- Beratung und Hilfestellung, die sich nicht widerspricht
- korrektes Anlegen und wechselnde Stillpositionen
- unbehinderter Kontakt zwischen Mutter und Kind (rooming-in, bedding-in)
- Stillen nach Bedarf von Mutter und Kind
- ausschließliches Stillen
- Einbeziehung des Vaters und der näheren Umgebung in die stillfördernde Betreuung.

Diese Punkte sind in unterschiedlicher Gewichtung bei Milcheinschuss, Milchstau, Mastitis und wunden Brustwarzen sowie Ikterus und Saugverwirrung des Neugeborenen von Bedeutung und zwar sowohl als Ursache, weil ihnen nicht genügend Beachtung geschenkt wurde, als auch als Therapie, um entstandene Probleme zu beseitigen.

6.1 Umgang mit dem Milcheinschuss

Zwischen dem 2. und 5. Tag p. p., bei den meisten Frauen am 3. Wochenbetttag, erfolgt der so genannte „Milcheinschuss", besser **initiale Brustdrüsenschwellung** genannt. Er wird von vielen Frauen gefürchtet und oft mit einem Milchstau oder gar mit einer Brustentzündung verwechselt. Die Bezeichnung „Brustdrüsenschwellung" klingt weniger dramatisch und bezeichnet genauer, was passiert. Die Brustdrüsen werden vermehrt durchblutet, die lymphatische und die Blut-Versorgung ist erhöht und durch den unbehinderten Anstieg des Prolaktins wird vermehrt Milch gebildet. Die Milch selbst macht nur etwa ein Drittel der Schwellung aus. Die Brüste werden voller, schwerer und wärmer, was oft mit einem leichten Temperaturanstieg bei der Wöchnerin einhergeht.

Idealerweise sollte die Wöchnerin „vorgewarnt" und gleichzeitig beruhigt werden, damit Ängste nicht die beginnende Stillbeziehung beeinträchtigen. Der Hinweis, dass die Brüste ja nicht wissen können, ob da ein, zwei oder gar drei Kinder im Bauch waren, dass sie darum erstmal etwas mehr Milch zur Verfügung stellen und sich das Ganze in ein paar Tagen reguliert, nimmt dem Geschehen etwas die Bedrohlichkeit. Der Frau sollte erklärt werden, was in ihren Brüsten passiert und dass durch gutes Stillmanagement in den ersten Tagen die unangenehmen Symptome minimiert werden können.
Treten auf einer Wochenstation oder in der ambulanten Wochenbettbetreuung häufig sehr starke Brustdrüsenschwellungen auf, sollten

die Stillrichtlinien und die Beratung überprüft werden, denn Schwierigkeiten am Stillbeginn können den Stillerfolg beeinträchtigen.

> Es sollte darauf geachtet werden, dass
> - das Stillen bald nach der Geburt beginnt, möglichst innerhalb der 1. Stunde p. p., ohne dass der Hautkontakt unterbrochen war
> - das Kind korrekt angelegt ist
> - es keine Begrenzung von Stillhäufigkeit und -dauer gibt
> - bei einer Trennung vom Kind die Frau beim Entleeren der Brust unterstützt wird.

Wird eine starke Brustdrüsenschwellung nicht behandelt, kann dies zu einem Rückgang der Milchproduktion führen. Die Milchansammlung in den Milchbläschen drückt die milchbildenden Zellen zusammen und verlangsamt die Milchproduktion, zugleich wirkt ein Unterdrückerpeptid. Ein Zustand von vermeintlich zu viel Milch kann also schnell zu einem Milchmangel führen, wenn die Brust nicht ausreichend entleert wird. Die später geltende Regel, dass je mehr gestillt wird, um so mehr Milch gebildet wird, gilt für die Tage des Milcheinschusses nicht! Dieser Hinweis ist besonders für Mehrgebärende wichtig, da sie diese Regel noch von der letzten Stillzeit kennen.

Behandlung bei verstärkter Brustdrüsenschwellung (Milcheinschuss)

- Vor dem Anlegen werden die Brüste etwa 5 Minuten mit feuchter Wärme behandelt: warme Dusche, Umschläge oder die Brust in eine Schüssel mit warmem Wasser tauchen.
- Die Brust in die Hand nehmen und sanft für 1 Minute schütteln (der so genannte „Milchshake"), dies entspannt die Muskelzellen um die Milchbläschen, die Brust wird deutlich weicher.
- Den Bereich um den Warzenhof von Hand entleeren, damit das Kind genügend Gewebe erfassen kann und nicht nur die Warze in den Mund nimmt.
- Auf korrektes Anlegen und „Ausmelken" der Brust achten
- Lieber öfter kurz anlegen, um die Brust zu entlasten, dazu darf das Kind auch geweckt werden.
- Wenn dies nicht ausreicht, die Brust zwischendurch vorsichtig von Hand entleeren (s. S. 104).
- Nach dem Stillen oder Entleeren die Brüste für 20 Minuten kühlen, um Schwellung und Ödeme zu reduzieren. Gut geeignet sind Quarkauflagen (Abb. 6.1) oder Weißkohl-Umschläge (Abb. 6.2).

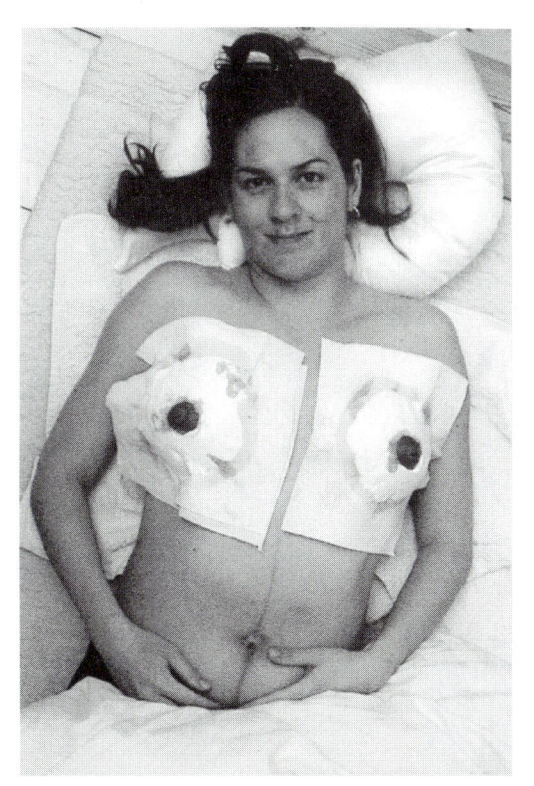

Abb. 6.1 Quarkauflage bei Brustdrüsenschwellung: In 2 Blätter einer Haushaltsrolle (für beide Brüste 4 Blätter) wird ein Loch für die Brustwarze geschnitten. Dann ein Blatt auf eine Arbeitsfläche legen und fingerdick mit kühlem (nicht eiskaltem) glatt gerührten Bio-Quark bestreichen, das zweite Papier darüber legen und leicht andrücken. So entsteht eine stabile Auflage, die 10–20 Minuten (bei Wohlbefinden auch länger) kühlend und lindernd auf die Brust gelegt wird.

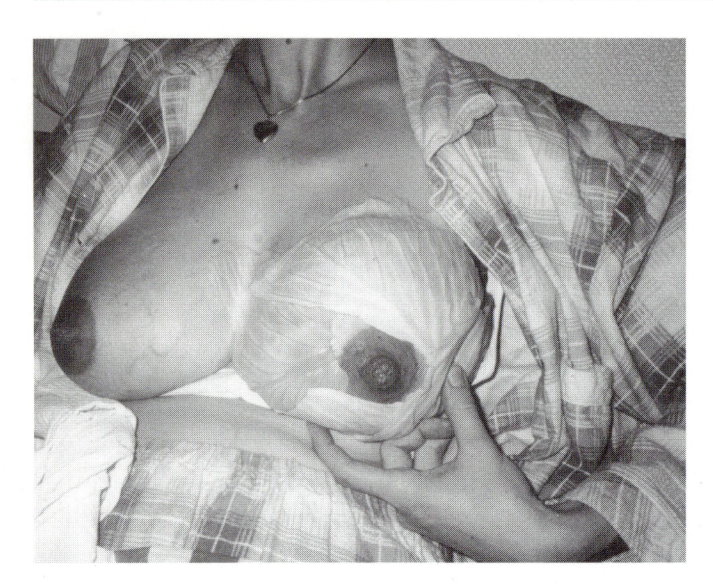

Abb. 6.2 Weißkohl-Umschlag bei Brustdrüsenschwellung: Die äußeren Blätter des Kohls (möglichst aus biologischem Anbau) entfernen, ein oder zwei Blätter abnehmen, den harten mittleren Strunk herausschneiden und die Blätter (wenn sie sehr starr sind) leicht mit dem Nudelholz rollen. Dann unter Aussparung der Brustwarze die gesamte Brust bedecken. Der Weißkohl-Umschlag kann auch im geschlossenen Büstenhalter über längere Zeit getragen werden. Den Kohl im Kühlschrank aufbewahren.

6.2 Milchstau und Mastitis

Eine nicht ausreichend behandelte Brustdrüsenschwellung kann sich zu einem Milchstau entwickeln; dieser wiederum – wenn nicht behandelt wird – in eine Mastitis, wobei eine Mastitis in den ersten 2 Wochen p. p. selten auftritt (Lawrence, 1999). Die Übergänge sind manchmal fließend. Da die heutige Großmüttergeneration wegen der damaligen restriktiven Stillzeiten sehr oft mit Brustentzündungen und/oder -abszessen zu tun hatte und diese „Horrorgeschichten" oft ungefiltert weitergegeben werden, ist es wichtig, mit jeder Frau über die Symptome eines Milchstaus und über frühe Gegenmaßnahmen zu sprechen und ihr ansonsten die Ängste zu nehmen. Manchmal ist auch ein Gespräch mit der Großmutter nötig.

Milchstau

Ein Milchstau entsteht am häufigsten in der 3. und 4. Woche p. p., oft zeitgleich mit dem Wegfallen der Hilfe im Haushalt und dem Anspruch der Frau, jetzt wieder alles alleine zu meistern. Ein Milchstau kann aber zu jedem Zeitpunkt in der Stillperiode auftreten. Da in der Regel die Wochenbettbetreuung dann schon abgeschlossen ist, sollte die Hebamme der Frau beim letzten Besuch weitere Hilfestellung anbieten, entweder telefonisch oder durch einen erneuten Hausbesuch. Nach der seit dem 1.10.1997 geltenden Hebammengebührenordnung sind inzwischen **4 Stillberatungen nach der 8. Woche ohne ärztliches Rezept** möglich (zwei abrechenbar wie ein Wochenbettbesuch und zwei telefonische Beratungen). Durch diese weitergehende Betreuung bis zum Ende der Stillzeit können Hebammen viel zur Gesundheitsförderung beitragen und sie sollten diese Möglichkeit der kontinuierlichen Betreuung auch nutzen.

Ursachen für einen Milchstau bzw. blockierten Milchgang:
- Unzureichende Entleerung eines Teils der Brust, z. B. durch die immer gleiche Stillposition
- zu seltenes Stillen, z. B. wenn das Kind nachts plötzlich durchschläft
- Druck durch einen zu engen BH, zu enge Kleidung oder Tragesack; durch Druck des Fingers, um die Nase des Kindes beim Stillen freizuhalten
- beeinträchtigter Milchspendereflex durch zu starke körperliche und/oder seelische Belastung.

Ein Milchstau ist in der Regel einseitig in einem umgrenzten Bezirk, meist sind ein oder zwei Milchlappen betroffen. Die Stelle fühlt sich hart an, schmerzt bei Berührung, sie ist oft leicht gerötet und wärmer als die Umgebung. Die Frau kann sich krank fühlen, mit **Symptomen** wie bei einem beginnenden Infekt:
- Leichter Schüttelfrost
- ansteigende Körpertemperatur
- Kopf- und Gliederschmerzen.

Behandlung bei Milchstau

- **Der Grund für den Milchstau** muss zunächst herausgefunden und besprochen werden (s. o.).
- **Hinweise auf die Grundregeln zum Stillen** sollte die folgenden Maßnahmen immer begleiten, sie sind ähnlich wie bei einer Brustdrüsenschwellung.
- **Gute Entleerung des betroffenen Bereichs** ist die wichtigste Therapie. Dies wird erreicht, indem das Kind an der betroffenen Brust zuerst angelegt wird und zwar so, dass das Kinn des Kindes zu der gestauten Stelle zeigt und somit die Zunge dort besonders gut melken kann. Da oft der äußere Bereich der Brust gestaut ist, empfiehlt sich der Rückengriff. Manchmal sind auch „akrobatische" Positionen notwendig, für die die Frau etwas Hilfe braucht (Abb. 6.3, Abb. 6.4).
- **Feuchte Wärme vor dem Stillen auf die Verhärtung** (z. B. warmer Waschlappen mit gefaltetem Handtuch darüber).

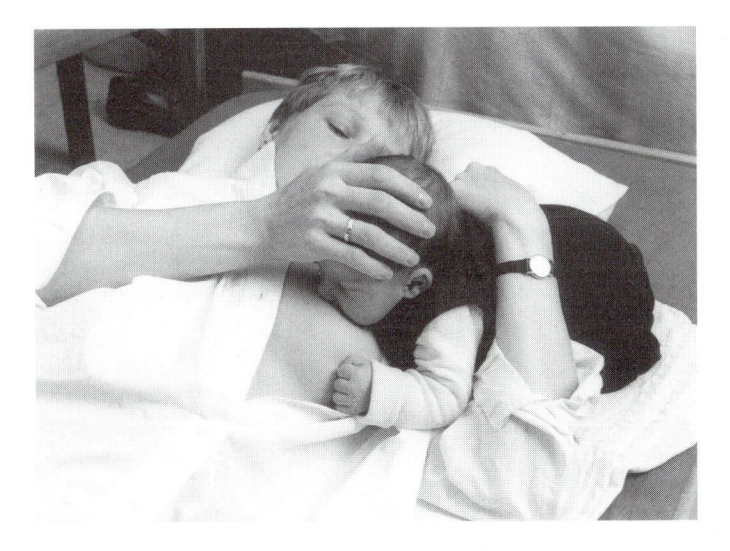

Abb. 6.3 Akrobatische Stillposition zur besseren Entleerung einer gestauten Stelle im oberen Bereich der Brust. Die Stirn des kindlichen Köpfchens muss etwas angehoben werden, damit die Nase frei bleibt.

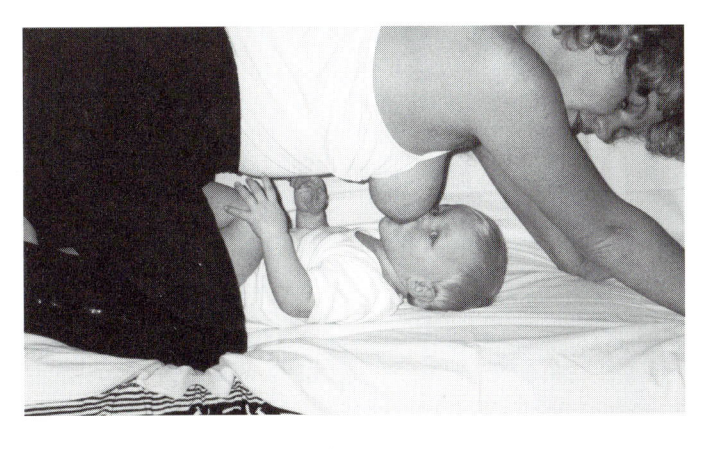

Abb. 6.4 Akrobatische Stillposition bei sehr gestauter Brust, die frei hängende Brust kann vom Kind gut leergesaugt werden. Evtl. wird das Kind auf ein dickes Kissen gelegt, damit es die Brust besser erreichen kann.

- **Während des Stillens den Knoten sanft! in Richtung Brustwarze massieren**, vorher mit 2 Fingern die Stelle vibrieren lassen (schütteln).
- **Quarkumschläge, kühlende Umschläge** oder **Weißkohlblätter** für etwa 20 Minuten nach dem Stillen auflegen (Abb. 6.1, Abb. 6.2).
- **Brust entleeren:** Wenn die Abstände zwischen den Stillmahlzeiten zu groß sind und das Kind nicht geweckt werden soll, muss die Brust von Hand oder mit der Pumpe entleert werden, falls der Stau zu stark schmerzt.
- **Die Frau sollte ruhen, nicht die Brust!**

> Tritt mit dieser Behandlung nach 24 Stunden keine deutliche Besserung ein, besteht die Gefahr, dass sich eine Mastitis (Brustdrüsenentzündung) entwickelt.

Mastitis

Man unterscheidet eine nicht-infektiöse und eine infektiöse Mastitis. Die Unterscheidung ist durch Laboruntersuchungen möglich. Die Behandlung ist meist gleich, da die Untersuchung der Milch zu lange dauert, um dann erst mit einer Therapie zu beginnen. In 80 % der Fälle ist der Erreger Staphylococcus aureus verantwortlich, der beim Einsatz eines Antibiotikums berücksichtigt werden sollte.

Ursachen für eine Mastitis:
- Nicht ausgeheilter Milchstau, wenn das Milchvolumen die Kapazität in den Milchbläschen und -gängen andauernd übersteigt, tritt die Milch in das umliegende Gewebe, dadurch wird das Immunsystem der Frau aktiviert
- Risse oder Fissuren in der Brustwarze, dadurch können Keime von außen eindringen
- Schlechte Infektabwehr im späten Wochenbett, bei Eisenmangel oder Überlastung.

Die **Symptome** der Frau sind ähnlich wie bei einem Milchstau, das Fieber ist oft höher. Die Frau fühlt sich sehr schnell sehr krank und bleibt meist von sich aus im Bett. Wichtig ist auch hier, beruhigend zu wirken, denn schnell steigende Temperaturen bis zu 40 °C sind sehr beängstigend. Die betroffene Brust ist äußerst schmerzhaft, gerötet und heiß, der Frau scheint ein Stillen mit der Seite nicht möglich. Jedoch:

> Auch bei einer Mastitis ist das Entleeren der Brust, am effektivsten durch das Kind, oberstes Gebot, damit den Keimen der Nährboden, sprich die Milch, entzogen wird (Riordan, 1999).

Das Weiterstillen wird leider auch heute noch in einigen Lehrbüchern und von einigen GynäkologInnen nicht empfohlen. Da eine Mastitis in der Regel gemeinsam mit einem Arzt/einer Ärztin behandelt wird, sollte nach einem übereinstimmenden Konzept betreut werden, damit die Frau nicht unnötig verunsichert wird. (Notfalls muss der Arzt/die Ärztin gewechselt werden.)

Behandlung bei Mastitis

- **Alle für den Milchstau beschriebenen Maßnahmen** sind angezeigt, zusätzlich gelten:
- **Strenge Bettruhe!** Durch Bewegung können sich Keime schneller verbreiten und im Bett kann die Wöchnerin rascher genesen.
- **Entleeren der Brust etwa alle 2 Stunden**, wenn möglich durch das Kind. Ist dies nicht oder nicht ausreichend möglich, anschließend Entleeren von Hand oder mit der Pumpe.
- **Ein stillverträgliches Antibiotikum** sollte gegeben werden, wenn sich nach 24 Stunden die Symptome nicht verbessern oder gar verschlechtern. Auf evtl. auftretenden Soor bei Mutter und/oder Kind muss geachtet werden.
- **Normale Trinkmenge:** Die Frau sollte die Flüssigkeitszufuhr nicht einschränken, zum einen wegen des Fiebers und zum anderen, um die Brust gut durchzuspülen.
- **Milch schmeckt salzig:** Die Infektion kann den Natriumgehalt der Milch erhöhen und manche Kinder verweigern die Milch aus der betroffenen Brust. Dann muss die Milch für 1–2 Tage abgepumpt und verworfen werden.
- **Schmerzmittel:** Hat die Frau starke Schmerzen, kann vorübergehend ein Analgetikum gegeben werden (z. B. Paracetamol s. S. 51;

oder Ibuprofen s. S. 62). Bei eingeschränktem Milchspendereflex ist für 48 Stunden ein Syntocinon-Spray anwendbar.
- **Haushaltshilfe:** Um die Bettruhe zu gewährleisten, ist für **Hilfe im Haushalt** zu sorgen.

Falls das innerhalb der Familie (Partner, Großmutter, Schwester) nicht möglich ist, kann die Hebamme oder Gynäkologin für einige Tage eine Haushaltshilfe verschreiben.

6.3 Schmerzhafte und wunde Brustwarzen

> Der Zustand der Brustwarzen in den ersten Wochenbetttagen ist ein Gradmesser für gutes oder schlechtes Anlegen.

Ähnlich wie bei einer verstärkten Brustdrüsenschwellung zeigen die Mamillen an, wie die anfängliche Stillbegleitung war. Da fast alle Frauen um die Gefahr wunder Brustwarzen wissen, sollte auch mit ihnen darüber gesprochen werden. Am besten wird ein Bild zu Hilfe genommen, damit die Wöchnerin weiß, wovon gesprochen wird (s. Abb. 5.1 S. 69). Dann achtet sie von sich aus darauf, dass ihr Kind genügend Brustgewebe im Mund hat und unterbricht das Stillen, wenn es weh tut. **Schmerzen sind immer ein Warnsignal**, bevor die Warzen wund werden, tun sie weh.

Eine anfängliche Empfindlichkeit bei den ersten 3–4 Zügen in den ersten Tagen/Wochen ist normal, wenn es aber nach dem Einsetzen des Milchspendereflexes immer noch schmerzt, sollte das Vakuum durch den Finger im Mundwinkel gelöst und das Kind neu angelegt werden.

Ursachen für wunde Brustwarzen in der Neugeborenenperiode:
- Nicht korrektes Anlegen
- übervolle Brüste
- verkürztes Zungenbändchen, wenn die Zunge nicht über die untere Zahnleiste reicht (Abb. 6.5)
- Saugverwirrung, z. B. nach Gebrauch von Flasche oder Schnuller
- Soor, z. B. nach Antibiotikabehandlung
- selten: Kind mit angeborenem, starkem Beißreflex (hier hilft nur viel Geduld).

Ursachen für wunde Brustwarzen zu jedem Zeitpunkt der Stillzeit:
- Soor
- Zahnen
- intensives, nicht fachgerechtes Pumpen
- hormonelle Veränderungen bei erneuter Schwangerschaft.

Bei Soor ist es wichtig, dass Mutter **und** Kind behandelt werden, damit ein Pingpong-Effekt vermieden wird (s. S. 229).

Behandlung / Beratung bei wunden Brustwarzen

- **Anlegen korrigieren!** Es gibt nichts, was eine Wunde zum Heilen bringt, wenn sie weiterhin gereizt wird. Das heißt, wenn die Ursache nicht behoben wird und das Kind die Warze im vorderen Teil des Mundes weiter hin- und herzieht, ist sie ähnlichen Reizungen ausgesetzt wie eine Ferse in einem schlecht passenden, neuen Schuh. Oft ist die Verbesserung der Anlegetechnik die einzig

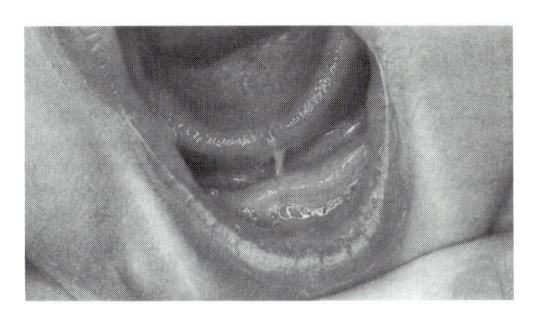

Abb. 6.5 Verkürztes Zungenbändchen: Die Zunge bedeckt die untere Zahnleiste nicht und ist herzförmig eingekerbt, wenn das Kind versucht, die Zunge nach vorne zu strecken. Das Bändchen kann ambulant ohne Schmerzen für das Kind gekappt werden, sofortiges Anlegen verhindert eine stärkere Blutung.

notwendige Therapie und die Warze heilt innerhalb von 2–3 Tagen.
- **Die Frau braucht Ermutigung und Hilfestellung**, keine Stillhütchen! Diese vermeintlich schnelle Hilfe verschiebt die Lösung des Problems oder verstärkt es, denn zusätzlich kann das Kind noch eine Saugverwirrung entwickeln. Auch Stillpause und Abpumpen helfen nicht, eine schlecht passende Pumpe kann die Verletzung noch vermehren.
- **Warzen trocken halten und oft „lüften"**, fettreiche Hintermilch ausdrücken und antrocknen lassen.
- **Stilleinlagen aus Baumwolle, Wolle oder Seide** verwenden, sie fühlen sich auf einer strapazierten Brustwarze viel angenehmer an und es kommt mehr Luft an die Brustwarze. Zellstoffeinlagen kleben oft fest, wenn sie innen eine Plastikfolie haben, bildet sich zusätzlich eine feuchte Kammer.
- **Brustschilder mit Löchern** oder grifflose Plastik-Teesiebe können zur besseren Belüftung auf die Brust (in den BH) gelegt werden, sie verhindern Reibung an der Warze. Immer darauf achten, dass sie nicht die Milchkanäle abdrücken und nicht andauernd verwenden.

- **Vor dem Anlegen die Brust wärmen** und/oder leicht massieren, damit der Milchspendereflex schneller ausgelöst wird.
- **Häufiger Stillen**, dann ist die Brust nicht so voll und das Kind kann genügend Gewebe erfassen, außerdem ist es dann nicht so gierig beim Trinken.
- **Mit der weniger betroffenen Seite anfangen**, so wird das heftige Anfangssaugen an der betroffenen Brustwarze vermieden.
- **Nicht die Zähne zusammenbeißen**, sondern ähnlich wie bei den Wehen langsam ausatmen.
- **Wenn die Frau eine Salbe** verwenden möchte, sollte diese nur dünn aufgetragen und selten benutzt werden. Salben aus reinem Wollfett eignen sich am besten (z.B. Lansinoh®, Purelan®).
- **Nur bei stark schmerzenden und blutenden Warzen** muss eine Stillpause von ein bis zwei Tagen erwogen werden. Die Milch sollte dann von Hand entleert und dem Kind per Becher, Löffel oder Fingerfütterung gegeben werden (s. S. 99).

6.4 Flach-, Hohl- und Schlupfwarzen

Die Brustwarze ist wie die Kirsche auf dem Eis: Das Eis schmeckt auch ohne Kirsche! Mit anderen Worten, das Kind saugt an der Brust, nicht an der Warze. Natürlich ist es für ein Kind leichter, an einer Brust mit wohlgeformter Warze zu saugen, der kindliche Saugreflex wird bei einem Berührungsreiz am Saugpunkt im weichen Gaumen schneller ausgelöst.
Aber bei fachgerechter, geduldiger Unterstützung kommt ein gesundes, termingeborenes Kind mit fast jeder Warzenform zurecht. Ein Neugeborenes ist sehr lernfähig und wenn es am Anfang an nichts anderem saugt als an der flachen Warze seiner Mutter, wird es auch nach nichts anderem suchen und jedes Mal besser trinken können. Bei den Kindern von Müttern mit „problematischen" Warzenformen ist es also noch wichtiger, auf jeglichen künstlichen Sauger oder Schnuller zu verzichten, auch der Finger sollte ihnen nicht zur Beruhigung gegeben werden, höchstens seitlich, so dass das Kind am Knöchel saugen kann.

Beratung/Behandlung bei Flach-, Hohl- und Schlupfwarzen

- **Bei Flachwarzen** kann die Mutter vor dem Anlegen mit den Fingern die Warze reiben, damit sie hart wird. Wenn ihr dann beim Anlegen noch gezeigt wird, wie sie die Brust etwas formen kann, damit das Kind es leichter hat, ist dies meist alles, was nötig ist. Ein paar Tropfen ausgedrückte Muttermilch an der Warze helfen über den Geruchssinn ebenfalls, das Kind zu stimulieren.
- **Bei Hohl- und Schlupfwarzen** ist es hilfreich, eine Handpumpe oder eine abgeschnittene 20 ml Spritze (Abb. 6.6) zur Hand zu haben, mit der die Warze sanft heraus-

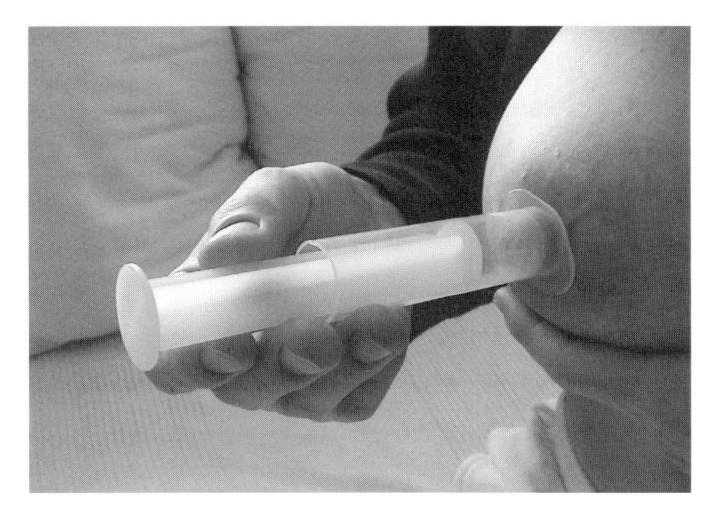

Abb. 6.6 Zum Herausziehen der Mamille bei einer Schlupf- oder Hohlwarze kurz vor dem Anlegen eignet sich eine 20 ml-Spritze. Der vordere Teil wird zunächst mit einem scharfen Messer abgeschnitten, damit der Kolben von dieser Seite in die Spritze geschoben werden kann. Die abgerundete Rückseite wird nun zentral auf die Brustwarze gesetzt. Ein langsames Ziehen am Kolben erzeugt einen leichten Unterdruck, der für ca. 1 Minute gehalten wird. Dann das Kind zügig an die nun vorgewölbte Brustwarze anlegen.

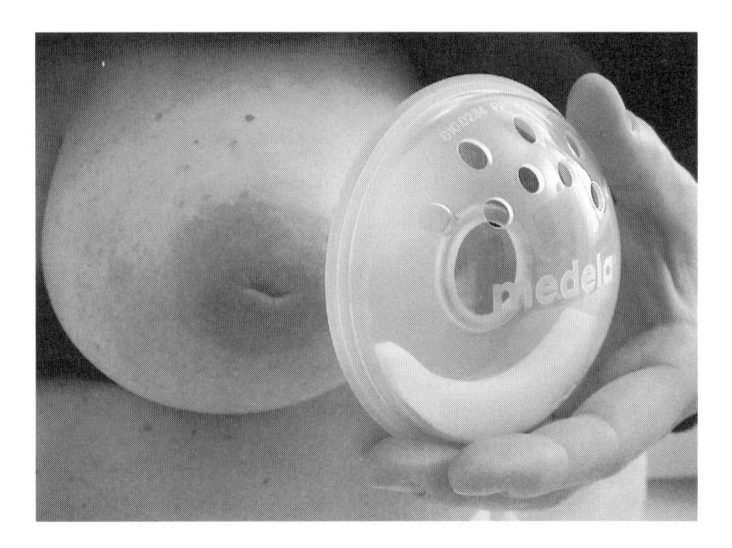

Abb. 6.7 Brustwarzenformer, der zwischen den Mahlzeiten, zumindest aber etwa 1 Stunde vor dem Stillen im BH getragen werden kann, damit sich die Brustwarze stärker vorwölbt.

gezogen werden kann. Zwischen den Mahlzeiten kann ein Brustwarzenformer (Abb. 6.7) getragen werden. Auch in den letzten Wochen der Schwangerschaft ist dies schon zu empfehlen.
- **Abpumpen:** Ist eine ausreichende Entleerung und Stimulation der Brust nicht möglich, muss die Milch abgepumpt und dem Kind mit einem Löffel oder Becher gefüttert werden, eine Fingerfütterung ist in diesem Fall nicht geeignet. Geduldige Stillversuche sollten dem Füttern aber immer vorangehen.
- **Der Einsatz von Stillhütchen** ist erst nach etwa 2 Wochen, wenn alle anderen Versuche keinen Erfolg zeigen, zu rechtfertigen. Da nur etwa 10 % der Frauen Flach-, Hohl- oder Schlupfwarzen haben und sich bei vielen innerhalb der Schwangerschaft die Warzenform noch verändert, ist der in einigen Krankenhäusern „inflationäre" Gebrauch von Stillhütchen nur mit fehlender Zeit oder mangelndem Einsatz des Personals zu erklären. Mit den Folgen dieser schnellen Lösung hat dann die Wöchnerin und die nachsorgende Hebamme zu kämpfen, nicht das Krankenhauspersonal. Wird von der Frau gewünscht, Stillhütchen zu benutzen, sollte sie über die Folgen ausführlich aufgeklärt werden.

Nachteile des Gebrauchs von Stillhütchen

Die Stimulation der stark innervierten Brustwarzen wird durch die Latex- oder Silikonschicht reduziert, so dass weniger Prolaktin und Oxytocin ausgeschüttet werden. Die Folge sind Milchmangel – bei Dauergebrauch bis zu 50 % weniger – und/oder Milchstau (Riordan, 1999). Oft wird mit dem Hütchen ein anderes Problem zugedeckt, z. B. wenn die Frau ihr Kind nicht so nah an sich heranlassen will, sondern eine Schicht zwischen sich und dem Kind braucht. Manche Frauen werden auch abhängig von dem Hütchen und glauben, nicht mehr ohne diese stillen zu können. Ähnlich wie bei dem Gebrauch einer Flasche oder eines Schnullers kann ein Stillhütchen auch eine Saugverwirrung verursachen mit all den negativen Folgen für Mutter und Kind (s. u.). Wenn eine Frau nur mit Hütchen stillen kann, muss sie sich auf längere Mahlzeiten einstellen, um die verminderte Stimulation auszugleichen.

6.5 Neugeborenenikterus

Die Bewertung des physiologischen und pathologischen Neugeborenenikterus hat sich in den letzten Jahren verändert, so dass wesentlich weniger Säuglinge bestrahlt werden müssen und wenn, dann kürzere Zeit (s. S. 250). Zu dieser erfreulichen Entwicklung hat sicher auch ein verändertes Stillmanagement beigetragen. Inzwischen ist bekannt, dass etwa 80 % des Bilirubins über den Darm ausgeschieden werden und nicht, wie früher angenommen, hauptsächlich über die Nieren. Tee- und Glukosegaben haben sich aus diesem Grund also überholt.

Zur Ausscheidung des Mekoniums ist eine schnelle Darmpassage wichtig, denn so besteht eine geringere die Gefahr der Rückresorption des Bilirubins durch die Darmwand. Wegen der **abführenden Wirkung des Kolostrums** ist ein frühzeitiges und häufiges Stillen (mindestens 8-mal in 24 Std.) notwendig, um pathologische Bilirubinkonzentrationen zu vermeiden (Yamauchi 1990). Wird zusätzlich Flüssigkeit gegeben, ist die Aufnahme von Kolostrum und Muttermilch geringer, die Darmpassage verlangsamt sich und der Bilirubinspiegel steigt (Riordan, 1999).

> Das Stillen sollte auch bei pathologischen Bilirubin-Werten auf keinen Fall unterbrochen werden.

Ist eine Bestrahlung notwendig, wird das Kind, wann immer es Hunger hat, zum Stillen aus dem Inkubator geholt. Auch der erhöhte Flüssigkeitsbedarf kann und sollte über vermehrtes Stillen gedeckt werden.

Ein so genannter **Muttermilchikterus** beginnt erst in der 3. Woche p. p. und kann bis zu 3 Monaten dauern. Wenn organische Ursachen ausgeschlossen sind, muss er nicht behandelt werden.

6.6 Saugverwirrung und Zufütterungsmethoden

Warum wird in den ersten Tagen und Wochen das Zufüttern ohne Flasche propagiert?

> 10–20 % der Neugeborenen entwickeln eine **Saugverwirrung**, wenn sie neben der Brust noch Glukoselösung, Tee oder Milch aus einer Flasche mit Sauger erhalten oder wenn sie einen Schnuller bekommen.

Die Gefahr der Saugverwirrung ist in den ersten 4–6 Wochen am größten, danach kann ein Säugling mit gutem Saugverhalten auch mal eine Flasche (möglichst mit Muttermilch) bekommen.

Da niemand weiß, welches Kind gefährdet ist, sollten alle gestillten Neugeborenen, wenn zugefüttert werden muss, nicht mit der Flasche gefüttert werden. Sicher hat jede Kinderkran-

kenschwester oder Hebamme auch schon erlebt, dass ein Kind problemlos zwischen Brust und Flasche hin und her wechseln kann, das darf sie aber nicht verallgemeinern, es war dann eben eines der nicht gefährdeten Kinder.
Das **Saugverhalten an der Flasche** ist vollkommen anders als an der Brust: Der Mund ist nicht so weit geöffnet, die Zunge muss keine peristaltische Bewegung durchführen, sondern nur gegen den harten Gaumen drücken, um an die Flüssigkeit zu gelangen. Im Mund wird ein starkes Vakuum aufgebaut, ähnlich wie beim Saugen an einem Strohhalm, die Wangen sind eingezogen. Hat der Sauger ein großes Loch, muss das Kind sich kaum anstrengen, um satt zu werden. Befriedigt ist es dann aber oft nicht, weil es nicht ausreichend saugen konnte.

Heutzutage wird ein Baby oft mit einem Fläschchen gleichgesetzt: Geburtsanzeigen in der Zeitung, der Hinweis auf den Wickelraum im Zug oder Flughafen, Hochprozentiges für den neuen Vater, immer taucht die Nuckelflasche auf. Jungen Müttern sollte erklärt werden, warum lieber der auf den ersten Blick umständlichere Weg zu gehen ist, und es muss ihnen gezeigt werden wie es geht. Wenn eine Mutter trotzdem mit der Flasche zufüttern will, ist das ihre informierte Entscheidung (Beschreibung der Flaschenfütterung s. S. 122).

Es wird sicher noch einige Zeit dauern, bis sich die Praxis in den Krankenhäusern verändert, denn die Folgen des Zufütterns mit der Flasche zeigen sich oft erst nach ein paar Tagen, wenn die Frauen schon entlassen sind. Das heißt, das Klinikpersonal sieht – ähnlich wie beim Stillhütchen – nicht die Folgen seines Handelns.

Indikationen zum Zufüttern

Von der **WHO** werden im Rahmen der Initiative **„Stillfreundliches Krankenhaus"** nur folgende medizinische Gründe als Indikation zum Zufüttern angegeben (WHO, 1991):
- Akuter Flüssigkeitsverlust
- Frühgeborene < 1500 g, < 32. SSW
- Angeborene Stoffwechselstörungen (z. B. Phenylketonurie, Mukoviszidose, Ahornsirupkrankheit)
- Sheehansyndrom (Hypophysenvorderlappeninsuffizienz).

Es gibt verschiedene Methoden des Zufütterns, je nach Situation sind Becherfütterung, Fingerfütterung oder ein Brusternährungsset geeignet. Alle verwendeten Utensilien sind vor jedem Gebrauch zu sterilisieren oder abzukochen.

Becherfütterung

Becherfütterung ist geeignet für:
- Frühgeborene
- Neugeborene mit festgewachsenem Zungenbändchen vor dem Durchtrennen (Abb. 6.5)
- Kinder, die Schwierigkeiten beim Anlegen haben (zu schwach, neurologisch beeinträchtigt)
- Mütter mit Hohlwarzen (Abb. 6.7)
- Situationen, in denen Stillen vorübergehend nicht möglich ist.

Die Becherfütterung (Abb. 6.8) befriedigt nicht das Saugbedürfnis des Säuglings. Da Neugeborene aber gerne saugen, ist die Chance, dass sie danach an die Brust gehen, größer. Wenn sie schon an der Flasche saugen konnten, haben sie oft keine Lust mehr, sich an der Brust anzustrengen. Becherfütterung ermöglicht und fördert die Koordination von Saugen/Schlucken/Atmen und führt zu einer frühen, positiven, oralen Erfahrung. Sie verhindert unerwünschte Mundkonditionierung. Das Vorstrecken der

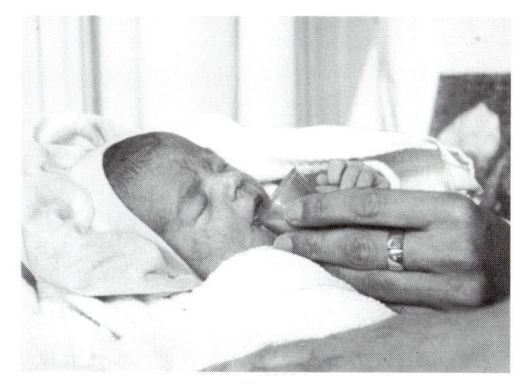

Abb. 6.8 Becherfütterung eines frühgeborenen Babys mit Medikamentenbecher.

Zunge sorgt dafür, dass die eustachische Röhre frei bleibt.

Becherfütterung erfordert wenig Energie von Seiten des Kindes, daher ist sie geeignet für Frühgeborene und schwache Kinder. Säuglingen, die schlecht zunehmen oder zu wenig Kraft haben, die Hintermilch aus der Brust zu saugen, kann die nach der Stillmahlzeit abgepumpte fettreiche Hintermilch im Anschluss an das Stillen nachgefüttert werden.

Anleitung zur Becherfütterung

- Das Baby so aufrecht wie möglich auf dem Schoß halten oder in eine Wippe bzw. einen Autositz setzen.
- Ein größeres Lätzchen oder eine Windel um den Hals legen, weil am Anfang etwas daneben geht.
- Nur wenig Milch in ein kleines Gefäß füllen, z. B. (gläserner) Medikamentenbecher ohne scharfen Rand oder spezielle Baby-Trinkbecher (z. B. von Medela, Ameda). Zuhause eignet sich die Nuckel-Abdeckhaube eines Fläschchens, ein Schnapsglas oder eine Espressotasse.
- Den Rand so weit auf die Unterlippe legen, bis die Mundwinkel vom Becher berührt werden, dabei keinen Druck ausüben. Dann den Becher so weit neigen, dass die Flüssigkeit die Lippen berührt und das Kind mit der Zunge die Milch aufschlabbern kann. Niemals die Milch in den Mund schütten, Aspirationsgefahr!
- Zeit lassen zum Schlucken, dazu den Becher weniger neigen (nicht ständig absetzen, sonst wird das Baby nervös).
- Becher zum Nachfüllen absetzen, dabei beruhigend mit dem Kind sprechen, dass es gleich weitergeht.
- Am Ende der Mahlzeit oder zwischendurch das Kind zum „bäuern" hochnehmen.

Sobald die Technik beherrscht wird, ist die Fütterung effektiv und schnell, Frühgeborene sind geschickter als Reifgeborene. In einer neonatologischen Intensivstation in England konnte die Stillrate bei Frühgeborenen nach der Einführung der Becherfütterung von 1 % auf 58 % gesteigert werden (Jones, 1994).

Löffelfütterung

Löffelfütterung eignet immer dann, wenn nur geringe Mengen zugefüttert werden müssen. Dabei sollte das Kind ebenfalls aktiv sein und nicht die Flüssigkeit in den Mund gegossen bekommen.

Fingerfütterung

Fingerfütterung ist geeignet für:
- Situationen, in denen das Anlegen schwierig oder unmöglich ist
- Frühgeborene
- Babys mit oralen Fehlbildungen
- Babys mit unkoordiniertem Saugen.

Bei korrekter Durchführung der Fingerfütterung kann das Kind keine Saugverwirrung entwickeln, sondern lernen, richtig zu saugen. Diese Methode (Abb. 6.9) ist schnell und einfach zu erlernen, auch der Mutter/dem Vater kann es leicht beigebracht werden. Sie sollte jedoch nur für kurze Zeit (bei Reifgeborenen 2–3 Tage) benutzt werden, da sich einige Kinder schnell daran gewöhnen.

Anleitung zur Fingerfütterung

- Fingernägel kurz und rund schneiden. Der Finger, der zur Fütterung benutzt wird, sollte in etwa der Größe der Mamille entsprechen.
- Die Hände gründlich waschen, die Fingernägel reinigen, aber nicht bürsten. Einen Fingerling benutzen, wenn Bedarf nach Infektionsschutz besteht.
- Die Flüssigkeit (Muttermilch, Kunstmilch, Tee, Glukose) in einem weiten Gefäß bereitstellen, 20 ml in einer Spritze aufziehen.
- Fingerfeeder (Silikonaufsatz) aufstecken. Es kann auch eine am Finger befestigte Magensonde benutzt werden (s. S. 146, Abb. 9.4).
- Das Kind sollte gut gestützt möglichst aufrecht sitzen, z. B. auf dem Schoß (Abb. 6.9), im Wipper oder im Autositz.
- Um die Aufmerksamkeit und Saugbereitschaft des Kindes zu fördern, über die Wangen zum Mund hin und über Ober- und Unterlippe streicheln.

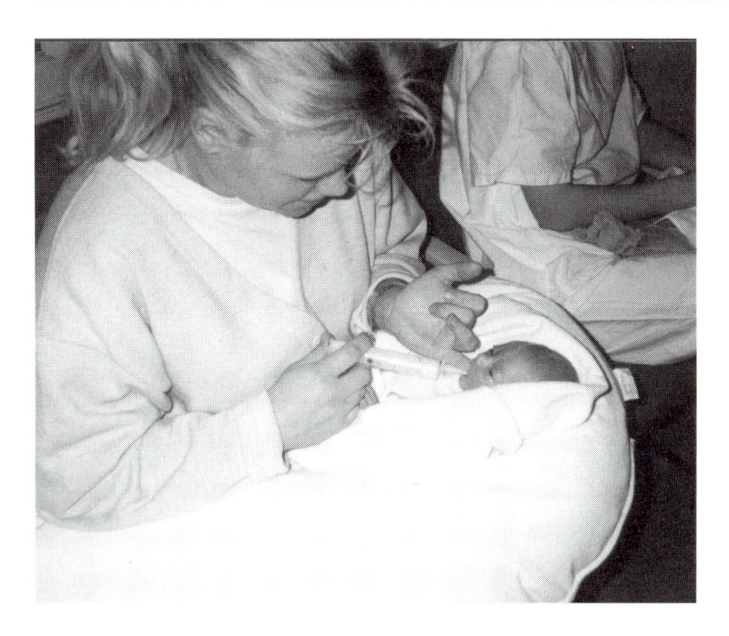

Abb. 6.9 Fingerfütterung aus einer Spritze mit Fingerfeeder-Aufsatz.

- Wenn das Kind den Mund öffnet, den Finger mit dem Fingernagel nach unten einsaugen lassen bis zum Saugpunkt (Übergang vom harten zum weichen Gaumen) und dort ruhen lassen, ggf. Saugpunkt stimulieren.
- Warten, bis das Kind mit seiner Zunge wellenförmige Bewegungen macht. Sobald es gut saugt den Silikonaufsatz im Mundwinkel bis kurz vor die Fingerkuppe einführen.
- Dann etwa 0,5 ml Flüssigkeit (Skala der Spritze sichtbar nach oben) in den Mund drücken, warten bis das Kind schluckt und so langsam die ganz Mahlzeit verfüttern.

Achtung: Wenn das Kind durch ein starkes Vakuum die Spritze leersaugen will, sofort herausziehen, damit das falsche Strohhalmsaugen nicht durch Milch belohnt wird.

Brusternährungsset

Der Einsatz eines Brusternährungssets ist geeignet für:
- Saugschwache Kinder
- Mütter mit geringer Milchbildung
- Kinder mit oralen Fehlbildungen
- Adoptivmütter.

Der Vorteil dieser Methode liegt in der Möglichkeit, dass das Stillen und Zufüttern gleichzeitig geschieht und dass die Brustwarze während der Zufütterung stimuliert wird. Das Kind erhält wie durch einen externen Milchgang zusätzliche Flüssigkeit. Es kann nicht saugverwirrt werden, kann sich aber daran gewöhnen, dass es sich nicht besonders anstrengen muss. Adoptivmüttern ermöglicht diese Methode, ihre Kinder von Anfang an in engem Hautkontakt zu ernähren und evtl. nach einiger Zeit eigene Milch zu bilden.

Anleitung zum Einsatz des Brusternährungssets

- Die Flasche wird mit Milch gefüllt und der Deckel (mit geschlossenen Schläuchen) fest aufgeschraubt. Dann das Brusternährungsset um den Hals hängen, die Höhe bestimmt die Fließgeschwindigkeit (je höher desto schneller).
- Je einen Schlauch so auf die Brust kleben, dass das Ende etwa 0,5 cm über die Warzenspitze ragt und beim Kind oben im Mund zu liegen kommt. Das Pflaster möglichst außerhalb der Mamille kleben, das Kind sollte es nicht in den Mund bekommen (Abb. 6.10).

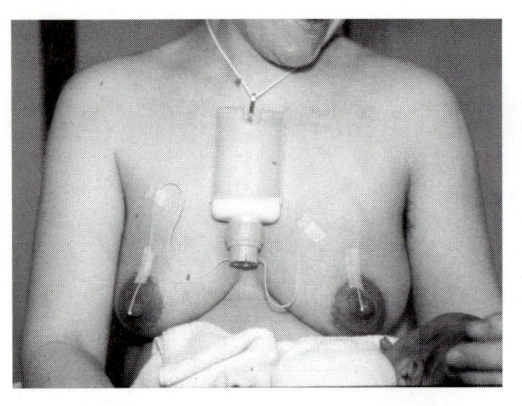

Abb. 6.10 Brusternährungsset vor dem Stillen (die Pflaster liegen hier etwas zu weit auf der Mamille).

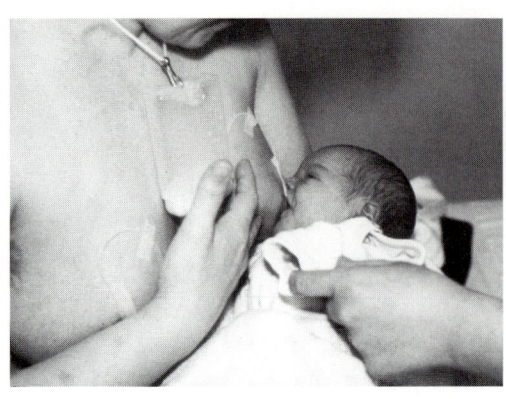

Abb. 6.11 Brusternährungsset beim Anlegen (das Kind wird gleichzeitig gestillt und zugefüttert).

- Das Kind wie üblich anlegen, wenn es richtig saugt, den Schlauch öffnen (Abb. 6.11).
Je kräftiger das Kind wird, um so mehr können die Fließgeschwindigkeit und Menge reduziert werden, bis das Kind nur noch gestillt wird. Am Anfang erfordert diese Methode Geduld, aber mit etwas Übung kommen die Frauen gut damit zurecht. Wenn das Kind sehr unruhig ist und mit den Händen den Schlauch abreißt, können die Arme mit einem großen Tuch am Körper eingewickelt werden.

Dokumentation

Bei allen drei Methoden wird der Ablauf der Zufütterung gut dokumentiert. Dies ist besonders wichtig, wenn einige Betreuungspersonen mit der Methode noch nicht sehr vertraut sind. Neben dem Grund für die Zufütterung sind die Art und Menge der Nahrung festzuhalten, das Verhalten des Säuglings (Reaktion, Saugschluss, -stärke, -rhythmus, Zungenbewegung) sowie Probleme, falls welche aufgetreten sind.

6.7 Abpumpen und Entleeren von Hand, Aufbewahren von Muttermilch

Es gibt verschiedene Gründe, warum eine Mutter ihrem Kind die Milch nicht direkt geben kann, z. B. weil das Kind zu früh geboren wurde oder weil es aus einem anderen Grund auf die Neugeborenen-Intensivstation verlegt werden muss.

> Wenn Mutter und Kind nach der Geburt getrennt sind, sollte die Frau spätestens 6 Stunden nach der Geburt zum Abpumpen angeleitet werden, um die Laktation anzuregen.

Das erste Abpumpen wird von einer Kinderkrankenschwester/Hebamme angeboten und am besten auch gleich ausgeführt. Da sich die Mutter in einer Ausnahmesituation befindet (besonders nach einer Sectio oder wenn das Neugeborene nicht bei ihr sein kann), ist ihre Aufnahme- und Merkfähigkeit für neue Informationen stark herabgesetzt. Daher ist es günstig, ihr eine schriftliche Anleitung über die Häufigkeit und Dauer des Abpumpens zu geben (Kopie der Textpassage „Anleitung zum Abpumpen" o. ä.).

Um die Milchproduktion über einen längeren Zeitraum aufrecht zu erhalten, muss die Wöchnerin **6–8-mal in 24 Stunden abpumpen** oder von Hand entleeren, z. B. 3-stündlich mit einer 6-stündigen Nachtpause. Pumpen oder Entleeren regt die Milchproduktion nicht so gut an, wie das Kind. Die gewonnene Milchmenge gibt somit keinen Anhaltswert darüber, wie viel Muttermilch dem Kind bei einem späteren Stillen zur Verfügung stehen wird. Fast immer lässt sich die Menge durch Stillen deutlich steigern, dies sollte die Mutter wissen.

Ob die Wöchnerin besser abpumpt oder ihre Brust von Hand entleert, entscheidet sich nach der Situation und danach, welche Methode die Frau lieber mag bzw. mit welcher sie erfolgreicher ist.

Abpumpen

Die Mutter wird auf das, was sie beim Pumpen erwartet, vorbereitet: die Milch fließt nicht gleich in Strömen, es ist zeitaufwändig, es macht Krach, sie fühlt sich vielleicht wie eine „Milchkuh", es ist so ganz anders als ein Kind an der Brust zu haben. Vor allem, wenn eine Frau über einen längeren Zeitraum abpumpen muss (bei sehr kleinen Frühchen bis zu 3 Monaten), braucht sie immer wieder Ermutigung. Bei **längerem Pumpen** ist nur eine vollautomatische Intervallpumpe (z.B. Fa. Medela oder Fa. Ameda) geeignet, damit Saugintervall und -stärke variiert werden können. Am günstigsten ist dann ein Doppelpumpset (Abb. 6.12). Für **gelegentliches Abpumpen** eignet sich eine Kolben-Handpumpe mit anschraubbarem Auffangfläschchen.

Alle Teile, die mit Muttermilch in Berührung kommen, werden nach dem Gebrauch abgewaschen und ausgekocht oder vaporisiert.

Der Trichter der Pumpe sollte gut auf die Brustwarze passen, Einsätze zur Verkleinerung oder Silikonabsaughauben sind dabei hilfreich.

Anleitung zum Abpumpen

- Die Hände waschen. Die Brust unter fließend warmes Wasser halten oder ein feuchtwarmes Tuch für 5–10 Minuten auflegen, um Milchbildung und Milchfluss anzuregen. Wenn sehr keimarme Milch gewonnen werden muss, z.B. bei kranken oder frühgeborenen Kindern, sind zusätzliche Hygienemaßnahmen notwendig (s.S. 147, Muttermilch hat eine zu hohe Keimzahl).
- Leichte, kreisförmige Massage mit flach aufgelegten Fingern von außen zur Brustwarze hin. Die Brust in die Hand nehmen und 1/2 Minute lang sanft schütteln (Milchshake).
- Die Warze „zwirbeln", bis sie sich aufrichtet, die ersten 2–3 Tropfen mit der Hand ausdrücken und verwerfen (nicht bei Kolostrum).
- Bequem sitzen, etwas zum Trinken bereitstellen und zur Anregung des Milchspendereflexes ein Foto des Kindes anschauen.

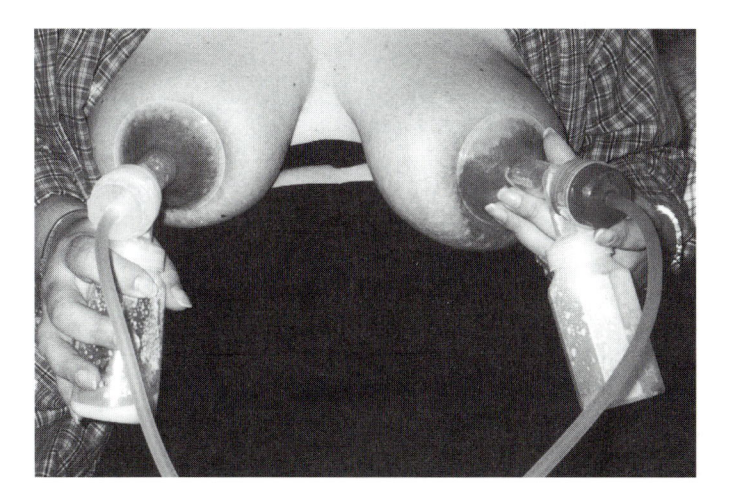

Abb. 6.12 Ein Doppelpumpset an der elektrischen Milchpumpe ermöglicht eine effektive und zeitsparende Anregung der Laktation und Muttermilchgewinnung.

- Nach dieser Vorbereitung das Abpumpen mit hoher Frequenz und niedriger Saugstärke beginnen, dann nach 2–3 Minuten die Stärke erhöhen und die Frequenz drosseln. So wird das kindliche Saugverhalten nachgeahmt und die hormonelle Anregung ist am höchsten.
- Mit einem Doppelpumpset wird insgesamt 15 Minuten gepumpt, wenn die Milch zwischendurch versiegt, eine kurze Pause einlegen (2–3 Minuten) und erneut beginnen.
- Wird eine Einzelpumpe benutzt, muss jede Brust etwa 15 Minuten gepumpt werden. Dabei 2-4-mal die Seite wechseln, und zwar dann, wenn nur noch wenig Milch aus der Brust fließt oder schematisch vorgehen (7 Min. links, 7 Min. rechts, 5 Min. links, 5 Min. rechts, 3 Min. links, 3 Min. rechts).

Entleeren von Hand

Das Entleeren der Brust mit der Hand ist in folgenden Situationen sinnvoll:
- Gewinnung geringer Mengen von Kolostrum, die sonst im Pumpsystem hängen bleiben würden und so per Becher gefüttert werden können
- beim **initialen Milcheinschuss**, um den Bereich um die Brustwarze weicher zu machen
- um den Milchspendereflex auszulösen
- wenn wegen sehr wunder Brustwarzen weder gestillt noch gepumpt werden kann
- wenn keine Milchpumpe zur Verfügung steht oder wenn es der Frau angenehmer ist.

Die Frau sollte mit der Anatomie der Brust vertraut sein und um die Empfindlichkeit des Brustdrüsengewebes wissen. Alle Maßnahmen müssen sanft durchgeführt werden und dürfen auf keinen Fall schmerzen. Bei der Gelegenheit kann auch noch mal der Milchspendereflex erklärt werden und dass es ein paar Minuten dauern kann, bis die Milch fließt.

Anleitung zum Entleeren von Hand

- Zunächst die ersten vier vorbereitenden Maßnahmen/Massagen ausführen, die beim Abpumpen beschrieben sind (s.o.).
- Für das Entleeren legt die Frau mindestens 3 cm von der Mamille entfernt unten 2 Finger und oben den Daumen flach auf ihre Brust (Abb. 6.13a). Finger und Daumen werden nun (ohne sie zusammenzudrücken) in Richtung Brustkorb bewegt, dann zusammengedrückt und nach vorn zur Brustwarze geschoben. Es sollte nicht gekniffen, gequetscht oder gezogen werden (Abb. 6.13b).
- Finger und Daumen bleiben zunächst an derselben Stelle und entleeren mit rhythmisch-schiebenden Bewegungen diesen vorderen Bereich der Brust. Dann Finger und Daumen versetzen und den nächsten vorderen Bereich entleeren. Um alle Bezirke gut zu erreichen, mal die eine mal die andere Hand benutzen.
- Die Entleerung beider Brüste dauert etwa 20–30 Minuten. Zwischendurch, wenn die Milch versiegt, immer wieder massieren, schütteln und die Seite wechseln. Soll nur der Milchfluss angeregt oder der vordere Brustbereich geleert werden, dauert es entsprechend kürzer. Manchmal ist es auch hilfreich, auf diese Art und Weise einer zweifelnden Mutter zu zeigen, dass in ihrer Brust überhaupt Milch ist!
- Zum Auffangen der Milch eignet sich ein Becher, ein Glas oder eine weithalsige Flasche, die vorher ausgekocht, bzw. vaporisiert werden sollte.

Aufbewahrung, Lagerung und Transport von Muttermilch

Wenn die Milch nicht innerhalb der nächsten Stunde verfüttert wird, muss sie sofort bei 4–6 °C gekühlt werden.

Im Kühlschrank sollte die Milch nicht in die Tür gestellt werden, sondern nach hinten auf das obere Regal, weil hier die Temperatur gleichbleibend kühler ist.
Beim Transport auf eine ununterbrochene Kühlkette achten. Die gut verschlossene Milchflasche wird entweder mit einem Kühlelement aus dem Eisfach in eine Isoliertasche gestellt oder zusammen mit dem Kühlelement in 1–2 Handtücher gewickelt.

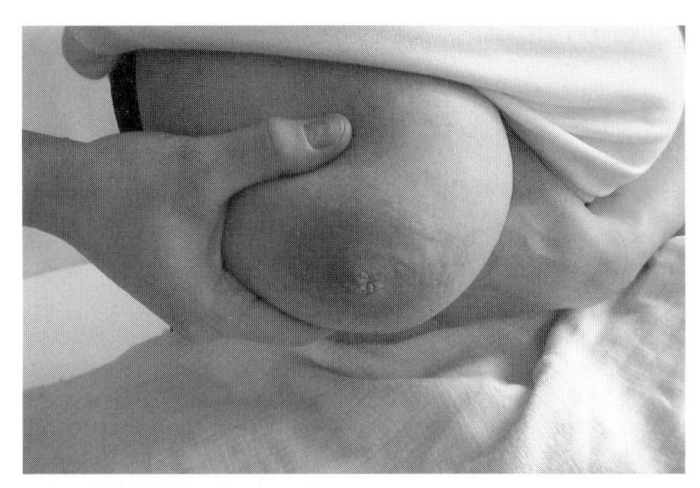

Abb. 6.13a Entleeren der Brust von Hand (Beschreibung im Text).

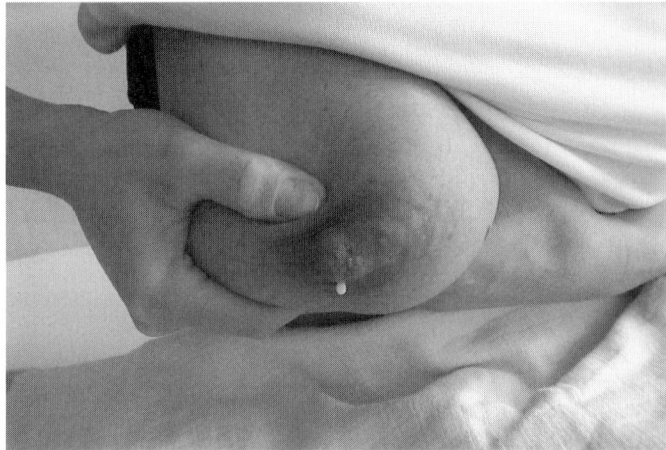

Abb. 6.13b

Einfrieren: Falls absehbar ist, dass die Milch nicht innerhalb von 72 Stunden gefüttert wird, kann sie sofort bei minus 18–40 °C tiefgefroren werden und ist dann 6 Monate haltbar. Zum Einfrieren eignen sich kleine Gefrierbeutel oder Spezialbeutel, die direkt an die Milchpumpe angeschlossen werden können (z.B. Beutel von der Fa. mamivac). Die Beutel werden stets mit Datum und Milchmengenangabe beschriftet.

Frisch abgepumpte, noch warme Milch darf nicht zu schon gekühlter oder gar gefrorener Milch gegossen werden, da sich sonst die „alte" Milch wieder erwärmt bzw. antaut.

Aufwärmen von Muttermilch: die gefrorene Milch wird langsam und für die Inhaltsstoffe schonend über 24 Stunden im Kühlschrank oder bei Raumtemperatur aufgetaut. Aufgetaute Milch kann ungeöffnet im Kühlschrank 24 Stunden aufbewahrt werden, geöffnet nur 12 Stunden. Auch das Erwärmen der Milch sollte schonend unter fließend warmem Wasser oder im Wasserbad (großer Becher mit warmem Wasser) geschehen. Bei einem Flaschenwärmer darf keine zu heiße Temperatur eingestellt werden und das Wasser ist täglich zu erneuern, um eine Verkeimung zu vermeiden.

Nicht verbrauchte erwärmte Milch wird nach 2–3 Stunden verworfen. Eine Mikrowelle darf zum Auftauen oder Erwärmen nicht benutzt werden (Nationale Stillkommission 1998). In der Mikrowelle kann Muttermilch schnell überhitzt sowie in der Eiweißstruktur verändert werden.

6.8 Medikamente in der Stillzeit

In der Regel sind die Medikamente, die in der Schwangerschaft eingenommen werden können, auch in der Stillzeit erlaubt. Während des Stillens werden weit niedrigere Blutwerte beim Kind erreicht als bei der gleichen Verordnung in der Schwangerschaft beim Fetus. Die meisten stillenden Frauen sind von sich aus vorsichtig und nehmen eher nichts ein. Ist eine Medikation unvermeidlich, sollte diese auf das Stillen abgestimmt sein und nicht umgekehrt, d. h. **strikteste Indikationsstellung** und bei Wahlmöglichkeit das Medikament nehmen, das am wenigsten in die Muttermilch übergeht.

Die **Konzentration eines Medikamentes in der Muttermilch** hängt von verschiedenen Faktoren wie Fettlöslichkeit, Wasserlöslichkeit, Proteinbindung, Ausscheidungsfähigkeit über die Nieren und Abbau in der Leber ab. Eine therapeutische Wirkung in Form einer automatischen Mitbehandlung des Kindes ist in der Regel nicht gegeben. Die Datenbasis darüber, in welchem Ausmaß und unter welchen Umständen ein Medikament in der Milch erscheint, ist lückenhaft und nicht bei jedem Medikament gleich gut. Vor allem bei neuen Arzneimitteln sind gesicherte Erkenntnisse über die Wirkung im kindlichen Organismus nicht vorhanden, aus diesem Grund sollten sie besser gemieden werden. Je nach seiner Halbwertszeit wird ein Medikament während des Stillens oder direkt nach dem Stillen eingenommen.

> Bei einer mütterlichen Medikamenten-Einnahme muss das Kind genau beobachtet werden auf:
> - Verhaltensänderung (schläfrig, hyperaktiv)
> - verändertes Trinkverhalten
> - Magen-Darm-Beschwerden
> - Gewichtsabnahme oder Stagnation
> - Hautveränderungen.

Nach einem **Kaiserschnitt** kann die Frau ihr Kind stillen, sobald sie dazu in der Lage ist. **Örtliche Betäubungen**, z. B. bei einer Zahnbehandlung, oder Kurznarkosen sind kein Grund, das Stillen zu unterbrechen.

Bei einer **kurzzeitigen Medikation**, die das Stillen nicht erlaubt, sollte die Laktation durch Abpumpen oder Entleeren von Hand aufrechterhalten werden, damit die Mutter anschließend weiterstillen kann. Ist die Notwendigkeit der Behandlung vorher bekannt, wird reine Muttermilchernährung gewährleistet, indem die Frau in den Tagen davor jeweils 1–2 Stunden nach dem Stillen Milch abpumpt und einfriert.

Bei der **Beratung der Mutter** müssen folgende Aspekte gegeneinander abgewogen werden: Notwendigkeit einer medikamentösen Behandlung, eventuelle Auswirkungen auf das Kind, Ängste der Mutter, mögliche psychische Auswirkungen durch das Abstillen, die Vorteile der fortgesetzten Muttermilchernährung sowie das Alter des Kindes. Nach eingehender Beratung, möglichst gemeinsam mit der behandelnden Ärztin/Arzt, liegt die Entscheidung bei der Frau.

Beratungsstellen

Es gibt zwei embryonal-toxikologische Beratungsstellen, die Auskunft über Medikamente in Schwangerschaft und Stillzeit geben. Die Information über die nächstgelegene Beratungsstelle sollte in jedem Wochenbettkoffer sein:

Beratungsstelle für Embryotoxikologie
Spandauer Damm 130
14050 Berlin
Tel. 030 / 306 867 34
Fax 030 / 306 867 21

Beratungszentrum
für Reproduktionstoxikologie
Klosterstr. 5
89297 Roggenburg
Tel. 0731 / 758 11
Fax 0731 / 758 81

Die Hebamme kann selbst anrufen bzw. ein Fax mit allen wichtigen Informationen schicken, und die gewonnenen Erkenntnisse an die Wöchnerin und die behandelnde Ärztin weitergeben. Informationen finden sich auch in aktuellen Fachbüchern (z. B. Schaefer, Spielmann: Arzneiverordnung in Schwangerschaft und Stillzeit, Urban & Fischer 2001)

6.9 Stillen bei einer Behinderung des Kindes

Das Stillen eines behinderten Kindes bedeutet in den meisten Fällen eine besondere Herausforderung, denn die Vorteile der Muttermilchernährung tragen gerade bei Kindern mit gesundheitlichen Beeinträchtigungen zur Verbesserung bei. Dies gilt auch für zu früh geborene Kinder (s. S. 138). Behinderte Kinder brauchen ganz besonders viel Liebe und Hautkontakt, beides wird durch das Stillen erreicht.

Da bei einer festgestellten Behinderung Mutter und Kind oftmals getrennt werden (Diagnostik beim Neugeborenen), gilt es zunächst, die Laktation in Gang zu bringen und aufrecht zu erhalten (s. S. 102). Wegen ihrer Sorgen um das Kind braucht die Mutter hierbei gute Unterstützung.

Häufig sind die Eltern vorrangig mit der Akzeptanz der Behinderung und einer möglichen Therapie ihres Kindes beschäftigt, und es fällt ihnen schwer, sich auf Informationen zum Stillen/Abpumpen zu konzentrieren. Geduldige Wiederholungen und schriftliches Material sind dann hilfreich. Abpumpen zur Muttermilchernährung kann eines der wenigen Dinge sein, die die Mutter in der ersten Zeit ganz praktisch für ihr Kind tun kann.

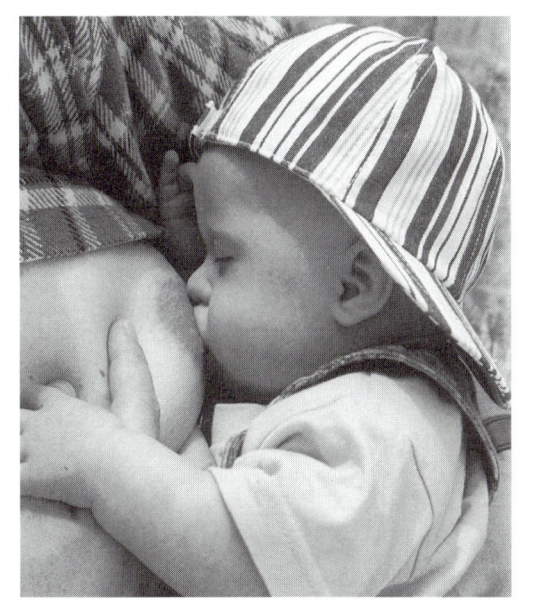

Stoffwechselerkrankungen

In der Regel besteht kein Grund zum Abstillen, lediglich bei **Galaktosämie** ist Muttermilchernährung absolut kontraindiziert.

Bei **Phenylketonurie** ist nach Absprache mit der Ernährungsberatung ein Teilstillen möglich, nach einer gewissen Zeit des Probierens zeigt sich, wieviel Muttermilch und wieviel phenylanalinfreie Nahrung das Kind braucht. Bei **Mukoviszidose** ist Stillen wegen der besseren Infektabwehr besonders hilfreich.

Down-Syndrom

Der schwache Muskeltonus erschwert den Kindern mit Trisomie 21 am Anfang, kräftig und ausdauernd zu saugen. Sie brauchen Unterstützung beim Anlegen, die z. B. durch den so genannten **DanCer-Handgriff**, erreicht wird (Abb. 6.14). Hierbei muss das Baby gut abgestützt werden, die Frau braucht am Anfang helfende Hände. Liegt oder sitzt das Kind beim Stillen in einem Tragetuch oder -sack, hat die Mutter eine

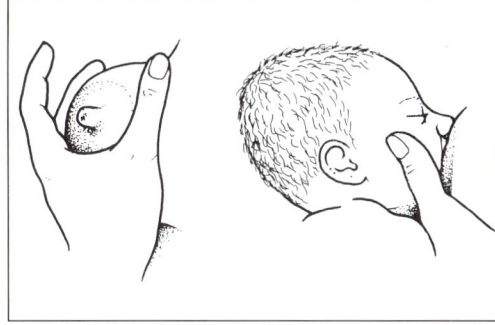

Morbus-Down-Kind Anne, voll gestillt über 6 Monate

Abb. 6.14 DanCer-Handgriff: Die Brust wird von unten gehalten
a. Auf einer Seite liegt der Daumen, auf der anderen liegen die 4 Finger hinter dem Warzenhof auf der Brust. Nun die Hand etwas nach vorne schieben, bis die Brust nur noch von 3 Fingern gehalten wird, den freien Zeigefinger leicht krümmen.
b. Daumen und Zeigefinger formen jetzt ein U, in diese Mulde wird das Kinn des Kindes gelegt, so wird es beim Stillen gestützt, zusätzlich halten Daumen und Zeigefinger seitlich die Wangen.

Hand frei, um Brust oder Kind zu unterstützen. Auch der Rückengriff eignet sich gut.

Die beim Trinken an der Brust erforderliche differenzierte Zungenbewegung ist gerade für diese Kinder wichtig. Sie fördert die Kieferentwicklung, die Kinder lernen besser die Zunge zu kontrollieren und Sprachprobleme treten in der Folge seltener auf. Da Kinder mit Morbus Down vermehrt zu Infektionen der Atemwege und zu Darmproblemen neigen, ist Stillen oder vollständige Muttermilchernährung für sie besonders günstig. Der Hautkontakt beim Stillen ist eine zusätzliche Stimulanz.

Die Neugeborenen haben anfangs oft etwas Schwierigkeiten ausreichend zu saugen, darum muss die Mutter in den ersten Tagen/Wochen zusätzlich ihre Milchproduktion durch Abpumpen oder Entleeren von Hand stimulieren. Nimmt das Kind nicht ausreichend zu, sollte insbesondere die nach dem Stillen abgepumpte kalorienreiche Hintermilch zugefüttert werden. Ein Brusternährungsset ist dafür ein gutes Hilfsmittel, da das Zufüttern der Milch während des Stillvorgangs erfolgt (s. S. 102). Je nach Ausprägung der Behinderung kann nach und nach Vollstillen erreicht werden.

Für neurologisch beeinträchtigte Kinder gelten ähnliche Maßnahmen.

Kinder mit Lippen-Kiefer-Gaumen-Spalten

Während noch vor ein paar Jahren diese Kinder fast nie in den Genuss von Muttermilch kamen, hat sich hier in der Betreuung einiges geändert. Erfolgreich stillende Mütter von Spaltkindern berichten, dass sie beim Stillen oft die Behinderung vergessen haben, weil nichts zu sehen war. Je nach Ausmaß der Spalte dauert es ein paar Wochen, bis ein ausschließliches Stillen möglich ist. Manchmal wird dies nicht zu erreichen sein, darauf müssen die Eltern vorbereitet werden. Günstigerweise bekommt dann das Kind abgepumpte Muttermilch gefüttert.

Babys mit Spaltfehlbildungen haben oft gereizte Schleimhäute in Nase und Mittelohr und neigen zu Mittelohrentzündungen. Die Immunglobuline der Muttermilch sind für sie zur Reduzierung ihrer Infektanfälligkeit besonders wichtig. Die Zungenbewegung beim Stillen bewirkt außerdem ein Freibleiben der eustachischen Röhre. Für die später anstehenden Operationen hat ein mit Muttermilch ernährtes Kind eine viel bessere gesundheitliche Basis.

Sobald das Ausmaß der Spaltbildung erkannt und die Therapie geklärt ist, gibt es keinen Grund mehr, das Kind nicht wieder zur Mutter zurückzuverlegen, falls es überhaupt von ihr getrennt wurde. So wird das Bonding ermöglicht und das frühe und häufige Stillen bzw. die Stillversuche werden gefördert.

Damit das Kind beim Stillen möglichst viel Brustgewebe in den Mund nehmen kann, um so die Spalte in der Lippe zu schließen, ist es besonders wichtig, dass die Brust weich ist (vor dem Anlegen massieren, schütteln, etc.). Es muss viel Geduld beim Anlegen aufgebracht werden, da der Saugpunkt am oberen Gaumen nicht oder nur zum Teil vorhanden ist. Dies gilt auch, wenn eine angepasste Gaumenplatte den Spalt verdeckt. Die Mahlzeiten dauern sehr lange, die Kinder schlafen schnell wieder ein, häufiges und langes Stillen ist die Folge. Die Stillposition sollte etwas aufrecht sein, der Rückengriff (Abb. 6.15) oder der **DanCer-Handgriff** (Abb. 6.16) eignen sich am besten.

Zusätzliches Abpumpen ist fast immer erforderlich. Spaltkinder nehmen sehr langsam zu. Sind es weniger als 140 g pro Woche, muss zugefüttert werden, ggf. reicht dafür die fettreiche abgepumpte Hintermilch. Das Zufüttern geschieht idealerweise in den ersten Tagen mit dem Löffel, später mit dem Brusternährungsset. Wird eine Flasche benutzt, ist der speziell für Spaltkinder entwickelte Habermann-Sauger® (Fa. Medela) geeignet.

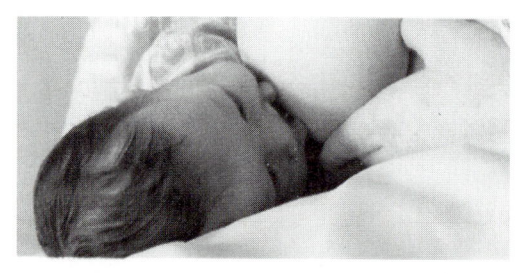

Abb. 6.15 Dieses Kind ist seitlich mit dem Rückengriff gut angelegt, das weiche Brustgewebe verschließt beim Saugen die Lippen-Gaumen-Spalte.

Für das Management dieser besonderen Stillsituation sei der betreuenden Hebamme/Kinderkrankenschwester die informative Broschüre von Christa Herzog-Isler „Lasst uns etwas Zeit" empfohlen. Sie ist den Eltern eine gute Hilfe, da sie diverse Tipps, Erklärungen und Fotos von betroffenen Kindern enthält. (Bestellung kostenlos mit frankiertem C5-Rückumschlag bei Fa. Medela, Postfach 1148, 85378 Eching oder im Internet unter www.medela.de).

Herzfehler

Kinder mit angeborenen Herzfehlern können und sollten gestillt werden. Die schnelle Darmpassage der Muttermilch erlaubt ein Stillen bis 3 Stunden vor der OP. Durch Untersuchungen ist inzwischen belegt, dass das Trinken an der Brust weniger anstrengend ist als an der Flasche (Marino, 1995).

Die Babys nehmen meist nur langsam zu und brauchen **häufige Mahlzeiten**, da sie schnell ermüden. Eine wöchentliche Gewichtszunahme von 120 g gilt als normal. Gestillte herzkranke Kinder sind ausgeglichener, und können bei Anzeichen von Hunger (ohne Zeitverzögerung durch Fläschchenzubereitung) sofort befriedigt werden. Ist ihre Saugleistung nicht ausreichend, kann die Nahrungszufuhr durch Abpumpen und Zufüttern mit dem Brusternährungsset erhöht werden.

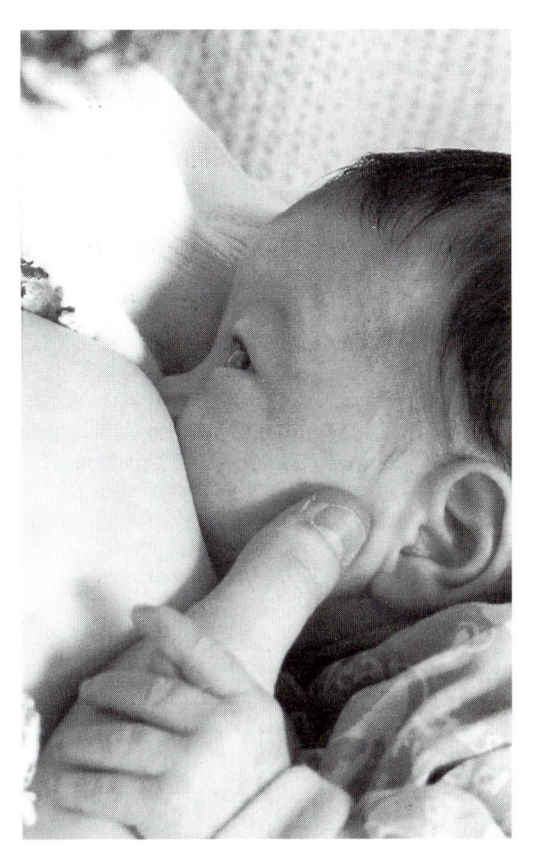

Abb. 6.16 DanCer-Handgriff beim Stillen eines Kindes mit Lippen-Kiefer-Gaumen-Spalte. Das Kind sitzt vor der Brust auf einem Kissen oder dem Oberschenkel der Mutter und wird von hinten gehalten.

6.11 Stillhindernisse, primäres und sekundäres Abstillen

Stillhindernisse

Es gibt sowohl mütterliche als auch kindliche absolute Stillhindernisse. Hatte die Mutter den Wunsch zu stillen, braucht sie besonders einfühlsame Begleitung und Unterstützung.

Kindliches Stillhindernis:
- Galaktosämie

Mütterliche Stillhindernisse:
- Ernste mütterliche Erkrankungen (z. B. Eklampsie, Psychose, Schock, Herpes in Brustwarzennähe, schwere Herz-, Leber-, Nieren- oder Lungenerkrankung)
- Mütterliche Medikamente, bei denen Stillen kontraindiziert ist (z. B. radioaktive und zytostatische Medikamente)
- Starker Nikotin-, Alkohol- und Drogenabusus
- HIV/AIDS, da sich ein bei der Geburt nicht infiziertes Kind über die Muttermilch anstecken kann.

Hepatitis ist kein absolutes Stillhindernis: Erkrankt die Mutter akut an Hepatitis A, kann sie das Stillen unterbrechen, bis es ihr besser geht. Bei einer Hepatitis B-Erkrankung kann gestillt werden, wenn das Kind sofort nach der Geburt passiv und aktiv geimpft wird. Eine Hepatitis C-Erkrankung der Mutter bedeutet ebenfalls kein absolutes Stillhindernis, die Empfehlungen sind jedoch widersprüchlich. Das Übertragungsrisiko steigt proportional zur Viruslast, es gibt aber keinen sicheren Grenzwert. Die Eltern müssen über das statistische Risiko einer Ansteckung von ca. 20 % aufgeklärt werden. Die Entscheidung sollte dann von individuellen, medizinischen und psychologischen Faktoren abhängig gemacht werden (Nationale Stillkommission, 2001).

Primäres Abstillen

Gründe für ein primäres Abstillen direkt nach der Geburt:
- Totgeburt
- unmittelbar nach der Geburt verstorbenes Kind
- absolutes mütterliches Stillhindernis (s. o.)
- absolutes kindliches Stillhindernis (s. o.)
- die Frau möchte nicht stillen.

Die medizinische Methode mit Prolaktinhemmern wie Bromocriptin, (z. B. Pravidel® 2,5 mg, 2-mal täglich 1/2–1-Tbl. über 14 Tage) oder Dostinex® (einmalig 2 Tbl.) sind in letzter Zeit wegen ihrer Nebenwirkungen (Schwindel, Kopfschmerz, Übelkeit, Müdigkeit, depressive Verstimmung, Schlafstörungen, Obstipation) in Verruf geraten (s. S. 166 Medikamentöse Prolaktinhemmer nach Kindsverlust). Dennoch werden diese Mittel weiterhin verordnet.

Wenn eine Indikation zum Abstillen gegeben ist, sollte sofort nach der Geburt mit der Therapie begonnen werden, damit der Prolaktinspiegel, der nach dem Wegfall der Plazentahormone innerhalb von 2 Tagen rasch ansteigt, nicht so hoch wird. Es besteht die Gefahr, dass einige Tage nach dem Absetzen des prolaktinhemmenden Medikamentes die Milchbildung wieder einsetzt.

Beratung zum primären Abstillen

Konservative Abstillmethoden (s. auch S. 165) werden von den meisten Frauen besser vertragen, es empfiehlt sich, mehrere Maßnahmen zu kombinieren:
- Salbei- und Pfefferminztee trinken, 2–3 Tassen täglich
- einen engen BH tragen und die Brüste hochbinden (Träger kurz einstellen)
- ständiges Kühlen mit Weißkohlblättern (in den BH legen) und akut mit Quark oder Eis (s. S. 91)
- Homöopathisch: Phytolacca D1, mehrfach täglich 20 Tropfen (Graf 1992)
- Einschränken der Trinkmenge auf täglich 1 Liter für die ersten Tage
- Nur wenn die Brust zu voll wird, ist ein Entleeren von Hand oder ein kurzes Abpumpen bis Erleichterung eintritt sinnvoll, nie die Brüste „leerpumpen" wollen.
- Nach dem endgültigen Abstillen bleiben die Brüste noch für etwa 4 Wochen stillbereit, d. h. bestimmte Auslöser können die Brüste wieder etwas füllen, dann müssen einige Maßnahmen noch einmal für 1–3 Tage wiederholt werden.
- Die Frau braucht liebevolle Begleitung in dieser Zeit, vor allem, wenn sie eigentlich stillen wollte und nicht darf.
- Wenn eine Frau nicht stillen will und keinen scheinbar „vernünftigen" Grund angeben kann, sollten die Betreuungspersonen auch an die Möglichkeit einer sexuellen Traumatisierung denken (Kendall-Tackett, 1998).

Sekundäres Abstillen

Hiermit ist nicht das allmähliche Abstillen bei steigenden Mengen von Beikost gemeint (s. S. 123), sondern ein Abstillen aus verschiedenen Gründen aus einer Situation heraus, in der die Frau voll oder noch teilweise stillt. Neben den oben genannten medizinischen Gründen zum Abstillen gibt es auch individuelle Gründe, die es notwendig machen, die Laktation zu beenden, z. B. bei rezidivierenden Mastitiden oder einem nicht behebbaren Stillstreik des Kindes.

In den ersten 4–6 Wochen nach der Geburt, wenn der Prolaktinspiegel noch relativ hoch ist, ist ein sekundäres Abstillen schwieriger als danach. Ein abruptes Absenken des Prolaktins (z. B. mit Bromokriptin) sollte im Interesse der Frau vermieden werden. Das Prolaktin wirkt ausgleichend auf ihre Psyche und in einer meist mit dem Abstillen einhergehenden problematischen Situation ist es günstiger, den Prolaktinspiegel allmählich absinken zu lassen. Die Vorgehensweise ist die Gleiche wie beim primären Abstillen.

6.11 Stillen und Berufstätigkeit

Mutterschutzgesetz

Schon im Jahr 1919 wurde von der internationalen Arbeitergewerkschaft (ILO) erstmals der Versuch unternommen, stillende Frauen, die in Handel und Industrie arbeiten, zu schützen. Die damaligen Forderungen sind in der BRD seit 1951 im „Gesetz zum Schutz der erwerbstätigen Mutter" (Mutterschutzgesetz, letzte Fassung 1997) verankert. Es gilt für alle werdenden Mütter und stillenden Frauen, die einer bezahlten Arbeit nachgehen. Speziell in **§7** ist geregelt, welche Pausen einer berufstätigen Mutter zustehen, wenn sie ihr Kind stillt:

- Abs. 1: Auf Verlangen ist einer stillenden Frau zweimal täglich eine halbe Stunde oder einmal eine ganze Stunde freizugeben. Dies sind Mindestzeiten. Erfordert das Stillen längere Zeit oder arbeitet die Frau länger als 8 Stunden ohne eine 2-stündige Pause, muss ihr eine längere Stillzeit gewährt werden.
- Abs. 2: Ein Verdienstausfall darf nicht eintreten, auch darf die Stillzeit nicht vor- oder nachgearbeitet oder auf die Ruhepausen angerechnet werden.
- Abs. 3: Von der Aufsichtsbehörde können nähere Bestimmungen über Zahl, Lage und Dauer der Stillzeit getroffen werden und sie kann die Einrichtung von Räumen für die stillende Frau vorschreiben.
- Abs. 4: Heimarbeiterinnen erhalten pro Werktag 75 % eines durchschnittlichen Stundenlohnes für die Stillzeit.
- Für stillende Frauen gelten ähnliche Beschäftigungsverbote wie für werdende Mütter. Sie dürfen z. B. nicht schwer heben, gesundheitsgefährdenden Stoffen ausgesetzt werden oder im Akkord arbeiten (§6). Nacht- und Sonntagsarbeit ist nur mit Einschränkungen erlaubt (§8).

Die gesetzlichen Regelungen sind in Deutschland also relativ gut und würden einer Frau nach der Wiederaufnahme von aushäusiger Arbeit oder Heimarbeit ein Weiterstillen ermöglichen. In Österreich gibt es ein ähnliches Gesetz.

Doch wie sieht die Realität aus? Durch die Verlängerung der Elternzeit (ehem. Erziehungsurlaub) auf bis zu 3 Jahre und die Gewährung von Erziehungsgeld besteht für viele Frauen in der BRD nicht die Notwendigkeit, während der Stillzeit zu arbeiten. Die meisten Arbeitgeber – und in der Regel sind sie männlichen Geschlechts – gehen auch davon aus, dass eine Frau bei der Rückkehr zur bezahlten Arbeit nicht mehr stillt, egal, ob das nach dem Ende der Mutterschutzfrist, d. h. 8 Wochen nach der Geburt (bzw. 12 Wochen nach Mehrlingsgeburt und 15–18 Wochen nach Frühgeburt) oder zu einem späteren Zeitpunkt geschieht.

Weiterstillen trotz Berufstätigkeit

Möchte oder muss eine Frau ihre Berufstätigkeit während der Stillzeit wieder aufnehmen, zeigen sich oft **drei Hindernisse**:
- Frauen sind über ihr Recht auf Stillpausen nicht informiert
- Frauen trauen sich nicht, dieses Recht in Anspruch zu nehmen, weil sie Angst haben, ihren Arbeitsplatz zu verlieren
- Frauen erhalten keine Beratung, wenn sie Stillen und Arbeiten kombinieren wollen.

Zu einer umfassenden Stillberatung im Wochenbett gehört das Besprechen der individuellen beruflichen Situation. Die Frau erhält die nötigen Informationen und wird ermutigt, von ihrem Still-Recht Gebrauch zu machen. Von gesellschaftlicher Seite müssen entsprechende

Bedingungen geschaffen werden, um Arbeiten und Stillen miteinander zu vereinbaren, leider ist dies nur sehr selten der Fall. Von der „World Alliance for Breastfeeding Action" (WABA) ist das Problem erkannt worden, denn 1993 hieß das Thema der Weltstillwoche: „The mother-friendly workplace".

Es gibt gute Gründe, warum eine Frau bei der Rückkehr zur bezahlten Arbeit weiterstillen sollte. Die gesundheitlichen Vorteile für Mutter und Kind sind bekannt, ebenso die ökonomischen für Familie und Gesellschaft und die ökologischen für die Umwelt. Zusätzlich gibt es sogar Vorteile für den Arbeitgeber:

- Gestillte Kinder sind gesünder, daher müssen die Mütter weniger frei nehmen
- Die Arbeitsmoral und Produktivität ist höher, wenn der Arbeitgeber familienfreundlich ist.

Beratung der erwerbstätigen stillenden Mutter

Die Beratung ist abhängig vom Alter des Kindes und der Zeit, die die Mutter von ihrem Kind getrennt ist. Ein zwei Monate altes Baby erhält pro Woche etwa 50 bis 70 Still-Mahlzeiten. Bei einer 8-stündigen Abwesenheit der Mutter an 5 Tagen in der Woche müssen 15 bis 20 Mahlzeiten ersetzt werden, aber 35 bis 50-mal kann sie ihr Kind selbst stillen. Die Aufrechterhaltung der Milchproduktion ist dabei eines der wichtigsten Probleme. Dafür kann sie Folgendes tun:

- Stillen nach Bedarf und nichts zufüttern bis zum Ende Mutterschutzfrist.
- Nach der Arbeitsaufnahme ausreichend essen und trinken, z. B. nahrhafte Snacks in den Arbeitspausen.
- Nicht zufüttern, wenn die Mutter mit dem Kind zusammen ist und es nach Bedarf stillen, extra Stillmahlzeiten am Wochenende und nachts anbieten.
- Beim Stillen zuhause möglichst liegen, um sich auszuruhen.
- Während der Arbeit 3–4-stündlich die Brust von Hand oder mit einer Milchpumpe entleeren und die Milch im Kühlschrank oder in einer Kühltasche lagern, um sie für die Mahlzeiten am nächsten Tag mit nach Hause zu nehmen.
- Sich Rat und Unterstützung bei anderen Frauen holen, die Arbeit und Stillen erfolgreich vereinbart haben (evtl. kann die betreuende Hebamme oder eine Stillgruppe diesen Kontakt vermitteln).
- Das Stillen sollte problemlos funktionieren, bevor die Frau wieder arbeitet. Das Brustentleeren muss ein paar Mal geübt werden und das Füttern des Kindes mit der abgepumpten Muttermilch auch. Diejenigen, die für das Baby sorgen, müssen das Stillen unterstützen und seine Vorteile verstehen.
- Ein halbjähriges Kind kann seine Beikost während der Abwesenheit der Mutter bekommen und morgens, abends und nachts gestillt werden.

Literatur

Akré, J.: Die physiologischen Grundlagen der Säuglingsernährung, WHO, Hrsg. Arbeitsgemeinschaft Freier Stillgruppen, Karlsruhe 1994

Cremer, H.: Veränderungen im Mundbereich beim Neugeborenen. Kinderkrankenschwester 16. Jg. (1995) Nr. 3

De Carvallho, M., Klaus, M. H., Merkatz, R.B.: Frequency of breast-feeding and serum bilirubin concentration, Am J Dis Child 1982, 136:737-8

Erfolgreiches Stillen, Royal College of Midwives, 2. Aufl. 1991, HGH-Schriftenreihe Nr. 5

Feinstein, J.M. et al.: Factors related to early termination of breast-feeding in an urban population, Pediatr, 1986, 78:210-215

Graf, F.P., Speck, G.: Homöopathie für Hebammen und Geburtshelfer. E. Staude 1992

Herzog-Isler/Honigmann: Lasst uns etwas Zeit. Medela Medizintechnik, Postfach 1148, D-85378 Eching

Jones, E.: Breastfeeding in the preterm infant, Modern Midwife, vol 4, no 1, Jan 1994, pp 22-26, in: MIDIRS, Midwifery Digest, June 1994, S. 220-225

Kendall-Tackett, K.: Breastfeeding and the sexual abuse survivor, LLLI-Breastfeeding abstracts, May 1998, Vol. 17, Nr. 4: 27-28

Lawrence, R.: Breastfeeding: A Guide for the Medical Profession, St. Louis, 1999

Leitlinien für das Stillmanagement während der ersten 14 Lebenstage auf wissenschaftlicher Grundlage, VELB, Pfaffstätten, 2000

Marino, B. et al.: Oxygen saturations during breast and bottle feedings in infants with congenital heart disease, J Pediatr Nurs 1995, 10(6):360-364

Mutterschutzgesetz 1997, Hrsg. Bundesministerium für Familie, Senioren, Frauen und Jugend, Bezugsadresse: Postfach 201551, 53145 Bonn, e-mail: broschuerenstelle@bmfsfj.bund.de

Nationale Stillkommission (verschiedene Veröffentlichungen), Bundesinstitut für gesundheitlichen Verbraucherschutz und Veterinärmedizin, Thielallee 88-92, D-14195 Berlin. Tel. 01888/4123221, Fax 01888/4124271. Internet: www.bgvv.de

Empfehlungen der nationalen Stillkommission zur Sammlung, Aufbewahrung und zum Umgang mit Muttermilch für das eigene Kind im Krankenhaus und zu Hause, Stillmanagement und Laktation, Bd. 2, Leipziger Universitätsverlag, 1998

Hepatitis C und Stillen, Empfehlungen der Nationalen Stillkommission, 19.3.2001, in Abstimmung mit der Gesellschaft für pädiatrische Gastroenterologie und Ernährung und der Deutschen Gesellschaft für pädiatrische Infektiologie

Rote Liste 2001, Arzneimittelverzeichnis für Deutschland. Editio Cantor Verlag Aulendorf

Righard, L., Alade, M.O.: Effect of delivery room routines on success of first breastfeed, Lancet 1990, 336: 1105 – 1107

Riordan, J. & Auerbach, K.: Breastfeeding and Human Lactation, 2nd Ed., Jones and Barlett, 1999

Stockhausen, H.B.v.: Indikation zur Therapie des Ikterus neonatorum, in: pädiat. prax. 1993, Vol. 45, 385ff

WHO/UNICEF-Initiative Stillfreundliches Krankenhaus. The Baby-Friendly-Hospital-Initiative, A global effort to give babies the best possible start in life, UNICEF, Canada, 1991

Yamauchi Y, Yamanouchi H: The relationship between rooming-in/not rooming-in and breastfeeding variables. Acta Paediatr Scand 1990, 79: 1017-1022

7 Ernährung des Neugeborenen und des Säuglings

Andrea Stiefel

7.1 Ausschließliches Stillen und Stilldauer

Anfang der 80er Jahre stillten nur maximal 10 % aller Frauen ihre Säuglinge länger als fünf Monate, obwohl sich 94 % dafür ausgesprochen hatten, länger stillen zu wollen. Durch gute Aufklärungsarbeit freier Stillgruppen (La Leche Liga etc.) und einiger medizinischer Berufsgruppen haben sich die Zahlen verbessert. Nach wie vor werden jedoch viele Säuglinge nicht wie empfohlen mindestens 6 Monate voll gestillt. Aktuelles Zahlenmaterial vermittelt die Studie „Stillen und Säuglingsernährung" (SuSe), die 1997–1998 vom Forschungsinstitut für Kinderernährung in Dortmund durchgeführt wurde. Laut dieser Studie stillen nach 6 Monaten 9,8 % der befragten Mütter noch voll, 38,6 % teilweise und 51,6 % hatten abgestillt.

Volles oder ausschließliches Stillen bedeutet:
- Kein Zufüttern von Säuglingsmilchnahrung
- keine Zugabe von Tee, Glukose oder anderer Flüssigkeit
- keine Beigabe von Obst, Saft oder Breinahrung.

Stilldauer

Die Dauer der Stillzeit ist von vielen Faktoren abhängig und orientiert sich immer an den Bedürfnissen von Mutter und Kind (siehe S. 67). Mindestens 6 Monate ausschließlich gestillt werden sollten Kinder aus allergiebelasteten Familien, da hierdurch die frühe Entstehung von Allergien deutlich herabgesetzt, wenn auch nicht gänzlich vermieden werden kann. In einer finnischen Studie (Saarinen U.M., Kajosaari M., Lancet 1995) konnte bei Risikokindern nachgewiesen werden, dass das Auftreten einer atopischen Dermatitis (allergiebedingte Hauterkrankung) bis zum Alter von drei Jahren und Nahrungsmittelallergien im ersten Jahr bei voll gestillten Kindern deutlich reduziert wurde. In einigen Ländern (z. B. USA) tendieren die Empfehlungen dahin, ein ganzes Jahr voll zu stillen, ohne Zufüttern in irgend einer Form.

Tagestrinkmenge bei gestillten Kindern

Die Trinkmenge gestillter Kinder ist individuell sehr unterschiedlich, ebenso variiert die Häufigkeit der Mahlzeiten. Ungefähre Zahlen ergeben sich aus einer Studie von Kersting und Mitarbeitern aus dem Jahre 1988 (Tab. 7.1). Sie fanden unter anderem heraus, dass die Zahl

Tab. 7.1 Trinkmenge und Wachstum bei voll gestillten Säuglingen in einer Untersuchung von Kersting und Mitarbeitern (aus: Stillen und Muttermilchernährung BZgA 1993)

Alter in Monaten	Trinkmengen pro Tag in ml	Gewichtszunahme pro Tag in g	Energiezufuhr pro Tag in kcal pro kg Körpergewicht
1	658 ± 112	30 g	99 ± 16
2	706 ± 117	32 g	87 ± 11
3	732 ± 121	21 g	81 ± 10
4	751 ± 115	18 g	76 ± 11

Die Zahl der Mahlzeiten pro Tag (1.–4. Monat: 6,5 ± 1,2) hatte keinen erkennbaren Einfluss auf die Milchmengen

Tab. 7.2 Nährstoffbedarf bei Säuglingen. Richtzahlen für Eiweiß-, Fett- und Flüssigkeitsbedarf im Verlauf des 1. Lebensjahres. (aus: Illing: Das gesunde und das kranke Neugeborene. Enke 1998)

Alter	kcal/kg	Eiweiß g/kg/Tag	Fett* % aller Kal.	Wasser ml/kg/Tag
0–3 Monate	116	1,86	45–50	130–180
3–6 Monate	99	1,8	45–50	130–180
6–9 Monate	95	1,65	35–45	120–150
9–12 Monate	101	1,48	35–45	120–145
Erwachsen	40	0,6	35	40–60

* In Prozent der Gesamtkalorien, d. h. x % des Gesamtnährwertes sollte aus Fett bestehen

der Mahlzeiten keinen Einfluss auf die aufgenommene Milchmenge des jeweiligen Kindes hatte.

Der Bedarf an Flüssigkeit, Kalorien und Nährstoffen bei gesunden, reifen Kindern im ersten Lebensjahr ist in Tabelle 7.2 zusammengestellt.

7.2 Wachstum und Gewichtsentwicklung

Die zurzeit vielerorts verwendeten Wachstumskurven für Neugeborene und Säuglinge orientieren sich an Kindern, die überwiegend mit Flaschenmilch ernährt wurden und es wird diskutiert, ob sie auf gestillte Kinder anwendbar sind. Gestillte Kinder wachsen zu Beginn (in den ersten 2–3 Monaten) sehr schnell, um den 4. Monat herum aber langsamer als Flaschenkinder, ohne Defizite zu zeigen.

> Wichtig ist, zu unterscheiden, ob das Kind langsam, aber kontinuierlich zunimmt, oder ob eine Gedeihstörung vorliegt.

Wachstumsschübe treten zwischen dem 6.–10. Lebenstag, um die 6. Lebenswoche und gegen Ende des 3. Monats auf und zeigen sich in einem erhöhten Nahrungsbedarf, Unruhe und vermehrtem Schreien des Kindes. Durch häufigeres und zum Teil längeres Stillen reguliert sich der Bedarf meist nach 1–2 Tagen.

Gewichtsentwicklung des Neugeborenen und Säuglings

In den ersten Tagen nach der Geburt scheidet das Neugeborene **Mekonium** (ca. 100 g) und Urin aus, zusätzlich verliert es Gewicht durch Verdunstung von **Flüssigkeit**. Diese Gewichtsabnahme liegt in der Regel bei 150–180 g und sollte 10 % des Geburtsgewichtes nicht überschreiten. Hierbei müssen das Trinkverhalten, das Ausgangsgewicht und die Reife des Kindes mit einbezogen werden. Ein kleines, unreifes Neugeborenes darf keinesfalls in den ersten Tagen so viel abnehmen wie ein normal gewichtiges Reifgeborenes. Bis zum Ende der 2. Lebenswoche sollte das Geburtsgewicht wieder erreicht werden.
Ein normal gewichtiges, gesundes Kind nimmt bis zum 5. Lebensmonat ca. 150–200 g pro Woche zu, danach ungefähr 100 g/Woche.

> Als **Faustregel** gilt:
> - Geburtsgewicht nach 5 Monaten etwa verdoppelt
> - nach einem Jahr verdreifacht.
> - Im ersten Lebensjahr wächst ein gesunder Säugling ungefähr 25 cm.

Störungen des Wachstums

Gedeih- oder Wachstumsstörungen können sehr akut einsetzen (starke Gewichtsabnahme über 10 % unmittelbar p. p.) oder mehr schleichend verlaufen (das Kind nimmt kaum zu, Wachstumsstillstand oder Gewichtsabnahme). Sie beinhalten in jedem Fall eine große Gefahr für die normale geistige und körperliche Entwicklung des Kindes und müssen deshalb frühzeitig von Hebamme und Eltern erkannt und in Zusammenarbeit mit dem Kinderarzt behandelt werden. Kriterien für die Beurteilung des Gedeihens gestillter Kinder sind in Tabelle 7.3 zusammengestellt und können Eltern als Orientierung dienen.

Ursachen für eine mangelnde Gewichtszunahme

Vor der Behandlung einer Gedeihstörung muss geklärt werden, ob mütterliche oder kindliche Ursachen der Auslöser sind.

Mütterliche Ursachen:
- Ungenügender oder verzögerter Milchspendereflex durch häusliche Belastung, Stress, Rauchen oder Medikamenteneinnahme
- zu geringe Milchbildung durch Müdigkeit, Erschöpfung, zu kurzes Stillen des Kindes, Rauchen, Ernährungsfehler, hormonelle Störungen.

Kindliche Ursachen:
- Angeborene Störungen wie Hypothyreose, Herzfehler, neurologische Beeinträchtigungen
- Infektionen, Hyperbilirubinämie
- Wärmeverlust, dadurch erhöhter Energieumsatz
- Saugschwäche

Behandlung

Die Behandlung richtet sich nach der Ursache und dem akuten Zustand des Kindes. In kritischen Fällen kann eine Klinikaufnahme nötig sein, unter Umständen auch eine Infusionstherapie. Wichtig ist, die Stillbeziehung zu erhalten, die Mutter zu ermutigen und ihr Selbstvertrauen in ihre Stillfähigkeit zu stützen.

Langfristiges Ziel ist die Steigerung der Milchproduktion durch:
- häufigeres Anlegen des Kindes an die Brust
- Beobachtung des Stillvorganges und Unterstützung bei Stillschwierigkeiten
- gegebenenfalls zusätzliches Abpumpen von Muttermilch (besonders der fettreichen Hintermilch, s. S. 103).

Wenn Nahrung zusätzlich zur Muttermilch gefüttert werden muss, ist hypoallergene Nahrung vorzuziehen, besonders bei Kindern mit allergiebelasteter Familienanamnese.

Tab. 7.3 Kriterien für die Beurteilung des Gedeihens gestillter Kinder nach R. A. Lawrence

Kind mit langsamer Gewichtszunahme	Kind mit Gedeihstörung
- gesundes, munteres Aussehen	- apathisch oder weinend
- guter Muskeltonus	- schlaffer Tonus
- guter Hautturgor	- schlechter Hautturgor
- mindestens 6 nasse Windeln pro Tag	- wenig nasse Windeln
- heller, dünner Urin	- konzentrierter Urin
- Stuhlgang häufig, sämig (wenn selten, dann voluminös und weich)	- Stuhlgang selten, spärlich
- 8 oder mehr Stillmahlzeiten pro Tag von 15–20 Minuten Dauer	- weniger als 8 Mahlzeiten oft von kurzer Dauer
- gut funktionierender Milchspendereflex	- kein erkennbarer Milchspendereflex
- Gewichtszunahme langsam, aber stetig	- Gewicht wechselnd – manchmal Gewichtsabnahme

7.3 Zufüttern und Zwiemilchernährung

Ein Zufüttern von Glukoselösungen, Nahrungssupplementen oder Säuglingsanfangsnahrung in den ersten Lebenstagen ist bei gesunden, normal gewichtigen, reifen Neugeborenen, die gestillt werden, nicht notwendig (Nationale Stillkommission 1998).
In besonderen Fällen kann eine **kurzzeitige Gabe von Nahrung oder Glukoselösung** notwendig sein, z. B. bei:
- stark hypotrophen, reifen Neugeborenen
- Kindern mit Hypoglykämien, Hypothermie oder anderen Geburtsrisiken
- einer frühen, ausgeprägten Gewichtsabnahme über 10 % des Geburtsgewichtes
- aus mütterlicher Indikation (Erkrankung, Medikamenteneinnahme).

Zwiemilchernährung

Stillen, kombiniert mit Flaschenmilchgabe wird als Zwiemilchernährung bezeichnet.
Vor dem Anbieten von Zusatznahrung sollte das Kind an beiden Brüsten gestillt werden. Bei familiärer Allergiebelastung wird hypoallergene Nahrung angeboten, Säuglingsanfangsnahrung wenn keine Allergieanamnese vorliegt.
Säuglingsanfangsnahrung kann nach Bedarf des Kindes nachgefüttert werden (ad libidum), es kann damit nicht überfüttert werden. Becherfütterung, Fingerfeeding oder Löffeln sind zunächst vorzuziehen (s. S. 99), um eine eventuelle Saugverwirrung des Kindes durch unterschiedliche Trinktechniken an Brust und Flasche zu vermeiden.
Bei einer Flaschenfütterung ist es günstig, eine kleine Saugerlochgröße zu wählen (Tropfenzahl bei umgekehrter Flasche nicht mehr als ein Tropfen pro Sekunde) damit sich das Kind beim Trinken an der Flasche anstrengen muss und die Flasche nicht der Brust vorzieht.
Zufüttern, auch zu einem späteren Zeitpunkt, reduziert längerfristig die Milchmenge und führt somit durch mangelnde Nachfrage zum Abstillen des Kindes.

7.4 Ernährung mit Muttermilchersatznahrung

Künstliche Säuglingsmilchnahrung (Muttermilchersatznahrung) wird heute überwiegend industriell hergestellt und nur noch in wenigen Fällen von den Eltern selbst zubereitet (s. u.). Für die Mitgliedsländer der EU gelten seit dem 1.6.94 die Richtlinien für Säuglingsanfangsnahrungen und Folgenahrungen als jeweiliges nationales Recht. Diese Richtlinien geben den genauen Nährstoffgehalt dieser Fertignahrungen vor. In englischsprachigen Ländern werden Säuglingsfertignahrungen mit dem Begriff „formula" bezeichnet, der auch in deutschen Publikationen in den letzten Jahren häufiger verwendet wird.

Säuglingsanfangsnahrungen

Sie können von Geburt an bis zum Ende des ersten Lebensjahres gegeben werden und sind quantitativ und qualitativ der Muttermilch angeglichen. Säuglingsanfangsnahrungen dürfen Kuhmilch- oder Sojaprotein enthalten. Ist ausschließlich Kuhmilchprotein enthalten, werden sie als Säuglingsmilchnahrung deklariert.
- Das Verhältnis von Laktalbumin zu Kasein beträgt etwa 60 : 40 und entspricht damit in etwa dem der Muttermilch.
- Laktose ist als einziges Kohlenhydrat zugelassen, dadurch können Säuglingsanfangsnahrungen wie Muttermilch nach Bedarf des Kindes gefüttert werden (Ernährungsaufbau S. 121).
- Fette sind der Säuglingsanfangsnahrung in Form von gesättigten und ungesättigten Fettsäuren zugesetzt im Verhältnis 1 : 1.

Folgenahrungen

Enthalten sie nur Kuhmilchprotein, werden sie als Folgemilch bezeichnet.
- Im Fett- und Eiweißgehalt sind sie wieder der Muttermilch angeglichen, aber die Kohlenhydratzusammensetzung ist im Vergleich zur Säuglingsanfangsnahrung verändert.

- Neben Laktose sind Fruktose, Saccharose oder Honig zugesetzt.
- Beigefügte Stärke kann erst nach dem 4. Monat verdaut werden, da Stärke spaltende Enzyme noch nicht ausreichend im Organismus des Kindes vorhanden sind. Daher ist Folgenahrung erst nach dem 4. Lebensmonat für die Säuglingsernährung geeignet.

Fertignahrung muss immer exakt nach der Herstellerempfehlung mit der angegebenen Flüssigkeitsmenge zubereitet werden. Wird zuwenig Wasser verwendet, können die Nieren durch die Mineralstofferhöhung überlastet werden.

Folgenahrung sollte **nicht nach Bedarf**, sondern nach der Mengenangabe auf der Packung angeboten werden, da sie sonst durch ihren höheren Kaloriengehalt zu Überfütterung führen kann. Sowohl Säuglingsanfangsnahrungen als auch Folgenahrungen sind ausreichend mit Vitaminen angereichert.

Hypoallergene Nahrung (HA-Nahrung)

Für Kinder aus Atopikerfamilien (ausgeprägte Allergiebelastung von Eltern und oder Geschwistern) die nicht ausschließlich gestillt werden können, wird eine partiell hydrolysierte (teilweise aufgespaltene Eiweißmoleküle) Nahrung angeboten. Hydrolysiertes Kuhmilcheiweiß, bestehend aus Molkenprotein- und Kaseinhydrolysaten, ähnelt dem Aminosäurenmuster der Muttermilch.

Ein Kind mit bekannter Kuhmilcheiweißallergie darf jedoch nicht mit HA-Nahrung gefüttert werden, da Restmengen intakter Eiweißmoleküle vorhanden sein können, die eine Sensibilisierung auslösen. Außerdem gibt es zwischen Hydrolysatnahrungen große Unterschiede im Bezug auf die Molekulargewichtsverteilung und es ist nicht endgültig geklärt, welche Hydrolysatnahrung effektiver in der Allergieprävention ist.

Hypoallergene Nahrung wird sowohl als Säuglingsanfangsnahrung, als auch als Folgenahrung angeboten. Die im Handel vertretenen Fertignahrungen sind in Tabelle 7.4 zusammengestellt. Die Preisunterschiede zwischen den einzelnen Produkten sind zum Teil nicht unerheblich, HA-Nahrungen sind immer am teuersten. Es lohnt sich für Mütter, Angebote und Preise in unterschiedlichen Supermärkten oder Drogerien zu vergleichen.

Spezialnahrungen

Hierzu zählen besondere Nahrungsformen wie:
- Frühgeborenenspezialnahrung und Sondennahrung
- Spezialdiät bei Zöliakie, Saccharose- oder Fruktoseintoleranz, Phenylketonurie

Tab. 7.4 Einteilung handelsüblicher Säuglingsmilchnahrungen auf Kuhmilchbasis für gesunde, reife Säuglinge (nach v. Harnack, Koletzko)
Säuglingsanfangs- und Folgenahrungen (Säuglingsmilchnahrungen)
• **Nahrungen mit Laktose als einzigem Kohlenhydrat** Aponti Pre, Pre Hipp 1, Lactana A, Pre-Aletemil, Pre-Aptamil 1, Pre Beba, Pre-Humana Anfangsnahrung
• **Nahrungen mit weiteren Kohlenhydraten zusätzlich zur Laktose** Aletemil, Aponti 1, Aptamil 1, Beta 1, Hipp 1, Humana Dauernahrung, Humana babyfit, Ki-Na-Flaschennahrung, Lactana B, Manasan, Milasan Neu, Milumil 1
• **Antigenreduzierte Milchnahrungen** Aletemil HA 1 + 2, Aponti-Erstnahrung, Aptamil HA 1 + 2, Beba HA 1 + 2, Hipp HA, Humana HA, Milumil HA 1 + 2
• **Folgenahrungen (Folgemilchen)** Aletemil plus, Aponti 2, Aptamil 2, Beba 2, Hipp 2, Humana Folgemilch, Milumil 2, Milumil 2 – kristallzuckerfrei, Lactana C

- Elektrolytlösungen zur Behandlung von Durchfall und Erbrechen
- Heilnahrungen zum Nahrungsaufbau nach Durchfällen, bei Insuffizienz der Bauchspeicheldrüse oder Mukoviszidose.

7.5 Zubereitung von Flaschennahrung

Säuglingsanfangsnahrung und Folgenahrung wird von den Herstellerfirmen in unterschiedlicher Zubereitung angeboten. Pulverisierte, perlierte oder konzentrierte Fertignahrung muss mit **abgekochtem Wasser** zubereitet werden. Die Trinkmengen sind in Tabellen aufgeführt, die sich bei allen im Handel befindlichen Produkten auf der Packungsrückseite befinden. Den Packungen liegen Messlöffel zur richtigen Dosierung der Nahrung bei. Wichtig ist, keine gehäuften, sondern **gestrichen volle Messlöffel** zu benützen. Andernfalls wäre die Nahrungskonzentration zu hoch, dies würde die Nieren belasten. Wenn Eltern befürchten, der Säugling wird nicht satt, sollte die Trinkmenge erhöht werden, nicht die Konzentration der Nahrung.

Tab. 7.5 zeigt als Beispiel eine **Trinkmengentabelle**. Bereits trinkfertige Nahrung in Flaschen, wie sie in Kliniken häufig verwendet wird, kann erwärmt und anschließend gefüttert werden. Sie wird durch Uperisation (Erhitzen auf 130–150 °C für wenige Sekunden durch Dampfinjektion) keimfrei gemacht und ist dadurch bei Zimmertemperatur in der Originalverpackung einige Zeit haltbar. Das kurzzeitige Erhitzen verändert die enthaltenen Proteine nur geringfügig.

Wichtige Hinweise zur richtigen Zubereitung von Flaschennahrung

1. Genaue Wasser- und Pulvermengen einhalten
2. Wasser abkochen und auf 50 °C abkühlen
3. Pulvermenge nach Dosieranleitung in eine trockene Flasche geben
4. Die Hälfte des abgekochten Wassers zugeben und die Flasche gut verschlossen schütteln
5. Die restliche Wassermenge zugeben und nochmals schütteln
6. Die Trinktemperatur soll der Körpertemperatur entsprechen. Überprüfen durch Halten der Flasche an die Wange oder durch einen Milchtropfen auf dem Handrücken.
7. Flaschennahrung immer erst vor dem Verzehr zubereiten, für unterwegs oder nachts

Tab. 7.5 Trinkmengentabelle für Humana Säuglingsnahrungen (aus: Humana Wiss. Information 1998). Die angegebenen Trinkmengen sind nur Richtwerte und können individuell verschieden sein.

Alter des Babys	Zubereitung pro Mahlzeit			Mahlzeiten pro Tag	Beikostmahlzeiten pro Tag
	Wasser (ml)	Messlöffel	Trinkfertige Nahrung (ml)		
1. Woche	nach Anweisungen des Arztes oder der Hebamme				
2.–8. Woche	90	3	100	6	–
3. Monat	120	4	130	5–6	–
4. Monat	150	5	170	4–5	–
5. Monat	180	6	200	3–4	1–2
ab 6. Monat	210	7	230	1–2	2–3

Grunddosierung: 3 Messlöffel Pulver + 90 ml Trinkwasser = 100 ml trinkfertige Nahrung

eine Thermosflasche mit abgekochtem Wasser bereitstellen. Diese Thermosflasche sollte nicht für Kaffee- oder Teeaufbewahrung benutzt werden. Wegen Keimbesiedelung keine „angenuckelten" Fläschchen aufwärmen.
8. Aufbewahrung im Kühlschrank direkt nach der Zubereitung ist bei 4 °C für 24 Stunden möglich

Wasserqualität: In einigen Gegenden Deutschlands entspricht das Trinkwasser nicht der Qualität, die für Säuglingsnahrung gefordert ist. Hier muss auf Wasser zurückgegriffen werden, das den Aufdruck „geeignet für Zubereitung von Säuglingsnahrung" trägt. Bei Gesundheitsämtern oder örtlichen Wasserwerken können die lokalen Werte im Trinkwasser erfragt werden. Empfohlene Richtwerte (maximale Grenzwerte) enthält Tabelle 7.7.

Selbstzubereitung von Säuglingsmilch

Eltern äußern gelegentlich den Wunsch, Säuglingsflaschennahrung selbst herzustellen. Dies ist möglich, es muss aber unbedingt auf die hygienische Sorgfalt und eine exakte Abmessung der Zutaten geachtet werden. Kann eine Mutter nicht stillen, ist es ihr unter Umständen ein Bedürfnis, selbst Nahrung für ihr Kind zuzubereiten. Geeignet ist die Rezeptur für Halbmilch (Kuhmilch/Wasser) mit Zusatz von Kohlenhydraten und Öl nach Droese und Stolley in Tabelle 7.6. Ab der 6. Lebenswoche müssen Vitamin A (Karotin) und Vitamin C durch Obstsäfte und Karottenbrei zugesetzt werden (Der Kinderarzt, 22. Jg. 1991).

Zubereitung:
- Pasteurisierte Frischmilch mit 3,5 % Fett (Vollmilch, möglichst aus biologisch/ökologischer Tierhaltung) wird 1 : 1 mit Wasser verdünnt, 2,5 % Stärke (Maisstärke wie Maizena) und 4 % Zucker oder Milchzucker (Laktose) untergerührt und aufgekocht.
- Danach wird 1,5 % kalt gepresstes Keimöl mit Mixer oder Schneebesen eingerührt.
- Obstsaft oder Karottenpüree dürfen erst kurz vor dem Füttern der warmen Milch zugegeben werden, um Vitaminverluste zu vermeiden. Der Vitamin-C-Gehalt der Säfte sollte mindestens 40 mg pro 100 g Saft betragen, günstig ist Orangensaft.

Nicht pasteurisierte Rohmilch und Vorzugsmilch oder teilentrahmte H-Milch eignen sich nicht für die Herstellung von Säuglingsnahrung, da sie entweder zu keimbelastet (Rohmilch) sind oder einen hohen Denaturierungsgrad der Proteine aufweisen (H-Milch). Rohmilch und Vorzugsmilch weisen durch ihre unbehandelten Proteine zudem eine hohe Allergenität auf.

Tab. 7.6 Rezeptur zur Selbstherstellung von Säuglingsmilchnahrung aus Halbmilch mit Zusatz von Kohlenhydraten und Öl (nach Droese und Stolley, Ernährungskommission der Deutschen Gesellschaft für Kinderheilkunde)

Gesamt-menge (g)	Milch[1] (g)	Wasser (g)	Stärke[2] (2,5 %) (g)	Zucker oder Milchzucker (4 %) (g)	Öl[3] (1,5 %) (g)	Karotten-püree[4] (g)	Obst-saft[5] (g)
400	200	200	10	16	6	10	40
600	300	280	15	24	9	15	70
800	400	380	20	32	12	20	90

[1] Vollmilch, 3,5 % Fett, pasteurisiert und homogenisiert
[2] zunächst Maisstärke oder Reisschleim, ab 5. Monat Vollkornprodukte
[3] kaltgepresste Keimöle
[4] nur aus kontrolliert biologischem Anbau oder aus dem Gläschen
[5] ab der 6. Woche

Tab. 7.7 Übersicht der Wasserinhaltsstoffe (modifizierte Tabelle aus: Humana, Wiss. Information)

Stoff	Trinkwasser-verordnung	Bundesrichtlinie für ein Wasser, das den Hinweis „geeignet für die Zubereitung von Säuglingsnahrung" tragen darf	Empfehlung der Ernährungskommission der Deutschen Gesellschaft für Kinderheilkunde
Nitrat	50 mg/l	10 mg/l	10 mg/l
Nitrit	0,1 mg/l	0,02 mg/l	0,02 mg/l
Natrium	150 mg/l	20 mg/l	20 mg/l
Fluorid	1,5 mg/l	1,5 mg/l	1,5 mg/l
Sulfat	240 mg/l	240 mg/l	200 mg/l
Mangan	50 µg/l	kein Grenzwert	200 µg/l
Calcium	400 mg/l	kein Grenzwert	kein Grenzwert (200 mg/l lt. Ernährungskommission in der Schweiz)
Magnesium	50 mg/l	kein Grenzwert	kein Grenzwert (40 mg/l laut Ernährungskommission in der Schweiz)

Reinigung von Flaschen und Zubehör

Flaschen, Sauger und Verschlusskappen werden nach der Mahlzeit unter heißem Wasser (evtl. mit etwas Spülmittel) gründlich von Milchresten gereinigt. Danach werden Flaschen und Zubehör entweder 10 Minuten in sprudelndem Wasser ausgekocht oder in einem Vaporisator (Dampfsterilisator) nach Anleitung sterilisiert. Beide Verfahren sind einfach zu handhaben und hygienisch ausreichend.
Die Flaschen und Sauger werden dann zum Abtrocknen auf ein sauberes, gebügeltes Geschirrtuch gestellt und mit einem zweiten Tuch abgedeckt, um sie vor Staub zu schützen. Sauger sollten alle 2–3 Wochen erneuert werden, da sich das Material durch Reinigung und Auskochen abnutzt und porös wird.

7.6 Nahrungsaufbau, Trinktechnik und Verdauung

Säuglingsanfangsnahrung kann ad libitum gefüttert werden, wichtig ist jedoch, die anatomischen Besonderheiten eines Neugeborenenmagens zu beachten und nicht gleich zu große Mengen anzubieten. Gestillte Kinder trinken kleine Mengen Kolostrum (s. S. 74, die physiologisch der Magengröße angepasst sind – warum sollte ein Kind das Flaschennahrung erhält, gleich in den ersten Lebenstagen in der Lage sein, mehr zu sich zu nehmen?
Für nicht gestillte Kinder mit Adaptationsproblemen, (z. B. nach langen, anstrengenden Geburten, grünem Fruchtwasser), die zum Spucken neigen, wird empfohlen, am ersten Lebenstag nur Glukoselösung anzubieten. Dies soll bei Erbrechen eine Aspiration von Milchnahrung (Pneumoniegefahr!) vermeiden. Alle anderen Neugeborenen können sofort Säuglingsanfangsnahrung erhalten, zu Beginn möglichst nicht mehr als 5–10 ml pro Mahlzeit.
Vielfach wird zur groben Berechnung der Trinkmenge in den ersten 8–10 Tagen die Regel nach Finkelstein angewendet (Tab. 7.8).

Tab. 7.8	Berechnung der Tagestrinkmenge nach Finkelstein (für 6 Flaschen-Mahlzeiten täglich).

Tagestrinkmenge = (Lebenstag − 1) × 60 ml
Einzelmahlzeit = (Lebenstag − 1) × 60 ml : 6

1. Tag = (1−1) × 60 ml : 6 = 0 ml
2. Tag = (2−1) × 60 ml : 6 = 10 ml/Mahlzeit
3. Tag = (3−1) × 60 ml : 6 = 20 ml/Mahlzeit
7. Tag = (7−1) × 60 ml : 6 = 60 ml/Mahlzeit

Die Tagestrinkmenge wird solange täglich gesteigert, bis 1/6 des Körpergewichtes erreicht ist. Ab dem 4. Lebensmonat genügt 1/7 des kindlichen Körpergewichts.

Füttern mit der Flasche

Genau wie das Stillen, sollte die Flaschenmahlzeit in Ruhe, entspannt und ohne Störungen verabreicht werden. Blickkontakt, Hautkontakt und liebevolle Zuwendung zum Kind sind wichtig, damit es die Mahlzeit als angenehm erlebt und nicht als ein „Abgefüttertwerden" (Abb. 7.1).

Die Nase muss frei sein und der Sauger so gehalten werden, dass er immer mit Milch gefüllt ist. Dies vermeidet, dass das Kind zuviel Luft schluckt. Die Saugerlochgröße sollte so gewählt werden, dass nicht zuviel Milch herausläuft und das Kind sich verschluckt, aber auch nicht zu klein, sonst ermüdet das Kind zu schnell. Werden später Obst und Gemüse in die Flasche gegeben, empfiehlt sich ein größerer Breisauger.

Eine Flaschenmahlzeit dauert meist 10–15 Minuten. In der Regel signalisiert der Säugling von selber, wenn er gesättigt ist (z.B. durch Einschlafen, Herausspucken des Saugers). Neigt das Kind zum Spucken, sollte häufiger im Verlauf der Mahlzeit eine Pause und ein Bäuerchen gemacht werden, ansonsten wird das Kind erst am Ende der Flaschenmahlzeit zum Aufstoßen hochgenommen.

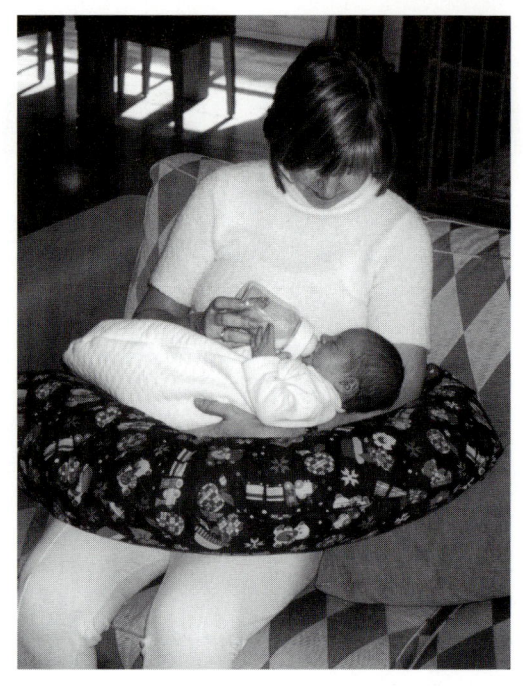

Abb. 7.1 Flaschenmahlzeit in entspannter Haltung.

Verdauung

Bei der Fütterung mit Säuglingsanfangsnahrung kann der Stuhl ähnlich wie Muttermilchstuhl aussehen (dünn, gelblich, leicht säuerlich-milchig riechend). Meistens unterscheidet sich aber der Stuhlgang von Säuglingen, die Flaschennahrung erhalten, deutlich von dem gestillter Kinder. Er ist häufig fester, pastenartig, gelblich-bräunlich und riecht intensiver als Muttermilchstuhl.

Die Stuhlentleerung sollte mindestens täglich erfolgen. Wenn seltener Stuhlgang auftritt, oder dieser fest geformt ist, reicht die Flüssigkeitsmenge nicht aus und es muss zusätzlich ein Wasser- bzw. Fencheltееfläschchen angeboten werden. Auch Milchzucker kann zum sanften Abführen der Nahrung beigegeben werden (Dosierung steht auf der Packung).

7.7 Beikost

Unter dem Begriff Beikost werden alle Lebensmittel zusammengefasst, die das Kind als Ergänzung zusätzlich zur Muttermilch oder Flaschennahrung erhält.

> Vor dem Ende des 4. Lebensmonats sollte keine Beikost gegeben werden, da Magen, Darm, Galle und Nieren noch nicht ihre endgültige Funktionsfähigkeit zur Verstoffwechselung erreicht haben.

Weist die Hebamme zum Wochenbettende darauf hin, dass eine stillende Frau einen weiteren Anspruch auf Hebammenberatung bis zum Ende der Stillzeit hat, wird dieses von Müttern gerne um den 4.–7. Lebensmonat wahrgenommen. Neben Fragen zum Abstillen besteht oft ein großer Beratungsbedarf zum Aufbau von Beikost und zur weiteren Säuglingsernährung. Einige Fragen muss die Hebamme beantworten können, zur weiteren Hilfestellung kann sie der Mutter dann ein Buch empfehlen, das zu den Ernährungsgewohnheiten der Familie passt.

**Büchertipps für Mütter
(und beratende Hebammen)**
- Barbara Dohmen: *So ernähre ich mein Baby richtig und gesund.* Trias 1999 (€ 12,70) Praxisorientierte Empfehlungen zum Stillen zu Flaschennahrung, Beikostaufbau und Babys Ernährung im 1. Jahr mit vielen guten Rezepten.
- Cornelia Kläger: *Die richtige Ernährung für ihr Baby.* Urania, Berlin 1996 (€ 10,20) Ein schlicht und übersichtlich geschriebener, praxisnaher Ratgeber zu Flaschennahrung und Beikostaufbau mit Rezepten bis ins Kleinkindalter.
- Irmela Erckenbrecht: *Das vegetarische Baby.* 2. Aufl. Pala-Verlag Darmstadt 2001(€ 12,70) Ein Ratgeber mit Rezepten zur vegetarischen Ernährung in Schwangerschaft und Stillzeit. Dazu Aufbau von Beikost und vegetarische Baby-Nahrung im 1. Lebensjahr mit vielen Rezepten.

Beikostaufbau bei gesunden Kindern ohne Allergieanamnese

Nach 5–6 Monaten wird die Einführung von Beikost empfohlen, dies erfolgt Schritt für Schritt. Für stillende Frauen bedeutet das ein allmähliches, langsames Abstillen.

Die Tageszeit, zu der die erste Beikostmahlzeit eingeführt wird, legt die Mutter fest. Günstig ist eine Tageszeit, zu der das Kind ausgeruht und am Löffel interessiert ist (z. B. vormittags oder nach dem Mittagsschlaf). Am Abend sollte als letzte Mahlzeit noch mal gestillt werden. Das ist ein beruhigendes Ritual für das Kind und vermeidet, dass die Brust der Frau zur Nacht zu voll ist. Kinder, die die Flasche erhalten, trinken auch oft lieber vor dem Einschlafen als Brei zu essen.

Einstieg: Begonnen wird nicht mit einer kompletten Beikostmahlzeit, sondern der Säugling erhält zunächst vor der Brust- oder Flaschenmahlzeit einige Löffel reines **Karottenmus** (Karotte wird wegen ihrem leicht süßen Geschmack am ehesten akzeptiert). Die Menge steigert sich, bis nach 2–3 Wochen eine ganze Stillmahlzeit durch Brei ersetzt wird.

Als erster sättigender Brei eignet sich ein fein pürierter Gemüsebrei (Karotte oder Kohlrabi) mit Kartoffel.

> **Rezeptur:**
> 100 Gramm Karotten
>   (Gläschen oder biologischer Anbau)
> 50 Gramm Kartoffeln
> 10 Gramm Butter oder 1 Esslöffel Öl
>   (z. B. Maiskeimöl)

Diesem Brei kann allmählich mehrmals pro Woche **mageres Fleisch** (20 g) zugegeben werden, um den Eisenbedarf zu decken. Dafür wird 200 g Fleisch (z. B. Tafelspitz) gekocht, mit etwas Fleischbrühe püriert und in 20 g-Portionen tiefgefroren.

Nach dem **6. Monat** lässt sich einmal pro Woche ein **gekochtes Eigelb** (aus artgerechter Tierhaltung) unter den Brei mischen. Es liefert Eisen, Fettsäure (Arachidonsäure), Folsäure und Lezithin.

Eltern, die Vegetarier sind und kein Fleisch geben wollen, können Vollkorngetreide mit Vitamin-C-haltigem Gemüse oder Saft anbieten (Fa. Erckenbrecht). Die Meinungen über eine Fleischzugabe differieren stark, zum Teil wird erst eine Einführung nach dem ersten Lebensjahr empfohlen.

Gemüse: Neben Karotten und Kartoffeln eignen sich folgende Gemüsesorten für den Gemüse-Kartoffel-Brei: Weiße Rübchen, Kohlrabi, Blumenkohl, Zucchini. Hingegen gelten Spinat, Fenchel und Rote Beete als Nitratspeicherpflanzen und sollten erst nach dem ersten Lebensjahr gegeben werden.

Empfehlenswert ist Gemüse aus biologischem Anbau, da der Nitratgehalt bei konventionellem Anbau sehr hoch ist (Folge der Überdüngung). Nitrat wird noch nicht ausreichend vom Kind verarbeitet, da zu wenig Magensäure vorhanden ist. Es entsteht toxisch wirkendes Nitrit im Magen und Dünndarm, welches bei der Aufnahme ins Blut zur Methämoglobinämie (im Volksmund: Blausucht) führen kann (Hämoglobin verliert seine Sauerstofftransportfähigkeit). Aufgewärmtes Gemüse (vorwiegend auch bei Spinat) oder lange gelagerte Frischware enthalten auch häufig hohe Nitratmengen.

Nach dem 6.–7. Monat wird eine weitere Milchmahlzeit durch einen Obst-Getreide-Brei und **nach dem 8. Monat** durch einen Vollmilch-Getreide-Brei ersetzt. Nach dem 8. Monat vertragen Säuglinge in der Regel Getreide- und Vollmilchbrei, dies ist bei Kindern aus allergiebelasteten Familien anders. Auf der Packung von Fertigbreinahrungen wird stets angegeben, für welche Altersstufe der Brei geeignet ist.

Das Selbstkochen von Beikost macht sicher etwas mehr Arbeit als auf Fertigprodukte zurückzugreifen, es macht aber auch viel Spaß und vermittelt der Mutter die Sicherheit zu wissen, was für ihr Kind geeignet ist, was nicht gemocht oder vertragen wird.

Nach dem 8. Monat erhält das Kind 4 Mahlzeiten, von denen nur noch 1–2 Brust- oder Flaschenmahlzeiten sind. Es zeigt nun zunehmend Interesse an den Speisen, die die Familie isst und kann kleine Portionen ungewürzt mit essen. **Nährwertschonende Zubereitungsarten** wie Dämpfen und Dünsten sind vorzuziehen, um Vitaminverluste zu vermeiden.

Weniger geeignete Nahrungsmittel

- **Quark- oder Frischkäsezubereitungen** enthalten zu viele Eiweiß- und Mineralstoffe und belasten dadurch die Nieren.
- **Gewürzte und gesalzene Speisen** sollten aus gleichem Grund im ersten Jahr nicht gegeben werden.
- **Honig** zum Süßen von Tee, Milch- oder Getreidebrei darf im ersten Lebensjahr nicht verwendet werden, da durch Honig einige Fälle von Säuglingsbotulismus ausgelöst wurden. Botulismus wird durch die Toxine des Bakteriums Clostridium botulinum hervorgerufen und zeigt sich meist in Form einer Lebensmittelvergiftung (Auftreten auch in Wurst- oder Fleischwaren). Bei Säuglingen rufen die Toxine schwere Lähmungserscheinungen, vor allem der Atemwege hervor. Bei älteren Kindern besteht keine Gefahr mehr, da Magen und Darm in der Lage sind, die Bakteriensporen zu zerstören. Honig, der bereits vorgefertigter Säuglingsnahrung zugesetzt ist, stellt kein Problem dar, da er aufbereitet wird (Müller-Bunke 2002).

Rezeptvorschläge:

Haferflockenbrei
2 Esslöffel Haferflocken
100–150 ml Wasser
2–3 Esslöffel geriebener Apfel
Saft von einer Möhre
Haferflocken mahlen (oder Schmelzflocken), mit heißem, abgekochtem Wasser und Saft übergießen und quellen lassen. Abkühlen, danach den Apfel zugeben.

Grießbrei mit Milch
3 Esslöffel Vollkorngrieß
100 ml Wasser
100 ml Vollmilch
1/2 geriebener Apfel
1 geriebene Möhre
Wasser kochen, Grieß einrühren, dann langsam die Milch zugeben und den Grieß ausquellen lassen. Abkühlen, dann Apfel und Möhre unterheben.

- **Kristallzucker** ist ebenfalls nicht zu empfehlen und vor allem nicht nötig, da er Karies fördert.

Beikostaufbau bei allergiegefährdeten Kindern

Kinder mit bekannter familiärer Allergiebelastung (Atopikerfamilie) sollen so lange wie möglich gestillt werden (mindestens 6 Monate voll; am besten ist es, wenn die Milchmahlzeiten darüber hinaus weiter durch Muttermilch abgedeckt werden). Ist dies nicht realisierbar, sollte hypoallergene Nahrung gefüttert werden.

Nahrungsmittelallergien sind eine der häufigsten Allergien, etwa 2,2 % der Kinder in der Altersgruppe zwischen 0–3 Jahren leidet unter einer Kuhmilchallergie. Sie tritt oft zu Beginn der Beikosteinführung auf und geht mit zunehmendem Alter häufig zurück.

Unterschieden werden **Frühreaktionen** innerhalb von Minuten nach Verzehr des Allergens, die meist an der Haut sichtbar werden (Rötung, Juckreiz, Ödembildung im Gesicht), selten an anderen Organen. **Spätreaktionen** treten mehr als 2 Stunden nach Kontakt mit der höchsten Allergenmenge auf. Sie können auch nach 24–48 Stunden noch sichtbar werden, was die genaue Diagnose oft erschwert.

> Folgende Lebensmittel lösen häufiger allergische Reaktionen aus:
> - Hühnerei
> - Kuhmilch
> - Soja
> - Nüsse
> - Fisch
> - Weizen.

Nahrungsmittel, die in der Familie allergische Reaktionen provoziert haben, sollten unbedingt gemieden werden. Bei allergiegefährdeten Säuglingen muss Beikost bis zu Beginn des zweiten Lebensjahres kuhmilchfrei sein, um keine Sensibilisierung hervorzurufen. Dem Brei darf dann auch keine Butter oder Sahne beigegeben werden.

Wichtig ist, immer nur eine Sorte Obst oder Gemüse einzuführen, und diese, wenn sie dem Kind bekommt und schmeckt, lange beizubehalten. Frühestens nach einer Woche könnte die Verträglichkeit einer neuen Obst- oder Gemüsesorte versucht werden.

Selbsthilfegruppen

Eltern, deren Kinder unter Nahrungsmittel- bzw. besonders Kuhmilchallergien leiden, sollten sich genau beraten lassen, da versteckte Nahrungsmittelallergene für den Laien oft schwer zu identifizieren sind, z. B. bei einer auf diese Problematik spezialisierten Selbsthilfegruppe. Einmalige Anfragen werden meist kostenfrei beantwortet. Für umfangreichere Beratungen müssen die Eltern dann Mitglied werden, der Beitrag ist aber erschwinglich.

Deutscher Allergie- und Asthmabund e.V.
Hindenburgstr. 110
D-41061 Möchengladbach
Tel. 02161-814940 oder 10207
Fax 02161-8149430

Arbeitsgemeinschaft Allergiekrankes Kind (AAK) e.V.
Nassaustr. 32
D-35745 Herborn
Tel. 02772-9287-0
Fax 0209-369300

Allergie- und umweltkrankes Kind e.V.
Westerholter Str. 142
D-45892 Gelsenkirchen
Tel. 0209-30530
Fax 0209-369300

Literatur

AFS Bundesverband e. V.: Erste Beikost für gestillte Kinder, 2. Auflage, Citydruck Würzburg 1993

AFS Arbeitsgemeinschaft Freier Stillgruppen: Stillen und Stillprobleme, 2. überarbeitete Auflage, Bücherei der Hebamme. Ferdinand Enke Verlag, Stuttgart 1995

Bundesministerium für Gesundheit: Stillen und Muttermilchernährung. Bundeszentrale für gesundheitliche Aufklärung, 2. Auflage 1993 und 3. Auflage 2001

Deutsche Gesellschaft für Kinderheilkunde, Mitteilung der Ernährungskommission: Ratschläge für Eltern zur Säuglingsernährung. In: Der Kinderarzt, 22. Jg. (1991) Nr. 7, S. 1218

Geist, Harder, Stiefel: Hebammenkunde. Lehrbuch für Schwangerschaft, Geburt, Wochenbett und Beruf. 2. Auflage, de Gruyter Verlag, Berlin 1998

v. Harnack, Koletzko: Kinderheilkunde. 10. Auflage, Springer, Berlin 1997

Hebammengemeinschaftshilfe: Erfolgreiches Stillen. HGH Schriftenreihe, 1. Auflage, Rufdruck, Karlsruhe 1995

Humana: Wissenschaftliche Informationen für Ärzte und Pflegepersonal. Medizinisch- Wissenschaftliche Abteilung, Herford 1998

Lawrence, R.A.: Breast feeding: a guide for the medical profession. Mosby, St. Louis 1989, S. 290

Milupa: Nahrungsmittelsensitive Allergien im Säuglings- und Kleinkindalter, Milupa Wissenschaftliche Informationen 1996

Müller-Bunke, H.: Säuglingsbotulismus durch Honig. DHZ 8/2002

8 Betreuung nach einer Kaiserschnitt-Geburt

Ulrike Harder

Immer mehr Kinder kommen heute per Sectio caesarea (Kaiserschnitt) zur Welt. Während in den 60er Jahren nur etwa 3–5 % der Schwangeren per Sectio entbunden wurden, waren es in den 80er Jahren schon 8–18 % und im Jahr 2002 werden es je nach Bundesland und Klinik etwa 15–35 % sein. Die hohe Sectiofrequenz wird von Müttern und Ärzten unterschiedlich bewertet (s. Nationaler Kaiserschnittreport NSCSA Großbritannien 2001) und in der Fachliteratur stets als zu hoch beklagt, denn aus den verfügbaren Daten lässt sich ableiten, dass eine Frequenz von über 7 % keine nennenswerten Verbesserungen des fetalen Outcomes bewirken (Enkin et al. 1998). Besonders die Sectioindikationen wegen Beckenendlage, hohem geschätzten Kindsgewicht, protrahiertem Geburtsverlauf, Wunschsectio, etc. werden von Hebammen und Ärzten kontrovers diskutiert (Groß u. a. 2000).

Auf den Wochenstationen hat heute etwa jede fünfte Mutter ihr Kind per Kaiserschnitt geboren, somit ist die Wochenbett-Betreuung nach einer Sectio zur Routine geworden. Dennoch besteht eine besondere Situation, die Wöchnerin benötigt erhöhte Aufmerksamkeit, einen längeren Klinikaufenthalt und deutlich mehr pflegerische Maßnahmen. Geburtserleben, Bondingphase, Wundheilung und Rückbildungsvorgänge verlaufen anders als nach einer vaginalen Geburt.

Die mütterliche Mortalität (Sterblichkeit) nach Kaiserschnitt-Geburten ist immer noch um den Faktor 4–12 höher als nach einer Spontangeburt (Krause 2000), obwohl sie mittlerweile erfreulich niedrig liegt, z. B. 0,31 ‰ in Bayern für die Jahre 1989-93 (Welsch 1997). Da nach einer Sectio ein Risiko von 10–40 % für Komplikationen wie Fieber, Wundinfekte, Endomyometritis (s. S. 169) und Harnwegsinfektionen (s. S. 175) besteht, erhalten heute fast alle Wöchnerinnen während und/oder nach der Operation eine Antibiotikaprophylaxe (Huch 1999, Hirsch/Neeser 1984).

8.1 Postoperative Betreuung in der Klinik (1.–5. Tag)

Hierzu gibt es in fast allen Kliniken Standards oder Post-Sectio-Programme, in denen die hausüblichen Routinemaßnahmen wie Infusionen/Medikamente, Laborkontrollen, Mobilisation und Wundbehandlung vorgegeben sind. Der Züricher Gynäkologe Prof. Dr. Huch (1999) kommentiert aber die heute üblichen Betreuungskonzepte mit den Worten: „Die postoperative Betreuung der Sectio caesarea ist mehr das Ergebnis von überkommenen, historisch traditionellen Ansichten, als das Resultat von kritischen wissenschaftlichen Schlussfolgerungen." Alle üblichen Klinik-Standards müssen darum regelmäßig überprüft und neueren Erkenntnissen angepasst werden.

Überwachungsmaßnahmen

Am OP-Tag, nach der Übernahme aus dem Kreißsaal oder der Wachstation, sind folgende Kontrollen notwendig, deren Häufigkeit sich nach dem Befinden der Frau richtet:
- Blutdruck und Puls (1–4-stündlich)
- Temperatur (2–4-mal täglich)
- vaginale und abdominale Blutungen, Redons (1–4-stündlich)
- Konsistenz und Höhenstand des Uterus (4-stündlich, bei Blutungen sofort)
- Ausscheidung (4-stündlich eine Bettpfanne anbieten, bzw. bei liegendem Blasenkatheter Beutelinhalt messen. Nach 8–12 Stunden begleitete Toilettengänge oder Bettpfanne)

Am **1.–3. postoperativen** Tag werden diese Kontrollen nur noch 2-mal täglich ausgeführt, **ab dem 4. Tag** täglich (wie nach einer vaginalen Geburt).
Je nach Klinikstandard sind am 1. oder 2. postoperativen Tag Laborkontrollen (Blutbild, CRP, Urinstatus u. a.) üblich.

Infusionen/Medikamente

- **Infusionen** werden nach ärztlicher Anordnung (Narkoseprotokoll) gegeben, am Operationstag kann ein Flüssigkeitsersatz mit Ringer-Lactat-Lösung (2000 ml/24 Std.) sinnvoll sein. Jeder 500 ml Flasche werden 5–10 IE **Oxytocin** zur besseren Uteruskontraktion beigegeben.
  Trinkt die Frau ausreichend (s. u. Ernährung nach Sectio) und ist der Kreislauf stabil, sind 2 Stunden nach der Sectio keine Infusionen mehr notwendig (Eldering 1998). Zur Uteruskontraktion erhält die Frau dann morgens und abends 3 IE Oxytocin i.m. (Dauer 1–3 Tage, je nach Uterusrückbildung). Die rasche Entfernung der Infusionsschläuche wirkt sich sehr positiv auf den Mutter-Kind-Kontakt aus, da die Frau ihr Baby viel besser im Arm halten und stillen kann.
- **Antibiotika**: Eine prophylaktische Gabe während der Operation hat sich gut bewährt (Fischbach et al. 1986, Huch 1999), je nach Klinikstandard erfolgt dann keine oder nach 8–12 Stunden eine weitere Gabe (z. B. Cefuroxim, Ceftriaxon). Bei entsprechender Indikation (Fieber etc.) muss die Antibiotikatherapie nach ärztlicher Anordnung weitergeführt werden.
- **Heparin**: Die Wöchnerin erhält täglich eine subkutane Heparin-Injektion zur Thromboseprophylaxe (bis zur Entlassung, bzw. für 7 Tage).
- **Analgetika**: Fast alle Wöchnerinnen benötigen am Operationstag ein Schmerzmittel. Entweder kann die Schmerztherapie für 24 Std. über einen noch liegenden PDA-Katheter erfolgen, oder die Frau erhält nach ärztlicher Anordnung ein Analgetikum. Bei kurzfristiger Anwendung gelten die Opiate Morphin, Pethidin, Fentanyl und Dextroproxyphen als stillverträglich (Spielmann 1997).

Ernährung

Die früher übliche Nahrungskarenz mit nachfolgendem langsamen Nahrungsaufbau hat sich als nicht förderlich erwiesen (Guedj et al. 1991).

> Heute dürfen Frauen nach einer Sectio in Periduralanästhesie sofort etwas trinken und essen, nach einer Intubationsnarkose sobald sie ausreichend wach sind.

Der frühe Beginn der Nahrungsaufnahme verbessert die Immunitätslage, fördert die Wundheilung und senkt nachweislich die septische Morbidität (Soriano et al. 1996).
Die schnelle Nahrungszufuhr wird von den Wöchnerinnen außerordentlich geschätzt, sie fühlen sich weniger krank, erholen sich rascher (besonders nach einer langen anstrengenden Geburt) und benötigen seltener Abführmittel, da die Darmperistaltik früher wieder einsetzt (Partolia et al. 2001).
Hier hat ein erfreulicher Wandel stattgefunden (mit Unbehagen denke ich an die vielen durstenden und hungernden Wöchnerinnen zurück, denen stundenlang das Trinken versagt wurde, und die erst nach 2–3 Tagen etwas Vernünftiges zu essen bekamen). In den letzten Jahren konnte ich oft beobachten wie ein Glas Wasser, Milch, ein Becher warme Brühe oder Kräutertee (mit Traubenzucker/Honig) die Wöchnerin deutlich erfrischte und wie sie binnen 1–2 Stunden mit Appetit eine kleine Mahlzeit einnahm (z. B. Brötchen, Knusperriegel, Joghurt, Obst, ja sogar ein halbes Mittagessen). Natürlich braucht sie dabei etwas Unterstützung, besonders wenn sie gleichzeitig ihr Baby im Arm hält oder stillt. Zum Trinken eignet sich in dieser Situation ein abknickbarer Strohhalm, beim Essen hilft der Partner gern und wenn genug da ist kann er gleich mitessen. Nach meiner Erfahrung erleben die Eltern das gemeinsame Essen oft als Rückkehr zum „Normalen" und empfinden die ungewohnt „klinische Situation" danach deutlich entspannter.

Bonding-Phase und erstes Stillen

Die Kaiserschnitt-Entbindung trennt Mutter und Kind auf eine unvermittelt abrupte Art. Bei einer Sectio in Vollnarkose treffen sich beide frühestens nach einer Stunde zum Erstkontakt wieder, bei einer Periduralanästhesie kann die Mutter ihr Kind wenigstens gleich hören und sehen, wenn es ihr während der Wundversorgung warm eingewickelt auf die Brust gelegt oder neben den Kopf gehalten wird (z.B. Wange an Wange, um Hautkontakt zu ermöglichen).

> In jedem Fall ist die Bonding-Phase gestört und es ist wichtig, dass Mutter und Kind so bald wie möglich in ruhiger Umgebung wieder zueinander finden können.

Dabei braucht das Baby viel Hautkontakt mit der Mutter. Dazu legen wir es bäuchlings zwischen ihre Brüste, so dass sein Köpfchen am nackten Hals der Mutter liegt, und beide bis oben zugedeckt werden können (die Frauen frieren oft nach der OP). Dann dürfen die zwei erst einmal ausgiebig kuscheln. Wenn möglich wird das Kind für diese (und/oder spätere) Kuschelphasen teilweise bis ganz entkleidet.
Beginnt das Baby zu suchen (schmatzen, lecken, Kopf hin und her bewegen), müssen Mutter und Kind in eine gute Stillposition gebracht werden. Hierzu benötigt die Hebamme/Kinderkrankenschwester ausreichend Lagerungshilfen (Kopf- oder Stillkissen, Knierolle, gefaltete Bettdecke), da die Frau ihr Baby nicht gut halten und weder Sitzen noch auf der Seite liegen kann (wäre viel zu schmerzhaft).
Stillposition in Rückenlage (Abb. 8.1): Die Mutter liegt mit angewinkeltem linken Arm auf dem Rücken, der Platz zwischen Arm und Körper wird mit einem Stillkissen oder einer gefalteten Decke ausgepolstert, so dass das Baby mit seinem Mund auf gleiche Höhe wie die Brustwarze gelegt werden kann. Dies ist bei großen Brüsten leicht zu arrangieren. Erreicht das Baby die Brustwarze nicht, schiebe ich der Mutter vorsichtig ein Kissen oder eine gefaltete Decke unter ihre rechte Seite (Bereich Schulter bis Po) damit sie sich ihrem Kind etwas zuwenden kann und die linke Brust näher an den Mund des Kindes kommt. Empfindet die Frau dabei trotz Knierolle eine unangenehme Anspannung der Bauchdecke, bekommt sie noch ein zusätzliches Kissen unter ihr rechtes Knie. Dieser Aufwand wird belohnt, fast alle Frauen empfinden die Position als sehr angenehm, und was noch wichtiger ist, die in bequemer Seiten- bis Bauchlage liegenden Neugeborenen beginnen bald zu saugen.
Stillen mit Rückengriff (Abb. 8.2): Sobald die Wöchnerin eine halbsitzende Position einnehmen möchte, kann sie mit aufgestelltem Kopfteil ihr Kind seitlich anlegen, so verursacht es keinen Druck auf die Sectionaht. Dazu bekommt die Frau zuerst ein Kissen hinter den Rücken, um seitlich daneben den kindlichen Beinen Platz zu geben. Auf der Abbildung wird die gefaltete Bettdecke als großes Kopfkissen

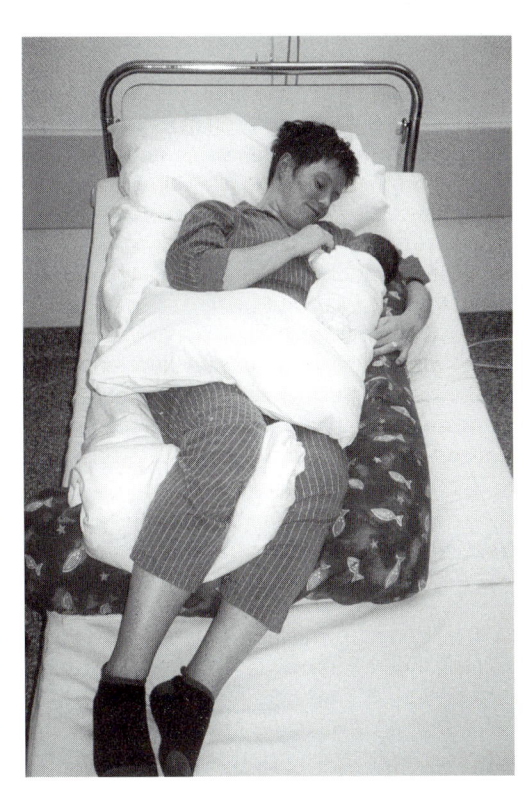

Abb. 8.1 Bequeme Stillposition in seitlich geneigter Rückenlage für die ersten Stunden bis Tage nach einer Kaiserschnitt-Geburt. Linda-Marie kann die flache Brustwarze ihrer Mutter bequem einsaugen (Beschreibung der Lagerungshilfen im Text).

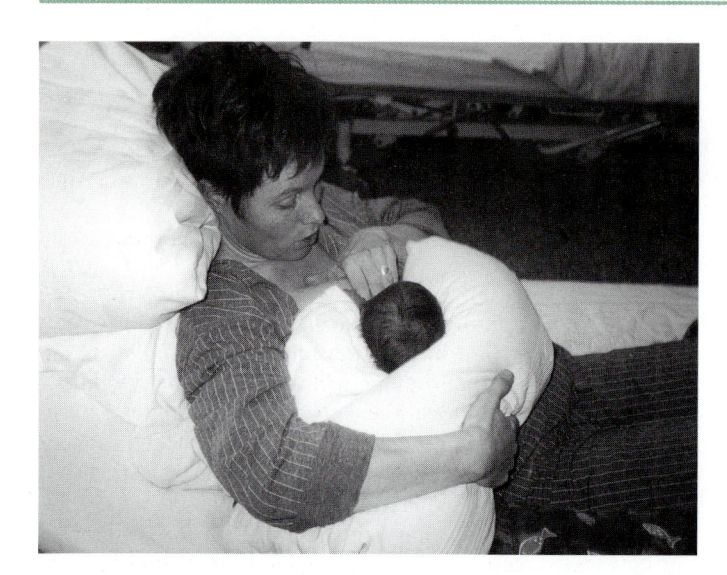

Abb. 8.2 Stillen mit Rückengriff in halbsitzender Position für die ersten Tage bis Wochen nach einer Kaiserschnitt-Geburt. Linda-Marie wird vom rechten Arm ihrer Mutter gut gestützt und regelmäßig durch einen leichten Druck am Rücken daran erinnert, nicht einzuschlafen (Beschreibung der Lagerungshilfen im Text).

genutzt, ein langes Stillkissen dient mit einer Seite als Knierolle, die andere Seite bildet zusammen mit der Babydecke eine ausreichend hohe Liegefläche für das Kind. Der Rückengriff wird von allen Müttern geschätzt, weil sie dabei ihr Neugeborenes gut halten und anschauen können, und keine Angst vor versehentlichen Babytritten gegen ihre Narbe haben müssen.

Natürlich sind auch andere Positionen möglich, in denen das Kind nicht in der Nähe der Sectio-Naht liegt. Sicherheitshalber bekommt die Mutter immer ein weiches Kissen auf ihren Unterbauch gelegt, um Druck und Fußtritte des Kindes abzufangen. Weitere Stillpositionen und Grundregeln zum Anlegen siehe S. 78).

Erstes Abpumpen,
wenn Stillen nicht möglich ist

Geht es dem Baby nicht gut und wird es rasch in die Kinderklinik verlegt, kann es Tage dauern, bis Mutter und Kind sich zum ersten Stillen treffen können. In diesem Fall muss spätestens 6 Stunden nach der Geburt mit dem ersten Abpumpen begonnen werden (Stillberatung bei verlegtem Kind s. S. 141). Werden die Brüste viel später oder seltener durch Abpumpen stimuliert, dauert es bedeutend länger, bis die Mutter in den folgenden Tagen ausreichende Milchmengen für ihr Baby bereitstellen kann.

Psychosoziale Betreuung

Die meisten Frauen (und Partner) empfinden nach einer Kaiserschnitt-Geburt eine gewisse Enttäuschung. Das ist verständlich, denn fast alle werdenden Eltern erwarten, dass die Geburt normal verläuft und haben Fantasie-Vorstellungen, wie ihr Kind spontan auf die Welt kommt. Die Möglichkeit eines Kaiserschnittes wird dabei eher gestreift oder ganz verdrängt (dies ist ein vernünftiges Verhalten, denn „Negativ-Bilder" können das normale Geburtsgeschehen belasten).

Die Zufriedenheit mit dem Geburtsgeschehen ist bei allen Frauen unterschiedlich, eine Kaiserschnitt-Geburt führt aber öfter zu einer niedrigeren Zufriedenheit (Waldenström et al. 1998).

Mögliche Gefühle nach einer Kaiserschnitt-Geburt:
- Erleichterung (endlich ist das Baby da, der Geburtsstress ist vorbei)
- Enttäuschung (alles lief so anders ab, als ich es erwartet habe)
- Glück (ich habe ein tolles Baby zustande gebracht und freue mich immer, wenn ich es ansehe)

- Sorge (wie mag es meinem Baby allein in der Kinderklinik gehen, ob es wohl gesund wird?)
- Dankbarkeit (die Kaiserschnitt-Entscheidung der Ärzte brachte Erlösung von Ängsten und Schmerzen)
- Trauer (ich habe keine richtige Geburt erlebt, dem Baby und mir fehlen die ersten gemeinsamen Stunden)
- Wut (warum musste ausgerechnet mir das passieren?)
- Schuldgefühle (ich war nicht fähig, mein Baby normal zu gebären)
- Schuldzuweisung an andere, z.B. an die Hebamme (sie hat uns zu wenig unterstützt), den Arzt (er war so ungeduldig, hat ständig aufs CTG gesehen) oder den Partner (er hat gedrängelt, weil die Geburt so lange dauerte) bzw. an die Partnerin (sie hat sich ungeschickt angestellt) etc.

Für die meisten Eltern ist es wichtig, die Geburtsumstände im Nachhinein noch einmal zu besprechen, um alles verarbeiten und ggf. besser verstehen zu können. Direkt nach der Geburt ist solch ein Gespräch selten sinnvoll, denn dann brauchen Mutter und Vater eine ruhige Zeitspanne für ihre erste Kontaktaufnahme mit dem Baby (Fragen zum Geburtsablauf werden natürlich beantwortet). Etliche Mütter haben auch in den folgenden Tagen wenig Interesse, über die Geburtsumstände zu reden (bei Vätern kann das anders sein), da sie zu stark mit ihrer momentanen Situation beschäftigt sind; sie müssen das Baby kennen lernen, eine gute Stillposition finden, eigene Schmerzen und Unwohlsein ertragen und ihre Bewegungseinschränkungen bewältigen.

Bei der Betreuung sollten wir darum keine Gefühle in die Frau hinein interpretieren („Sie sind jetzt enttäuscht, dass die Geburt nicht so gut geklappt hat ..." oder „Nun sind Sie bestimmt froh, dass Ihr Baby gesund auf die Welt geholt wurde ..."), sondern einfach abwarten, welche Einschätzung die Frau selbst formuliert. Es ist günstig, **Gesprächsbereitschaft zu signalisieren** und eine bedrückt wirkende Frau zu fragen, ob sie über den Geburtsablauf und ihre Erlebnisse sprechen möchte (Gespräche über die Sectio-Geburt s.u.).

> Im Wochenbett gilt es vorrangig, den Eltern zu helfen, die Realität ihrer stattgefundenen Kaiserschnitt-Geburt zu akzeptieren und das Beste aus der daraus entstandenen Situation zu machen!

Blasenkatheter und Drainagen

Der **Blasenkatheter** sollte möglichst rasch, frühestens 2, spätestens 12 Stunden nach der Sectio gezogen werden (Eldering 1998, Huch 1999), um das Risiko einer Harnwegsinfektion zu senken. Die Frau meldet sich dann zum Wasserlassen oder wird etwa alle 4 Stunden daran erinnert. Sie bekommt anfangs eine Bettpfanne (Vulva anschließend mit warmem Wasser abspülen und Vorlagen wechseln) oder wird zur Toilette begleitet (mit Hilfestellung beim An- und Ausziehen, Abspülen und Vorlagenwechsel). Das Laufen fällt den Frauen anfangs sehr schwer, und wir müssen ihnen immer wieder Mut machen, dass es beim nächsten Mal viel besser gehen wird.

Eine prophylaktisch gelegte **Redon-Drainage** kann zum gleichen Zeitpunkt wie der Blasenkatheter, spätesten nach 24–48 Stunden gezogen werden (Huch 1999). Bei Hämatomen, Abszessen oder Wundinfektionszeichen bleibt sie (nach ärztlicher Anordnung) bis zum Abklingen der Symptome liegen und wird entsprechend gepflegt. Routinemäßige Drainagen der Sectiowunde sollten aufgrund umfangreicher Studien heute nicht mehr angewendet werden (Hilton 1988).

Blähungen und erster Stuhlgang

In den ersten 24 Stunden entwickeln die meisten Wöchnerinnen einen geblähten Oberbauch, ein vom Essverhalten unabhängiges Phänomen (Huch 1999).
- **Knierolle:** Damit die Bauchdecke nicht zu stark angespannt ist, bekommt die Frau eine Knierolle oder eine gerollte Bettdecke unter die Knie gelegt.
- **Fenchel-Kümmel-Tee:** Täglich 3 Tassen können hilfreich sein, auch Milchbildungstee ist geeignet, da er neben anderen Kräutern Fenchel, Anis und Kümmel enthält. (Achtung: Die in vielen Klinikküchen vorrätige Beutel-

Teemischung gegen Blähungen enthält meist Pfefferminze; da Pfefferminze laktationshemmend wirkt, sollte solch eine Teemischung nicht gegeben werden).
- **Warme Wickel:** Einige Frauen empfinden Wärme am Oberbauch als angenehm. Dazu wird ein trockenes Handtuch auf der Heizung oder in der Mikrowelle erwärmt und vorsichtig um den Oberbauch gelegt, anschließend kommt die warmhaltende Bettdecke darüber. Feucht-warme Bauchwickel können durch ihr Eigengewicht den druckempfindlichen Bauch belasten, sie eignen sich erst nach einigen Tagen (in warmem Wasser gut ausgewrungene Stoffwindel, darüber ein dickes Handtuch als Nässeschutz, darüber die Bettdecke zum Warmhalten).
- **Darmrohr:** Kann eine Wöchnerin ihre quälenden Winde nicht lösen, verschafft ihr ein Darmrohr am 2. Tag eventuell etwas Erleichterung. Nach dem ersten Stuhlgang werden die Beschwerden deutlich besser.
- **Ernährung:** Wenn eine Frau nach einer Sectio caesarea sofort ausreichend trinkt und feste Nahrung zu sich nimmt, wird sie in den meisten Fällen binnen 48 Stunden spontan abführen können (Patolia et al. 2001). Außerdem sollte die Verdauung durch entsprechende Ernährung unterstützt werden, wenn nötig bekommt die Wöchnerin ein **stillverträgliches Abführmittel** (s. S. 33 Obstipation).
- **Klistier:** Nur wenn sie 72 Stunden nach der Sectio noch nicht abführen konnte, wird ihr ein Klistier zur Darmentleerung empfohlen. Damit kann aber auch noch bis zum nächsten Tag gewartet werden, wenn ausreichend Darmgeräusche zu hören sind und die Frau sich nicht „verstopft" fühlt. Routinemäßig am 3. postoperativen Tag ausgeführte Einläufe (z. B. Hebe-Senkeinlauf) sind nicht notwendig und sollten der Vergangenheit angehören.

Mobilisation/ Thromboseprophylaxe

Alle Maßnahmen der Thromboseprophylaxe werden ausführlich auf S. 176 beschrieben. Nach der Übernahme der Wöchnerin aus dem OP müssen blutig gewordene Kompressionsstrümpfe gewechselt oder erstmalig **Kompressionsstrümpfe** angepasst werden. Hat die Frau starke Schmerzen, ist es günstiger die Wirkung der nächsten Schmerzmittelgabe abzuwarten, weil dann das mühsame Anziehen weniger beschwerlich ist.

Die **erste Mobilisation** erfolgt nach 6–8 Stunden mit guter Anleitung bzw. Unterstützung: Zuerst stellt die Frau die Beine auf und dreht sich mit geradem Rücken auf die Seite. Dann drückt sie mit dem unten liegenden Unterarm ihren Oberkörper etwas hoch und bewegt die Beine zur Bettkannte. Während sie die geschlossenen Beine zum Boden senkt, hebt sie ihren Oberkörper mit beiden Armen aus dem Bett. Da diese Aktion zunächst heftige Leibschmerzen verursacht, tut es gut, eine Weile auf der Bettkante sitzen zu bleiben, und während eine Hand den Unterbauch abstützt, ruhig und tief zu atmen. Dann stellt sich die Frau hin und macht wenn möglich einige Schritte durchs Zimmer (nach Leitungsanästhesie erst aufstellen lassen, wenn die Wöchnerin ausreichend Kraft in den Beinen verspürt).

Diese Mobilisation erfolgt **mindestens einmal alle 8 Stunden** (auch wenn es anfangs weh tut), sie kann gut mit sitzender Körperwäsche am Waschbecken, einem Toilettengang oder Bettenmachen kombiniert werden.

> Jede Wöchnerin sollte 24 Stunden nach der Operation mobilisiert, d. h. einige Schritte gegangen sein.

Wundpflege

Als postoperativ angelegter Wundverband wird ein **hautverträgliches Pflaster** verwendet, welches steril, saugfähig und bedingt luftdurchlässig ist. Es dient als Keimbarriere und Schutz vor mechanischen Einflüssen. In den ersten Stunden muss es regelmäßig kontrolliert werden. Falls es durchgeblutet ist, wird der Arzt informiert, um die Ursache der Blutung abzuklären und den Verband zu wechseln.

Sobald die Wundränder nach 1–2 Tagen verklebt sind, wird das **Pflaster entfernt**, da die Wunde an der Luft besser abheilen kann

(Wundheilung s. S. 60). Um den empfindlichen Nahtbereich vor mechanischen Einflüssen zu schützen, kann in den nächsten Tagen eine Gazekompresse locker aufgelegt und seitlich mit Pflaster fixiert werden. Einige Frauen legen sich als Polster gern eine saubere weiche Vorlage quer über ihre Narbe in die Netzhose. Sprüh- und Folienverbände (als Keimbarriere) werden heute nur noch selten verwendet.

Vielen Wöchnerinnen ist die offen liegende Hautnaht unheimlich, sie mögen sie kaum ansehen. Hier ist es wichtig, immer wieder zu versichern, dass alles gut aussieht und am Verheilen ist. Kleine, etwas druckempfindliche Hämatome oder Schwellungen neben der Narbe sind normal und bilden sich in den nächsten Tagen bis Wochen zurück.

Klammern und Fäden ziehen

Klammern und Einzelknopfnähte werden in der Regel am 5. postoperativen Tag entfernt (Abb. 8.3), meistens ist die Frau dazu noch in der Klinik. Da fast alle Frauen etwas Angst davor haben, sollten sie frühzeitig darüber informiert werden, dass die Entfernung der Klammern/Fäden sich zwar seltsam anfühlt, aber keine Schmerzen verursacht, nur selten ziept es mal an einer Stelle. Für die intrakutane Hautnaht wird entweder ein selbstauflösender Synthetikfaden verwendet (Abb. 8.4) oder ein fester Kunststofffaden, der an beiden Nahtenden heraushängt, letzterer muss am 9.–10. Tag herausgezogen werden (Technik s. u.).

Wundheilungsstörungen

Die Sectio-Naht verheilt in der Regel gut, Wundinfekte treten mit eine Häufigkeit von 2,5–16,1 % auf, bei primärer Sectio sind sie 5-mal seltener als bei sekundären Kaiserschnitten (Mandach et al. 1987). Eine infizierte Wunde wird vom Arzt im Bereich der Entzündung geöffnet, dann folgen Wundabstrich (Kultur anlegen) und lokale Spülungen mit Wasserstoffsuperoxyd oder physiologischer Kochsalzlösung. Sobald die Wundflächen sauber und mit Granulationsgewebe bedeckt sind, werden sie durch eine Sekundärnaht wieder vereinigt (Huch 1999). Die Sekundärheilung der Sectionaht verläuft ähnlich wie die einer Dammnaht und kann mit ähnlichen Maßnahmen unterstützt werden (s. S. 63, Klaffende Nähte).

Entlassung aus dem Krankenhaus

Bei normaler Wundheilung sowie Sicherstellung guter häuslicher Pflege (durch Partner, Verwandte, Freundin) und kompetenter Wochenbettbetreuung durch eine Hebamme, kann die Entlassung am 3.–5. Tag erfolgen (Huch 1999, Eldering 1998). Nach meiner Beobachtung trifft dies in besonderem Maße auf Frauen zu, die nach der Misgav-Ladach-Metho-

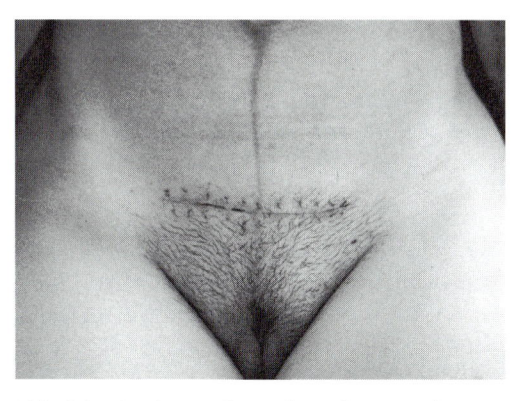

Abb. 8.3 Sectiowunde nach Entfernung der Einzelknopfnähte. Die Narbe ist reiz- und schmerzlos.

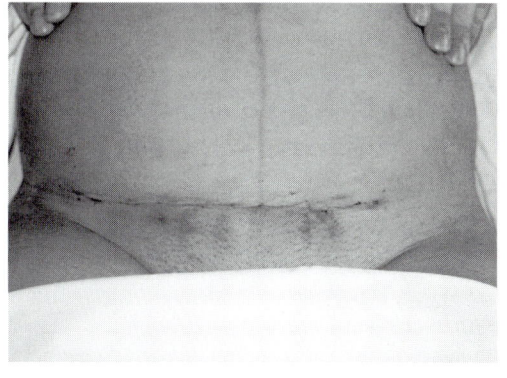

Abb. 8.4 Sectiowunde mit intrakutaner Hautnaht und einigen bläulich schimmernden subcutanen Hämatomen unterhalb des Nahtverlaufs.

de bzw. Joel-Cohen-Technik sectioniert worden sind (hierbei wird das Gewebe weniger durch Schnitte und Nähte traumatisiert) und die Frauen, die sofort nach der OP aßen und tranken. Zu letzterem Ergebnis kommt auch die amerikanische Studie von Partolia et al. (2001), Wöchnerinnen mit schnellem Nahrungsaufbau konnten durchschnittlich nach 49,5 Stunden, Frauen der Kontrollgruppe erst nach 75 Stunden entlassen werden. Nach herkömmlicher Sectio-Technik und traditioneller Pflege (Nahrungskarenz, Infusionen, Blasenkatheter 1–2 Tage) benötigen die Frauen eine längere Verweildauer in der Klinik, ebenso nach hohem Blutverlust oder Fieber etc.

8.2 Weitere Betreuung zu Hause (4.–56. Tag)

Das Befinden von Mutter und Kind bestimmt die weitere Betreuung. Frauen haben es nach einem längeren prä- oder postoperativen Klinikaufenthalt oft etwas schwerer, ihre häusliche Routine zu entwickeln als Frauen, die nur wenige Tage von zu Hause fort waren. Für viele Wöchnerinnen ist es beruhigend zu wissen, dass sie **bis zum 56. Tag** nach der Geburt von ihrer Hebamme zu Hause betreut werden können (ab dem 10. Wochenbetttag noch 16 Besuche oder Telefonate), nach einer Frühgeburt oder bei Problemen auch noch über den 56. Tag hinaus, wenn die Mutter ihren Gynäkologen oder Kinderarzt um ein Attest für weitere Hebammenhilfe bittet.

> Wie bei jedem ersten Hausbesuch erfragt die Hebamme die Umstände der Geburt und erhebt einen Anfangsbefund bei Mutter und Kind (s. S. 210), wobei sie auch die Naht begutachtet.

Klammern/Fäden ziehen

Klammern und Einzelknopfnähte werden meist vor der Klinikentlassung am 5.-6. Tag entfernt, bei einer fortlaufenden Hautnaht mit resorbierbarem Faden braucht kein Faden gezogen zu werden, evtl. wird zur Entlastung am 10. Tag ein seitlich sichtbarer Knoten abgeschnitten.
Falls die **Hautnaht intrakutan mit einem Kunststofffaden** genäht wurde, muss dieser noch am 8.-10. Tag gezogen werden. Dazu geht die Wöchnerin, wie bei ihrer Entlassung besprochen entweder ambulant in die Klink, oder die Hebamme übernimmt die Aufgabe zu Hause (vorher mindestens einmal eine Wöchnerin zum Fadenziehen in die Klinik begleiten, um sich das Vorgehen anzusehen und erklären zu lassen!). Der intrakutan gelegte Kunststofffaden wird an einer Seite mit der Pinzette angehoben und direkt über Hautniveau abgeschnitten, dann zieht man ihn langsam am anderen Ende mit einer Pinzette und leicht rüttelnder Hand heraus. Da der Faden sehr dünn und glatt ist, verursacht das Ziehen keine Schmerzen.

Beurteilung der Sectio-Narbe

Die Wundränder sollten sich bis zum 7. Tag durch gefäßreiches Granulationsgewebe gut verschlossen haben, evtl. sind einzelne Nahtabschnitte noch etwas geschwollen. Das Gewebe ist bindegewebsarm und daher leicht verletzbar, erst während der Regenerationsphase (8.–90. Tag) wandelt sich das weiche rote Granulationsgewebe in helles festes Narbengewebe um. Selten wird sich dabei ein derber, manchmal juckender Hautwulst über der Narbe bilden. Diese Wulstnarbe (Keloid) wird nicht durch Belastung oder mangelnde Pflege der Frau verursacht, sie entwickelt sich spontan aufgrund individueller Disposition.
Zunächst begutachtet die Hebamme gemeinsam mit der Frau die Narbe und erklärt ihr den momentanen **Heilungszustand**. In der Narbenumgebung finden sich oft bläuliche Verfärbungen (Abb. 8.4), diese kleinen subkutanen Hämatome verursachen selten Beschwerden, sie werden in den nächsten Tagen resorbiert, wobei sie ihre Farbe von grün bis gelb wechseln.
Nun wird der **Nahtverlauf** an beiden Seiten nahe den Wundrändern sanft abgetastet (Hände

vorher gründlich waschen, ggf. desinfizieren). Dabei fühlt die Hebamme oft derbe, leicht geschwollene Bezirke (Gewebswasser-Ansammlungen), die von der Frau als druckempfindlich bis schmerzhaft beschrieben werden Die Narbenumgebung kann sich auch taub oder pelzig anfühlen. Wir erklären der Wöchnerin, dass die „Knubbel" in den nächsten 2–3 Wochen kleiner und weicher werden, bis sie sich ganz auflösen. Das taube Gefühl rührt von der Durchtrennung kleinerer Hautnerven her, dieser Sensitivitätsverlust wird sich in den nächsten Wochen bis Monaten normalisieren.

Narbenpflege

Eine täglich ausgeführte Narbenpflege erleichtert und beschleunigt den Heilungsprozess. Mit den Maßnahmen kann, wenn es nicht weh tut, ab dem 6. postoperativen Tag begonnen werden. Auch bei einem späteren Beginn zeigt diese Narbenpflege gute Wirkung.
- **Calendula-Salbe** (wundheilend, entzündungshemmend) und **Johanniskrautöl** (wundheilend, narbenregulierend) sind sehr gute Hilfsmittel zur Narbenpflege, auch andere Heilsalben wie Rescue-Creme® oder Traumeel-Salbe® (bei geröteter und geschwollener Narbe) haben sich bewährt. Die Salbe bzw. das Öl wird 2–3-mal täglich zu beiden Seiten der Narbe vorsichtig einmassiert (vorher Hände waschen).
- **Die Narbenmassage** erfolgt entweder mit den Fingern einer Hand in kreisenden Bewegungen oder wie folgt: An einem Narbenende beginnend wird je ein Finger 2 cm ober- bzw. unterhalb der Hautnarbe aufgelegt, wobei die Finger etwas versetzt zueinander liegen (nicht direkt gegenüber). Nun verschieben beide Finger die Haut sanft in Richtung Narbe, bis sie in der Mitte nebeneinander liegen, dann die Finger abheben und 2 cm weiter wieder auflegen um erneut zur Narbe hin zu schieben. So wird der ganze Nahtverlauf behandelt, dabei wirken die Finger wie die Häkchen eines Reißverschlusses, der sich langsam von einer Seite her zusammenschließt (Heller 2001).
- **Mit weicher Babybürste** können leichte Kreisbewegungen oder Bürstenstriche über das Narbengebiet ausgeführt werden, dies fördert die Durchblutung und Regeneration der Hautsensibilität.

Gespräche über die Kaiserschnitt-Geburt

Wenn sich die Wöchnerin nach einigen Tagen Ruhe gedanklich mit den Geburtsumständen beschäftigt, möchte sie bald ausführlich darüber sprechen.

> Gespräche zur Verarbeitung des Geburtserlebens sind notwendig und hilfreich, der passende Zeitpunkt dafür ist individuell verschieden.

Viele Eltern thematisieren die Umstände der Kaiserschnitt-Geburt in der ersten Woche und oft ein weiteres Mal zum Wochenbettende. Die Hebamme muss Zeit für diese Gespräche einplanen (bei Zeitmangel wird das Thema für den nächsten Wochenbettbesuch verabredet) und dann die Frau erzählen lassen, wie sie die Geburt erlebt hat und wie sie sich jetzt rückblickend fühlt. Auch der Vater sollte Gelegenheit bekommen, seine Eindrücke zu schildern. Die Hebamme gibt fachliche Erklärungen zu aufkommenden Fragen und erläutert die geburtshilfliche Situation, die zum Sectio-Entschluss geführt hat, ggf. äußert sie ihr Bedauern, wenn klinische Handlungsabläufe sehr ungünstig für die Eltern gestaltet wurden.
- **Die Geburtsarbeit war ganz umsonst**: Nach langer schmerzhafter Wehentätigkeit empfinden einige Mütter (und viele Väter) die ausgestandenen Geburtsschmerzen als unnütz und bedauern, dass der Kaiserschnitt nicht eher gemacht wurde. Hier ist es hilfreich zu erklären, wie wichtig die Geburtswehen für das Kind waren, denn die stundenlange rhythmische Wehenmassage ist eine gute Vorbereitung auf das Geborenwerden, und das Kind wurde nicht vom Kaiserschnitt abrupt überrascht. Neugeborene nach primärer Sectio haben öfter Anpassungsschwierigkeiten, da sie so plötzlich und unvorbereitet aus dem Bauch der Mutter gezogen wurden. Somit kann die Hebamme sa-

gen, dass keine Wehe umsonst ausgestanden war!
- **Sectio-Indikation:** Die Notwendigkeit des durchgeführten Kaiserschnittes wird dabei besser nicht in Frage gestellt (selbst wenn die Hebamme gewisse Zweifel hat), denn diese Diskussion führt im Wochenbett eher zu einer weiteren Verunsicherung der Eltern, aber kann das Geschehene nicht ändern. Nur wenn eine Frau den Kaiserschnitt als persönliches Versagen ansieht, beleuchte ich die Sectio-Indikation kritisch, besonders wenn sie in einer Klinik mit hoher Sectiorate geboren hat. Dabei zeigt sich oft, dass nicht ihr Unvermögen, sondern ein „schicksalhaftes" Zusammentreffen von Umständen zum Sectio-Entschluss geführt hat, z. B. vorzeitiger Blasensprung mit langer Geburtsdauer, ungünstige Lage oder Haltung des Kindes und Auffälligkeiten der kindlichen Herztöne im CTG sowie klinikinterne Empfehlungen zum Management bei protrahierter Geburt, bei Beckenendlage, Zwillingen und Frühgeburten. Oft erkläre ich, dass heute schon bei der Befürchtung einer Mangelversorgung des Kindes (bei auffälligem CTG) etliche Geburtshelfer aus forensischen (gerichtsmedizinischen) Gründen zum Kaiserschnitt raten. Die hohe Sectiofrequenz ist eher ein gesellschaftliches Phänomen und nicht auf die Gebärunfähigkeit der Frauen zurückzuführen. Hierzulande scheint eine abnehmende Duldungsbereitschaft bei Gebärenden, ihren Partnern und bei Geburtshelfern zu bestehen, denn protrahierte Geburtsverläufe werden zunehmend durch einen Kaiserschnitt abgekürzt. Es ist nachgewiesen, dass die Sectio-Indikationen Geburtsstillstand, protrahierter Geburtsverlauf und zervikale Dystokie stark zugenommen haben (Huch 1999).
- **Geburt eines weiteren Kindes:** Zum Abschluss des Gespräches sollten die Eltern noch über die Möglichkeit einer vaginalen Geburt beim nächsten Kind informiert werden, denn viele haben den überholten Ausspruch „Einmal Sectio – immer Sectio" im Kopf. Schon in den 80er Jahren haben Untersuchungen gezeigt, dass die Chance für eine vaginale Geburt bei Frauen nach Kaiserschnitt etwa gleich hoch ist wie bei Erstgebärenden, vorausgesetzt sie entwickeln nicht die gleichen Indikationen wie bei der letzten Geburt (z. B. Hypertonus, BEL, Kopf-Becken-Missverhältnis). Mit guter Vorbereitung und Geburtsbegleitung konnte schon so manche Frau, selbst nach zwei Kaiserschnitt-Geburten, ihr Kind vaginal gebären. Die Gefahr der Uterusruptur ist sehr gering, nach einer queren isthmischen Uteruseröffnung kann sie in 0,2–0,8 % der Fälle vorkommen (Drack u. Schneider 1999).
- **Selbsthilfegruppen:** Die Tatsache ihr Kind nicht „richtig" geboren zu haben, beschäftigt einige Frauen nachhaltig (Reim-Hofer 2000, Stüwe 2001, u. a.). Darum werden zunehmend Gesprächskreise und Selbsthilfegruppen für Frauen nach Sectio-Geburt angeboten, in denen sie frei über ihre Erlebnisse und Probleme reden können. Die Hebamme sollte bei ihrer Wochenbettbetreuung alle betroffenen Frauen auf solche Angebote in Wohnortsnähe hinweisen (oder vielleicht selbst eine solche Gruppe ins Leben rufen).

Literatur

Albrecht-Engel, Ines u.a.: Kaiserschnitt-Geburt. Rowohlt 1995

Beller, F. K.: Erstaunliche Überlegungen zur Kaiserschnittfrequenz. Der Frauenarzt. 38. Jahrg. Heft 10 (1997)

Büscher, Petra u. Ulrich: Mein Baby kommt per Kaiserschnitt. Trias 2001

Drack, G. u. Schneider, H. Pathologische Geburt *in Schneider/Husslein/Schneider:* Geburtshilfe. Springer Verlag 1999

Eldering, G.: Misgav-Ladach-Kaiserschnitt – eine neue Sectiomethode. Gynäkologie Praxis 22: 443–452 (1998).

Enkin/Keirse/Renfrew/Neilsen: Effektive Betreuung während Schwangerschaft und Geburt. Ullstein Medical 1998

Fischbach, F. et al.: Perioperative Antibiotikaprophylaxe mit Lefoxitin bei Kaiserschnitt. Geburtsh. U. Frauenheilk. 46: 706–709 (1986)

Geist/Harder/Stiefel (Hrsg.): Hebammenkunde. Lehrbuch für Schwangerschaft, Geburt, Wochenbett und Beruf. 2. Auflg. de Gruyter 1998

Groß, M., Luyben. A., Harder, U., Reutter, R.: Welchen Geburtsmodus wählen Hebammen? Ergebnis einer Umfrage. Die Hebamme 13: 189–196 (2000)

Guedj, P. et al.: Immediate postoperative oral hydration after cesarean section. Asia-Oceania J. Obstet. Gynaec. 17: 125–129 (1991)

Heller, A.: Nach der Geburt Wochenbett und Rückbildung. Thieme 2001

Hilton, P.: Surgical wound drainage: a survey of practices among gynaecologists in the British Isles. Br J Obstet Gynecol 167: 1108–1111 (1988)

Hirsch, H. A., Neeser, E.: Zur Wirksamkeit der perioperativen Antibiotika Prophylaxe bei Hysterektomie und abdominalen Schnittentbindungen. Geburtshilfe Frauenheilkunde 44: 8–13 (1984)

Huch, A.: Sectio caesarea *in Schneider/Husslein/Schneider:* Geburtshilfe. Springer Verlag 1999

Krause, M.: Die Sectio caesarea – Indikationen, Morbidität und Mortalität. Die Hebamme 13: 76–81 (2000)

Mandach, U. von et al.: Ceftriaxon versus Cefoxitin in der antibiotischen Prophylaxe bei Kaiserschnitt mit erhöhtem Infektionsrisiko. Gynäkol. Rundschau 27: 22–29 (1987)

Nationaler Kauserschnittreport NSCA aus Großbritannien. Übersetzte Zusammenfassung von Dorothea Rüb in Hebammen ohne Grenzen. Hebammenforum 12/2001. Orginalarbeit im Internet unter Website *www.rcm.org.uk* oder direkt http://www.rcog.org.uk.guidelines/nscs_audit.pdf

Patolia, D.S. et al.: Early feeding after cesarean: randomized trial. Obstet Gynecol 98: 113–116 (2001)

Reim-Hofer, U.: Erste Erfahrungen mit einer Gesprächsgruppe für Frauen nach Sectio. Die Hebamme 2: 87–88. Hippokrates 2000

Soriano, D. et al.: Early oral feeding after cesarean delivery. Obstet Gynecol 87: 1006-1008 (1996)

Spielmann et al.: Arzneiverordnung in Schwangerschaft und Stillzeit. Gustav Fischer 1997

Stüwe, M.: Wochenbett- und Rückbildungsgymnastik. Hippokrates 2001

Waldenström, U. et al.: Die Geburtserfahrung: Eine Studie mit 295 Wöchnerinnen. Die Hebamme 11: 151–161. Enke 1998

Welsch, B.: Müttersterblichkeit während Geburt und Wochenbett bei vaginaler Entbindung und Sectio caesarea. Gynäkologe 30: 747–756 (1997)

9 Betreuung nach einer Frühgeburt und nach der Geburt eines kranken Kindes

Ulrike Harder

Wochenbettbetreuung und Stillmanagement orientieren sich primär am Zustand des frühgeborenen oder kranken Kindes, wobei natürlich auch der Entbindungsmodus eine Rolle spielt (Betreuung der Mutter nach Kaiserschnitt s. S. 127ff). Besonders bei sehr kleinen Frühgeborenen und bei kranken/behinderten Kindern werden die Eltern mit den Fragen beschäftigt sein: „Wird unser Kind leben, wird es sich gesund entwickeln?" und die Mutter fragt sich oft „Warum konnte ich mein Baby nicht besser/länger in meinem Bauch versorgen?"

> Wir können diese Fragen nicht beantworten, aber wir können die Mutter emotional in ihrer Situation unterstützen und die Fähigkeiten herausstellen, mit denen sie jetzt ihrem dem Kind helfen kann.

Hierzu gehört insbesondere ihre physiologische Gabe, ihr Kind außerhalb der Gebärmutter mit Muttermilch zu ernähren (Stillmanagement s. u.) und ihm so oft es geht Hautkontakt zu ermöglichen, um das innige Verhältnis der Schwangerschaft phasenweise wieder herzustellen (Känguruh-Methode s. u.).

9.1 Spezielle Probleme bei Frühgeburten

Kommt ein Baby mehr als 3 Wochen vor dem errechneten Termin zur Welt (< 37/0 SSW), gilt es als Frühgeburt. In den industrialisierten Ländern liegt die Frühgeburtenrate bei 6–7 % wobei etwa 2,2 % der Kinder sehr kleine Frühgeburten unter 1000 g bzw. vor der 28. SSW sind (Spätling, Schneider 1999). Besonders Frühgeborene mit einem Geburtsgewicht unter 1000 g entwickeln zu 80 % ein Atemnotsyndrom und benötigen eine lange intensivmedizinische Betreuung (Ragosch 1999). Diese erschwert über viele Tage und Wochen die elterliche Interaktion mit ihrem Kind und beeinträchtigt erheblich den Aufbau der Mutter-Kind-Bindung (ein in der 26. SSW geborenes Baby wird 3–4 Monate in der Kinderklinik sein!).

Noch in den 80er Jahren verstarben zwei Drittel dieser Frühgeborenen, und manchmal stellte sich die Frage, ob es sinnvoll ist, extrem Frühgeborene so intensiv zu therapieren. In den 90er Jahren konnte ihre Chance durch eine verbesserte Intensivmedizin und eine adäquatere Frühgeburtenpflege (minimal handling, viel mütterlicher Hautkontakt etc.) deutlich verbessert werden (s. Tab. 9.1). Ob die besseren Überlebenschancen zu einer Zunahme von **Folgeschäden** bei den Kindern führt, ist umstritten und lässt sich aus den neueren Studien nicht ablesen (Porz 2001). Von den vor der 25. SSW geborenen Kindern haben ca. 40 % mäßige bis schwere Behinderungen (Hack 1995), von den in der 26.–28. SSW geborenen ca. 15–20 %. Typische Folgeschäden sind chronische Lungenerkrankungen, Retinopathien und Zerebralparesen.

Viele Frühgeborene entwickeln sich gut, benötigen aber während der langen Intensivbehandlung ganz viel Zuwendung und Unterstützung durch ihre Mutter/Eltern, denn wenn das frühgeborene Baby nach der frühen Trennung kaum körperliche und affektive Zuwendung von seiner (durch die Schwangerschaft) vertrauten Mutter erfährt, kommt es rasch in den Zustand der **psychosozialen Deprivation** (Porz 2001). Das Baby entwickelt Ernährungs- und Schlafstörungen, es zeigt sich leicht irritierbar, ist stimmungslabil und hat bei der Entlassung aus der Kinderklinik nur eingeschränkte Kommunikationsfähigkeiten. Da die gestörte Kind-Mutter-Bindung auch den Eltern die Kontaktaufnahme zu ihrem Kind erschwert hat, kommt es häufi-

Tab. 9.1 Überlebensrate von frühgeborenen Kindern aus der 22.–30. Schwangerschaftswoche (nach Goecke/Beck 1999)

SSW	Überlebensrate Spannweite je nach Studie	Durchschnitt
22. SSW	0 %	0 %
23. SSW	13 bis 16 %	14 %
24. SSW	20 bis 48 %	38 %
25. SSW	32 bis 74 %	57 %
26. SSW	45 bis 83 %	64 %
27. SSW	70 bis 77 %	73 %
28. SSW	74 bis 92 %	84 %
29. SSW	93 bis 95 %	94 %
30. SSW	> 95 %	> 95 %

ger zu weiteren Entwicklungsstörungen wie verzögerte Sprachentwicklung, mangelhafte Motorik sowie Kontakt- und Lernschwierigkeiten.

Diese Probleme von Frühgeborenen werden vermindert durch:
- Muttermilchernährung und baldiges Stillen
- viel Hautkontakt der Mutter mit ihrem Baby
- sensorische Stimulationen wie Streicheln, Schaukeln und Ansprechen des Kindes (vertraute Stimme der Eltern) oder leises Vorsingen
- frühes Einbeziehen der Eltern in die kindliche Pflege auf der Neonatologie-Station.

Wie notwendig solche Maßnahmen für die empfindsamen kleinen Patienten einer Frühgeburtenabteilung sind, hat die Pionierarbeit von Frau Dr. Marcovich in Wien gezeigt. Die einfühlsame Begleitung und Anleitung der Eltern durch Kinderkrankenschwestern in der Kinderklinik sind hierbei enorm wichtig (Dörge 2000). Auch Hebammen können durch ihre häusliche Betreuung während und nach dem Klinikaufenthalt des Kindes der Familie viel Unterstützung geben.

9.2 Spezielle Probleme bei einem kranken/behinderten Kind

Die Situation der Eltern kann sehr unterschiedlich sein. Meist werden sie nach der Geburt von der Tatsache überrascht, ein krankes oder behindertes Kind zu haben, welches zunächst in der Kinderklinik versorgt wird (z. B. wegen Atemnotsyndrom, Infektionen) oder bald operiert werden muss (z. B. bei Herzfehlern, Spaltbildungen, Ösophagusatresie). Manchmal ist den Eltern durch pränatale Diagnostik die Krankheit oder Behinderung schon vor der Geburt bekannt, und vielleicht sind schon Tage oder Wochen des Bangens und Hoffens der Geburt vorausgegangen.

Beiden Elterngruppen fällt es schwer, sich an den Gedanken zu gewöhnen, kein „perfektes" Baby geboren zu haben, und sie werden alle **Phasen der Trauer** um diesen Verlust durchlaufen müssen, wie Schock, chaotische Emotionen, Schuldgefühle, abweisende Reaktionen und endlich die Akzeptanz der Realität. Während der Schwangerschaft informierte Eltern haben es evtl. etwas leichter, da sie sich vorab mit der bevorstehenden Problematik auseinandersetzen konnten und bei Geburt bereits einige der Trauerphasen durchlaufen haben. Die Sorge um das Leben ihres Kindes, um seine weiteren Entwicklungsmöglichkeiten, und die Angst vor der gemeinsamen Zukunft wird aber alle Mütter und Väter in der folgenden Zeit stark belasten.

9.2 Hebammenhilfe für die Mutter

Mütter, deren Babys in der Kinderklinik sind, werden gerne auf eine gynäkologische Station aufgenommen, um ihnen keinen täglichen Kontakt mit gesunden Neugeborenen zuzumuten. Die Idee ist gut, aber leider ist dort oft das betreuende Pflegepersonal weniger mit der Wochenpflege vertraut und manchmal werden kaum stillfördernde Maßnahmen angeboten. In diesem Fall dürfte eine Frühentlassung mit ambulanter Hebammenbetreuung zu Hause günstiger für die Frau sein.

Wochenbettbesuche: Sobald die Wöchnerin aus der geburtshilflichen Station entlassen ist, kann sie täglich, im Mutter-Kind-Zimmer oder im Eltern-Hotel der Kinderklinik oder zu Hause von ihrer Hebamme besucht werden. Da die Wöchnerin selbst keine „Patientin" der Klinik mehr ist, hat sie Anspruch auf ambulante Hebammenbetreuung. Dies sollte den Frauen bei der Entlassung von den Stationsschwestern/-ärzten mitgeteilt werden. Besonders nach einer extremen Frühgeburt hat die Mutter wenig diesbezügliche Informationen, da sie oft noch keine Hebamme für die Wochenbettbetreuung kontaktiert hat und gar nicht weiß, dass sie diese beanspruchen kann (z. B. weil ihr Geburtsvorbereitungskurs noch nicht begonnen hatte).

Es ist hilfreich, wenn der Wochenstation und/oder der Kinderklinik die Namen von freiberuflichen Hebammen bekannt sind, die betroffene Mütter im Wochenbett betreuen und eine gute Stillunterstützung geben können.

Elternhotel: Rooming-in (im Mutter-Kind-Zimmer) ist nicht möglich, wenn das Kind auf einer Intensivstation liegt. Für diese Situation haben viele Kinderkliniken eine Aufenthaltsmöglichkeit für Mutter und Vater in einem Eltern-Hotel geschaffen. Hier können beide gemeinsam oder abwechselnd in der Nähe ihres Kindes sein, sich zum Kräftesammeln zurückziehen, den Wochenbettbesuch ihrer Hebamme empfangen, essen und schlafen. Die Übernachtungskosten sind meist recht niedrig, und viele anstrengende Fahrten nach Hause können eingespart werden.

Wenn diese Möglichkeit besteht, rate ich den Eltern unbedingt zu, denn besonders für die Wöchnerin sind kleine Erholungszeiten in einem ruhigen „eigenen" Zimmer sehr wichtig, und sie kann ihr Kind so oft es geht sehen bzw. zu jeder Fütterung/jedem Stillen besuchen. Sie sollte nicht nach stundenlangem Sitzen am Inkubator (besonders nicht mit einer Damm- oder Bauchnaht!) für eine kurze Nacht nach Hause fahren müssen.

Betreuung einer von ihrem Baby getrennten Mutter

- **Mutter-Kind-Kontakt fördern:** Berichte über das Aussehen und Verhalten ihres Babys sind für die Mutter sehr wichtig, damit sie nicht den Kontakt zum Kind verliert. Den ersten Bericht gibt die Hebamme nach der Geburt, danach sollte die Stationsärztin oder -schwester der Wochenstation (mehrmals) täglich eine telefonische Auskunft aus der Kinderklinik erfragen und an die Mutter weitergeben. Natürlich wird auch der Vater ermutigt, nach jedem Kinderklinikbesuch ausführlich über Aussehen und Verhalten des Babys zu berichten.
- **Fotos vom Kind:** Wir bitten den Vater (oder eine andere Bezugsperson), zum Kinderklinikbesuch unbedingt eine Kamera mitzunehmen und viele Fotos vom Baby zu machen. Dank einem 24-Stunden-Fotolabor in der Nähe bekommt die Mutter so wenigstens bald ein Bild ihres Kindes auf den Nachttisch. Dies hilft ihr, den Kontakt zu ihrem Baby aufrechtzuerhalten (selbst wenn das Foto unscharf ist). Außerdem kann das Ansehen des Baby-Bildes während des Abpumpens die Laktation begünstigen. Sollte das zu früh oder

krank geborene Kind in den nächsten Tagen sterben, ist dieses Bild ein wichtiges Erinnerungsstück (s. S. 160).

- **Laktation fördern:** Spätestens 6 Stunden nach der Geburt muss der Mutter das Abpumpen gezeigt werden, um ihre Milchbildung anzuregen, dann kann der Vater dem Baby bald kleine Mengen Kolostrum in die Kinderklinik bringen. Vor dem Abpumpen mit einer elektrischen Intervallpumpe (ersatzweise Handpumpe) sollten die Brüste zur Anregung massiert und dann auf jeder Seite 15 Minuten mit der Milchpumpe stimuliert werden. Damit die Mutter nicht enttäuscht ist (das würde den Milchspendereflex bremsen), erklären wir ihr, dass zunächst nur wenig tröpfelnde Vormilch zu erwarten ist. Jedes 15-minütige Pumpen regt dann die Milchbildung weiter an, so dass die Brust langsam größere Milchmengen produziert, analog dem langsam ansteigenden Trinkbedürfnis ihres Kindes.

Um die Laktation ausreichend zu stimulieren ist eine Pumpzeit von insgesamt 3 Stunden während 24 Stunden zu empfehlen, z. B. alle 4 Stunden 30 Minuten pumpen. Mit einem Doppelpumpset (s. S. 103) lässt sich die Zeit halbieren. Wird mit dem Abpumpen 24 Stunden (oder länger) gewartet, kommt die Milchbildung viel langsamer in Gang und der spätere Stillbeginn gestaltet sich viel schwieriger für die Frau (Stillberatung bei Frühgeborenen s. S. 145).

- **Besuche beim Kind:** Je nachdem ob die Mutter spontan oder per Sectio geboren hat, kann sie ihr Kind am ersten oder einem der folgenden Lebenstage in der Kinderklinik besuchen. Der Besuch sollte ermöglicht werden, sobald die Frau dazu in der Lage ist, z. B. in einem Rollstuhl, dessen Sitzfläche zur Dammentlastung mit einem weichem Kopfkissen gepolstert wird. Liegt das Kinderkrankenhaus mehrere Kilometer von der Geburtsklinik entfernt, ist eine Verlegung der Mutter in die dem Kinderkrankenhaus zugehörige Frauenklinik unbedingt anzuraten, damit sie näher beim Kind sein kann. Bei gutem Befinden der Wöchnerin kann sie dann in ein Rooming-in-Zimmer der Kinderklinik umziehen. Ist dies nicht möglich, wird der Frau eine Frühentlassung mit ambulanter Hebammenbetreuung zu Hause empfohlen, damit sie und ihr Partner nicht zu viele Fahrten machen müssen und zu Hause ungestörte Stunden miteinander verbringen können.

- **Hautkontakt mit dem Kind/Känguruh-Methode:** In den nächsten Tagen wird die Mutter ermutigt, ganz viel bei ihrem Baby zu sein und es zu berühren. Sie kann eine Hand in den Inkubator an das Kind legen (Abb. 9.1) oder noch besser, bald mit dem Baby nach der Känguruh-Methode kuscheln (Abb. 9.2). Hierzu wird das ausgekleidete Baby der Mutter für 1–2 Stunden auf die nackte Brust gelegt und warm zugedeckt. Viele Untersuchungen haben gezeigt, dass dieser intensive Hautkontakt zwischen Mutter und Kind die Entwicklung des Kindes fördert, die Babys werden meist länger gestillt und können früher nach Hause entlassen werden (Fischer

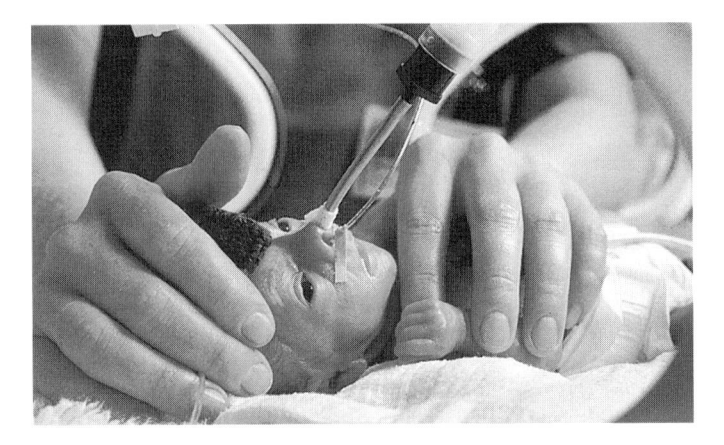

Abb. 9.1 Hautkontakt der Mutter mit ihrem frühgeborenen Kind im Inkubator.

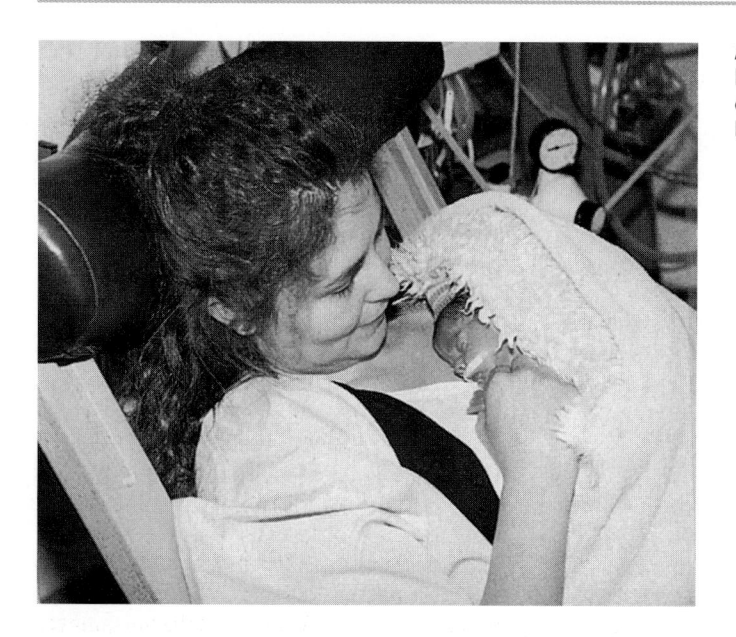

Abb. 9.2 Känguruhen, das entkleidete Baby liegt warm zugedeckt auf der nackten Brust der Mutter und schläft.

2000). Das Känguruhen wird mittlerweile von vielen Kinderkrankenschwestern und Pädiatern befürwortet und unterstützt, in fast allen Neugeborenen-Intensivstationen gibt es Liegestühle für die Eltern zum Känguruhen. Die betreuende Hebamme sollte die Mutter immer wieder befragen, wie sie sich dabei fühlt und sie ermuntern, möglichst mehrmals täglich den unterbrochenen Körperkontakt mit ihrem Kind auf diese Weise wieder herzustellen. Die Methode ist für Reifgeborene, für alle Frühgeborene und selbst für beatmete Kinder geeignet.

- **Rolle des Vaters:** Känguruhen kann auch vom Vater übernommen werden, z. B. wenn die Mutter nach einer Sectio noch nicht dazu in der Lage ist oder nach einer Zwillingsgeburt (Abb. 9.3). Auch später ist väterliches Känguruhen zur Förderung des Vater-Kind-Kontaktes sehr wichtig, meistens wird es von beiden sehr genossen, und die Mutter bekommt etwas Entlastung.

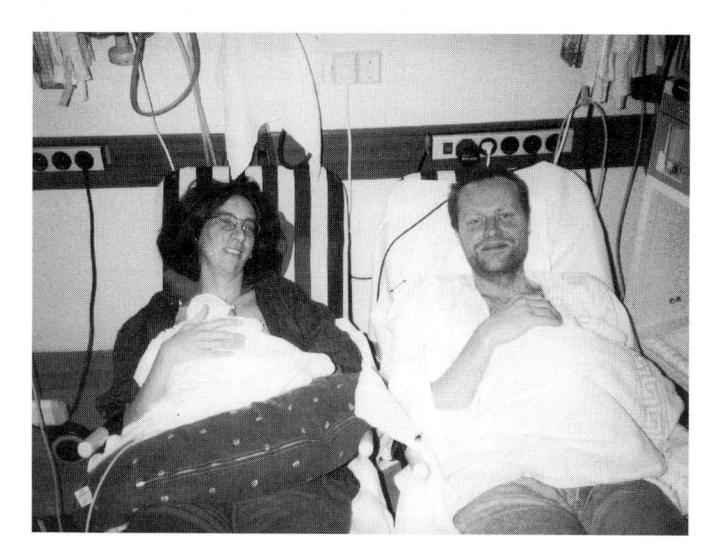

Abb. 9.3 Gemeinsames Känguruhen der Eltern mit ihren zu früh geborenen Zwillingen Jonas und Lennard („Obwohl es auf der Intensivstation ungemütlich war, haben wir uns beim Känguruhen wie im Sanatorium gefühlt.")

- **Kräfte der Frau stärken:** Aus Sorge um ihr Baby vernachlässigen viele Mütter ihre eigenen Bedürfnisse, sie essen und schlafen zu wenig und planen für sich selbst keine aufbauenden Erholungsphasen ein. Hier sollte der Tagesablauf besprochen werden! Die Wöchnerin braucht täglich eine warme Mahlzeit, eventuell können Freunde gebeten werden zu kochen, oder das Paar geht gemeinsam Essen (Klinikkantine, Restaurant), oder es wird eine Familienhilfe bei der Krankenkasse beantragt (besonders wenn noch ein Geschwisterkind zu Hause zu versorgen ist). Die Hebamme kann bei ihrem Wochenbettbesuch der Mutter eine Bauch- oder Schultermassage geben und Körperübungen zur Entspannung und Rückbildung anbieten (s. S. 44–49). Die Beschäftigung mit dem eigenen Körper wird von vielen Frauen als aufbauend empfunden, sie stellt auch eine hilfreiche Ablenkung von der ständigen Sorge um das Kind dar.
- **Pflege der Damm- oder Sectionaht:** Langes Sitzen am Inkubator und häufige Fahrten zur Kinderklinik belasten die Damm-Naht, die schlechter/langsamer abheilt. Darum sollte mit der Wöchnerin besprochen werden, welche der auf S. 61 beschriebenen heilungsfördernden Maßnahmen sich momentan umsetzen lassen, z.B. rate ich der Frau immer, ein weiches Kissen zum Sitzen und ausreichend Wöchnerinnenbinden zum Wechseln mit in die Kinderklinik zu nehmen.
- **Uterusrückbildung:** Wegen mangelnder Ruhe und ständiger Sorge verläuft die Rückbildung oft verzögert und sollte gefördert werden, z.B. mit Rückbildungstee, Bauchmassage etc. (s. S. 54).

Betreuung, wenn das Kind nach Hause kommt

Nach der Entlassung aus der Kinderklinik sind viele Eltern gut mit der Pflege ihres Babys vertraut, besonders wenn die Mutter vor der Entlassung des Kindes einige Tage in einem Rooming-in-Zimmer der Kinderklinik verbringen konnte (dies ist unbedingt zu empfehlen). Dennoch bestehen Unsicherheiten bezüglich der Gestaltung des Tagesablaufs und des häuslichen Umgangs mit dem Kind. Mutter und Vater müssen jetzt die Bedürfnisse und Vorlieben ihres Kindes selbstständig deuten und entsprechend reagieren. Das nächtliche Verhalten ihres Babys ist der Mutter völlig unbekannt, wenn in der Kinderklinik kein Rooming-in möglich war. In den ersten, für das Baby ungewohnt stillen Nächten zu Hause (ohne Klinikgeräusche), sind viele Kinder unruhig und weinen vermehrt. Nach solch einer schlafarmen Nacht ist für die Mutter/Eltern ein beratender Hebammen-Besuch hilfreich.

- **Bonding-Phase „nachholen":** Ich empfehle der Mutter, die erste Wochenbettwoche zu Hause nachzuholen, das heißt sich gemütlich mit ihrem Kind für einige Tage ins Bett zu legen, nur wenige Termine wahrzunehmen und erst einmal ausgiebig zu kuscheln. Auch das gemeinsame Weinen um die versäumten ersten Tage gehört dazu. Das Baby darf möglichst oft nur mit einer Windel bekleidet nackt auf der Brust der Mutter (oder des Vaters) schlafen, so wird ihm ein Gefühl der Sicherheit vermittelt. Auch Laktation und Stillen lassen sich durch die gemeinsamen Tage im Bett ungemein fördern, und die Frau kann sich von den Strapazen der letzten Tage/Wochen etwas erholen.
- **Haushaltshilfe:** Für diese Zeit sollte frühzeitig eine gute häusliche Betreuung organisiert werden, durch Partner, Familienangehörige oder eine hauswirtschaftliche Familienpflege der Sozialstation. Dafür muss vorab ein Rezept (z.B. 10 Tage für 4–6 Stunden) vom Kinderarzt oder Gynäkologen ausgestellt und mit einem Antrag an die Krankenkasse geschickt werden (Diagnose: Stillprobleme oder krankes Kind).
- **Tragetuch:** Besonders Eltern von Frühgeborenen empfehle ich stets die häufige Benutzung eines Tragetuches und helfe beim Erlernen verschiedener Bindetechniken. Mit ihrem vor dem Bauch getragenen Baby fühlt sich fast jede Mutter sehr wohl und oft sogar noch einmal „etwas schwanger". Außerdem stabilisieren sich unruhige Babys besser, wenn sie täglich mehrere Stunden getragen werden (Unruhe und Schreien der Kinder s. S. 241).

- **Gewichtskontrollen:** Die Eltern sind ein tägliches Wiegen ihres frühgeborenen oder kranken Babys aus der Klinik gewöhnt. Seine Gewichtszunahme ist für sie sehr wichtig, wurde ihr doch in der Klinik viel Aufmerksamkeit und Sorge gewidmet. In Absprache mit der Mutter kann die Hebamme (je nach Sicherheitsbedürfnis) das Baby zunächst alle 2, dann alle 3–4 Tage wiegen, um den Eltern den Übergang zum Nichtwiegen zu erleichtern. Dabei ist eine geringe Gewichtszunahme in den ersten Tagen zuhause normal, weil sich das Baby erst an die neue Situation gewöhnen muss. Bald wird eine wöchentliche Stillberatung und Gewichtskontrolle genügen, um der Mutter die Bestätigung zu geben, dass sie ihr Kind ausreichend nähren kann.
- **Klinikroutine/häusliche Routine:** Die klinikübliche Routine mit Monitorüberwachung, täglichen Temperaturkontrollen, Nahrungs- und Ausscheidungsprotokollen etc. wird zu Hause langsam wegfallen. Empfehlungen der Klinik und die Bedürfnisse der Eltern werden mit der Hebamme besprochen, um Unsicherheiten der Eltern zu vermeiden. Nach meiner Beobachtung hilft es Mutter und Vater (und oft auch mir), wenn die Protokolle noch für einige Tage weitergeführt werden. So können wir alle die Entwicklung des Kindes besser einschätzen und nach und nach das Unnötige weglassen.
- **Überwachungsgeräte:** Wurde den Eltern von der Klinik ein Heimmonitor oder eine Alarmmatratze empfohlen, da ihr Baby zu Atemaussetzern und Bradykardien neigt, müssen sie vor der Klinikentlassung alle Maßnahmen der ersten Hilfe wie Hochnehmen, Wachrütteln und ggf. Mund-zu-Mund-Beatmung des Kindes erlernen und über den häufig auftretenden Fehlalarm (ausgelöst durch Bewegungen oder flachere Atmung des Babys) informiert sein.

> **Betreuungszeitraum:**
> In den ersten 8 Wochen nach der Geburt kann die Hebamme ohne Begründung 16 Wochenbett-Kontakte (Besuche oder Telefonate) mit der Krankenkasse abrechnen. Reicht dies nicht aus, bittet die Mutter ihren Kinderarzt oder Gynäkologen, 5–10 weitere Hebammen-Besuche zu verordnen (s. u.).

- **Verlängerte Betreuung:** Nach einer Frühgeburt und bei einem längeren Kinderklinikaufenthalt ist die 8-Wochen-Grenze schnell erreicht, und oft besteht noch Betreuungsbedarf. In diesen Fällen bekommt die Mutter fast immer problemlos von ihrem Kinderarzt ein Rezept für weitere Hebammenbetreuung ausgestellt (Heilmittelverordnung: 5- oder 10-mal Hebammenhilfe, Diagnose z. B. „Stillschwierigkeiten nach Frühgeburt, bei Lippen-Kiefer-Gaumenspalte oder längerem Klinikaufenthalt des Kindes"). Nach meiner Erfahrung sind die Mütter von zu früh oder krank geborenen Kindern oftmals so stark in ihrem Selbstvertrauen erschüttert, dass sie über 2–4 Monate eine regelmäßige Bestätigung ihres Still- und Pflegevermögens benötigen. Ich besuche diese Familien dann einmal wöchentlich, bis die Mutter ein sicheres Gefühl hat. Nach einer Frühgeburt ist dies typischerweise erst 4–6 Wochen nach dem ursprünglich errechneten Geburtstermin der Fall.
- **Entwicklungsförderung**: Sobald sich das häusliche Leben eingespielt hat, empfehle ich den Eltern Babymassage und den Besuch einer PEKIP-Gruppe zur Förderung der motorischen und mentalen Entwicklung ihres zu früh oder krank geborenen Kindes (s. S. 263).
- **Frühförderungsstellen** bieten verschiedene krankengymnastische und stimulierende Therapien zur Förderung entwicklungsauffälliger, von Behinderung bedrohter und behinderter Säuglinge und Kleinkinder an. Frühförderung im Sinne des Bundessozialhilfegesetzbuchs (BSHG) ist eine Eingliederungshilfe, und zwar eine „heilpädagogische Maßnahme für Kinder, die noch nicht im schulpflichtigen Alter sind (§40 Abs. 1 Nr. 2a)". §43 BSHG regelt, dass Eltern nicht zu einer Kostenbeteiligung herangezogen werden können, d. h. Frühförderung ist für die Familie kostenlos.

Wenn Eltern Frühförderung für ihr Kind wünschen, sollten sie sich direkt an eine ortsnahe Frühförderungsstelle wenden (Adresse über Kinderarzt, Telefonbuch oder zuständiges Sozialamt). Häufig sind verschiedene Untersuchungen zur Begutachtung der Notwendigkeit der Frühförderung

durchzuführen (Bestimmungen regional unterschiedlich). Näheres erfahren die Eltern bei der Frühförderstelle selbst oder beim Sozialamt.
- **Broschüren, Bücher, Selbsthilfegruppen:** Da die betreuende Hebamme nicht auf alle Fragen der Eltern bezüglich ihres kranken Kindes eine umfassende aktuelle Antwort parat haben kann, ist es günstig den Kontakt zu einer Selbsthilfegruppe zu empfehlen. Hier können die Eltern aktuelle Infobroschüren zur Behinderung ihres Kindes anfordern

und sich auch mit anderen Betroffenen austauschen. In den ersten Tagen/Wochen besteht dieses Bedürfnis bei der Mutter eher selten, einige Väter möchten sich aber bald näher informieren und freuen sich über Internet-Adressen. Wenn das eigene Gefühls-Chaos und die erste Gewöhnungszeit mit dem Kind überstanden sind, nehmen Mütter und Väter Adressen- oder Buchtipps ihrer Hebamme gern an (Adressen S. 148, Literatur S. 149).

9.4 Stillberatung bei Frühgeborenen

> Je kürzer die Schwangerschaftsdauer und je niedriger das kindliche Geburtsgewicht, um so schwieriger gestaltet sich das Stillen, aber um so wichtiger ist es!

Kolostrum und Muttermilch müssen zunächst **abgepumpt werden**. Wird der Milchfluss frühzeitig und regelmäßig durch eine elektrische Intervallpumpe mit Doppelpumpset (z. B. der Firmen Ameda, Medela) angeregt, fällt es dem Baby viel leichter an der Brust zu saugen, sobald es dazu in der Lage ist. Hierzu erhält die Mutter anfangs aktive Hilfe beim Pumpen sowie Erklärungen über die Dauer und Häufigkeit des Abpumpens, günstigerweise mit einer schriftlichen Anweisung, da die belastete Wöchnerin besonders vergesslich ist! (Abpumpfrequenz und Technik des Abpumpens s. S. 103)
Die Frau braucht dabei **viel emotionalen Zuspruch**, denn Stillen hatte sie sich ja ganz anders vorgestellt. Statt ihr Baby im Arm an die Brust zu legen, sitzt sie jetzt mehrmals täglich mit einer „Melkmaschine" an den Brüsten in einem anonymen Klinikzimmer, während ihr Baby als „klitzekleines schrumpeliges Wesen" hilflos im Inkubator liegt und durch viele Schläuche mit Geräten verbunden ist.
Wir sollten der Mutter immer wieder versichern, wie wichtig die Pump-Tätigkeit für ihr Baby ist, denn einerseits bekommt es so weiterhin seine Nahrung von der Mutter (die zu früh durchtrennte nährende Nabelschnur wird durch die Muttermilchgabe ersetzt), und andererseits kann nur so ein Stillen im weiteren Wochenbettverlauf erreicht werden. Dies ist ein lohnendes Ziel, denn während der späteren gemeinsamen Stillstunden finden Mutter und Kind tröstend zueinander, und können den erlebten Trennungsschmerz besser überwinden.

Entwicklung des Trinkverhaltens an der Brust:
1. Schritt: Das Baby „küsst" die Brustwarze.
2. Schritt: Es leckt an der Brustwarze.
3. Schritt: Es öffnet den Mund, aber noch nicht weit genug, um die Brustwarze zu fassen.
4. Schritt: Es öffnet den Mund weit genug und saugt an, kann aber noch nicht genug Unterdruck aufbauen, um den Saugschluss zwischen seinen Saugintervallen aufrecht zu erhalten. Darum lässt es die Warze immer wieder los und muss neu „andocken".
5. Schritt: Das Baby öffnet den Mund weit genug, kann die Brustwarze gut einsaugen und hält das Vakuum aufrecht, um effektiv zu trinken.

Aufbau des Stillens nach einer Frühgeburt

- **Vor der 30. Woche (SSW)** geborene Babys bekommen nährstoffreiche Infusionen und baldmöglichst Muttermilch über eine Sonde. Oft ist es möglich, die benötigten kleinen

Milchmengen durch abgepumpte Muttermilch zu decken, anfangs muss die Muttermilch manchmal mit Nährstoffen angereichert werden (s. u. Muttermilch hat zu wenig Kalorien). Werden dem Baby während der Sondenfütterung einige Tropfen Muttermilch auf die Lippen gegeben, verbindet es bald Geruch und Geschmack der Milch mit dem Gefühl der Sättigung. Sobald die Frau ihr Kind an die nackte Brust legen kann (Känguruh-Methode), sollte sie etwas Milch abdrücken, damit das Baby die Tropfen von der Brustwarze ablecken kann. Das gefällt den kleinen Babys gut und sie beginnen bald den Mund weiter zu öffnen.

- **In der 30.–32. Woche** können die Frühgeborenen anfangen, 1–2-mal täglich etwas Milch vom Löffel oder aus einem Becher zu trinken (Becherfütterung s. S. 99), während die Hauptnahrungsmenge noch über die Sonde kommt. Vor der 36. Woche sind Kinder oft sehr geschickt bei der Becherfütterung, und es geht nur wenig Milch daneben. Auch Fingerfütterung (Beschreibung s. S. 100) ist geeignet, hierbei lernt das Baby das Saugen und Schlucken zu koordinieren. Die Eltern können die Fütterung bald selbst übernehmen, wenn ihnen das Vorgehen genau gezeigt wird (Abb. 9.4). Flaschenfütterung ist in diesem Stadium nicht günstig, sie erschwert dem Baby das Erlernen einer effektiven Saugtechnik an der Brust (s. S. 98 Saugverwirrung). Die Mutter sollte ihr Kind jetzt regelmäßig für längere Zeit an die Brust legen, um seine ersten Saugversuche abzuwarten. Wenn sie ihre Brust vorher massiert und die Brustwarze durch Zupfen und Zusammendrücken wiederholt aufrichtet, kann das Kind mit seinem kleinen Mund bald etwas ansaugen.
- **In der 32.–33. Woche** können viele Babys schon etwas an der Brust trinken, sie zeigen leichte Suchreflexe, saugen oft aber nur 3-5-mal und machen dann eine 2–4-minütige Erholungspause. Das Frühgeborene sollte darum lange in bequemer, leicht aufrechter Stillposition (damit es sich nicht verschluckt) an der Brust liegen dürfen, günstig ist hierbei der DanCer-Handgriff (s. S. 107). Nach einer 40–60-minütigen Stilldauer wird das Baby gewogen, und selbst wenn es nur 5-10 g aus der Brust gesaugt hat, ist dies eine gute Leistung, für die Mutter und Kind immer wieder gelobt werden! Die fehlende Nahrungsmenge bekommt es dann per Sonde oder Becher nachgefüttert, d. h. die Mutter muss weiterhin regelmäßig abpumpen. Bei sehr saugschwachen Kindern kann schon während des Stillens mit dem Sondieren begonnen werden, um die Fütterungszeit abzukürzen.
- **In der 34.–36. Woche** holen sich stillgeförderte Babys oft alles was sie brauchen aus der Brust. Reichen ihre Kräfte für das Trinken einer kompletten Stillmahlzeit noch nicht aus, bekommen sie die fehlende Nahrung per Becher oder Sonde nachgefüttert oder während des Stillens über ein Brusternährungsset dazugegeben (s. S. 102).
- **In der 36.–40. Woche** sollte die Zufütterung, wenn das Kind sich gut entwickelt und zugenommen hat, langsam ausgesetzt werden. So hat das Baby einen Anreiz, länger und stärker an der Brust zu saugen. Durch den Wegfall der Zufütterung wird die Gewichtszunahme für einige Tage stagnieren, evtl. nimmt das Baby sogar ein wenig ab. Dies braucht die

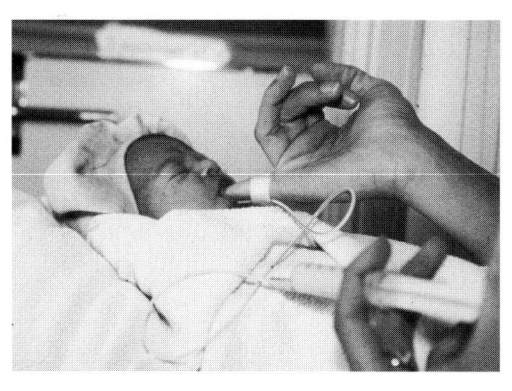

Abb. 9.4 Fingerfütterung eines frühgeborenen Kindes: Die Ernährungssonde wird mit einem Pflaster am 2. Fingergelenk fixiert, so dass ihre Spitze seitlich an der Fingerkuppe liegt. Dann die milchgefüllte Spritze anschließen und einige Tropfen Milch durch die Sonde auf den Finger drücken. Dem Baby mit dem Finger leicht über die Lippen streichen, wenn es den Mund öffnet. Den Finger vorsichtig einsaugen lassen, bis die Fingerkuppe oben am Übergang vom harten zum weichen Gaumen liegt. Immer wenn das Baby saugt, 0,5 ml Milch langsam mit der Spritze vorschieben.

Mutter aber nicht zu beunruhigen, wenn ihr Baby ansonsten vital ist. Dennoch wird sie erleichtert sein, wenn es wieder zunimmt (Wiegen durch die Hebamme alle 1–3 Tage). Stagniert das Gewicht länger als eine Woche oder nimmt das Baby kontinuierlich ab, sollte wieder zugefüttert und nach 1–2 Wochen ein neuer Versuch unternommen werden. Wenn möglich nehmen Mutter und Kind dann eine kleine „Auszeit" und verbringen einige Tage gemeinsam im Bett, während denen das Baby jederzeit an die Brust darf. Diese Maßnahme hilft fast immer (auch bei Problemen wie Saugverwirrung, Milchmangel etc.)!

Spezielle Probleme während der ersten Zeit

Die Muttermilch hat zu wenig Kalorien

Der Nahrungsaufbau von sehr unreifen Frühgeborenen (vor der 30. SSW) ist mühsam und sehr komplex und manchmal nehmen die Kleinen trotz Fütterung der maximal verträglichen Muttermilchmenge nicht genügend zu. Dann gibt es zwei Möglichkeiten, nährstoff- und kalorienreichere Muttermilch zu gewinnen; vorausgesetzt die Frau kann mehr Milch abpumpen, als ihr Kind braucht (dies ist bei den kleinen Trinkmengen oft kein Problem).
- Beim Abpumpen werden zwei (mit Doppelpumpset vier) verschiedene Auffangflaschen verwendet. Zunächst aus beiden Brüsten für 3–5 Minuten die durstlöschende, nährstoffärmere Vordermilch pumpen. Dann zwei neue Flaschen anschließen, und in diese die fettreichere Hintermilch für das Baby abpumpen (die nicht gefütterte Vordermilch kann zum späteren Gebrauch eingefroren werden).
- Die gesamte abgepumpte Milch im Kühlschrank abkühlen lassen, damit sich der Rahm absetzt. Dann kann oben mit einer Spritze die fettreichere Milch zur Sondenfütterung abgesaugt werden (Benkert 2001).

Die Muttermilch hat eine zu hohe Keimzahl

Für kranke und sehr kleine Babys ist keimarme Nahrung besonders wichtig. Abgepumpte Muttermilch wird darum in einigen Kinderkliniken vor dem Füttern bakteriologisch untersucht und ab einer bestimmten Keimzahl (unterschiedliche Grenzwerte) verworfen. Um der Mutter eine Zurückweisung ihrer mühevoll gewonnenen Milch zu ersparen, sind folgende **Maßnahmen zur Keimreduzierung** sinnvoll:
- Nur sterilisierte oder 10 Minuten lang ausgekochte Pumpsets und Fläschchen verwenden.
- Vor dem Massieren der Brüste die Hände mit Seife waschen, nach der Massage Hände und Brüste unter fließend warmem Wasser gut abspülen und mit einem Einmalhandtuch abtrocknen, Brustwarzen nicht trocknen.
- Dann Hände desinfizieren (trocknen lassen) und zunächst viele Tropfen Milch aus der Brustwarze ausdrücken (z. B. auf ein sauberes Tuch tropfen lassen). So gelangt die stärker keimbesiedelte Milch aus den vorderen Milchkanälchen nicht in die anschließend abgepumpte Milchmahlzeit.

9.5 Stillberatung bei kranken/behinderten Kindern

Die Vorgehensweise ist ähnlich wie bei Frühgeborenen (s.o.). Kann das Kind nicht an die Brust gelegt werden, muss die Mutter zunächst regelmäßig abpumpen, um den Milchfluss anzuregen und dem Baby das spätere Trinken an der Brust zu erleichtern. Spezielle Stillhinweise für Babys mit Stoffwechselerkrankungen, Down-Syndrom, Lippen-Kiefer-Gaumen-Spalte und Herzfehler finden sich im Stillkapitel auf S. 107).

Viele Kinderkrankenschwestern und Hebammen verfügen in Sonderfällen leider nicht über ausreichende Kenntnisse zur Stillbegleitung, da das spezielle Stillmanagement nicht in der Ausbildung vermittelt wurde. Umfangreiches Wissen kann in Fortbildungen zur Stillberaterin bzw. Stillbeauftragten erlangt werden, die von der Arbeitsgemeinschaft Freier Stillgruppen (AFS), dem Bund Deutscher Hebammen (BDH) und dem Berufsverband der Laktationsberaterinnen (IBCLC) angeboten werden. Es ist sehr hilfreich, wenn in einer Wochenbett- und Frühgeborenenabteilung mindestens eine Kranken-, Kinderkrankenschwester oder Hebamme solch eine Zusatzausbildung absolviert hat und ihr Wissen an die Kolleginnen weitergibt (die Nationale Stillkommission empfiehlt eine weitergebildete Betreuerin in jeder Entbindungsklinik). Bei speziellen Fragen sei der betroffenen Mutter und den beratenden Hebammen/Kinderkrankenschwestern „Das besondere Stillbuch für frühgeborene und kranke Babys" von Brigitte Benkert empfohlen (Ravensburger 2001, € 11.90).

9.6 Selbsthilfegruppen

Anschriften und Internetadressen von Selbsthilfegruppen für Eltern von frühgeborenen, kranken und behinderten Babys

NAKOS – Nationale Kontakt- und Informationsstelle zur Anregung und Unterstützung von **Selbsthilfegruppen**
Albrecht-Achilles-Str. 65
10709 Berlin
Tel.: 030-8914019
Fax: 030-8934014
www.nakos.de
(Nakos versendet auf Anfrage Adressen von Selbsthilfegruppen in Wohnortsnähe nach Zusendung eines mit € 1,53 frankierten DIN A4 Rückumschlages)

Deutsche Arbeitsgemeinschaft
Selbsthilfegruppen (SEKIS)
Friedrichstr. 28
35392 Gießen
Tel.: 0641-74503

Suche von Selbsthilfegruppen auch über:
www.netdoktor.de/wegweiser/selbsthilfegruppen

Aktionskomitee **Kind im Krankenhaus** (AKIK)
Kirchstr. 34
61440 Oberursel
Tel./Fax: 06172-303600
www.akik-bundesverband.de

Kindernetzwerk e.V. für kranke und behinderte Kinder in der Gesellschaft
Hanauer Straße 15
63739 Aschaffenburg
Tel.: 06021-12030
Fax: 06021-12446
www.kindernetzwerk.de
(zu allen denkbaren Erkrankungen finden sich Bestelladressen für Infomappen)

Das **frühgeborene Kind** e. V. Bundesverband
Von-der-Tann-Str. 7
69126 Heidelberg
Tel./Fax: 06221-315065
www.fruehgeborene.de
(bundesweit Adressen und Termine für „Frühchentreffen")

Bundesverband **Herzkranke Kinder** e.V.
Robensstr. 20–22
52070 Aachen
Tel.: 0231-525872 Fax: 0231-526048
www.herzkranke-kinder-bvhk.de

Informationen auch über:
www.herzklopfen-ev.de

Bundesvereinigung LEBENSHILFE
für **geistig Behinderte** e. V.
Postfach 701163
35020 Marburg
Tel.: 06421-4910
www.lebenshilfe.de
(geben eine gute Broschüre für Eltern von Kindern mit Down-Syndrom heraus)

Down-Syndrom Netzwerk Deutschland e.V.
Info Hotline Tel.: 0700/00210021
www.down-syndrom-netzwerk.de

Selbsthilfevereinigung für Menschen mit **Lippen,- Kiefer-, Gaumen-, Segelfehlbildungen** und deren Familien
Wolfgang Rosental Gesellschaft
Hauptstr. 184
35625 Hüttenberg
Tel.: 06403-5575
e-mail: WRG-huettenberg@t-online.de

Mukoviszidose e.V.
Benderweg 101
53121 Bonn
Tel.: 0228-98780-0
Fax: 0228-98780-77
oder über www.mukoviszidose.net

Arbeitsgemeinschaft **Spina bifida** und Hydrocephalus (ASbH)
Münsterstr. 13
44145 Dortmund
Tel.: 0231-834777

Allergie- und umweltkrankes Kind e. V.
Westerholter Str. 142
45892 Gelsenkirchen-Buer
Tel.: 0209/30530
Fax: 0209/369300

Deutscher **Allergie- und AsthmaBund** e.V.
Hindenburgstr. 110
41061 Mönchengladbach
Te.: 02161-81494-0
Fax: 02161-8149430
www.daab.de

Arbeitskreis Kunstfehler in der Geburtshilfe e. V.
Bundesgeschäftsstelle
Münsterstraße 261
44145 Dortmund
Tel. 0231-525872 u. 574848
Fax: 0231.526048
www.ak-kunstfehler-geburtshilde.de
(oder auch www.geburtsschaden.de/adressen)

Literatur

Arbeitsgemeinschaft freier Stillgruppen (Hrsg.): Stillen und Stillprobleme. Hippokrates, Edition Hebamme 1998

Benkert, Brigitte: Das besondere Stillbuch für frühgeborene und kranke Babys. Ravensburger Ratgeber im Urania Verlag 2001

Dörge, Kristina: Was kann die Pflege zur Entwicklungsförderung von Frühgeburten beitragen. Die Hebamme, Hippokrates 13:42 (2000)

Fischer, C.B. et al.: Die Känguruhpflege Frühgeborener. Stand der Forschung und Erfahrungen in Heidelberg. Gynäkologische Praxis 2000, 24:239–248

Gattringer, Maria: Die Mutter-Kind-Bindung in der perinatalen Phase fördern. Die Kinderkrankenschwester 15:299 (1996)

Goecke, T., Beck, L.: Primäre Sectio aus kindlicher Indikation – Aufklärung über die Lebenschancen einer Frühgeburt bis zur 30. SSW. Der Gynäkologe, Springer 1999, 32:653

Guoth-Gumberger, M., Hornmann, E.: Stillen. Gräfe u. Unzer 2002

Hack, M. et al.: School-age outcome in children with birth weight under 750 g. N Engl J Med 331:753 (1995)

Kroth, Carina: Stillen und Stillberatung. Ullstein Medical 1998

Lambeck, Susanne: Diagnoseeröffnung bei Eltern behinderter Kinder. Verlag für angewandte Psychologie, Göttingen 1996

Marcovich, M., de Jong, TM.: Frühgeborene – Zu klein zum Leben? Fischer Taschenbuch 1999

Pollmächer, a. u. O.: Mein Baby behindert – Was tun? Pieper Verlag

Porz, Friedrich: Frühstart mit Handicap. Langzeitfolgen extremer Frühgeburt. Hebammenforum Heft 12 (2001)

Ragosch, V.: Drohende/geplante Frühgeburten *in Schneider/Husslein/Schneider:* Geburtshilfe. Springer Verlag 1999

Sparshott, Margaret: Stress- und schmerzreduzierte entwicklungsfördernde Pflege. Verlag Hans Huber AG Bern 2000

Spätling, L. u. H. Schneider: Frühgeburtlichkeit *in Schneider/Husslein/Schneider:* Geburtshilfe. Springer Verlag 1999

Strobel, Kornelia: Frühgeborene brauchen Liebe. Was Eltern für ihr „Frühchen" tun können. 4. Auflg. Kösel 1998

Strohmer, H.: Mehrlinge. In Schneider/Husslein/ Schneider: Geburtshilfe, Springer 2000

10 Betreuung nach der Geburt von Zwillingen/Mehrlingen

Ulrike Harder

Häufigkeit: In Mitteleuropa gebären von 10 000 Müttern 100–140 Frauen Zwillinge und 2 Frauen Drillinge (d.h. Zwillingshäufigkeit 1–1,4 %, Drillingshäufigkeit 0,03 %). Mehrlingsgeburten werden in den letzten 15–20 Jahren vermehrt beobachtet, was auf das steigende Lebensalter der Gebärenden und die zunehmende Anwendung reproduktionsmedizinischer Maßnahmen (Hormongaben, In-vitro-Fertilisation) zurückgeführt wird.

Gestationsalter und Geburtsgewicht: Zwillinge werden durchschnittlich in der 37. Schwangerschaftswoche (SSW) geboren, Drillinge in der 34. SSW und Vierlinge in der 31. SSW. Das Geburtsgewicht beträgt bei Zwillingen 2470 g (± 740 g), bei Drillingen 1670 g (± 440 g) und bei Vierlingen 1416 g (± 370 g) (Strohmer 2000).

Geburtsmodus: Vaginale Zwillingsgeburten sind am besten möglich, wenn beide Kinder in Schädellage liegen und ein geschätztes Geburtsgewicht von über 1500 g haben. Tatsächlich werden 33–51 % der Zwillinge durch Kaiserschnitt geboren, bei den Drillingen sind es 80–90 % (unterschiedliche Literaturangaben).

10.1 Wochenbettbetreuung

Mehrlinge verdoppeln oder vervielfachen das Glücksgefühl und den Stolz der Eltern nach der Geburt. Bei der Betreuung sind verschiedene Themenkreise zu berücksichtigen, denn eine Mehrlingsmutter wird oft mit mehreren Problemen gleichzeitig konfrontiert:
- Sie muss ihre Kraft und Liebe auf mehrere Kinder gleichmäßig verteilen
- Ihre Babys haben ein geringes Geburtsgewicht, evtl. sind sie mangelentwickelt und benötigen besonders viel Aufmerksamkeit
- Ihre Babys sind Frühgeborene (Betreuung s. S. 140, 145)
- Ihre Babys wurden per Kaiserschnitt geboren (Betreuung s. S. 129).

In jedem Fall gestaltet sich die Wochenbettzeit für Zwillingsmütter deutlich anstrengender und schwieriger als für Einlingsmütter. (Das ungewohnte Wort Einling verwende ich gern im Beratungsgespräch mit der Mutter, da sich so der Begriff Zwilling weniger vom Normalen abhebt.) Wenn noch ein kleines Geschwisterkind zu Hause zu versorgen ist oder die Mutter Drillinge bzw. Vierlinge geboren hat, lässt sich die Versorgung der Kinder anfangs nur mit regelmäßiger privater Hilfe (Großeltern, Freunde, Verwandte) oder professioneller Hilfe (Haushaltshilfe, Familienpflegerin) bewältigen. Letztere kann bei der Krankenkasse oder über das Jugendamt beantragt werden.

Dazu kommt die fachliche Betreuung durch eine freiberufliche Hebamme (besonders für die Stillberatung s. u.) und bei einem kranken Kind evtl. durch eine Kinderkrankenschwester des ambulanten Pflegedienstes. Die beste Vorraussetzung für ein gutes Gelingen der Wochenbettzeit mit Mehrlingen ist die Fähigkeit der Eltern, ein gewisses häusliches Chaos mit Humor hinnehmen zu können!

Beratung/Betreuung nach einer Zwillingsgeburt (Drillingsgeburt)

- **Säuglingspflege und Ernährung:** Die Wochenbettbetreuung beinhaltet alle sonst üblichen Themen, dabei nimmt natürlich die Pflege und Ernährung der Neugeborenen doppelten bzw. dreifachen Raum ein (s. S. 220–265 Häufige Fragen der Eltern zur Neugeborenen- und Säuglingspflege). Hat sich eine Mutter gegen das Stillen entschie-

den, muss dies akzeptiert und die Beratung entsprechend gestaltet werden (s. S. 117 Ernährung mit Muttermilchersatznahrung). In diesem Fall sind oft zusätzliche Maßnahmen zur Förderung der Uterusrückbildung notwendig (s. S. 54).
- **Tagesablauf:** Eine Mehrlingsmutter wird schnell merken, dass ihr die Kinder im ersten Lebensjahr einen Vollzeitjob abverlangen. Es kann daher ratsam oder nötig sein, die Kinder bald an feste Rhythmen und Essenszeiten zu gewöhnen, um der Mutter (und auch dem Vater) planbare Ruhe- und Schlafpausen zu ermöglichen. Die Eltern sollten aber wissen, dass sie trotz aller Regelversuche in den nächsten Monaten unter erheblichem Schlafmangel leiden werden.
- **Beratungen:** Die Hebamme wird den Eltern diverse praktische Tipps für den Alltag zu Hause geben und die Mutter in allen Still- und Ernährungsfragen unterstützen (Betreuungszeitraum nach Frühgeburt S. 144). Da eine Hebamme langfristig nicht alle mehrlingsspezifischen Fragen beantworten kann, empfehle ich den Eltern die Anschaffung eines Zwillingsratgebers (Literatur S. 157) oder den Kontakt zu anderen Mehrlingseltern. Letzterer lässt sich heute via Internet leicht herstellen (Internetadressen S. 156).
- **Wickeln:** Mehr noch als bei Einlingen sollten Wickeln und Körperpflege für Mehrlingskinder der Moment intensiver Zuwendung durch Mutter, Vater oder Hebamme sein. Es geht nicht darum, dies als lästige Pflicht möglichst schnell zu erledigen (Ausnahme in der Nacht), sondern die Zeit zum genüsslichen Hautkontakt und zur Kommunikation zu nutzen: also viel mit dem Baby reden, es an den Füßen massieren oder nackt strampeln lassen und alle Maßnahmen langsam ausführen. Bekommt ein Baby eine gewisse Zeit ungeteilter Aufmerksamkeit, lernt es das anschließende Ablegen besser zu tolerieren (denn nun muss ja das andere Kind versorgt werden).
- **Einzelbetten oder gemeinsames Bett:** Jeder Zwilling sollte genug Platz für sich haben, dies ist zunächst auch gemeinsam in einem Gitterbett möglich. Die Babys können nebeneinander liegen oder jedes an einem Ende des Bettes (Fuß an Fuß). Einige Babys beruhigen sich deutlich, wenn sie ihr vertrautes Geschwisterchen in der Nähe spüren, und lassen sich auch durch dessen Weinen nicht wecken. Selbst wenn zwei Babybetten zur Verfügung stehen, sollten die Babys ab und zu gemeinsam in einem Bett liegen dürfen. So kann die Mutter die individuellen Bedürfnisse und Temperamente ihrer Kinder kennenlernen und die günstigste Variante für ihre Familie herausfinden.
- **Baden:** Die Babys müssen nicht zur selben Zeit/am selben Tag gebadet werden, das wöchentliche Bad lässt sich viel gemütlicher mit einem Kind allein gestalten. So bekommt ein Baby die ganze Aufmerksamkeit der Mutter, während das andere noch schläft oder gemütlich im Tragetuch dabei ist.
- **Tragetuch:** Bei mehreren Kindern wird oft eines quengeln oder weinen. Gewöhnt sich die Mutter an, täglich ihre Kinder im Wechsel für 1–2 Stunden bei der Hausarbeit im Tragetuch mitzunehmen (z. B. ein Baby morgens beim Frühstück, das andere mittags beim Kochen oder Abwaschen), werden die Babys insgesamt ruhiger sein, da so ihr Bedürfnis nach Nähe gut befriedigt wird (Tragetuchbinden S. 241, Unruhe und Schreien der Kinder S. 238).
- **Spazieren gehen:** Täglich frische Luft, am besten zur gleichen Tageszeit, ist sehr wichtig für die Babys. Der tägliche Spaziergang kann auch durch 1–2 Stunden auf dem Balkon ersetzt werden, z. B. wenn es schwierig ist, beide Babys über mehrere Treppen ins Freie zu bringen. Sogar Kinder, die warm angezogen täglich in ihrem Kinderbett für 1–2 Stunden am offenen Fenster stehen, schlafen deutlich besser, als wenn sie sich ständig in der warmen Wohnungsumgebung aufhalten (das gilt auch für frostfreie Wintertage).

10.2 Stillberatung bei Zwillingen und Drillingen

Frauen können bei entsprechender Stimulation 2–3 Liter Muttermilch am Tag bilden, das ist genug Milch für Zwillinge und Drillinge! Eine gute Aufklärung der Mutter über ihre Stillfähigkeit und die Vorzüge von Muttermilchernährung sind in der schwierigen Anfangsphase unbedingt förderlich, denn:

> Die **Vorteile des Stillens** von Zwillingen und Drillingen sind die gleichen wie bei einem Kind – nur größer!

1. Stillen **spart täglich 1–2 Arbeitsstunden**, die sonst für die Zubereitung und Reinigung der vielen Fläschchen aufgewendet werden müsste – Zeit, die die Mutter schöner in stillendem Körperkontakt mit ihren Kindern verbringen kann.
2. Muttermilch ist immer **sofort verfügbar**, es entsteht keine Wartezeit durch die Flaschenzubereitung, während der die Babys weinen. Gelingt es der Mutter, bald zwei Kinder gleichzeitig zu stillen (Stillpositionen s. u.), kann sie noch einmal etwas Zeit einsparen.
3. Muttermilch versorgt die Babys mit **wichtigen Antikörpern**, die sie vor Krankheiten schützen (selbst wenn zugefüttert werden muss). Dies ist besonders bei zu früh geborenen Mehrlingen sehr wertvoll. Die Mutter wird weniger Zeit mit Krankenpflege und Arztbesuchen verbringen müssen – auch ein zeitsparender Faktor.
4. **Körperliche Nähe für jedes Kind.** Manche Mutter fühlt sich emotional zu einem Kind mehr hingezogen, z. B. weil sie es von Anfang an bei sich hatte, oder weil sie zunächst von ihm getrennt war, oder weil es kleiner und schwächer ist als die anderen, etc. Trinken an der Brust garantiert, dass alle Kinder reichlich Hautkontakt mit der Mutter haben, so kann sie leichter zu allen eine liebevolle Beziehung aufbauen.
5. Eine stillende Zwillingsmutter **spart doppelt soviel Geld** (Drillingsmütter dreimal soviel) wie eine Mutter, die nur ein Kind stillt. Künstliche Säuglingsnahrung kostet für Zwillinge im ersten halben Jahr ca. 1 000,- €. Dieses Geld können die Eltern sinnvoller für ihre Entlastung und Entspannung ausgeben, z. B. für Babysitter, Essen gehen, oder eine Haushaltshilfe.

(Auflistung modifiziert nach Karin Wittek)

Stillbeginn

Nach der Geburt können reife Babys gleich von der Mutter gestillt werden, günstigerweise geschieht dies nacheinander, damit sich die Mutter ganz auf ein Kind konzentrieren kann. Saugen die Kinder zunächst nur wenig, sollte einer Mehrlingsmutter bereits am ersten Wochenbetttag mehrmals täglich die 15-minütige Anwendung einer Intervallpumpe mit Doppelpumpset empfohlen werden, um ihren Milchfluss für den bald erwachenden Hunger ihrer Kinder ausreichend anzuregen. Damit der Kindsvater seine Frau gut unterstützen kann, muss auch er über die stillfördernden Maßnahmen gut aufgeklärt werden.

Alle bekannten Stillpositionen (s. S. 82) sind für Mehrlingsmütter geeignet. Das gleichzeitige Stillen von zwei Kindern (s. u.) ist anfangs nur mit kontinuierlicher Hilfe einer Begleitperson während des Stillens möglich und wird daher erst nach einigen Tagen/Wochen zur Routine. Die Unterstützung des Kindsvaters ist hier für den Stillerfolg von besonderer Bedeutung!

Der Anfang gestaltet sich schwieriger, wenn die Kinder zunächst in die Kinderklinik verlegt werden müssen, denn die Mutter kann dann ihren Milchfluss nur durch Abpumpen anregen. Das Stillmanagement ist hier ähnlich dem von Frühgeborenen, eine ausführliche Beschreibung findet sich auf S. 102).

Milchpumpe: In jedem Fall sollte nach einer Mehrlingsgeburt die Kinderklinik oder der niedergelassene Gynäkologe bald ein Rezept für eine „Vollautomatische elektronische Intervallpumpe mit Doppelpumpset, Ausleihzeit 3 Wochen" ausstellen, damit diese vor der Klinikentlassung der Mutter zu Hause bereitsteht (Auszuleihen bei Apotheke oder Sanitätshaus).

Einzelstillen oder Tandem-Stillen

Beide Möglichkeiten haben sich bewährt und können je nach Bedürfnislage der Mutter und dem Schlaf-Wachrhythmus der Kinder gewählt werden.

Vorteile des Einzelstillens:
- Das Baby bekommt die volle Aufmerksamkeit seiner Mutter, dies ist in den ersten Tagen oder bei großer Unruhe eines Kindes sehr günstig.
- Mit nur einem Kind ist es der Mutter möglich, in jeder Position ohne Hilfe zu stillen. Insbesondere wenn ihr noch saugschwaches Baby oft die Brustwarze verliert, kann sie ihm mit beiden Händen besser wieder an die Brust helfen.
- Beim Stillen eines Kindes in Seitenlage kann die Mutter selbst gut ausruhen und entspannen.
- Wenn die Babys einen unterschiedlichen Rhythmus haben, ist Ad-libidum-Stillen nur mit Einzelstillen möglich.

Vorteile des Tandem-Stillens:
- Das gleichzeitige Stillen spart viel Zeit für die Mutter, außerdem können die Babys etwas länger an der Brust kuscheln, da kein hungriges Geschwisterkind den Platz einnehmen will.
- Die Milchsekretion wird durch gleichzeitiges Saugen an beiden Brüsten optimal angeregt. Ein schwächer saugendes Baby profitiert außerdem von der besseren Auslösung des Milchspendereflexes durch sein stärker saugendes Geschwisterchen.
- Sind zwei Kinder gleichzeitig hungrig, braucht keines zu warten (eine bei Drillingen häufige Situation).
- Ist zunächst nur ein Baby hungrig, legt die Mutter es an und lagert das schlafende Baby gleich vor der anderen Brust. Sobald dieses erwacht, kann es sofort trinken. Einige Mütter wecken das zweite Baby, sobald das andere saugt (z. B. mit Fußmassage), um einen gewissen Stillrhythmus vorzugeben. Mehrlingsmütter müssen oft früher auf regelmäßige Stillzeiten drängen, als sie es vielleicht bei einem Einzelkind getan hätten.
- Mütter, die ihre Babys überwiegend gleichzeitig stillen, schaffen es nach meiner Erfahrung eher, ihre Kinder über 4–6 Monate voll zu stillen.
- Drillingsmütter können bei jeder Stillzeit einmal Tandem- und einmal Einzelstillen wählen, da sie sonst kaum eine Stillpause bekommen.

Stillpositionen zum Tandem-Stillen

Für eine gute Lagerung der Babys werden ein langes Stillkissen bzw. eine gerollte Bettdecke und mehrere Kopf- bzw. Sofakissen benötigt. Zunächst braucht die Mutter während des Anlegens zum gleichzeitigen Stillen Unterstützung von Hebamme, Kinderkrankenschwester oder Partner. Sobald beide Kinder die Brust leichter finden und gut ansaugen können, wird es die Mutter auch alleine schaffen (das sollten wir einer unsicheren Frau immer wieder versichern!). Neue Stillpositionen werden günstigerweise das erste Mal zum Ende einer Brustmahlzeit ausprobiert, da die Kinder dann ruhiger und experimentierfreudiger sind. Die Hebamme muss dafür öfter einen Wochenbettbesuch zum voraussichtlichen Ende der Stillzeit einplanen, denn manchmal braucht es mehrere Anläufe, bis Kinder und Mutter für sich eine gute Position gefunden haben.

- **Doppelter Rückengriff (Abb. 10.1):** Die Mutter lehnt sich gegen ein dickes Kissen, damit die Füße der Kinder hinten Platz finden. Auf einer Rolle oder mehreren Kissen werden beide Babys so hoch gelagert, dass ihnen die Brustwarze „in den Mund fällt". Die Fußballhaltung ist besonders für Frühgeborene eine ideale Stillposition.
- **Parallelhaltung (Abb. 10.2):** Ein Baby wird mit Rückengriff, das andere in Wiegeposition angelegt, beide Babys liegen auf einer Rolle. Variante: Nur das im Rückengriff angelegte Kind liegt auf einem Kissen, das andere wird in der Armbeuge der Mutter im Wiegengriff gehalten, dabei den Arm mit einem Kissen oder der Lehne abstützen.
- **Stillen im Liegen (Abb. 10.3):** Wenn sich die Mutter etwas mehr ausruhen möchte (besonders zur Mittagszeit und in der Nacht), wird sie ihre Babys gerne in Rückenlage mit

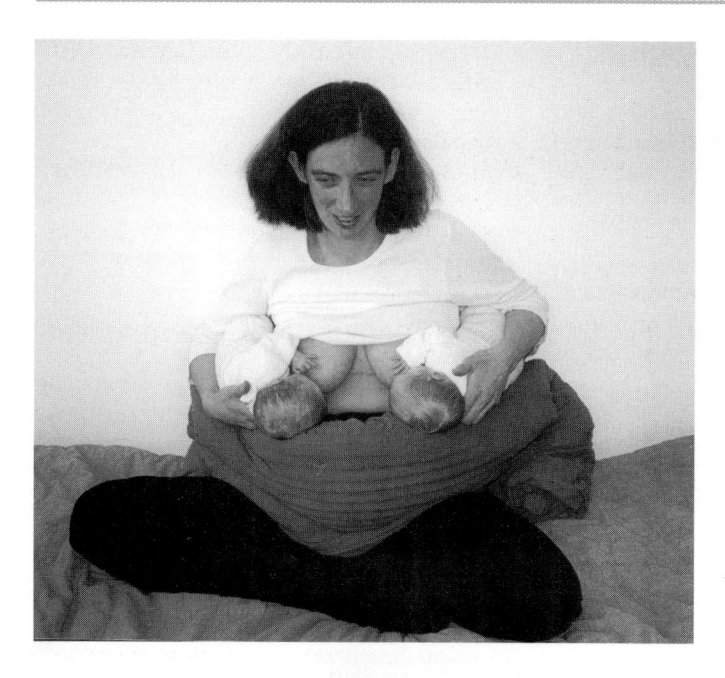

10 Betreuung nach der Geburt von Zwillingen/Mehrlingen

Abb. 10.1 Doppelter Rückengriff (Fußballhaltung): Die einfachste und für die Mutter übersichtlichste Stillposition zum gleichzeitigen Stillen von Zwillingen. Lennard und Jonas liegen bequem auf einer gerollten Bettdecke unter den Armen ihrer Mutter.

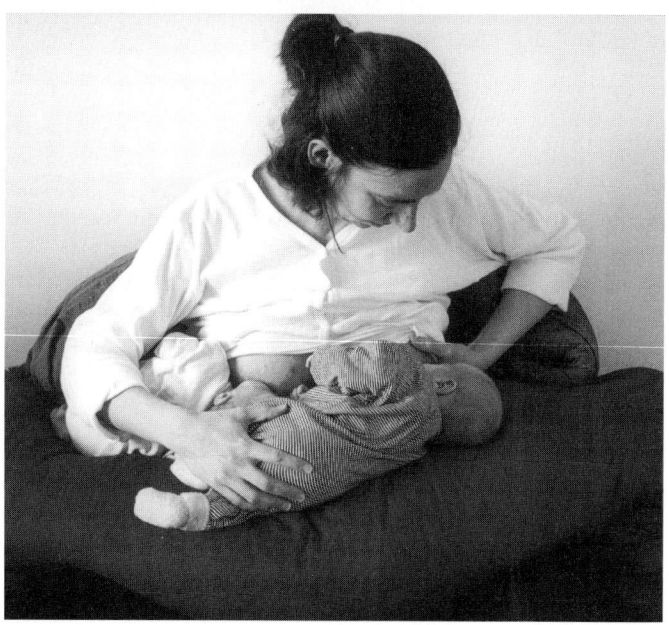

Abb. 10.2 Parallelhaltung (Rückengriff und Wiegeposition): Lennard wird mit Rückengriff angelegt. Anschließend legt die Mutter Jonas parallel davor in Seitenlage an die Brust.

leicht erhöhtem Kopf stillen. Dazu packt die Frau rechts und links an ihren Körper mehrere Kissen und legt die Babys erhöht neben sich. Dann zieht sie beide Kinder mit der Hand auf ihre Oberarme, so dass sie **in Seitenlage** die Brustwarze gut erreichen können (Abb. 10.3). Die Kinder können auch **in Bauchlage** an der Brust saugen oder **in Hockhaltung** gestillt werden (Abb. 10.4).

- **Weitere Positionen:** Mit wachsender Stillroutine findet so manche Mehrlingsmutter für sich und ihre Säuglinge noch andere be-

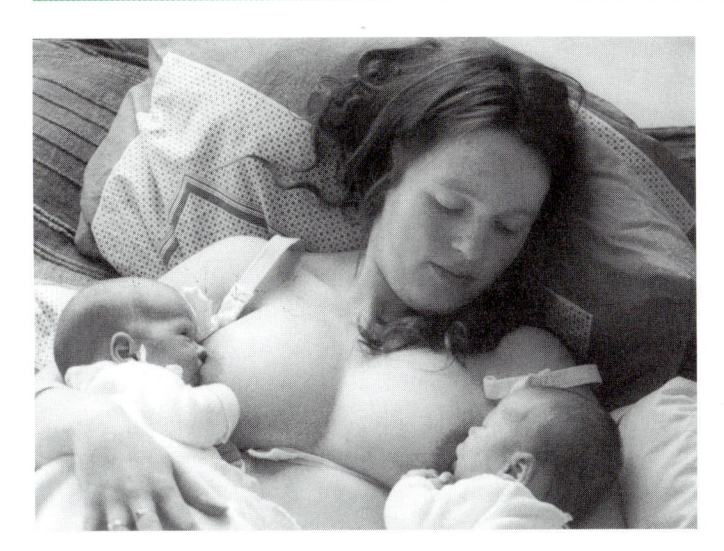

Abb. 10.3 Gleichzeitiges Stillen in Rückenlage: Anna und Tumai liegen bequem auf den mit Kissen abgestützten Oberarmen ihrer Mutter. So können sie in Seitenlage die Brustwarzen gut erreichen.

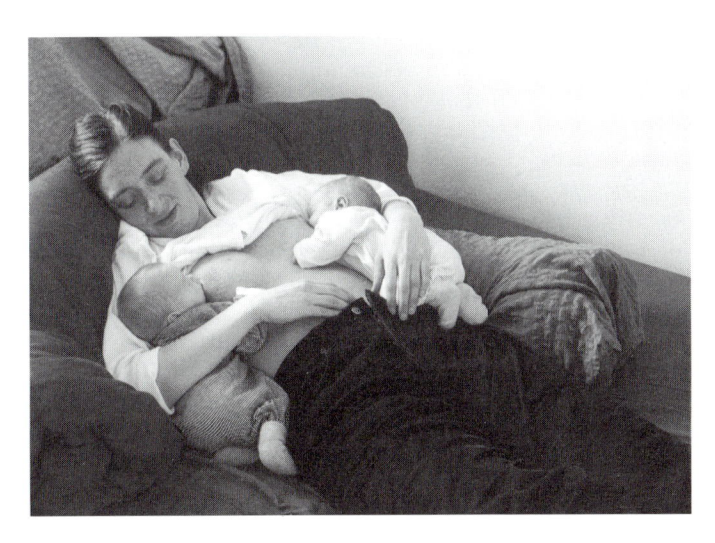

Abb. 10.4 Gleichzeitiges Stillen in Rückenlage: Jonas hockt neben seiner Mutter, er wird von ihr am Rücken gestützt und saugt freudig. Lennard liegt auf einem dicken Kissen und hat sich zum Ansaugen bäuchlings auf die Brustwarze gerollt.

queme Stillpositionen, z. B. die **V-Position** (beide Kinder in Wiegeposition, die Babys liegen leicht aufrecht in den Armbeugen ihrer sitzenden Mutter und berühren sich mit den Füßen) oder die **X-Position** (beide Kinder in Wiegeposition, ihre liegenden Körper kreuzen sich etwa im Bereich ihrer Hüften vor der Mutter).

Stillprobleme bei Mehrlingsmüttern

Wunde Brustwarzen

Sobald die Babys kräftig an der Brust trinken, belasten die doppelt langen Saugzeiten, trotz guter Anlegetechnik, die Brustwarzen. Oft werden die Warzen nochmals wund, wenn die Mutter mit Tandem-Stillen beginnt und ständig in der gleichen Position anlegt (z. B. beide Kinder im Rückengriff). In jedem Fall sollte die Hebamme erneut die Stillposition begutachten, denn gerade beim gleichzeitigen Stillen rutscht oft ein Kind etwas von der Brust ab und belastet die Warze durch Dauerzug beim Saugen (Behandlung wunder Brustwarzen s. S. 95).

Wechsel der Anlegeseiten

Die Mutter kann individuell entscheiden, ob sie bei einer Stillmahlzeit jedem Baby nur eine Brust gibt oder für den „Nachtisch" die Brust wechselt. Viele Frauen bemerken, dass eine Brust mehr Milch gibt bzw. besser läuft als die andere. In diesem Fall sollte das kräftigere Baby zunächst die schwierigere Brust bekommen, um den Milchfluss zu steigern. Ist eine Brustwarze wund, kann die Mutter hier zur Schonung mehrmals das saugschwächere Baby anlegen. Es ist aber nicht sinnvoll, jedem Kind auf Dauer „seine" Brust zuzuordnen, da dies eine unterschiedliche Gewichtszunahme der Kinder zur Folge haben kann, günstiger ist ein Seitenwechsel alle 1–5 Tage.

Bei einem von mir betreuten Zwillingspärchen (Geburtsgewicht 1950 g und 1850 g) entwickelte sich 4 Wochen p. p. binnen 10 Tagen ein Gewichtsunterschied von 250 g – bis ich herausbekam, dass die Mutter jedes Kind nur an „seine" Brust legte. Nach erfolgtem einwöchigen Seitenwechsel glich sich der Unterschied langsam wieder aus. Wenn die Hebamme die Kinder wöchentlich einmal wiegt, kann sie ihre Stillberatung in den nächsten 1–2 Monaten immer wieder individuell anpassen.

Milchmangel

Bei manchen Mehrlingsmüttern fließt die Milch nicht ausreichend, z. B. weil sie unter Schlafmangel und Überlastung leiden. Hier ist eine gute Stillunterstützung und die Besprechung einer möglichen Entlastung notwendig, auch sollte auf eine gute und ausreichende Ernährung geachtet werden. Eine stillende Zwillingsmutter benötigt täglich 400–600 Kalorien zusätzlich.

Solange die Kinder in der Kinderklinik sind und die Mutter ihre Milch überwiegend durch Abpumpen gewinnt, muss die Wöchnerin immer wieder getröstet und informiert werden, dass ihre Milch bald besser fließen wird. Milchmangel ist meist eine temporäre Erscheinung, die Milchmenge steigert sich automatisch, wenn die Babys mit zunehmender Kraft an den Brüsten saugen. Sobald alle Kinder nach Hause entlassen sind, kommt in viele Fällen der Milchfluss bestens in Gang, denn hier klappt es besser mit Anlegen und Saugen, weil Kinder und Mutter mehr Ruhe miteinander haben (s. S. 143 Bonding-Phase „nachholen").

Zufüttern von Kunstnahrung

Brauchen die Kinder zusätzliche Nahrung, müssen sich Eltern und Betreuerinnen auf eine Zufüttermethode einigen. Zur Auswahl stehen Becher-, Finger-, Flaschenfütterung oder ein Brusternährungsset. Die Vorteile der Methoden werden auf S. 99 beschrieben, Zufüttern und Zwiemilchnahrung auf S. 117. In jedem Fall sollte die Zufütterung dann bei allen Kindern erfolgen, damit jedes Baby körperliche Nähe durch Stillen und täglich Muttermilch für seine Verdauung und sein Immunsystem bekommt.

10.3 Internetadressen für Eltern mit Zwillingen und Mehrlingen

www.zwillis.de
Viele Kontaktanzeigen von Zwillingseltern, nach deutschen Postleitzahlen sortiert

www.doppelpack.org
Zwillingsinitiative Köln, auch für Drillingseltern geeignet

www.zwillinge.ch
Schweizer Elternforum zum Erfahrungsaustausch etc., gute Buchtipps

www.zwillinge.at
Praktische Tipps, Reisevorschläge für Mehrlingseltern in Österreich, Angebote von gebrauchten Kindersachen

www.doppelt-und-dreifach.de
Mehrlingselterninitiative Gießen, Vermittlung von Kontakten zu Mehrlingseltern, Flohmarkt

www.mehrlinge.com
Projekt der Lüneburger Mehrlingsinitiative

www.zeitschrift-zwillinge.de
Infos und Tipps, auch für Drillingseltern. Jährlich erscheinen 10 Hefte (Anschrift s. Literatur)

www.abc-club.de
Internationale Drillings- und Mehrlingsinitiative. 1/4-jährlich erscheint die Mitgliedszeitung ABC-Forum (Anschrift s. Literatur)

Literatur

Arbeitsgemeinschaft freier Stillgruppen (Hrsg.): Stillen und Stillprobleme. Hippokrates, Edition Hebamme 1998

Bryan, Elisabeth: Zwillinge, Drillinge und noch mehr.... Praktische Hilfen für den Alltag. Hans Huber Taschenbuch, 1994

Gratkowski, Marion von: Zwillinge. Mit ihnen fertig werden, ohne selbst fertig zu sein. TRIAS, 1999

Haberkorn, Rita: Zwillinge. Was Eltern und Pädagogen wissen müssen. (Mit Kindern leben). Rowohlt Taschenbuch 1996

Kroth, Carina: Stillen und Stillberatung. Ullstein Medical 1998

Zwillinge. Zeitschrift für Mehrlingseltern. Verlag v. Gratkowski. Postfach 40111. D-86890 Landsberg/Lech Tel.: 08191-966739 Internet: www.Zeitschrift-Zwillinge.de

ABC-Report. 1/4-jährlich erscheinende Mitgliedszeitung vom ABC-Club e. V. Bethlehemstr. 8 D-30451 Hannover. Tel.: 0511-2151945 Fax.: 0511-2101431. Internet: www.abc-club.de

Das Stillen von Zwillingen. Stillbroschüre für die Mutter. 58 Seiten, 1999 (Preis: sFr. 12,- /€ 7,70) Verlag Twinmedia, Brunnmattstr. 22, CH-5223 Riniken. mail@twinmedia.ch

11 Betreuung nach Kindsverlust

Ulrike Harder

Je kürzer die Spanne zwischen Geburt und Tod eines Menschen ist, um so schwerer fällt es uns, seinen Tod zu akzeptieren. Die Betreuung einer Frau nach Fehlgeburt, Totgeburt oder nach dem Tod ihres Neugeborenen verlangt viel Zeit, Geduld und Kraft seitens der Hebamme, Krankenschwester und Ärztin/Arzt, denn sie müssen der Mutter neben der medizinischen Wochenbettbetreuung eine einfühlsame Begleitung beim Beginn ihres Trauerprozess geben. Die Betreuerinnen können den Eltern die Trauer nicht abnehmen und nicht verkleinern, aber sie können sich (soweit es ihnen möglich ist) zur Verfügung stellen, um gemeinsam mit den Eltern den Schmerz auszuhalten.

11.1 Trauerphasen

Zum Verständnis der zu erwartenden möglichen Trauerreaktionen von Mutter, Vater und evtl. Geschwisterkindern, ist die Kenntnis der Phasen der Trauer wichtig.

Die einzelnen Phasen laufen (modifiziert nach Kast, Kübler-Ross, Lothrop) individuell sehr verschieden ab, sie können gleichzeitig auftreten und sich auch wiederholen.

1. Schock und Lähmung

Der Tod ihres Kindes bewirkt bei der Mutter einen Schockzustand, in dem sie unfähig ist, die Situation zu begreifen. Sie leidet unter einem gewissen Realitätsverlust (Nichtwahrhabenwollen), sie wirkt verschlossen oder benommen und nimmt das Geschehen um sich herum teilnahmslos hin. Dennoch braucht die Frau viel Zuwendung und Betreuung, sonst fühlt sie sich zusätzlich gemieden, was ihren Schmerz noch verstärken kann. Neben somatischen Störungen wie Atemschwierigkeiten, Schlafstörungen, Appetit- und Kraftlosigkeit beschreiben viele Frauen ein absolutes Gefühl der Leere (diese Phase kann einige Stunden, Tage oder Wochen dauern).

2. Aufbrechen der Gefühle

Der Schmerz zeigt sich meist in lautem oder leisem Weinen, er kann aber auch mit Wutausbrüchen („Warum ausgerechnet mein Kind?"), mit Schuldgefühlen („Was habe ich falsch gemacht?") oder mit Zornesausbrüchen gegen Gott und Geburtshelfer („Wie konntet ihr diesen sinnlosen Tod zulassen!") geäußert werden. Besonders die heftigen Trauerreaktionen sind erschreckend für alle Beteiligten, sie sollten aber unbedingt zugelassen werden, denn sie erleichtern den Trauernden ihre Schmerzbewältigung. Oft setzt nach einigen Tagen ein Suchen und Sehnen nach dem verlorenen Kind ein. Die Mutter sucht ihr Baby im Traum und in der Realität, zum Beispiel schaut sie täglich ins leere Kinderbett, betrachtet eingehend die Fotos des Babys und besucht ihr Kind so oft es geht auf dem Friedhof (diese Phase kann vier bis sechs Monate dauern).

3. Desorientierung und Verwandlung

Meist glaubt die Umwelt nach einigen Monaten, dass die Mutter/Eltern ihre Trauer überwunden haben, Freunde und Verwandte vermeiden das Thema Kindsverlust und gehen zum Tagesgeschehen über. Der Kindsvater versucht, sich durch seinen Beruf abzulenken und keine weitere Trauer zu zeigen. Die Mutter aber fällt in einen depressiven Zustand des Abgeschnittenseins, sie leidet immer noch unter Antriebsschwäche, enormem Schlafbedürfnis oder Schlaflosigkeit, Konzentrationsmangel,

Vergesslichkeit und einer gewissen Entscheidungsunfähigkeit. Sie hat Appetitmangel oder verspürt eine ungebremste Esslust, und sie erkrankt öfter, da ihr Immunsystem geschwächt ist. Diesen Zustand empfinden die meisten Eltern als nicht normal und damit ihn niemand bemerkt, ziehen sie sich von ihren Mitmenschen zurück. In diese schwierige Zeit fällt der erste Jahrestag der Geburt und/oder des Kindstodes, der mit intensiven Schmerzgefühlen verbunden ist (diese Phase beginnt nach vier bis sechs Monaten und kann viele Monate dauern).

4. Integration und Neuorientierung

Binnen der nächsten ein bis zwei Jahre stellt sich ganz allmählich ein Gefühl von Normalität ein. Der schmerzliche Jahrestag des Todes kann diesen Wandel einleiten. Schlaf- und Essstörungen verschwinden langsam, die Konzentrations- und Denkfähigkeit nimmt zu, und die Mutter/Eltern orientieren sich wieder mehr nach außen. Natürlich wird die Trauer in ihnen immer wieder aufflackern (z. B. bei jedem Geburts- bzw. Todestag des Kindes oder bei einer erneuten Schwangerschaft und Geburt), doch der Verlust ist nun verarbeitet und in das eigene Leben integriert worden.

11.2 Wichtige Aspekte bei der Betreuung

Es ist hilfreich für die betreuende Hebamme, Krankenschwester und Ärztin, wenn sie sich vorher selbst mit dem Thema Tod und Sterben auseinandergesetzt haben. Eigene Ängste und Unsicherheiten mit dem Tod erschweren die Begleitung der Eltern, auch fühlt sich eine unvorbereitete Betreuerin durch die Situation viel stärker belastet. Fortbildungen (innerhalb der Abteilung oder bei den Berufsverbänden) sind hier ebenso hilfreich wie das Lesen von Fachartikeln und Büchern zum Thema Kindsverlust, besonders wenn sie Erfahrungs- und Erlebnisberichte von betroffenen Eltern enthalten, z. B. Lutz/Künzer-Riebel „Nur ein Hauch von Leben" oder Lothrop „Gute Hoffnung-Jähes Ende" (Literatur s. S. 168).

Die Umstände der Betreuung können sehr unterschiedlich sein, je nachdem ob das Baby tot zur Welt kam (Fehlgeburt, Totgeburt) oder nach der Geburt verstarb. Auch der Geburts- und Sterbeort (Klinik, Geburtshaus oder zu Hause) beeinflusst die Situation. Im Folgenden werden Empfehlungen zu verschiedenen Themenkreisen gegeben, die sich auf den Einzelfall abstimmen lassen. Jeder geburtshilflichen Abteilung (Kreißsaal und Stationen) sei die Anschaffung der hilfreich und umsichtig zusammengestellten **Kreißsaalmappe der Selbsthilfegruppe „Regenbogen"** empfohlen, sie enthält viele Informationsblätter bzw. Wunschzettel für die Betreuer (Pflegepersonal, Ärzte, Seelsorger, Bestatter), einen Betreuungslaufzettel für die Klinikzeit, sowie Musterblätter für notwendige Bescheinigungen. Für die Eltern gibt es in der Mappe Bestattungshinweise und ein Namensblatt, das mit den Geburtsdaten des Kindes und seinem Fußabdruck versehen für die Mutter eine wichtige Erinnerungsstück sein kann. Alle Blätter können als Kopiervorlagen benutzt werden, dies erleichtert ihre Benutzung und ggf. Aktualisierung (Bestellanschrift: Initiative Regenbogen S. 167 Literatur).

Die richtigen Worte finden

Eigene Sprachlosigkeit ist in dieser Situation normal, und auch feuchte Augen oder eigenes Weinen dürfen zugelassen werden. Worte wie „Ich weiß gar nicht, was ich sagen soll." – „Auch ich kann nicht verstehen, warum ihr Kind sterben musste."- „Das muss eine schwere Zeit für Sie sein" können ein Gespräch einleiten. Die Todesursache (soweit bekannt) sollte mit verständlichen Worten und einer behutsamen Wortwahl erklärt werden, z. B. war es eine *Geburt* (keine Ausstoßung), das *Kind* (nicht Leiche oder Totgeburt) wird *versorgt* (nicht entsorgt), ihr Baby hat eine *Fehlbildung* (nicht Missbildung). Unbedachte Worte aus dem Klinikjargon können für die Eltern in dieser schwierigen Situation sehr schmerzhaft sein.

Einzelzimmer in der Klinik

Während der stationären Betreuung bekommt die Frau möglichst ein Einzelzimmer, welches weit weg vom Neugeborenenbereich liegt, damit die „verwaiste" Mutter in den ersten Tagen kein Babygeschrei und keine Begegnungen mit Müttern und Neugeborenen ertragen muss. Ihr Partner oder eine Verwandte/Freundin sollte mindestens 24 Stunden bei ihr bleiben können, auch über Nacht (Extrabett oder Liege). Wenn es die Mutter wünscht, bleibt das tote Baby nach der Verlegung aus dem Kreißsaal noch für einige Stunden bei ihr, damit sie und ihr Partner es ungestört und in Ruhe betrachten können (Achtung: Alle Mitarbeiterinnen der Station müssen informiert sein, damit sie nicht unvorbereitet in das Zimmer gehen).

Eventuell kann hier das Kind noch gesegnet (Taufe/Segnung s. u.) und von Geschwisterkindern und Großeltern verabschiedet werden, bevor es in die Pathologie oder Leichenhalle gebracht wird. Die Verlegung des Kindes hat keine Eile, denn der Körper eines Toten muss erst nach einer gewissen Zeit (ca. 36 Stunden je nach Bundesland) an einen genehmigten Ort wie Pathologie, Prosektur oder Leichenhalle gebracht werden (Gaedke 1992), die örtlich geltende Zeitspanne kann beim Pathologen oder bei einem Bestatter erfragt werden.

Abschiednehmen vom Kind

Die Eltern brauchen Zeit, um die Realität zu begreifen. Konnten oder wollten sie das Kind nach seiner Geburt/seinem Tod nicht ansehen oder in den Arm nehmen, so werden sie nach einigen Stunden oder Tagen des Abstands eventuell doch noch den Wunsch danach verspüren. Darum muss ihnen diese Möglichkeit am nächsten Tag noch einmal angeboten werden. Die Eltern sollten wissen, dass sie (auch gemeinsam mit Verwandten und Freunden) ihr Kind nach vorheriger Anmeldung noch einmal sehen können (Abb. 11.1), sei es in der Leichenhalle der Klinik (z. B. in Begleitung der betreuenden Hebamme), in den Räumen des beauftragten Bestattungsunternehmens oder vor der Beerdigung auf dem Friedhof.

Das Baby wird (falls dies nicht nach der Geburt im Kreißsaal geschehen ist) vor dem Abschiedsbesuch gebadet oder gewaschen (Totenwäsche) und mit der von den Eltern ausgesuchten Babywäsche bekleidet (Jäckchen, Strampler, Mütze, Windel und eine leichte Decke). Für Frühgeborene eignen sich Puppenkleider, die von einer Freundin oder der Großmutter besorgt werden können. Wenn die Eltern es wünschen, können sie bei der Totenwäsche anwesend sein oder diese selbst ausführen, diese Frage muss in den ersten Tagen geklärt und ggf. mit dem Bestatter abgesprochen werden. Für manche Mutter ist es ein schmerzlicher, aber auch sehr tröstlicher Gedanke, beim Abschied selbst etwas für ihr Baby zu tun, für andere ist der Gedanke, das tote Kind noch einmal zu berühren unerträglich. Beide Verhalten sind von den Betreuenden zu akzeptieren.

Fotos und Erinnerungsstücke

Einige Fotos des Kindes, ein Fuß- und Handabdruck, eine kleine Haarlocke sowie eine Namenskarte mit seinen Geburtsdaten (Geburtstag und -stunde, Gewicht, Länge und Vornamen) sind für die Mutter/Eltern wichtige Beweise für die Existenz ihres Kindes. Das Anschauen und Zeigen dieser Erinnerungsstücke kann während des weiteren Trauerprozesses sehr wichtig sein. Die Fotografie sollte das Kind würdig und so normal wie möglich zeigen

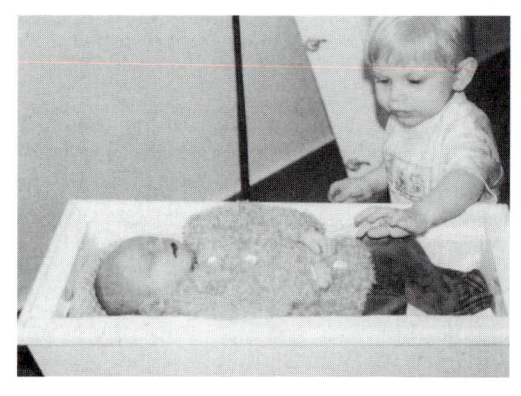

Abb. 11.1 Kleine Geschwisterkinder kennen keine Scheu. Von sich aus nimmt der 22 Monate alte Martin Kontakt zu seinem toten Brüderchen auf. „Baby schläft" ist sein unbefangener Kommentar.

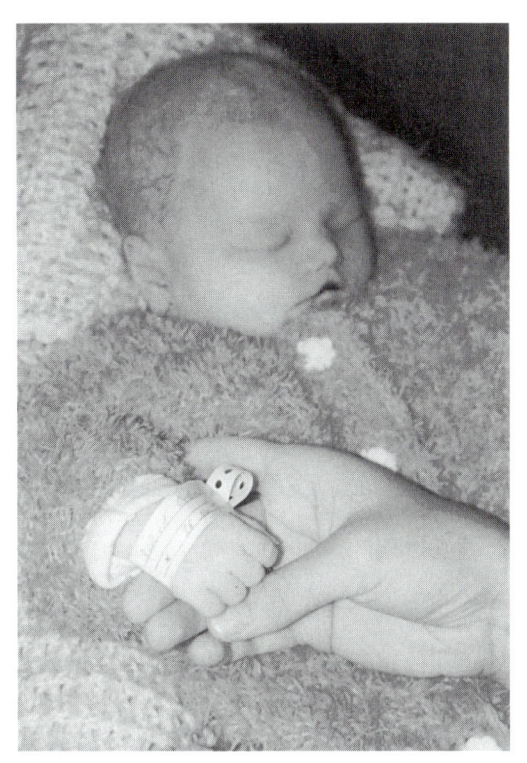

Abb. 11.2 Auf elterlichen Wunsch bekam Richard sein blaues Namensbändchen vier Tage nach seiner Geburt bei einem gemeinsamen Besuch von Eltern und Hebamme in den Räumen des Bestattungsunternehmers.

(Abb. 11.2). Zunächst kann es angekleidet oder in ein Tuch eingehüllt auf dem Wickeltisch fotografiert werden, dann auf dem Arm der Mutter, des Vaters oder der Hebamme.

Möchten die Eltern ihr totes Kind gar nicht sehen, werden einige Fotos (das bekleidete Kind auf dem Wickeltisch und auf dem Arm der Hebamme) für die Geburtsakte angefertigt und die Eltern darüber informiert, dass sie zu einem späteren Zeitpunkt ansehen können. Das Bedürfnis dazu besteht oft nach einigen Wochen bis Monaten in der Phase des Suchens und Sehnens.

Ursache des Todes / Obduktion

Da uns Menschen der Tod eines Ungeborenen oder Neugeborenen unbegreifbar, ja unsinnig erscheint, haben wir das starke Bedürfnis nach einer Erklärung. Manchmal kann es sinnvoll sein, die Todesursache durch eine genetische (Chromosomenanalyse) und/oder pathologische Untersuchung (Obduktion, Autopsie) abzuklären. Für die genetische Untersuchung müssen teilungsfähige kindliche Zellen gewonnen werden (z. B. heparinisiertes Nabelschnurblut oder eine Gewebeprobe in NaCl).

Die Obduktion darf frühestens 12 Stunden nach der Einlieferung des Leichnams in die Pathologie beginnen, außerdem wird vorher die schriftliche Einwilligung der Eltern benötigt (dies gilt nicht für Fehlgeburten). Manchen Eltern ist die Vorstellung einer Leichenöffnung an ihrem Kind unerträglich. Erscheint die Untersuchung im Hinblick auf das Wiederholungsrisiko für eine Folgeschwangerschaft sinnvoll, kann den Eltern evtl. die Erklärung helfen, dass es sich dabei um eine Operation handelt, die an einem toten Körper ausgeführt wird, und dass alle Schnitte vom Pathologen wieder vernäht werden.

Das Ergebnis der genetischen oder pathologisch-anatomischen Untersuchung wird erst nach einigen Tagen vorliegen und muss den Eltern in einem ausführlichen Gespräch durch den betreuenden Klinikarzt/ärztin oder den niedergelassenen Gynäkologen erklärt werden. Dabei ist zu bedenken, dass selbst eine klare Diagnose wie Herzfehlbildung, Sepsis oder Chromosomendefekt den Eltern nicht wirklich weiterhilft, da für sie immer die Frage offen bleibt, warum ihr Kind mit diesem „Fehler" behaftet war.

Schuldgefühle der Mutter

Gerade die Mutter sucht oft die Schuld bei sich und fahndet lange nach Fehlern in ihrem Verhalten während der Schwangerschaft. Sie macht sich Vorwürfe wegen eines Glases Sekt, wegen der vielen Süßigkeiten, wegen einer Kopfschmerztablette oder einer Flugreise im fünften Monat. Einige Frauen/Eltern tragen Schuldgefühle der verschiedensten (auch unsinnigsten) Art lange Zeit mit sich herum, und Erklärungen, dass ihr Verhalten keine Schuld am Geschehen trägt, müssen eventuell oft wiederholt werden. Die Schwangerschaft ist ein besonders sensibler Lebensabschnitt für die

Frau, während dem sie sich auf das zukünftige Zusammenleben mit ihrem Kind vorbereitet hat. Die Tatsache, nach der Geburt eine Mutter ohne Kind zu sein, stellt ihre Identität in Frage, und sie braucht viel Zeit, um sich mit ihrem „Versagen" abzufinden.

Taufe, Segnung und Seelsorger

Religiöse Menschen werden in ihrer Trauer Zuflucht bei Gott suchen und ihr totes Kind segnen lassen wollen (ein totes Kind kann nicht mehr getauft werden). Dieses Bedürfnis kann aber auch bei nichtreligiösen Eltern bestehen, darum sollten wir alle Mütter fragen, ob sie den Besuch eines evangelischen oder katholischen Krankenhausseelsorgers wünschen.

Die Nottaufe für ein sehr krankes oder sterbendes Neugeborenes kann von jeder Person ausgeführt werden, die selbst getauft ist. Dazu wird nur ein Schälchen Wasser benötigt, die taufende Person sollte bei der Zeremonie etwas Wasser auf den Kopf des Babys tröpfeln, ihm seinen Namen geben und ein Gebet sprechen.

11.3 Was geschieht mit dem Kind?

Da die Eltern des toten Kindes binnen weniger Tage entscheiden müssen, wie und wo sie es bestatten wollen, müssen Mutter und Vater spätestens 12 Stunden nach der Geburt bzw. dem Tod ihres Babys über alle rechtlichen Vorgaben und die möglichen Bestattungsarten aufgeklärt werden. Dieses Gespräch sollte am besten eine mit den Eltern vertraute Person führen (z. B. die Hebamme oder Ärztin, die bei der Geburt dabei waren). Hilfreich für alle Beteiligten ist es, wenn in der Klinik eine Sozialarbeiterin, Seelsorgerin, Hebamme, Ärztin oder Psychologin auf die Trauerbegleitung spezialisiert ist und in Fällen von Kindsverlust die Gespräche und weitere Betreuung übernehmen kann.

Fehlgeburt

> Wenn ein Kind bei seiner Geburt keine Lebenszeichen hat (Herzschlag, Nabelschnurpuls oder Atmung) und weniger als 500 g wiegt, gilt es als Fehlgeburt.

Es wird nicht standesamtlich gemeldet, und es besteht **keine Bestattungspflicht**. Fehlgeburten gelten als „Sondermüll", der wie die Plazenten gekühlt aufbewahrt und zur Müllverbrennung gegeben wird. Damit die Asche dieser Kinder nicht auf der Mülldeponie oder im Straßenbelag landet, geben mittlerweile einige Kliniken die nach der 12. SSW tot geborenen Föten zu einer Sammelverbrennung ins Krematorium oder veranlassen eine anonyme Sammelbestattung.

Keine dieser Möglichkeiten ist für die Eltern besonders tröstlich, darum sollte die Möglichkeit **einer individuellen Bestattung** mit ihnen besprochen werden. Die Eltern können dann einen Bestatter mit der Beerdigung ihres Kindes beauftragen. Dazu benötigen sie von der Klinikärztin/arzt eine formlose „Ärztliche Bescheinigung über eine Fehlgeburt zur Vorlage beim Friedhofsamt". Es ist hilfreich, wenn den Eltern bereits in der Klinik die Namen der Friedhöfe genannt werden, auf denen Fehlgeburten beerdigt werden können. Je nach Satzung des örtlichen Friedhofsamtes ist dieses möglich, es besteht kein Rechtsanspruch darauf.

Totgeburt

> Wenn ein Kind bei seiner Geburt keine Lebenszeichen hat (Herzschlag, Nabelschnurpuls oder Atmung) und mehr als 500 g wiegt, gilt es als Totgeburt.

Laut Personenstandsgesetz müssen Totgeborene **standesamtlich gemeldet** werden, und es besteht eine **Pflicht zur Bestattung** (in einigen Bundesländern besteht die Bestattungspflicht erst ab einem Geburtsgewicht von 1000 g).

Wird das Kind pathologisch untersucht, kann auf Wunsch der Eltern anschließend von der

Pathologie eine anonyme Beerdigung veranlasst werden. Diese Lösung erscheint im ersten Moment sehr hilfreich, da sie für die Eltern keine Umstände und Kosten verursacht, und sie wurde in der Vergangenheit häufig empfohlen. Heute wissen wir, dass viele Mütter und Väter diese „praktische" Lösung langfristig sehr bereut haben, da das Nichtwissen um den Verbleib ihres Kindes die Trauer in der Phase des Suchens und Sehnens nach dem Kind sehr belastet und ein endgültiges Abschiednehmen vom Baby erschwert, ja sogar unmöglich werden lassen kann. In der Beratung sollte darum unbedingt auf die Vorteile einer nach eigenen Vorstellungen gestalteten Bestattung hingewiesen werden.

Gestorbene Neugeborene

Verstirbt ein Neugeborenes nach der Geburt, bekommt es eine **Geburts- und eine Sterbeurkunde**, und es besteht **Bestattungspflicht**.

Bestattungsmöglichkeiten

Für die Überführung des Leichnams zum Friedhof oder Krematorium müssen die Eltern einen Bestatter beauftragen. Dieser kann ihnen die weitere Organisation abnehmen (Grabplatzsuche, Einsargung, Trauerfeier, Beerdigung etc.). Die Eltern können aber, wenn sie es wünschen, in Absprache mit dem Bestatter viele Aufgaben selbst übernehmen oder von Freunden/Verwandten ausführen lassen. Zum Beispiel die Anfertigung eines kleinen Holzsarges, das Auswählen der Babykleidung (es darf kein Synthetikmaterial sein), eventuell das Baby selbst waschen und anziehen (Totenwäsche) und Freunde bitten, den Sarg zu tragen oder eine Grabrede zu sprechen.

Erdbestattungen sind auf allen Friedhöfen möglich, Urnenbestattungen nicht überall (bei sehr kleinen Kindern wird von einer Feuerbestattung abgeraten). Haben sich die Eltern für eine Einäscherung entschieden, wird die Urne direkt vom Krematorium an den Friedhof gesandt. Die Beisetzung der Urne kann dann einige Zeit später ohne Bestatter erfolgen (wenn die Mutter körperlich noch schwach ist, wird ein späterer Beerdigungstermin günstig sein).

- **Wahlgrab:** Die Grabstelle kann individuell ausgewählt und nach Ablauf der Liegezeit auf Wunsch verlängert werden. Die Liegezeit (Ruhedauer) für eine Grabstelle beträgt in der Regel 15–25 Jahre.
- **Bestattung in einem vorhandenen Familiengrab:** Die Angehörigen aller hier beerdigten Verstorbenen müssen ihre Einwilligung zur Bestattung geben. Auch die Gestaltung der Grabstelle (Grabstein, Bepflanzung) muss vorher mit allen Angehörigen abgesprochen werden, damit es später keine Unstimmigkeiten gibt (Abb. 11.3).
- **Reihengrab:** Die Eltern bekommen die Grabstelle zugewiesen, denn die Gräber werden „der Reihe nach" belegt. Einige Friedhöfe haben spezielle Kinderreihengräber eingerichtet, da die direkte Nähe zu anderen Kindergräbern für die Eltern sehr tröstlich sein kann (Abb. 11.4).
- **Gräberfeld für Fehl- und Totgeburten:** Einige Gemeinden stellen auf einem Friedhof der Stadt ein Gräberfeld bereit, mit extra kleinen Grabstellen für die eine verkürzte Ruhezeit gilt (Ruhezeit 3–10 Jahre, je nach Gewicht des Kindes). Die niedrigeren Kosten dieser kleinen Grabstellen und die kürzere Grabpflegezeit können jungen Eltern die Bestattung erleichtern.
- **Anonyme Bestattung:** Das Kind wird auf einem Gräberfeld beerdigt, die Eltern kennen den genauen Platz nicht, da die Bestattung meist ohne Angehörige stattfindet. Blumen können nur an einem zentralen Gedenkstein niedergelegt werden.
- **Beilegung:** Es ist möglich, dass das Kind einem gerade Verstorbenen bei der Beerdigung beigelegt wird, wenn dessen Angehörige vom Bestatter gefragt werden und ihre Einwilligung dazu geben. Für die Eltern entstehen dann keine Kosten. Es gilt aber zu bedenken, dass sie keinen Anspruch darauf haben zu erfahren, wo und mit wem ihr Kind bestattet wurde, und dass sie keinen Einfluss auf die Grabgestaltung nehmen können (ähnlich wie bei anonymer Bestattung).

Bestattungskosten: Eine würdige Bestattung ist das einzige, was die Eltern noch für ihr Kind

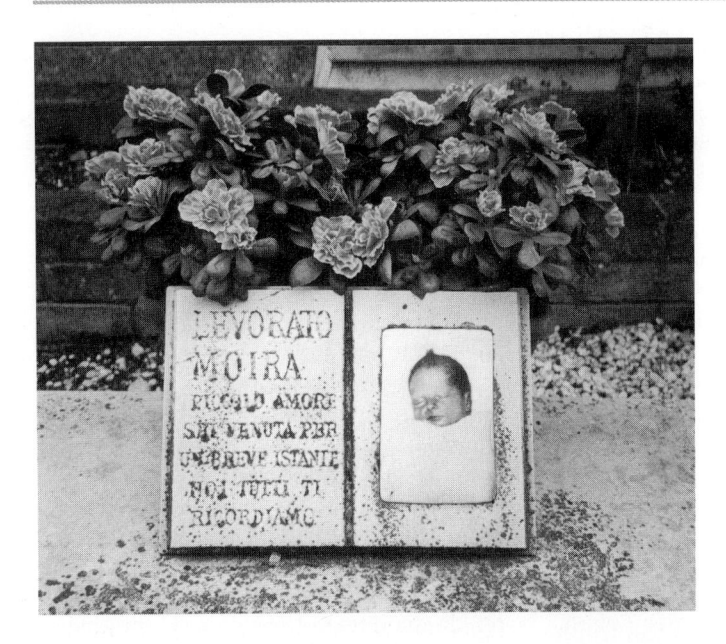

Abb. 11.3 Gedenktafel für ein Neugeborenes auf einem Familiengrab der Cimetero S. Michele (Friedhofsinsel) in Venedig.

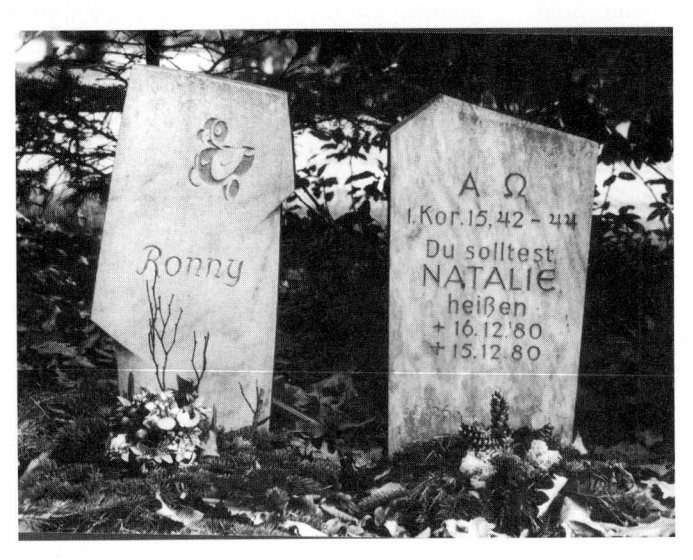

Abb. 11.4 Kinderreihengräber. Der Grabstein von Natalie zeigt, dass das Mädchen am Tag vor ihrer Geburt gestorben ist und totgeboren wurde.

tun können, darum sollten sie ihre Bestattungsentscheidung nicht nur vom Preis abhängig machen. Die Kosten sind abhängig von der Wahl der Grabstelle (Wahlgräber sind teurer als Reihengräber, anonyme Grabstellen kosten am wenigsten), von der Gebührenordnung des Friedhofes (Gräber in der Stadt sind teurer als auf dem Lande) und vom Aufwand des Bestatters (Länge des Überführungsweges, Sargkosten, Gestaltung der Trauerfeier etc.). Die Gesamtkosten einer Kinder-Bestattung betragen etwa 400 bis 1 000 €, sie können vorab bei jedem Bestattungsunternehmen und bei den Friedhofsverwaltungen abgefragt werden. Es ist hilfreich, wenn diese Aufgabe von einem Freund der Familie übernommen wird, damit sich die Eltern ohne „Verkaufsdruck" seitens des Bestatters für ihren Weg entscheiden können.

11.4 Milchbildung und Abstillen

Nach einer Fehl- oder Totgeburt bilden die Mütter meistens nur wenig Milch, sie bekommen aber um den 3. Wochenbetttag eine hormonell ausgelöste Brustdrüsenschwellung (Milcheinschuss), da die Brüste vermehrt mit Blut und Lymphe versorgt werden. Etwa ein Drittel der Schwellung wird durch die in den Milchbläschen gebildete Milchmenge verursacht. Werden die Brüste jetzt nicht entleert, kommt es binnen weniger Tage zur **Stauungsinvolution**, da die Milch in den Milchbläschen auf die milchbildenden Zellen drückt und deren weitere Milchsekretion verhindert. Aufgrund des fehlenden Saugreizes an der Brustwarze werden nur wenig Stillhormone (Prolaktin und Oxytocin) ausgeschüttet, so dass die Milchbildung nach 1–2 Wochen zum Erliegen kommt.

Während der 2–5 Tage dauernden Brustdrüsenschwellung fühlen sich die Brüste der Frau warm, groß und prall an, außerdem sind sie berührungsempfindlich bis sehr schmerzhaft. Um Schwellung, Schmerzen und Milchbildung zu reduzieren, müssen natürliche Abstillmaßnahmen empfohlen und über 5–10 Tage (selten länger) angewendet werden. Laut Arzneimittelkommission der Bundesärztekammer (1989) sollten angesichts möglicher Risiken für die Mutter physikalische Maßnahmen beim Abstillen den Vorzug gegenüber Ergotaminderivaten (Prolaktinhemmer s. u.) erhalten.

Physikalische und naturheilkundliche Abstillhilfen

- **Das Hochbinden der** Brüste durch einen engen BH mit kurzen Trägern oder durch ein fest anliegendes Bustier vermindert die Durchblutung der Brust, außerdem behindert der ständige Druck auf das Drüsenepithel die Milchbildung in den Alveolen.
- **Kälte** lindert den Spannungsschmerz und reduziert die Milchbildung, darum sollten die Brüste so oft wie möglich für eine Stunde gekühlt werden. Geeignet sind Quarkauflagen, Weißkohlumschläge (Beschreibung S. 91), kalte nasse Tücher oder anschmiegsame Kühlelemente. Auch die Brustwarzen dürfen in diesem Fall bedeckt werden, da sie nicht für die nächste Stillmahlzeit trockengehalten werden müssen. Am besten mit der Frau ausprobieren, welche der Methoden für sie am angenehmsten ist.
- **Der Weißkohlumschlag** kann auch kontinuierlich im Büstenhalter getragen werden, einige Frauen empfinden ihn auf den geschwollenen Brüsten als sehr lindernd. Die Kohlblätter fördern das Abschwellen, sollten aber alle 3–5 Stunden gewechselt werden, da sie sonst muffig riechen.
- **Eine Einschränkung der Tagestrinkmenge** nach der Geburt für etwa 5 Tage auf ca. 1 Liter ist der Frau zu empfehlen. Bei großem Durst darf sie natürlich mehr trinken (die Wirkung der Trinkmengenreduktion ist nicht erwiesen).
- **Salbei und Pfefferminze** behindern die Milchbildung. Eine Wöchnerin kann täglich 2 Tassen Salbei- bzw. Pfefferminztee trinken und/oder Salbei- bzw. Pfefferminzbonbons lutschen. Pfefferminztee eignet sich auch für Brustwickel (Stoffwindel in den abgekühlten Tee tauchen, auswringen und auf die Brust legen).
- **Phytolacca** in homöopathischer Potenz soll das Abstillen erleichtern. Täglich 3-mal 5 Tropfen Phytolacca D4 (Dittmar et al. 1998) oder eine einmalige Gabe (1 Glob.) Phytolacca C30.
- **Entlastung:** Bei sehr prallen schmerzhaften Brüsten wird ein warmes Abduschen sowie leichtes Schütteln und Ausstreichen entlang der Milchgänge Erleichterung verschaffen und die Milch etwas abfließen lassen. Da diese Maßnahmen die Milchproduktion anregen können, sollten sie nur sehr sparsam angewendet werden.
- **Eine Akupunkturbehandlung** (Hauptpunkte Milchstau/Schmerzen) kann die Beschwerden deutlich lindern.

Medikamentöse Prolaktinhemmer

Um der Frau die schmerzhafte Brustdrüsenschwellung und unnütze Milchsekretion nach Kindsverlust zu ersparen, werden von vielen

Gynäkologen sofort Medikamente zu Hemmung der Prolaktinsekretion verordnet. Dabei ist zu bedenken, dass eine medikamentöse Prolaktinhemmung bei der Wöchnerin erhebliche Nebenwirkungen auslösen kann. Vor der Verschreibung sollte darum im Gespräch abgeklärt werden, ob die Frau mit den physiologischen Beschwerden einer beginnenden Laktation umgehen kann oder lieber das Risiko künstlich erzeugter Nebenwirkungen durch ein laktationsunterdrückendes Medikament eingehen möchte. Gerade nach einem Kindsverlust ist die Frau sehr labil, zusätzliche Arzneinebenwirkungen können sie stärker belasten als die natürlichen Beschwerden einer beginnenden Laktation. Letztere stellt doch eigentlich nur den normalen Zustand nach einer Schwangerschaft dar, und für manche Frauen ist ihre Milchsekretion wichtig, denn sie zeigt, dass ihr Körper normal funktioniert und dass sie das Kind hätte stillen können (Grüninger 1998).

Das Abstillmedikament **Bromocriptin** (z.B. Pravidel®) zeigt die meisten Nebenwirkungen und sollte keiner Wöchnerin nach Kindsverlust mehr empfohlen werden. Die amerikanische „Food and Drug Administration" hat sogar aufgrund der mütterlichen Risiken die Zulassung für Bromocriptin zum Abstillen zurückgezogen (Herings et al. 1995).

Viele Nebenwirkungen der prolaktinhemmenden Medikamente sind den natürlichen Beschwerden nach einem Kindsverlust ähnlich und werden oft im Wochenbettverlauf nicht als solche erkannt (z.B. Schwindel, Benommenheit, psychomotorische Unruhe, Schlafstörungen). Um mögliche Symptome zuordnen zu können, werden die Nebenwirkungen unten aufgelistet. Hat eine Frau entsprechende Beschwerden, so sollte das prolaktinhemmende Medikament sofort in der Dosis reduziert oder nach Absprache mit der Frau ganz abgesetzt werden.

Nebenwirkungen von Prolaktinhemmern:
Die Angabe *häufig* bedeutet mehr als 10%, *gelegentlich* 1–10% und *selten* weniger als 1% (Rote Liste 2001).

- **Bromocriptin (Pravidel®):** Kopfschmerzen, Schwindel, Müdigkeit, depressive Verstimmungen, Übelkeit, Erbrechen, Appetitlosigkeit und Verstopfung (häufig), psychomotorische Unruhe, Psychosen, Angst, Benommenheit, Schlafstörungen, Sehstörungen, Miktionsbeschwerden, Mundtrockenheit (gelegentlich), Blutdruckabfall bis zum Kollaps, Kurzatmigkeit, Bluthochdruck und Angina-pectoris-Anfälle (selten).
- **Dostinex®:** Schwindel, Kopfschmerzen, Bauchschmerzen, Übelkeit (gelegentlich), Herzklopfen, Müdigkeit, Nasenbluten Blutdrucksenkung (selten).
- **Liserdol®:** Zu Beginn der Behandlung Übelkeit, Erbrechen, Kopfschmerzen, Schwindel (gelegentlich), Blutdruckabfall bis zum Kollaps (sehr selten).
- **Dopergin®:** Bluthochdruck, Herzinfarkt, Krampfanfälle, Schwindel, Müdigkeit, Benommenheit, Übelkeit, Erbrechen, Kopfschmerzen, Schlafstörungen, Schwitzen, Blutdruckabfall (selten).

11.5 Rückbildung

Die **Uterusrückbildung** verläuft in den meisten Fällen sehr langsam, denn es fällt der Frau schwer, ihre Schwangerschaft körperlich abzuschließen, wenn diese nicht durch die Geburt eines lebenden Kindes beendet wurde. Auch fehlen ihr die rückbildungsfördernden Stillwehen. Oft steht der Uterusfundus tagelang unverändert in Nabelhöhe, und erst wenn der Verlust des Kindes wahrhaftig wird (z.B. nach der Bestattung), beginnt die eigentliche Involution.

In den ersten Tagen bis Wochen ist darum eine prophylaktische Förderung der Rückbildung durch **Bauchmassage** und **Hirtentäscheltee** sinnvoll (Beschreibung aller Maßnahmen s. S. 54, verzögerte Uterusrückbildung). Damit die Frau in ihrer Mitte stabilisiert wird und eine direkte Zuwendung durch Berührung bekommt, sollte die Hebamme ihr beim täglichen Hausbesuch ganz selbstverständlich eine rückbildungsfördernde Bauchmassage (s. S. 48) geben z.B. mit Wochenbettbauchmassageöl nach

Stadelmann (enthält ätherische Öle von Clementine, Geranie, Schafgarbe, Zypresse, Wacholder).
Auch Massagen der Füße, des Rückens sowie das Ausstreichen von prallen Brüsten wirken wohltuend und stärkend auf die trauernde Frau. Solche Berührungen sind auch hilfreich, wenn anfangs die Worte für ein längeres Gespräch fehlen.
Rückbildungsgymnastik: Bereits in den ersten Tagen sollten der Wöchnerin leichte Übungen aus der Wochenbettgymnastik gezeigt werden (s. S. 44). Die Übungen wirken entspannend, die Frau bekommt ein besseres Körpergefühl, und die Stärkung ihres Beckenbodens wird auch ihre seelische Balance stärken. Da die meisten Mütter nach einem Kindsverlust keinen Rückbildungsgymnastik-Kurs besuchen, wird es Aufgabe der Hebamme sein, im späteren Wochenbettverlauf zur Rückbildungsgymnastik anzuleiten (z. B. nach der vierten Wochenbettwoche 1–2-mal wöchentlich einen Hausbesuch nur für die Gymnastik einplanen).

11.6 Selbsthilfegruppen

Bereits am Tag des Kindstodes sollten die Eltern in einem ruhigen Gespräch kurz über den Verlauf des Trauerprozesses informiert werden. Es ist hilfreich, wenn sie bei diesem Gespräch oder ein bis zwei Tage später Kontaktadressen von Betroffenen (s. u.), eine Broschüre über Kindsverlust (z. B. der Initiative Regenbogen) oder Buchtipps (Lutz/Künzer-Riebel, Lothrop, Borg s. u.) ausgehändigt bekommen. Natürlich immer mit dem Hinweis, dass es ihre persönliche Entscheidung ist, auf diese Angebote einzugehen oder nicht.

Anschriften und Internetadressen für Eltern nach Kindsverlust
Initiative Regenbogen „Glücklose Schwangerschaft" e. V.
Überregionale Selbsthilfegruppe, die verschiedene Informationsschriften und hilfreiche Broschüren für Eltern herausgibt (Bestellanschrift s. S. 168).
– Schriftliche Vermittlung von regionalen Kontaktadressen (Rückporto 1,12 €): Regina Zimmermann, Kirchweg 23, D-34121 Kassel
– Telefonische Adressenvermittlung: Petra Reckmann 05241-27709.
E-mail: KAV@initiative-regenbogen.de
www.initiative-regenbogen.de (Deutschland)
www.glückloseschwangerschaft.at (Österreich)

Bundesverband verwaister Eltern in Deutschland e.V.
Vermittlung regionaler Kontaktadressen. Die Internetseite enthält viele interessante Texte, Gedichte, Seminartermine und eine Gedenkseite für verstorbene Kinder
Fuhrenweg 3, D-21391 Reppenstedt
Tel. 04131-6803232
www.veid.de

TABEA e.V.
Beratungsstelle für Trauernde, Begleitung verwaister Eltern und Geschwister
Hausanschrift:
c/o Foyer an der Gedächtniskirche
Breitscheidplatz, D-10789 Berlin
Telefon 030-4955747
Geschäftsstelle: Rehrweg 6, D-21335 Lüneburg
Tel. 04131-733077
www.tabea-ev.de

www.schmetterlingskinder.de
Viele Informationen, Kontaktecke zum Erfahrungsaustausch, liebevoll gestaltete Erinnerungsseiten von Eltern für ihr totes Baby

www.engelskinder.de
Homepage für Eltern nach Kindsverlust in Deutschland und der Schweiz, Möglichkeiten zur Kontaktaufnahme zu anderen Eltern

www.muschel.net
Adressen und Anlaufstelle von Selbsthilfegruppen in Deutschland, Österreich, Schweiz

Literatur

Arzneimittelkommission der Bundesärztekammer. Medikamentöse Abstillung nur noch in medizinisch begründeten Fällen. Deutsches Ärzteblatt 1989, 86:1232

Borg, Susan, Lasker, Judith: Glücklose Schwangerschaft. Rat und Hilfe bei Fehlgeburt, Totgeburt und Mißbildungen. Ullstein 1987

Beutel, Manfred: Der frühe Verlust eines Kindes. Verlag für angewandte Psychologie, Göttingen 1996

Burchardt, Sabine: Trauerbegleitung im Wochenbett. Die Hebamm 11 (1998) 92–93

Dittmar, F. W. et al.: Naturheilverfahren in der Frauenheilkunde und Geburtshilfe. 2. Aufl. Hippokrates 1998

Gaedke, Jürgen: Handbuch des Friedhofs- und Bestattungsrechts. Carl Heymanns Verlag KG, 1992

Grüninger, Madeleine: Eine Abstill-Still-Erfahrung. Schweizer Hebamme 6 (1998)

Grützner, Christine: Fehl- und Totgeburt. Ein Weg aus dem Tabu. 2. Aufl, B. Kunz Verlag 1999

Harder, Ulrike: Fehlgeburt, Totgeburt, sterbende Neugeborene, Probleme für Eltern und Klinikpersonal. Unterrichtsvorschläge für die Hebammenausbildung. Die Hebamme 2 (1989) 115–126. Enke Verlag Stuttgart

Herings, R. M., Stricker, B. H.: Bromocriptine and suppression of postpartum lactation. Pharm. World Sci. 1995, 17:133–7

Initiative Regenbogen für verwaiste Eltern Broschüren Versand: Annegret Schrempf, In der Schweiz 9, D-72636 Frickenhausen. 07025-7225. Hauptgeschäftsstelle Tel. 05565-1364. E-mail: BV@initiative-regenbogen.de (Stand 2002)

Kast, Verena: Trauern. Phasen und Chancen des psychischen Prozesses. Kreuz 1982

Körner-Armbruster, Angela: Totgeburt weiblich. Ein Abschied ohne Begrüßung. Goldmann Taschenbuch 1996

Korsthagen, Susanne: Keine Angst vor Tränen. Eltern nach einer Totgeburt begleiten. Hebammenforum 2 (2002) 77–81

Lothrop, Hanne: Gute Hoffnung – Jähes Ende. Ein Begleitbuch für Eltern, die ihr Baby verlieren, und alle die sie unterstützen wollen. Kösel 2000

Lutz. Gottfried, Künzer-Riebel. Barbara: Nur ein Hauch von Leben. Eltern berichten vom Tod ihres babys und von der Zeit ihrer Trauer. Verlag E. Kaufmann 2002

Spielmann, Steinhoff, Schaefer, Bunjes: Arzneiverordnung in Schwangerschaft und Stillzeit. 5. Auflage Gustav Fischer Verlag 1998

Rote Liste 2001. Arzneimittelverzeichnis für Deutschland. Editio Cantor Verlag 2001

12 Regelwidrigkeiten im Wochenbettverlauf

Ulrike Harder, Simone Kirchner

12.1 Fieber im Wochenbett

Um einen fieberhaften Verlauf in der ersten Wochenbettwoche frühzeitig zu erkennen, ist eine **tägliche Temperaturkontrolle** angezeigt. Die Messung erfolgt besser am frühen Nachmittag als am Morgen, da die Körpertemperatur im Tagesverlauf leicht ansteigt. Besteht bei der Frau eine erhöhte Infektionsgefahr, z.B. nach Kaiserschnitt oder Fieber im Geburtsverlauf, sollte sie zweimal täglich messen (morgens und nachmittags). Jede subfebrile Temperatur > 37 °C wird nach 3 Stunden nachgemessen.

> Fieber im Wochenbett ist definiert als Temperaturerhöhung von > 38,0 °C (oral gemessen) an 2 Tagen der ersten 10 Wochenbetttage, ausgenommen die ersten 24 Std. nach der Geburt.

Dies entspricht einer axillaren Temperatur von 37,5 °–37,7 °C bzw. einer rektalen Temperatur von 38,2 °–38,5 °C bzw. (unterschiedliche Literaturangaben).
Fieber im Wochenbett kann unterschiedliche Ursachen haben, daher ist immer eine orientierende körperliche Untersuchung und eine genaue Befragung der Wöchnerin nach den Begleitsymptomen erforderlich.

> Tritt bei einer Wöchnerin in der häuslichen Betreuung Fieber auf, muss die Hebamme einen Arzt hinzuziehen.

Ursachen für Fieber im Wochenbett

Im Genitalbereich
- Lochialstau (s. S. 58)
- Endomyometritis (s.u)
- Infektion der Sectiowunde (s. S. 133)
- Infektion der Dammnaht (s. S. 63)
- Ovarialvenenthrombose (s. u.)
- Puerperalsepsis (s. u.)

An den Mammae
- Milcheinschuss (s. S. 90)
- Mastitis (s. S. 94)

Im Extragenitalbereich
- Thrombose/Thrombophlebitis (s. S. 176)
- Harnwegsinfektionen (s. S. 175)
- Grippaler Infekt, Pneumonie
- andere Infektionskrankheiten.

Als **Puerperalfieber**, Kindbett- oder Wochenbettfieber werden alle fieberhaften Krankheitsprozesse bezeichnet, die durch das Eindringen von pathogenen Keimen in eine der Geburtswunden (meistens Plazentahaftfläche) entstehen.

12.2 Endomyometritis

> Häufigste Ursache für Fieber im Wochenbett ist eine Infektion der Gebärmutter.

Sie beginnt oft als Gebärmutterschleimhautentzündung (Endometritis) und greift dann auf den Gebärmuttermuskel über (Endomyometritis). Die Endomyometritis kann aber auch direkt entstehen, insgesamt wird ihre Häufigkeit in der Literatur mit ca. 1 % angegeben.

Begünstigende Faktoren
- Sectio caesarea, Risikoerhöhung um 30–40 % (Lauper 2000)

- Vorzeitiger Blasensprung längere Zeit vor der Geburt
- Amnioninfektionssyndrom
- Protrahierter Geburtsverlauf
- Häufige vaginale Untersuchungen
- Manuelle Plazentalösung, Nachtastung und hoher Blutverlust.

Das **Erregerspektrum** umfasst grampositive Keime (Streptokokken, Enterokokken, Staphylokokken u.a.), gramnegative Keime (Escherichia coli, Enterobacter u.a.), Anaerobier, Mykoplasmen und Chlamydien.

Symptome der Endomyometritis
- Subfebrile Temperaturen über mehrere Tage oder sofort Fieber > 38 °C mit abendlichen Temperaturspitzen
- Stirnkopfschmerz und schlechtes Allgemeinbefinden
- Druckempfindlicher Uterus, beim seitlichen Eindrücken der Bauchdecke oberhalb der Symphyse meldet die Frau den typischen Uteruskantenschmerz
- Verzögerte Uterusinvolution, weicher Uterus
- Übel riechende Lochien, Lochialstau
- Erneut blutige Lochien
- Labor: Erhöhung des C-reaktives Proteins (CRP > 5 mg/dl), Leukozytose > 12 000/µl.

Behandlung / Beratung

> Diese Erkrankung darf wegen ihrer möglichen ernsthaften Komplikationen (s.u.) nicht bagatellisiert werden. Besteht ein begründeter Verdacht auf eine Endomyometritis, ist eine Klinikaufnahme unbedingt anzuraten!

Hier kann dann sofort, nach der Abnahme von Blutkulturen und ggf. eines Zervixabstriches zur Erreger-Resistenzbestimmung, mit der Behandlung begonnen werden.
- **Hochdosierte Antibiotikatherapie** nach ärztlicher Anordnung, günstigerweise mit stillverträglichen Penizillinderivaten, Cephalosporinen oder Erythromycin (Spielmann 1998) über 7–10 Tage.
- **Uteruskontraktion fördern** durch Oxytocin-Infusion (oder Syntocinon-Spray® alle 3–4 Std.), Hirtentäscheltee, Bauchlage, Bauchwickel, Senfmehlfußbad (Anwendungen s.S. 54/55) und häufiges Stillen.
- **Sonographische Kontrolle** des Uterus auf Plazentareste und ggf. Curettage.
- **Temperaturkontrollen** (3-mal tägl.) und Bestimmung der **Laborparameter** Blutbild, CRP und Gerinnungsstatus, um erste Anzeichen einer beginnenden Sepsis zu erkennen.
- **Aufklärung der Mutter/Eltern** über die Notwendigkeit der konsequenten Behandlung einer Endomyometritis. Die Wöchnerin sollte ausreichend trinken, außerdem braucht sie viel Ruhe. Da sie ihr Kind nicht umfassend versorgen kann, wirkt die Organisation einer einfühlsamen Betreuung des Neugeborenen (zumindest tagsüber) durch Kindsvater, Verwandte oder Freundin psychisch entlastend.
- **Stillen:** Ein Weiterstillen des Kindes ist bei entsprechender Wahl des Antibiotikums möglich und erwünscht, dies sollte mit dem behandelnden Arzt abgesprochen werden. Natürlich geht ein kleiner Teil des Medikaments in die Muttermilch über, bei den oben genannten stillverträglichen Antibiotika erhält das gestillte Kind aber nur 0,5–5 % der auf das Körpergewicht bezogenen therapeutischen Dosis (Spielmann 1998). Nur wenn bei schwierigen Verläufen der Wechsel auf ein stillunverträgliches Antibiotikum notwendig ist, oder das Kind einen starken Ikterus aufweist, sollte die Mutter während der Behandlung die Milch abpumpen und verwerfen (s.S. 102).
- **Wenn nach 48 Stunden trotz Antibiose keine Besserung des Krankheitsbildes** und weiteres Fieber besteht, sollte nach den Ergebnissen der Erregeraustestung das Antibiotikum umgestellt werden. Des Weiteren muss eine intensive Diagnostik nach anderen Fieberursachen oder Komplikationen der Endomyometritis beginnen.

> **Komplikationen der puerperalen Endomyometritis:** Eine Adnexitis, septische Ovarialvenenthrombose oder Puerperalsepsis (s.u.) treten zwar nur sehr selten auf, müssen aber rasch erkannt und behandelt werden, da die Letalität mit 6–12 % bei der Ovarialvenenthrombose und 20–60 % bei der Sepsis sehr hoch ist (Faridi, Rath 2000).

12.3 Puerperale Adnexitis

Eine Ausbreitung der Gebärmutterentzündung auf Tuben und Ovarien führt zunächst zum Anschwellen des Eileiters. Dieser füllt sich zunehmend mit Sekret, da meist das Tubenende entzündlich verklebt. Greift die Infektion auch auf das Ovar über (sehr selten), kann sich ein Ovarialabszess bilden. Bei einer massiven Infektion mit hochvirulenten Keimen besteht die Gefahr, dass durch Perforation infektiöses Sekret in den Bauchraum gelangt, eine Peritonitis (Bauchfellentzündung) oder Puerperalsepsis (s. u.) sind die Folge.

Symptome
Typisch sind Fieberschübe, ein plötzlich auftretender, stechender Seitenschmerz und eine starke Druckempfindlichkeit beim Abtasten der einen Seite. Bauchfellentzündungen führen zu Übelkeit, Brechreiz und nachlassender Darmperistaltik.

Diagnose
Mit Sonographie kann der Entzündungsherd meist nicht sicher erkannt werden, darum ist eine Computertomographie (CT) angeraten, außerdem Labordiagnostik, einschließlich Blutkultur.

Behandlung / Beratung

- **Weitere Antibiotikagaben** und ggf. chirurgische Entfernung der entzündlichen Adnexe, um einer massiven Überschwemmung des Bauchraumes mit infiziertem Sekret zuvorzukommen.
- **Stillen:** Oft erlaubt der schlechte Allgemeinzustand der Mutter nicht, ihr Kind ausreichend zu stillen und ein Zufüttern mit HA-Nahrung wird notwendig (s. S. 117). Muss die Frau mit einem stillunverträglichen Antibiotika behandelt werden, so sollte für die Dauer der Behandlung ihre Milch mindestens 3-mal täglich abgepumpt und verworfen werden, um sowohl einen Milchstau als auch ein Versiegen der Laktation zu verhindern. Eine frühe mütterliche Erkrankung belastet die junge Mutter-Kind-Beziehung, darum sollte alles dafür getan werden, dass beide anschließend eine harmonische Stillbeziehung aufbauen können.

12.4 Septische Ovarialvenenthrombose

Der post partum verlangsamte venöse Blutfluss sowie eine Gefäßtraumatisierung nach einer operativen Entbindung begünstigt eine Thrombosierung der Venen im kleinen Becken. Kommt es dann im Rahmen einer Endomyometritis zu einer Keimverschleppung in die Ovarialvene, entsteht das Krankheitsbild der septischen Ovarialvenenthrombose.

Symptome
Die Symptome ähneln denen der Endomyometritis. Leitsymptome sind Fieberschübe über 39 °C, Schüttelfrost und starke Schmerzen im Bauch und/oder an einer Flanke (meistens rechts). Begleitend können Übelkeit, Erbrechen, ein geblähter Bauch sowie Blasen- und Darmentleerungsstörungen auftreten.

Diagnose
Computertomographie und Labordiagnostik einschließlich Blutkulturen und arterielle Blutgasanalyse (Faridi, Rath 2000).

Behandlung / Beratung

- **Intravenöse Heparingabe**
- **Breitspektrumantibiose.**
- Kommt es binnen 48 Std. zu keiner deutlichen Besserung, ist eine Laparatomie angezeigt, um ggf. alle infizierten, thrombosierten Herde operativ zu entfernen.
- **Stillen:** Empfehlungen wie bei der puerperalen Adnexistis (s. o.).

12.5 Puerperalsepsis und septischer Schock

> Die Puerperalsepsis ist die schwerste Infektion, die eine Mutter nach der Geburt treffen kann. Sie stellt eine der Hauptursachen für Todesfälle im Wochenbett dar.

Eine Puerperalsepsis (Blutvergiftung) entsteht, wenn Bakterien aus einem Infektionsherd in den Blutkreislauf gelangen. Sie überschwemmen den gesamten Organismus und rufen eine systemische, entzündliche Reaktion hervor. Der Infektionsherd befindet sich meistens im Uterus oder im Bereich der Sectiowunde, selten in Adnexen und Episiotomiewunden.

Beim Vollbild der Sepsis kann die antibiotische Therapie wegen der massiven Überschwemmung des Körpers mit **Exotoxinen** (von lebenden Bakterien freigesetzte Gifte) und/oder **Endotoxinen** (beim Zerfall gramnegativer Bakterien freigesetzte Gifte) den Krankheitsverlauf nicht mehr aufhalten. Folge sind massive Gewebsschädigungen, Kreißlaufkollaps, Gerinnungsstörungen, Schocklunge und ein Multiorganversagen. Der Übergang von einer Sepsis zu einem septischen Schock ist fließend.

Erreger: Häufiger, aber weniger dramatisch sind Sepsisverläufe, die durch die Erreger Escherichia coli, Streptokokken der Gruppe B und Anaerobier verursacht sind. Sehr gefährlich sind Infektionen mit Streptokokken der Gruppe A und Staphylococcus aureus, sie können innerhalb weniger Tage, selten innerhalb von Stunden zu lebensbedrohlichen Verlaufsformen führen.

Symptome
Schwere Störungen des Allgemeinbefindens mit Temperaturen ≥ 39 °C oder < 36 °C, schneller flacher Puls, Tachypnoe, Hypotonie (systolischer RR < 90 mm Hg), Oligorie, Bewusstseinstrübungen, Verwirrtheit sowie Gerinnungsstörungen bis zur Verbrauchskoagulopathie.

Laborwerte: Im Blutbild findet sich in Folge der Hämolyse ein Hb-Abfall, eine Leukozytose mit starker Linksverschiebung und später eine Leukopenie, Thrombozytenzahl ≤ 100 000/µl und Leberwerte SGOT oder SGPT ≥ 2-mal Normalwert.

Behandlung / Beratung

- **Aufnahme in der Intensivstation** zur kontinuierlichen Überwachung der Vitalfunktionen, inkl. Dauerkatheter zur Ausscheidungskontrolle. Breitbandantibiose, Optimierung der Herz-Kreislauf-Funktionen mit ausreichender Oxygenierung, wenn notwendig chirurgische Intervention zur Beseitigung der Infektionsherde.
- **Stillen** ist meist nicht möglich. Damit kein Milchstau auftritt, sollte aber die Brust der Frau täglich zweimal begutachtet und wenn nötig ausgestrichen, gekühlt oder abgepumpt werden. Sobald es der Frau wieder besser geht, kann durch regelmäßiges Anlegen und Pumpen der Milchfluss wieder aktiviert werden.
- **Eine regelmäßige Information der Mutter** über das Wohlergehen ihres Babys im Neugeborenenzimmer sollte selbstverständlich sein. Noch besser sind kurze Besuche einer Kinderkrankenschwester oder Hebamme mit dem Baby bei der Mutter. Ein mögliches Infektionsrisiko für das Neugeborene durch Besuche auf der Intensivstation sollte vorher mit dem Arzt/Ärztin der Intensivabteilung abgeklärt werden.

12.6 Blutungen in den ersten 24 Stunden

Ursachen früher Blutungen
- Atonie des Uterus bei allgemeiner Wehenschwäche oder voller Harnblase
- Unerkannte Rissverletzungen, z.B. Zervix- oder hoher Scheidenriss
- Gerinnungsstörung durch hohen Blutverlust bei/nach der Geburt
- Unvollständige Plazenta oder Eihäute

Behandlung

- **Massieren, Ausdrücken und Halten** der Gebärmutter, um bei einem atonischen, weichen Uterus Blutkoagel aus dem Uterus zu entfernen und ein weiteres Einbluten zu verhindern.
- **Arztinformation**
- **Harnblase entleeren** (lassen)
- **sofortige Kontraktionsmittelgabe**: Notfallmäßig durch die Hebamme 6 I.E. Oxytocin i.m. oder 2 Sprühstöße Syntocinon-Spray®. Durch den Arzt initial 5 I.E. Oxytocin i.v. und wenn nötig eine Infusion mit bis zu 20 I.E. Oxytocin.
Starke atonische Blutungen werden besser mit einer Prostaglandin-Infusion behandelt, am gebräuchlichsten ist das PGE_2-Derivat Sulproston (Nalador®). Sulproston und Oxytocin dürfen nicht kombiniert gegeben werden (Dapunt, Brezinka 2000).
- **Genaue Ursachen-Diagnostik**, wenn es weiterhin oder erneut zum Erschlaffen des Uterusmuskels kommt (Sonographie, ggf. Curettage).
- **Bei gut kontrahiertem Uterus wird nach unerkannten Rissverletzungen gesucht**. Findet sich bei der Spekula-Einstellung ein Zervix- oder hoher Scheidenriss, muss dieser sofort genäht werden.
- **Eine Laboruntersuchung** des Gerinnungsstatus (Möglichkeit einer Verbrauchskoagulopathie) und des Blutbildes ist bei jeder starken Blutung angezeigt. Der Hb wird zwei Tage später erneut kontrolliert (Maßnahmen bei Anämie s. S. 28).

12.7 Blutungen im Wochenbettverlauf

Ursachen, Stärke und Zeitpunkt später Blutungen
- Plazentareste, Plazentapolypen:
  starke Blutung um den 6.–14. Wochenbetttag
- Endomyometritis puerperalis:
  mäßige Blutung um den 2.–10. Wochenbetttag (s. S. 170)
- Funktionelle Blutungen:
  regelstarke Blutung im späteren Wochenbettverlauf.

Plazentareste / Plazentapolypen

Plazentareste sind bohnengroße, manchmal auch größere flache plazentare Gewebestücke, die im Uterus zurückgeblieben sind, obwohl die Plazenta nach der Geburt als vollständig angesehen wurde. Legt sich geronnenes Blut in mehreren Schichten um ein solches Plazentastück, entsteht ein Plazentapolyp. So kann aus einem kleinen Plazentarest ein großer Plazentapolyp werden, der bis in die Zervix hineinragt und manchmal Austreibungswehen anregt. Löst sich nun ein Teil des Plazentarestes oder -polypen, führt dies zu plötzlichen, starken Blutungen. Diese treten typischerweise zwischen dem 6. und 14. Wochenbetttag auf, so dass die Frau meistens zu Hause davon überrascht wird.

Diagnose
Der Uterus ist oft größer als nach dem Wochenbetttag zu erwarten wäre, mäßig kontrahiert und (anders als bei Entzündungen) wenig druckempfindlich. Mittels Sonographie lassen sich Plazentareste und Blutkoagel oft darstellen. Eine Kontraktionsmittelgabe stillt die Blutung nur vorübergehend oder gar nicht. Bei der vaginalen Untersuchung findet sich typischerweise ein geöffneter Zervixkanal, in dem evtl. Blutkoagel zu tasten sind.

Behandlung / Beratung bei Plazentaresten und Plazentapolypen

Klinikaufnahme: Die Frau sollte bei einer mehr als regelstarken Blutung umgehend ins nächste Krankenhaus gefahren werden.

- Es wäre gut, wenn die Eltern im frühen häuslichen Wochenbett über die Möglichkeit dieser seltenen Komplikation aufgeklärt würden, damit sie bei starken Blutungen nicht unvorbereitet in Panik verfallen und besser reagieren können. Hierzu erklärt die Hebamme kurz die Ursache der Blutung sowie eine **Erstmaßnahme für den Transportweg**: Zur besseren Kontraktion des Uterus und Blutstillung soll die Frau entweder eine mit Eiswürfeln gefüllte Plastiktüte oder irgendeine gefrorene Lebensmittelpackung aus der Tiefkühltruhe in ein Geschirrhandtuch wickeln und auf die Gebärmutter legen. Das Baby wird mit in die Klinik aufgenommen, damit Mutter und Kind nicht zu lange getrennt sind.

- **Die Entfernung des Plazentarestes** erfolgt so rasch wie möglich, entweder digital (mit dem Finger) oder mit einer großen stumpfen Curette. Eine Curettage muss sehr vorsichtig unter gleichzeitiger Kontraktionsmittelgabe (Oxytocininfusion) ausgeführt werden, da der aufgelockerte, weiche Uterus leicht verletzbar ist.
- **Eine Antibiotikaprophylaxe** wird immer angeraten, denn Plazentareste und Uterushöhle sind im Wochenbett mit vielen Keimen besiedelt. Diese gelangen durch die Manipulation bei der Ausräumung schnell in tiefere Gewebsschichten oder direkt in die Blutbahn und können eine fiebrige Endomyometritis oder sogar eine Sepsis verursachen.
- **Der Plazentarest muss histologisch untersucht** werden, da er maligne Veränderungen zum Trophoblastentumor aufweisen kann. In diesem Fall fänden sich neugebildete Throphoblastenzellen, die invasiv über die Dezidua hinausgewachsen sind. Solche Zellen können in die Blutbahn einbrechen und im schlimmsten Fall Fernmetastasen in anderen Körperregionen setzen (darum ist die sorgfältige Vollständigkeitskontrolle der Plazenta nach der Geburt so wichtig!).

Funktionelle Blutungen

Diese Bezeichnung steht für alle regelstarken Blutungen ab der 2. Wochenbettwoche, die weder durch Plazentareste noch durch eine puerperale Endo(myo)metritis hervorgerufen werden.

Ursachen funktioneller Blutungen
- In den ersten Wochenbettwochen können sich einige Verschlussthromben an den Blutgefäßen der Plazentahaftfläche noch einmal ablösen und eine eintägige Blutung hervorrufen. Typischerweise geschieht dies nach körperlicher Anstrengung (z. B. erster Besuch bei den Großeltern) oder seelischem Stress. Oft stagniert in dieser Situation auch die Uterusrückbildung.
- Wiederholt regelstarke Blutungen, ohne andere Komplikationen, können auch durch ein konstitutionell „blutiges" Heilungsverhalten des Endometriums bedingt sein. Dieses Phänomen findet sich öfter bei Frauen, die immer während ihrer Menstruation stark und lange bluten.
- Hormonelle Veränderungen können bereits nach 4 Wochen ein überproliferiertes Endometrium bewirken. Mangels ausreichender Östrogenzufuhr und ohne Ovulation wird dann die hochaufgebaute Gebärmutterschleimhaut bald abgestoßen und es kommt ca. 6 Wochen nach der Geburt zu einer einmaligen, regelstarken Blutung. Es können Monate vergehen bis zur nächsten Blutung, denn diese anovulatorische Abbruchblutung ist nicht, wie viele Frauen denken, der Beginn des Menstruationszyklus (s. S. 25).

Behandlung / Beratung bei funktionellen Blutungen

- **Beobachten:** Befindet sich die Mutter in einem guten Allgemeinzustand, müssen diese Blutungen nicht behandelt werden. Wichtig ist natürlich eine kontinuierliche Beobachtung und der diagnostische Ausschluss von Komplikationen (Fieber, Uterus-Druckempfindlichkeit, übel riechender Ausfluss).
- **Bei leichten Blutungen** können täglich 2–3 Tassen Tee aus Hirtentäschel (kontraktionsfördernd), Schafgarbe (blutstillend) und Frauenmantel (menstruationsregulierend) empfohlen werden.
- **Ist die Blutung mehr als regelstark** oder dauert eine regelstarke Blutung länger als 24 Stunden, sollte die Hebamme die Wöchnerin zum betreuenden Gynäkologen überweisen, damit die Uterushöhle mittels Ultraschall auf Plazentareste untersucht werden kann.

12.8 Harnwegsinfektionen

Unter diesem Oberbegriff werden folgende Infektionen zusammengefasst: Urethritis (Harnröhrenentzündung), Zystitis (Blasenentzündung), Ureteritis (Harnleiterentzündung), Pyelitis (Nierenbeckenentzündung), Nephritis (Nierenentzündung) und Pyelonephritis (Entzündung von Nierenbecken und Nierenparenchym). Der Übergang ist fließend, da eine Infektion der unteren Harnwege rasch auf die oberen Harnwege übergreifen kann.
Harnwegsinfektionen treten im Wochenbett mit einer Häufigkeit von 1–2 % auf, nach einer Sectio bei 14,4 % der Frauen (Hirsch/Neeser 1984). Frauen mit einer Zystitis oder Pyelonephritis in der Schwangerschaft erleiden öfter ein Rezidiv, ebenso Wöchnerinnen, die während der Geburt mehrfach katheterisiert wurden oder einen Dauerkatheter gelegt bekamen. Die Infektionen werden zu 80–90 % durch den Keim Escherichia coli verursacht (Lauper 2000).

Symptome der Zystitis
- Subfebrile Temperaturen
- Schmerzhaftes, häufiges Wasserlassen
- Harndrang mit gleichzeitigem Harnverhalten
- Druckschmerz oberhalb der Symphyse
- Urinschnelltest: Leukozyten und Nitrit erhöht.

Symptome der Pyelonephritis
- Fieber, oft mit Schüttelfrost
- Beschwerden beim Wasserlassen wie bei einer Zystitis
- Beklopfen der Nierenregion sehr schmerzhaft
- Übelkeit, evtl. Erbrechen
- Urinschnelltest: Leukozyten und Nitrit hoch.

Diagnose
- Urinkultur (Erreger- und Keimzahlbestimmung, Antibiogramm) von Mittelstrahlurin. Um eine Kontamination durch den Wochenfluss zu vermeiden, mus die Frau vorher den Bereich ihrer kleinen Labien gut abspülen, (ggf. desinfizieren) und über die Gewinnung von Mittelstrahlurin genau aufgeklärt werden (so lässt sich die früher übliche Katheterisierung vermeiden).
- Sonographische Darstellung des Nierenbeckens und der Ureteren.

Behandlung / Beratung bei Harnwegsinfekten

- **Viel trinken**, um die Keime auszuschwemmen
- **Warmhalten** der Blasen-Nieren-Region (z.B. mit einem Wollschal) und körperliche Schonung der Mutter sind unbedingt anzuraten.
- **Antibiotikagaben** sind bei Zystitis nicht immer nötig. Bei einer Pyelonephritis wird je nach Schweregrad und ärztlicher Anordnung ein stillverträgliches Antibiotikum oral oder intravenös über 3–10 Tage gegeben. Das Fieber sollte innerhalb von 48 Std. rückläufig sein.
- **Saure Speisen und Säfte** anbieten, um den pH-Wert im Urin zu senken, denn ein saurer Urin ist ein schlechter Nährboden für Keime.
- **Schachtelhalmtee** (Zinnkraut) enthält organische Säuren und die Diurese fördernde Kieselsäure. Die spasmolytische Wirkung des Schachtelhalms ist nachgewiesen (Wenigmann 1999). Täglich 3 Tassen trinken (pro Tasse 1/2 Teel. Kraut) und/oder warm-feuchte Umschläge mit Schachtelhalmtee auf die Blasenregion (Beschreibung eines Bauchwickels s. S. 55).
- **Schafgarbe** enthält das ätherische Öl Proazulen, welches antibakteriell und entzündungshemmend wirkt. Die enthaltenen Flavonoide wirken spasmolytisch (Wenigmann 1999). Der Kaliumgehalt regt die Nierentätigkeit an und bewirkt eine reizlose, verstärkte Harnausscheidung (Willfort 1997). Anwendung wie beim Schachtelhalmtee.
- **Wacholderbeeren** eignen sich auch zur Herstellung eines Blasentees, praktischerweise sind sie im Gewürzregal jedes Supermarktes zu finden. Die Beeren regen die Nierendurchblutung an, wirken harntreibend und enthalten antibakteriell wirkendes Wacholderöl (Willfort 1997). Außerdem steigern Wacholderbeeren den Uterustonus, dies ist eine

willkommene Nebenwirkung im Wochenbett (aber nicht in der Schwangerschaft!). Drei gequetschte Beeren in einer Tasse mit kochendem Wasser überbrühen, täglich werden 3 Tassen empfohlen, beim Abklingen der Symptome täglich nur noch 1 Tasse.
- **Achtung:** Bärentraubenblättertee sollte zur Behandlung von Harnwegsentzündungen in Schwangerschaft und Stillzeit nicht empfohlen werden, da der hohe Gerbstoffgehalt zu Übelkeit, Magenreizungen und Erbrechen führen kann (zudem schmeckt er wirklich scheußlich!). Außerdem entfaltet die Bärentraube ihre antibakterielle Wirkung nur im alkalischen Milieu, so dass für einen alkalischen Harn gesorgt werden müsste (s.o. Vorzüge des sauren Harns).

12.9 Thromboembolische Erkrankungen

Als **Thrombose** wird die Bildung eines lokalen Blutgerinsels in einer Vene oder (seltener) in einer Arterie bezeichnet. Je nach der Größe des Thrombus (Blutpfropf) kommt es zu einer teilweisen oder vollständigen Unterbrechung des Blutstroms in der betroffenen Ader. Im Wochenbett kann eine Thrombose in den tiefen Unterschenkelvenen beginnen und dann auf die Oberschenkelvene übergreifen. Am gefährlichsten ist die tiefe Beckenvenenthrombose, da sie die größte Emboliegefahr birgt.

Eine **Embolie** (Verlegung eines in Herznähe gelegenen Blutgefäßes) entsteht, wenn sich der Thrombus von der Gefäßwand löst und als Embolus im Blutkreislauf zum Herzen wandert. Am gefürchtetsten ist hierbei die Lungenembolie (s.u.).

Die **Thrombophlebitis** (Entzündung der Gefäßwand) entsteht in Folge einer akuten Thrombose in einer oberflächlichen Vene. Der Thrombus wird hier durch den entzündlichen Prozess an der Veneninnenwand „fixiert", die Emboliegefahr sinkt. Bevorzugt betroffen sind varikös veränderte Venen an den Beinen.

Begünstigende Faktoren für eine thromboembolische Erkrankung im Wochenbett:
- Die Gerinnbarkeit des Blutes ist gesteigert
- Die Blutzirkulation in den Becken- und Beinvenen ist verlangsamt (besonders bei liegenden Patientinnen)
- Protrahierte Geburt und operative Entbindung (besonders Sectio), denn hierdurch können Beckenvenen beschädigt werden
- Hypertonus, Krampfadern und thromboembolische Erkrankungen in der Vorgeschichte
- Hohe Parität und höheres Lebensalter

Maßnahmen zur Thromboseprophylaxe

- **Frühmobilisation** der Wöchnerin, erstes Aufstehen 2-4 Std. nach der Geburt, bzw. 6 Std. nach einer Sectio-Entbindung.
- **Wochenbettgymnastik** mit Fuß- und Venenübungen (s. S. 43/44).
- **Ausreichend Trinken**, damit das Blut eine gute Fließeigenschaft hat
- **Kompressionsstrümpfe** anpassen und tragen lassen, wenn die Frau viel liegt (z.B. nach Sectio) oder bei ausgeprägten Krampfadern (s. S. 29).
- **Heparinisierung** für alle bettlägerigen Wöchnerinnen und Frauen mit Krampfadern oder thromboembolischer Vorerkrankung, z.B. 2-mal täglich subkutan 5000 I.E. Heparin-Natrium oder 1-mal täglich 1750 I.E. niedermolekulares (fraktioniertes) Heparin.

Beratung zur Thromboseprophylaxe

- Die Wöchnerin wird über die Notwendigkeit der Prophylaxe aufgeklärt.
- Bei vorhandenen Varizen oder nach einer Thrombose, ist immer eine spezielle Venengymnastik zu empfehlen, auch über das Wochenbett hinaus. Ein Trainingsprogramm kann bei der „Initiative Venenleiden" 40213 Düsseldorf, Burgplatz 21–22 für 5 € angefordert werden. Die Übungen sind auf Spielkarten gedruckt, sie sollten mit der Hebamme besprochen und individuell zusammengestellt werden, da einige Übungen im Wochenbett den Beckenboden zu stark belasten.

Thrombophlebitis (oberflächliche Thrombose)

Äußert eine Wöchnerin Beschwerden an ihren Beinen, werden diese von der betreuenden Hebamme oder Krankenschwester genau untersucht. Besteht Thromboseverdacht, ist unverzüglich ein Arzt hinzuzuziehen.

Symptome
- Die Haut über der Vene und das umgebende Gewebe sind erwärmt, gerötet und geschwollen.
- Die betroffene Vene lässt sich als derber Strang tasten, sie ist druckempfindlich bis schmerzhaft.
- Eventuell subfebrile Temperaturen, Begleitsymptome wie Fieber und Tachykardie sind selten.

Behandlung / Beratung bei Thrombophlebitis

- **Fußgymnastik und Mobilisation** der Patientin, um den venösen Rückfluss zu fördern.
- **Kühlung:** Entzündungshemmende, kühlende Umschläge (2 Teile kaltes Wasser mit 1 Teil Alkohol 70%), evtl. orale Antiphlogistika (z. B. Voltaren®).
- **Heparin:** Einreibung mit heparinhaltiger Salbe oder Creme, 2–3-mal tägl. (z. B. Hirudoid® Salbe).
- **Beinhochlagerung** im Sitzen und Liegen konsequent ausführen.
- **Kompressionsstrümpfe** werden nach dem Abklingen der Entzündung empfohlen.

Tiefe Bein- und Beckenvenenthrombose

Symptome
- Charakteristische Druckschmerzen an speziellen Punkten des Beines (Abb. 12.1), bei Beckenvenenthrombose im Leistenbereich.
- Subfebrile Temperaturen, typischer treppenförmiger Anstieg der Pulsfrequenz als sog. „Kletterpuls" (Mahler-Zeichen).
- Livide Verfärbung und Schwellung des betroffenen Beines aufgrund eines Stauungsödems. Dieses wird erkennbar durch Messen und Vergleichen beider Beinumfänge (Differenz 1,5 cm und mehr).
- Schweregefühl in den Beinen, Zunahme der Beschwerden im Stehen und Gehen, evtl. allgemeines Unwohlsein.

Die **Diagnosesicherung** erfolgt durch Dopplersonographie und evtl. Phlebographie (Röntgenuntersuchung mit Kontrastmittelinjektion).

Behandlung der Thrombose

- **Absolute Bettruhe und Hochlagerung** des betroffenen Beines für ca. 7 Tage, jede Erschütterung vermeiden, um ein Lösen des Thrombus von der Venenwand zu vermeiden. (Hierzu gibt es unterschiedliche Fachmeinungen: in einigen Kliniken wird heute keine strenge Bettruhe, sondern eine frühe Mobilisation empfohlen).
- **Heparin** als gerinnungshemmende i.v.-Therapie (ca. 30 000 I.E. tägl.), am besten als Dauertropfinfusion über mehrere Tage, um weitere Thrombenbildungen zu verhindern und die Embolie-Gefahr zu senken.

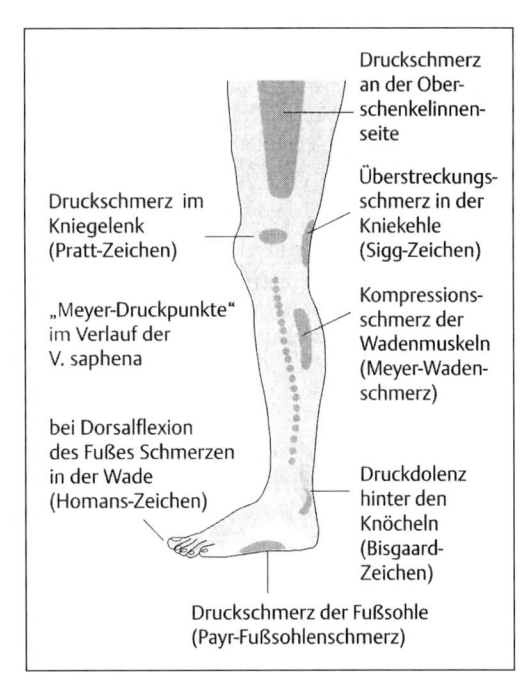

Abb. 12.1 Druckpunkte zur Diagnose einer tiefen Beinvenenthrombose.

- Druckschmerz an der Oberschenkelinnenseite
- Überstreckungsschmerz in der Kniekehle (Sigg-Zeichen)
- Druckschmerz im Kniegelenk (Pratt-Zeichen)
- Kompressionsschmerz der Wadenmuskeln (Meyer-Wadenschmerz)
- „Meyer-Druckpunkte" im Verlauf der V. saphena
- bei Dorsalflexion des Fußes Schmerzen in der Wade (Homans-Zeichen)
- Druckdolenz hinter den Knöcheln (Bisgaard-Zeichen)
- Druckschmerz der Fußsohle (Payr-Fußsohlenschmerz)

- **Kühlung** des geschwollenen Beines mit Umschlägen (s.o.).
- **Operative Entfernung des Thrombus** (Thrombektomie) oder intravenöse Auflösung des Thrombus (Thrombolyse).
- **Gerinnungsparameter** überwachen, z.B. Plasmathrombinzeit (PTZ) und Prothrombinzeit (Quick).
- **Weiterbehandlung** mit oralen Cumarinen, z.B. Marcumar® über mehrere Monate.
  Achtung: Cumarine sind in der Stillzeit kontraindiziert, ggf. muss abgestillt werden.

Lungenembolie

Die Lungenembolie ist eine dramatische, aber sehr seltene Komplikation. Hierbei gelangt der Embolus über das rechte Herz in eine Lungenarterie, verlegt diese und verursacht so den Ausfall des entsprechenden Lungenareals. Eine Lungenembolie kann in kleineren Schüben ablaufen (leichte Embolie) oder massiv auftreten, letztere führt fast immer binnen weniger Minuten zum Tode. Besonders kritisch sollen der 3. und 4. Wochenbettag sein, häufiger betroffen sind Frauen nach operativer Entbindung.

Symptome der leichten Embolie
- Leichte Schmerzen im Thoraxbereich
- Leichte Atemnot und Tachypnoe
- Tachykardie, subfebrile Temperaturen
- Auswurf von blutigem Sputum
- Verschlechterung des Allgemeinbefindens.

Symptome der massiven Embolie
- Akuter, heftiger Schmerz im Thoraxbereich
- Erstickungsgefühl, flache schnelle Atmung (Tachypnoe)
- Tachykardie, Blutdruckabfall, Schock
- Kalter Schweiß, Todesangst.

Behandlung der Embolie

- **Oberkörperhochlagerung und Sauerstoffgabe** (Maske, Nasensonde) zur Unterstützung der Atmung.
- **Alarmieren des Notfallteams**, Vorbereitung der Schockbehandlung (Infusionen, Intubation etc.).
- **Patientin nicht allein lassen**, Sicherheit vermitteln. Puls, Blutdruck und Atmung kontrollieren.
- **Analgetika** gegen Schmerzen (z.B. Dolantin®) und **Sedativa** gegen die Angst und Unruhe (z.B. Valium®).
- **Heparingabe** als Initialdosis, gefolgt von einer Dauertropfinfusion.
- **Eine operative Entfernung des Embolus** aus der Lungenarterie (Embolektomie) ist nur in speziellen chirurgischen Einrichtungen möglich.

12.10 Symphysenschädigungen

Die Symphyse (Schambeinfuge) besteht aus festen Bindegewebsfasern und Knorpelgewebe, in ihrer Mitte befindet sich ein schmaler Spalt. In der Schwangerschaft wird das Gewebe unter Östrogeneinwirkung aufgelockert, der Symphysenspalt verbreitert sich. Kommt es nun bei der Geburt zu einer starken Belastung des Beckenringes, kann eine Symphysendehnung (Symphysenspalt > 6 mm) oder Symphysenruptur (Zerreißung des Bindegewebes) oder selten der Abriss eines Knochenfragmentes die Folge sein (Abb. 12.2).
Symphysenschäden treten in 90 % der Fälle nach Spontangeburten auf, nur bei 10 % finden sich Geburtsschwierigkeiten. Insgesamt wird in der Literatur ein Vorkommen von 0,3–4 % angegeben. Da Symphysenschäden recht selten sind, werden die Beschwerden der Frau oft erst nach einigen Tagen eindeutig zugeordnet, weil sie zunächst als Muskelkater oder schmerzhafte Nachwehen angesehen werden.

Begünstigende Faktoren einer Symphysenschädigung
- Beckenringlockerung in der Schwangerschaft mit Symphysen-Beschwerden und/oder starken Rückenschmerzen (vom gelockerten Iliosakralgelenk) beim Gehen und Treppensteigen

12.10 Symphysenschädigungen

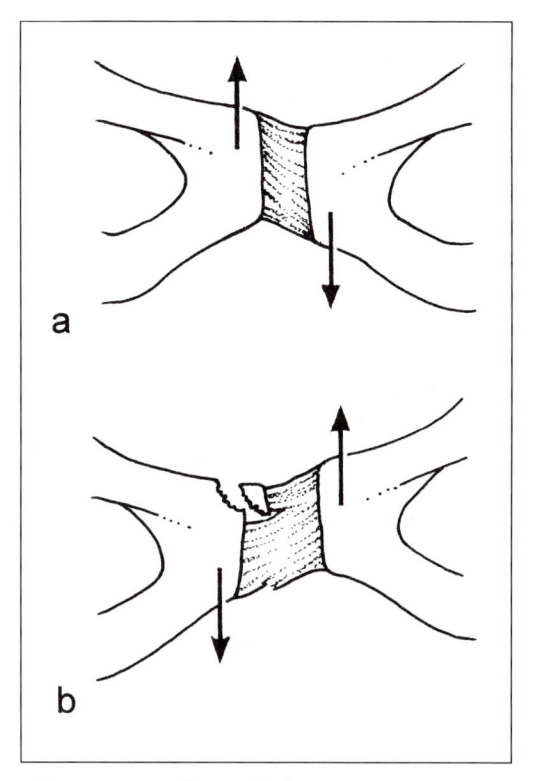

Abb. 12.2 Symphysenschädigungen:
a. Symphysendehnung mit Stufenbildung bei einseitiger Belastung,
b. Symphysenruptur mit Stufenbildung und Abriss eines Knochenfragmentes

- Längere vorgeburtliche Bettruhe (z.B. bei vorzeitigen Wehen)
- Großes Kind und vaginal-operative Geburt (selten).

Symptome einer Symphysenschädigung
- Auffallende Schmerzen in der Symphysenregion (oder unklare Unterleibsschmerzen), die oft in die Oberschenkel oder das Kreuzbein ausstrahlen.
- Seitenlage und Umdrehen im Bett sehr schmerzhaft.
- Gehbeschwerden, typisch ist der „Watschelgang" mit nach außen rotierten Füßen, um ein seitliches Abkippen des Beckens beim Gehen zu vermeiden.
- Treppensteigen und Stehen auf einem Bein sind extrem schmerzhaft bis unmöglich, da sich die Schambeinäste gegeneinander verschieben.
- Starke Rückenschmerzen, da das Iliosakralgelenk meist ebenfalls aufgelockert und instabil ist.
- Als begleitende Symptome werden eine verzögerte Uterusrückbildung und Harnblasenentleerungsstörungen beobachtet.

Diagnose
- Eindeutige Symptomatik bei der Frau (s.o), die durch gezielte Fragen nach Schmerzlokalisation und schmerzauslösenden Bewegungen abgeklärt werden muss.
- Das Betasten des Symphysenspaltes ist sehr schmerzhaft, ebenso ein Zusammendrücken des Beckenringes seitlich an den Beckenschaufeln.
- Sonographisch erkennbar sind meistens die Erweiterung des Symphysenspaltes und/oder eine Stufenbildung der Schambeinäste, während die Frau auf einem Bein steht.
- Röntgenaufnahmen können die Diagnose sichern, jedoch spricht ein normaler oder enger Schambeinstand nicht unbedingt gegen die Diagnose Symphysenschaden. Diese wird in erster Linie aus den klinischen Symptomen abgeleitet (Pschyrembel/Dudenhausen 1994).
- Eine gute Diagnose erlaubt die Computertomographie (CT), da diese alle Schäden an den Strukturen von Knochen, Bändern und Weichteilen sichtbar macht. Der CT-Befund ist eine wichtige Grundlage für die weitere physiotherapeutische Behandlung.
- Findet sich in der CT-Übersichtsaufnahme kein Befund, der die Schmerzintensität und die Bewegungseinschränkungen der Wöchnerin erklärt, ist immer eine Kernspintomographie zu empfehlen (Heller 2001).

Behandlung / Beratung bei Symphysenschäden

- **Schonung und Stabilisierung:** Bei leichter Symphysendehnung reicht körperliche Schonung und Vermeidung einseitiger Belastung. Je nach Beschwerdegrad ist eine **Beckenringstabilisierung** sinnvoll. Als Erstmaßnahme hat sich ein auf Höhe der Trochanter fest

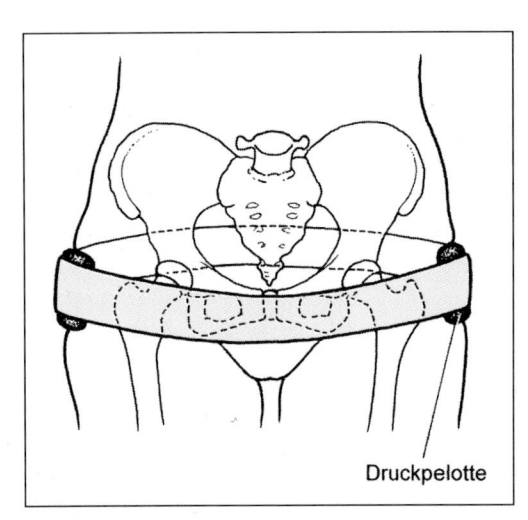

Abb. 12.3 Korrekt angelegter Beckengürtel mit Druckpelotten (kleinen Polstern) über den Trochantern. Der Gürtel darf nicht zu hoch angelegt werden, er muss vorne die Symphysenregion bedecken.

umgebundener breiter Baumwollschal oder ein Babytragetuch bewährt (geknotet wird seitlich vorne). Reicht diese Maßnahme zur Beschwerdenlinderung nicht aus, werden Druckpelotten (kleine Polster) auf die Trochanterpunkte gelegt, bevor das Tuch umgeknotet wird (Abb. 12.3). Dadurch erhöht sich der Druck auf den Beckenring, gleichzeitig wird die empfindliche Trochanterregion besser abgepolstert. Als Druckpelotten eignet sich je eine gefaltete Vorlage/Binde oder dicke Socke.

Beckengürtel: Zur längeren Anwendung ist die Anschaffung eines breiten, textilen Beckengürtels angezeigt (Abb. 12.4), da dieser die geschädigte Symphysenregion besser stabilisieren kann und leichter anzulegen ist. Der Beckengürtel kann vom Arzt rezeptiert und im Sanitätsfachhandel erworben werden (leider erstattet nicht jede Kasse die Kosten von ca. 50 Euro). Empfehlenswert ist der Serola-Beckengürtel (Bezugsadresse: Fa. Raimund Engel, Frimbergasse 6, A-1130 Wien. E-Mail: therapiebedarf@wso.at) oder die Symphysenbandage Nr. 1041 (Bezugsadresse: Fa. Otto Bock, Max-Näder-Str. 15, D-37115 Duderstadt, Internet: www.ottobock.de). Schal oder Beckengürtel werden so lange bei körperlicher Belastung getragen, bis die Beschwerden deutlich gebessert sind.

- **Bei starker Symphensendehnung oder -ruptur** sollte für 2 Wochen Bettruhe eingehalten und vom Orthopädietechniker ein **Beckengürtel mit Trochanterfixierung** angepasst werden. Auch der in verschiedenen Größen lieferbare Serola-Beckengürtel (s.o.) hat sich bei der Behandlung von schweren Symphysenschäden bewährt (Heller 2001). Da er an beiden Seiten mit elastischen Bändern und Klettverschlüssen versehen ist,

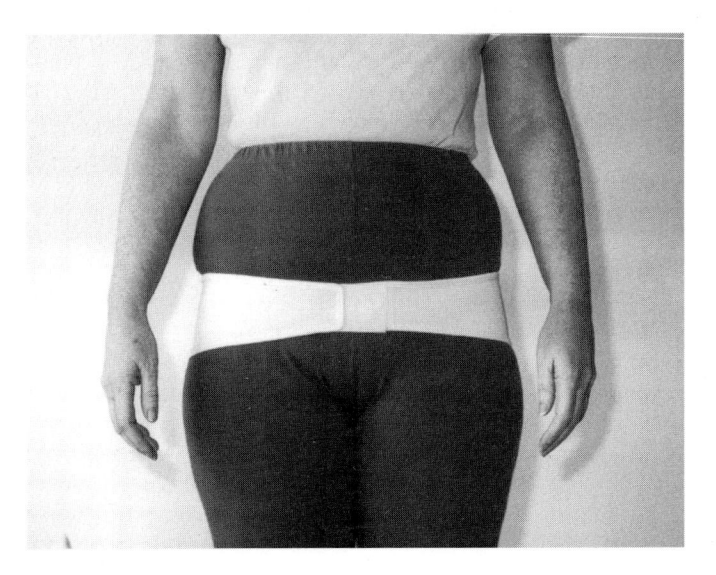

Abb. 12.4 Beckengürtel mit Klettverschluss zur Fixierung eines Symphysenschadens post partum oder bei starker Symphysenlockerung in der Schwangerschaft (Symphysenbandage, Fa. Otto Bock). Das Band muss weit unterhalb der Darmbeinschaufeln in Höhe der Trochanter angelegt werden.

kann der Sitz des Gürtels und der Druckpelotten nach dem Anlegen gut angepasst werden. Die Anwendung solcher Beckengürtel ist einfacher und für die Frau weniger belastend als der früher verwendete Schlaufenverband nach Naujoks oder Rauchfuß, bei dem die Beckenkompression nur in Rückenlage durch einen zirkulär um das Becken gelegten Verband mit seitlich am Bett hängenden Gewichten erreicht wurde (Quiel 1994).

- **Eine physiotherapeutische Behandlung** während des Klinikaufenthaltes ist notwendig. Inhalt der Behandlung sind das Einüben ökonomischer, schmerzarmer Bewegungsabläufe sowie Übungen zur Kräftigung der Hüftabduktion und zur Aktivierung des Beckenbodens. Asymmetrische Abscherbewegungen für die Hüftgelenke sind in der ersten Zeit unbedingt zu vermeiden.
- **Schmerzmittelgaben** können in den ersten Tagen hilfreich sein.
- **Eine gute Thromboseprophylaxe** während der Bettruhe ist wichtig: Beine etwas erhöht lagern, Kompressionsstrümpfe, Heparinisierung und mehrmals täglich leichte krankengymnastische Übungen.
- **Neugeborenenpflege und Stillhilfe:** Die Wöchnerin braucht gute Unterstützung in dieser schwierigen Zeit, da sie sich und ihr Kind nicht selbstständig versorgen kann. Ihre Immobilität erfordert kompetente Stillhilfe, um eine befriedigende Stillposition zu erreichen (s. S. 82, 129).
- **Mobilisation:** Bei der anschließenden Mobilisation (unter Anleitung einer Physiotherapeutin) trägt die Frau weiterhin ihren Beckengürtel. Dieser stabilisiert auch das Iliosakralgelenk. Gezielte tägliche Physiotherapie ist notwendig, bis die Frau nach ca. 4 Wochen wieder schmerzfrei laufen kann (Heller 2001). Vor der Klinikentlassung sollte eine ärztliche Verordnung für ambulante Physiotherapie ausgestellt werden.
- **In jedem Fall wird der Frau körperliche Schonung über mehrere Wochen**, bzw. bis zur Beschwerdefreiheit angeraten, denn eine zu frühe Belastung kann monatelange Beschwerden zur Folge haben. Eine vom behandelnden Arzt verschriebene **Haushaltshilfe** ist sinnvoll und wird in der Regel von der Krankenkasse bezahlt.
- Heilungsunterstützend sind eine vitamin- und kalziumreiche Kost, auch orale Kalziumgaben werden empfohlen.
- Homöopathisch ausgebildeten Hebammen sei die Anwendung von Calcium phosphoricum C30 empfohlen (Boericke, Clarke 1991).

12.11 Steißbeinverletzungen

Ein zu weit in den Beckeneingangsraum ragendes Steißbein kann bei der Geburt durch den Druck des kindlichen Kopfes verstaucht oder an- bis durchgebrochen werden. Begünstigende Faktoren sind ein gebrochenes Steißbein in der Anamnese, ein großes Kind und eine vaginal-operative Entbindung. Da das Steißbein den unteren Pol des zentralen Nervensystems bildet, bewirkt eine Traumatisierung dieser Stelle sehr nachhaltige Nervenschmerzen (wer einmal auf sein Steißbein gefallen ist, kennt die tagelang anhaltenden Beschwerden).

Symptome
- Der Moment des Steißbeinbruches oder -anbruches wird manchmal beim Kopfaustritt von der Hebamme als leises Knacken wahrgenommen. Einige Frauen empfinden ihn als durchschießenden Schmerz, der zum Kopf hin ausstrahlt.
- Nach der Geburt starke Schmerzen im Bereich von Steißbein und Damm, der anfangs oft mit Nahtbeschwerden verwechselt wird.
- Sitzen, besonders im Bett mit hochgestelltem Rückenteil, ist wegen der Schmerzen unmöglich. Auch beim Gehen können bestimmte Bewegungen schmerzhaft sein.
- Deutlicher Druckschmerz beim Abtasten des Steißbeines im oberen Drittel der Analfalte.
- Die Beschwerden können bei einer Verstauchung binnen einer Woche abklingen. Nach einem Steißbeinbruch wird es mehrere Wochen dauern, bis keine Schmerzen mehr beim Sitzen wahrgenommen werden.

Behandlung / Beratung bei einer Steißbeinverletzung

In der Literatur finden sich kaum Behandlungsvorschläge. Die meisten Autoren lassen die Problematik gänzlich aus, da es außer einer oralen Schmerzmittelgabe keine effektive, schulmedizinische Behandlung gibt.

- **Sitzhilfe:** Bei anhaltenden Sitzbeschwerden entlastet ein ganz schwach aufgeblasener **Sitzring** (Kinder-Schwimmring) das Steißbein (s. S. 62).
- **Hypericum (Johanniskraut)** hat eine starke Wirkung auf das Nervengewebe und wird in der klassischen Homöopathie nach Stürzen auf das Steißbein empfohlen (Kent 1995, Clarke 1991). Die homöopathische Behandlung mit einer Einzelgabe Hypericum C30 am ersten Wochenbetttag hat bei allen steißbeinverletzten Frauen, die in den letzten 10 Jahren von mir betreut wurden, eine sofortige Beschwerdenbesserung bewirkt: Drei Frauen waren binnen weniger Stunden beschwerdefrei. Zwei Frauen empfanden sofort eine deutliche Linderung der Schmerzen, bei Stagnation der Besserung benötigten sie eine zweite Gabe am nächsten Tag, dann gaben sie Beschwerdefreiheit an. Nur eine Frau (die einen von uns allen hörbaren Steißbeinbruch bei der Geburt erlitt) beschrieb eine sehr gute und rasche Besserung, hatte aber noch wochenlang trotz Wiederholung der Hypericumgabe Beschwerden in bestimmten Sitzpositionen.

Darum kann ich jeder Hebamme empfehlen, eine Wöchnerin nach einer Steißbeinverletzung so bald wie möglich mit einer einmaligen Gabe Hypericum C30 (1 Globulus unter die Zunge) zu behandeln.

12.12 Depressive Beeinträchtigungen

Sichtet man die Literatur zu psychischen Beeinträchtigungen nach der Geburt, so trifft man auf sehr unterschiedliche Beschreibungen und Bezeichnungen der depressiven Beeinträchtigung und einer Vermischung mit anderen psychischen Störungsbildern.

Vormals waren die Erkrankungsbilder „**Wochenbettdepression**" und „**Wochenbettpsychose**" ein vernachlässigtes Fach innerhalb der Frauenheilkunde. Hier verstand man unter Wochenbettpsychose ausschließlich die schizophrene Form der Beeinträchtigung und unter Wochenbettdepression alle depressiven Störungsbilder. In den letzten Jahren wurde das Gebiet durch das Engagement von Betroffenengruppen und aus dem Bereich der Psychiatrie bereichert. Ich werde mich in der Beschreibung der Störungsbilder eher an der psychiatrischen Sichtweise orientieren.

Auch die WHO empfiehlt in ihrer „**Internationalen Klassifikation psychischer Störungen**" (**ICD 10**) die Abkehr von den alten Krankheitsvorstellungen. Der hier allgemein genutzte Begriff „Psychose" bedeutet „Störung" und wird als Oberbegriff eines betreuungs- bzw. behandlungswürdigen Zustandes eingesetzt. Die Störungsbilder werden dann nach ihren Erscheinungsformen unterschieden u. a. in manisch, depressiv und schizophren und zusätzlich in ihrem Schweregrad unterteilt. Der Begriff „Wochenbett" (oder postpartal) sagt hier nur etwas über den Zeitzusammenhang des Auftretens aus – nämlich nach einer Geburt –, die Definition ist dabei nicht auf die ersten Wochen beschränkt, sondern auf das erste Jahr.

Was ist eine Depression?

Leider ist es immer noch üblich, dass die Stimmungsschwankungen in den ersten Tagen nach der Geburt, genannt „Heultage" oder „Babyblues", gemeinsam mit den depressiven Störungsbildern genannt werden. 60–80 % aller Frauen erleben die Tage nach der Geburt als emotional sehr intensiv, und durch die Ambivalenzen und widersprüchlichen Gefühle meist nicht als angenehm. Neben Trauer und Niedergeschlagenheit erleben diese Frauen aber auch intensive Glücksgefühle, Dankbarkeit und Rührung.

> Die **sensiblen Tage**, die sich etwa zwischen dem dritten und dem sechsten Tag ereignen, sind eine normale und übliche Reaktion auf das durchgestandene Ereignis und haben nichts mit einer Depression gemeinsam.

Unter einer depressiven Grundstimmung verstehen wir eine gedrückte, traurige oder schwermütige Stimmung, die von Angst, Unruhe oder innerer Gleichgültigkeit begleitet sein kann. Einen Menschen mit dieser Symptomatik erkennt man an der typischen niedergeschlagenen Körperhaltung und Mimik. Die Stimme ist modulationslos oder jämmerlich anklagend. Neben dieser für Außenstehende leicht erkennbaren „gehemmten Depression" finden Depressionen aber auch Ausdruck in unproduktiv-hektischen Verhalten, das von Bewegungsunruhen und lautem Jammern (agierte Depression) begleitet sein kann. Nicht selten bleibt das Befinden der Niedergeschlagenheit aber hinter einer Maske der Funktionstüchtigkeit verdeckt. Nicht jeder Mensch in einer depressiven Phase wirkt auf seine Umwelt offensichtlich depressiv. Auch können Depressionen als Befindlichkeitsstörungen ausgedrückt werden (lavierte oder somatische Depression), im Wochenbett in Form von Kopfschmerz, Schwindelgefühl, Appetitlosigkeit, Schlafstörung, Rückenschmerzen, Verstopfung, Reizblase, Rückbildungsstörung, unspezifischer Schmerz im Bauchraum, Milchstau oder Milchbildungshemmung, Blutungsstörung.

Die depressive Verstimmung stellt eine Grundform der menschlichen emotionalen Reaktionsweisen dar. Auch die Trauer – als emotionale Reaktion auf einen Verlust – zeigt zeitweise ähnliche Symptome wie eine depressive Störung. Trauer ist eine normale psychische Verarbeitungsmöglichkeit, ist konkreter auf ein Ereignis bezogen und hat ein zeitliches dynamisches Muster. Dagegen haben Menschen in der depressiven Phase meist eine sehr negative Einstellung gegenüber sich selbst und ihren eigenen Fähigkeiten, aber auch gegenüber der Umwelt oder gegenüber der Zukunft, die als schwarzes Loch erlebt wird und der gegenüber sie sich ausgeliefert fühlen. Häufig leiden Depressive unter Schuldgefühlen. Die typischen Schlafstörungen (Durch- oder Einschlafschwierigkeiten) führen zu erhöhter Müdigkeit und verminderter Konzentration.

Schweregrad der Depression

> Nach der Definition der WHO muss eine **schwere depressive Störung** diagnostiziert werden, wenn:
> - das Interesse oder die Freude an sonst lustvoll erlebten Aktivitäten verloren gegangen scheint,
> - ein verminderter Antrieb oder eine gesteigerte Ermüdbarkeit vorliegt,
> - die depressive Verstimmung ein für die Betroffene deutlich ungewöhnliches Ausmaß entwickelt und dabei über den meisten Teil des Tages anhält,
> - und die depressive Episode länger als zwei Wochen dauert.
>
> Dazu finden sich noch mindestens fünf der folgenden Symptome:
> - Verlust des Selbstvertrauens oder des Selbstwertgefühles,
> - unbegründete Selbstvorwürfe oder Schuldgefühle,
> - wiederkehrende Gedanken an Tod oder Selbstmord,
> - verminderte Denk- oder Konzentrationsfähigkeit,
> - psychomotorische Hemmung,
> - Schlafstörungen,
> - Appetitverlust oder gesteigerter Appetit.

Die Diagnose einer leichten depressiven Störung ist angebracht, wenn eines der Symptome der ersten Gruppe länger als zwei Wochen andauert und zusätzlich eines der zweiten Gruppe besteht.

Als Erkrankung wird die Depression dann gewertet, wenn die Betroffene durch ihr Befinden soweit beeinträchtigt ist, dass sie die Verrichtungen des alltäglichen Lebens und die Rollenerwartung nicht mehr voll erfüllen kann.

Depressive Störung im Wochenbett

Die Literaturangaben zur Häufigkeit der Depressionen im Wochenbett sind widersprüchlich. Einig ist man sich darüber, dass mindes-

tens die Hälfte aller Depressionen nicht erkannt wird. Die Angaben schwanken zwischen 10 und 15 %, bei manchen Autoren bis 30 % aller Wöchnerinnen.
Typisch scheint ein schleichender Verlauf. Anfangs wird das Stimmungstief auf die gestiegene Belastung und den Schlafmangel zurückgeführt. Auch die Enttäuschung über das fehlende zeitliche und emotionale Engagement des Partners wird von den Müttern oft als Grund für ihre Niedergeschlagenheit genannt. Die Betroffenen fühlen sich zunehmend elend und würden sich am liebsten verkriechen.
Nur mit großer Mühe gelingt es zunächst noch, den Anforderungen des Haushaltes und der Kinderbetreuung einigermaßen gerecht zu werden. Auch das vielleicht zuvor lang ersehnte Baby wird zunehmend als Belastung erlebt und macht keine Freude mehr. Es kann sein, dass die Frau beginnt, sich vor den an sie gerichteten Bedürfnissen und Anforderungen des Kindes zu fürchten. Der Hautkontakt mit ihm wird zunehmend als unangenehm erlebt.
Gleichzeitig kommt es zu starken Schuldgefühlen, keine gute Mutter sein zu können. Die Frauen stellen sich die Frage, warum es ihnen nicht gelingt, glücklich und zufrieden zu sein. Mit stärker werdenden und anhaltenden Gefühlen von Versagen und Schuld entwickeln sich Gedanken an Selbstmord und Kindstötung. Es muss hier noch einmal betont werden, dass das Befinden der Mutter der sozialen Umwelt über einen langen Zeitraum unbemerkt bleiben kann.

Mögliche Ursachen

Depressive Erkrankungen im Wochenbett sind multifaktoriell bedingt. Die Depression kann als Folge einer Überforderung auftreten oder als körperliche Reaktion auf die Veränderungen nach der Geburt. Soziale Faktoren spielen eine große Rolle. Aber auch die eigene Persönlichkeit und der erlernte Umgang mit Stress, (Selbst-)Anforderungen und Enttäuschungen gestaltet das Geschehen. Schließlich können allgemeine Erkrankungen und deren Medikation Einfluss auf das psychische Wohlbefinden der Mutter nehmen.
Binnen weniger Wochen nach dem einschneidenden Ereignis oder der überfordernden Lebensveränderung kommt es als **depressive Stressreaktion** zu den oben beschriebenen Symptomen. In der Praxis ist zu beobachten, dass gerade ältere Geschwisterkinder in ihrem Anpassungsversuch körperlich erkranken. Kinder drücken seelische Konflikte häufiger über den Körper aus, deshalb finden wir außer den üblichen Verhaltensauffälligkeiten typische Erkrankungen wie: Infektionsanfälligkeit, Unfälle, Blinddarmentzündungen. Depressive Stressreaktionen können auch von Vätern oder Adoptiveltern entwickelt werden.
Gerade die rasante **hormonelle Umstellung** nach den Bedingungen der Schwangerschaft und das spezifische Gleichgewicht in der Stillzeit scheint die Wöchnerin sensibler für eine Störung in diesem homöostatischen System zu machen. Die Neueinstellung innerhalb der Hypothalamus-Hypophysen-Nebenrinden-Achse ist besonders schwierig. Einige Autoren machen die Prolaktinerhöhung, andere den Prostaglandinmangel für depressive Verstimmungen verantwortlich.
Nicht zu unterschätzen ist der **Schlafmangel** und die Schlafunterbrechungen durch die Anforderungen der Säuglingsbetreuung. Substanziell gefährdend sind die permanenten Unterbrechungen der Tiefschlafphasen, welche die Erholung garantieren, und das Nichterreichen der REM-Phasen, die für eine funktionierende Denkfähigkeit ausschlaggebend ist. Folge dieser Störungen des Schlafes können neben den depressiven Verstimmungen eine permanente Müdigkeit, Benommenheit und ein Konzentrationsmangel sein.
In der Fachliteratur wird der „Typus melancholicus" als für Depressionen besonders gefährdeter Persönlichkeitstypus beschrieben. Kennzeichnen soll ihn sein übertriebener Hang zur Normalität und Überkorrektheit, Aufopferungsbereitschaft und Genauigkeit. In der Praxis ist zu beobachten, dass besonders Wöchnerinnen gefährdet sind, die an sich selbst und an ihr Neugeborenes sehr hohe Erwartungen stellen. Häufig kommt es zu der Situation, dass die Frau erleben muss, dass sie selbst trotz großem Kraftaufwand diesem Ich-Ideal nicht entsprechen kann. Selten stimmt auch das Kind mit den Vorstellungen überein. Das Stillen ist anstrengender als gedacht, die Bedürfnisse des

Kindes lassen sich nicht berechnen und ohne weiteres in den Tagesablauf integrieren. Die Ordnung des Haushalts und des Alltags geht verloren. Statt Wohlgefühl machen sich starke Versagensgefühle breit. Bei fehlender Flexibilität und Frustrationstoleranz erleben die Wöchnerinnen in dieser Situation eine permanente Enttäuschung, der sie sich hilflos ausgeliefert fühlen. Bei gleichzeitiger Erwartung, ohne fremde Hilfe den Alltag und den Haushalt wie zuvor meistern zu müssen, kann sich aus der Überforderung rasch eine Erschöpfungsdepression und andere psychosomatische Symptome entwickeln.

Verschiedene Erkrankungen haben Depressionen als Begleitsymptomatik. Neben neurologischen Erkrankungen sollten folgende Erkrankungen als mitverursachend bedacht werden: Hyper-/Hypothyreose, Hypertonie, Anämie, Hypoglykämie, Infektionskrankheiten wie Toxoplasmose, AIDS oder Virushepatitis, postoperative Zustände und Chronische (Pyelo-)Nephritis.

Auch während der Einnahme verschiedener Medikamente können sich Depressionen entwickeln. Unter diesen befinden sich Prolactinhemmer (s. S. 166), Betablocker, L-Dopa, Glukokortikoide, diverse Antirheumatika, Ibuprofen, Opiate, einige Antibiotika wie Tetrazykline, Antiepileptika und Barbiturate.

Diagnose der depressiven Beeinträchtigungen

Den Hebammen ist es vergleichsweise einfacher möglich, depressive Beeinträchtigungen im Wohlbefinden der Wöchnerinnen zu erkennen. Schließlich ergibt sich zunächst täglich die Möglichkeit, die Frau in ihrem Alltag, im Umgang mit ihrem Partner und ihrem Kind zu beobachten. Veränderungen ihres Verhaltens, die auf eine seelische Beeinträchtigung schließen lassen, sollten offen thematisiert werden. Auch die psychosomatisch verursachten Störungsverläufe geben Anlass zum Nachdenken.

Zur Beurteilung, ob es sich um eine postpartale Depression handelt, ist der **Fragebogen zur Selbsteinschätzung** hilfreich (Edinburgh-Postnatal-Depression-Scale, Tab. 12.1). Sollten hier insgesamt mehr als 12 Punkte erreicht werden, besteht der Verdacht auf eine postpartale Depression. Hält das Befinden an oder besteht akute Gefahr für die Gesundheit oder das Leben von Mutter oder Kind, sollte an einen psychiatrischen Facharzt überwiesen werden. Bei der Suche nach geeigneten Fachärzten helfen die Selbsthilfegruppen (Adressen im Anhang).

Ins Gespräch kommen

- Für ein Gespräch über den seelischen Zustand muss sich die betreuende Hebamme Zeit nehmen.
- Vorsichtig sollte die Thematik am konkret Beobachteten ins Gespräch geführt werden. Sinnvoll sind Einleitungen wie „Ich beobachte seit einigen Tagen, dass Sie ... Wie geht es Ihnen eigentlich?" Manchmal erkennt die Hebamme intuitiv die Situation, dann kann das Gespräch beginnen mit „Ich habe den Eindruck, dass es Ihnen gar nicht so gut geht. Stimmt das?"
- Diese Versuche sind **Gesprächsangebote**. Sollte die Thematik von der Wöchnerin aufgegriffen werden, dann ist es sehr sinnvoll, die Gesprächsbereitschaft auch mit einem entsprechenden Gesprächssetting zu demonstrieren. Keines Falls reicht es, innerhalb des zeitlich wie üblich begrenzten Routinebesuchs die Angelegenheit klären zu wollen.
- Geht die Frau auf das Gesprächsangebot nicht ein und bleibt ihr Verhalten weiterhin irritierend, dann sollte der Versuch nach einigen Tagen wiederholt werden. Alternativ hierzu kann ein **Gespräch mit dem Partner** oder anderen nahen Angehörigen gesucht werden. Häufig sind die betroffenen Frauen aber dankbar, die Maske der funktionierenden Mutter endlich für einen Augenblick lang fallen lassen zu können.
- Im Gespräch steht es der betreuenden Hebamme nicht zu, eine Befindenszuschreibung zu machen. Nur die Wöchnerin selbst kann bewerten, wie es ihr geht. Die Hebamme als Gesprächspartnerin kann aber helfen, den Zustand zu benennen. Die Techniken der Gesprächsführung in Beratungsgesprächen (Spiegeln emotionaler Gesprächsinhalte u.a.) sind hierbei ausreichend.

Tab. 12.1 Edinburgh-Postnatal-Depression-Scale

Fragebogen zur Selbsteinschätzung von depressiven Beeinträchtigungen nach der Geburt

Bitte markieren Sie jeweils die Antwort, die am ehesten beschreibt, wie Sie sich in den **letzten sieben Tagen** gefühlt haben, nicht nur, wie Sie sich heute fühlen. Wenn die Gesamtpunktzahl bei 12 oder höher liegt, kann das Vorliegen einer postpartalen Depression vermutet werden.

Ich konnte lachen und die komischen Seiten der Dinge sehen.
[0] So viel wie früher.
[1] Nicht ganz so wie früher.
[2] Entschieden nicht mehr so viel wie früher.
[3] Überhaupt nicht.

Ich habe mich auf Dinge im Voraus gefreut.
[0] So viel wie es immer war.
[1] Wohl weniger als gewöhnlich.
[2] Entschieden weniger als gewöhnlich.
[3] Kaum.

Ich habe mich unnötigerweise schuldig gefühlt, wenn Dinge schief liefen.
[0] Ja, meistens.
[1] Ja, manchmal.
[2] Nicht sehr oft.
[3] Nein, niemals.

Ich war grundlos ängstlich oder besorgt.
[0] Nein, überhaupt nicht.
[1] Kaum.
[2] Ja, manchmal.
[3] Ja, sehr oft.

Ich habe mich gefürchtet oder geriet grundlos in Panik.
[3] Ja, sehr häufig.
[2] Ja, manchmal.
[1] Nein, kaum.
[0] Nein, überhaupt nicht.

Situationen wurden mir zuviel
[3] Ja, die meiste Zeit war es mir zuviel.
[2] Ja, manchmal konnte ich die Situationen nicht bewältigen.
[1] Nein, meistens konnte ich die Situationen bewältigen.
[0] Nein, ich bewältige die Situationen wie immer.

Ich war so unglücklich, dass ich nur schlafen konnte.
[3] Ja, meistens.
[2] Ja, manchmal.
[1] Nein, selten.
[0] Nein, gar nicht.

Ich habe mich traurig und elend gefühlt.
[3] Ja, die meiste Zeit.
[2] Ja, ziemlich oft.
[1] Nein, selten.
[0] Nein, gar nicht.

Ich war so unglücklich, dass ich weinte.
[3] Ja, die meiste Zeit.
[2] Ja, sehr häufig.
[1] Nur manchmal.
[0] Nein, nie.

Ich hatte den Gedanken, mir etwas anzutun.
[3] Ja, recht häufig.
[2] Manchmal.
[1] Kaum jemals.
[0] Niemals

- Der **Selbsteinschätzungsfragebogen** ist auch hier hilfreich. Die klare Benennung der Niedergeschlagenheit erleichtert die Frau, endlich bekommt das Gefühl einen Namen. Häufig zeigt die Wöchnerin erst zu diesem Zeitpunkt, wie verzweifelt sie bereits war.

Wichtig ist es, der Frau mitzuteilen, dass eine depressive Beeinträchtigung bei vielen Wöchnerinnen auftritt, sie also kein Einzelfall ist. Starke Depressionen sind zwar quälend, aber vorübergehende Beeinträchtigungen, die zwischenzeitlich behandelt werden können.

- Gewarnt werden soll an dieser Stelle, der depressiv beeinträchtigten Frau gut gemeinte Ratschläge zu geben, von der Art, dass sie sich nur zusammenreißen oder nur ablenken brauche, um ihren Zustand zu überwinden. Mit diesen Ratschlägen fühlt sich die Frau nicht nur nicht verstanden, sondern zusätzlich überfordert und belastet.

Hilfe bei Wochenbettdepressionen

- Die ersten Maßnahmen, die geplant und besprochen werden müssen, bestehen in der (Einsicht von) **Entlastung**. Haushalt und Kinderbetreuung müssen innerfamiliär anders verteilt werden; hierfür muss die Familie in die Gespräche einbezogen werden. Eventuell ergibt sich die Notwendigkeit, eine ärztlich verschriebene Familienpflegerin zu organisieren.
- Da im Falle einer depressiven Beeinträchtigung immer prinzipiell auch Selbsttötungsgefahr besteht, sollte der **Partner** über diese Problematik informiert werden. Manchmal erreicht man so auch seine Einsicht und Unterstützung, die durch die Wöchnerin bislang nicht deutlich genug eingefordert wurden.
- Hilfe zur Selbsthilfe bekommen die Wöchnerinnen über die **Selbsthilfegruppen**, die sich beispielsweise in „Schatten und Licht e.V." zusammengeschlossen haben. Häufig ist der direkte Kontakt zunächst noch zu überfordernd. Da die meisten Haushalte über einen Internetanschluss verfügen, ist es sehr zu empfehlen, die Kontaktadressen der Selbsthilfeeinrichtungen weiter zu geben. Die anonymisierte Möglichkeit des Mediums ist zu Beginn der psychischen Beeinträchtigung ideal, um sich mit einerseits Fremden anderseits Selbstbetroffenen auszutauschen. Andere gute Adressen (s. S. 191) auch zum Chatten erfährt man über die Suchmaschinen (z.B. www.google.de) unter dem Stichwort „Wochenbettdepression".
- Mit der Thematik Wochenbettdepression vertraute **psychiatrische Fachärzte** sind die Anlaufadresse zur weiteren Behandlung, wenn die Beeinträchtigung anhält oder bedrohlicher wird.

> Ernst zu nehmen ist, wenn die Frau Selbstmordgedanken hegt oder äußert, spätestens jetzt muss eine Überweisung erfolgen.

- Der behandelnde Arzt wird je nach Zustand ambulant medikamentös behandeln, in psychotherapeutische Betreuung überweisen oder bei akuter Gefahr eine Klinikeinweisung vornehmen.

Hilfe im Notfall

Als betreuende Hebamme kann es Ihnen passieren, dass Sie unvermutet bei einem der Wochenbettbesuche eine psychische Krise der Wöchnerin erleben. Die Frau selbst sitzt apathisch oder vielleicht tränenüberströmt vor Ihnen und kann sich kaum äußern. Sie wirkt verwirrt und hilflos, bewegungsunfähig oder aber hektisch agierend. Es ist nur schwer möglich, mit der Frau selbst in Kontakt zu kommen. Oder sie äußert den Wunsch, sich oder das Kind umzubringen.

- Ist die aktuelle Kooperation mit der Wöchnerin gestört, weil sie verwirrt ist; hat sie trotz anschwellender Dringlichkeit in den letzten Tagen keinen Facharzt aufgesucht; und ist auch auf die Mithilfe des Partner der Frau kein Verlass, obwohl Gesundheit und Leben von Mutter oder Kind zunehmend gefährdet erscheinen, muss die Hebamme selbst und **sofort für ärztliche Hilfe sorgen**. Unser Gesundheitssystem hat in den verschiedenen Bundesländern Einrichtungen organisiert, auf die Sie zurückgreifen können. Zu Beginn der Berufstätigkeit sollte sich jede freiberuflich tätige Hebamme über die Versorgungsstruktur in ihrem Tätigkeitsbereich kundig machen.
- Eine erste Möglichkeit, sich auch als Fachkraft über das weitere Vorgehen in einem konkreten Betreuungsnotfall zu informieren, sind die Beratungseinrichtungen der öffentlichen oder der christlichen **Telefonseelsorge**. Die Anschlüsse sind rund um die Uhr zu erreichen und kostenfrei.
- In einigen größeren Städten gibt es öffentliche **Krisenberatungszentren oder Krisendienste** (z.B. Hamburg, Berlin). Hier arbei-

ten Psychologen, Sozialarbeiter und z. T. auch Ärzte. Die telefonische Beratung hier ist abends und auch am Wochenende besetzt. Die Einrichtungen helfen weiter bei der Suche nach der geeigneten Maßnahme. Die Betroffene und ihre Angehörigen können sich auch tagsüber direkt an die Einrichtung wenden. Neben Krisenintervention wird je nach Bedarf eine unterstützende Kurzzeittherapie angeboten oder über weiterführende Hilfsangebote in der Region informiert.

- Eine gute Anlaufadresse im Notfall ist auch der **Sozial-Psychiatrische Dienst** der Gesundheitsämter der Städte und Gemeinden. Dieser übernimmt auch die ambulante Versorgung im Krisenfall, kann also zur „Erstversorgung" und Begutachtung zu Hilfe gerufen werden. Es arbeiten hier Mediziner und Psychologen – allerdings in der Regel nur zu den normalen Büroarbeitszeiten –, sie übernehmen gegebenenfalls die Überweisung in ein geeignetes Krankenhaus.
- Sind keine der Einrichtungen vor Ort erreichbar, hilft der **Notarzt**, der – wiederum je nach regionaler Organisation – zur Beurteilung einen Psychiater aus dem zuständigen Krankenhaus zu einem Fall hinzuzieht.
- Bei akuter Selbst- oder Fremdgefährdung kann auch die **Polizei** angerufen werden, die dann von sich aus den zuständigen Arzt informiert.
- Einige Krankenhäuser verfügen über eine **ambulante Krisenstation**. Eine kurzzeitige Unterbringung ist in diesen Einrichtungen zu empfehlen, wenn z. B. die Betroffene selbst ihren Zustand bedrohlich empfindet, aber vor einer Einweisung in die übliche Psychiatrie zurückschreckt. Im Gegensatz zur allgemeinen Psychiatrie entscheiden die Betroffenen hier eigenständig über die Dauer ihres Aufenthaltes. Die Liegedauer in diesen Einrichtungen ist aber auf maximal ca. 3 Tage begrenzt.
- Eine langfristige oder akute stationäre Behandlung wird in den **psychiatrischen Abteilungen der Krankenhäuser** durchgeführt. Noch gibt es in Deutschland nur sehr wenige Einrichtungen, die im Falle einer postpartalen psychischen Beeinträchtigung die gemeinsame Unterbringung von Mutter und Säugling vorsehen. Zum Teil bestehen lange Wartelisten. Regional aktuelle Hinweise erhalten Sie über die Selbsthilfegruppen.

Therapie der Depression

Eine der wichtigsten Säulen der Behandlung besteht aus einer zur Unterstützung bereiten Lebenswelt. Ein Mehr an **Zuwendung** hilft in den meisten Fällen weiter. Als zusätzliche Stütze kann **Psychotherapie** dazu beitragen, sich besser auf die neue Lebenssituation einzustellen und sich vor weiteren Überforderungen zu schützen. Die Wöchnerin lernt hier ihre eigenen Ansprüche zu hinterfragen, fremde Hilfe anzunehmen und sich besser abzugrenzen. Zum Umgang mit auftretender Angst kommen verhaltenstherapeutische Techniken zur Anwendung.

Über die pharmakologische Behandlungsbedürftigkeit sollte ein mit der Problematik des Wochenbettes erfahrener Facharzt entscheiden. Ziel der Behandlung ist es, dass es der Mutter wieder so gut geht, dass sie in ihrem Alltag zurecht kommt. Je nach Erscheinungsform der Depression muss das geeignete **Medikament** gewählt werden: Antidepressiva unterstützen als zeitlich begrenzte Überbrückungshilfe die körpereigenen Botenstoffe im Hirn, sie wirken stimmungsaufhellend und antriebsnormalisierend. In einigen Fällen ist eher der Einsatz von Neuroleptika indiziert (antriebsdämpfend z. B. bei Suizidgefahr).

> Vorsicht bei der Gabe dieser Medikamente ist jedoch bei stillenden Wöchnerinnen geboten, da die Möglichkeit besteht, dass die Wirkstoffe durch die Muttermilch zum Kind übergehen.

Der Facharzt muss unter genauer Abwägung des Nutzens für die Mutter und der Gefährdung für den Säugling das Medikament auswählen, das für den vorliegenden Fall therapeutisch sinnvoll ist. Einige der Medikamente erscheinen bei kurzfristiger Behandlungsdauer für die fortlaufende Muttermilchernährung akzeptabel.

12.13 Andere postpartale psychische Beeinträchtigungen

Die Erscheinungsformen psychischer Beeinträchtigungen sind nicht so klar abgegrenzt, wie es die Diagnosekataloge und Störungsbegriffe festlegen wollen. In den psychiatrischen Fachbüchern wird diskutiert, wie weit die einzelnen Störungsbilder der Depression, der Manie, der Panik und der Schizophrenie gemeinsame Ursprünge haben. Jede der Erscheinungsformen kann gemixt mit den anderen auftreten. Zur Verdeutlichung der Komponenten dieser Beeinträchtigungen werden im Folgenden die Erscheinungsformen einzeln in ihrer Reinform skizziert.

Für die Betroffene ist das Erleben der körperlichen Symptomatik und ihrer seelischen Verfassung höchst bedrohlich. Bei häufigerem Vorkommen von gemeinsam erlebter körperlicher Symptomatik und Angstgefühl kann sich das Erlebensschema in Form einer Konditionierung manifestieren. Da der Ursprung der Beeinträchtigung differenzialdiagnostisch abgeklärt werden kann und muss, und auch psychotherapeutisch die Angstreaktion mittels Verhaltenstherapie mit guten Erfolg zu behandeln ist, sollte baldmöglichst ein mit der Problematik vertrauter Arzt aufgesucht werden.

Angst und Panik

Angst ist normalerweise eine als bedrohlich fühlbare Erlebens- und Verhaltensform, die der Einschätzung von Gefahr und damit dem Überleben dient. Besonders kennzeichnend sind ihre **körperlichen Symptome**: Herzklopfen, Atemnot, Schwitzen, Benommenheit, Muskelschwäche, Zittern. Tritt Angst spontan und ohne erkennbaren Grund auf, wird sie als nicht kontrollierbar und unvermeidlich erlebt. Man spricht von „Panikattacke".

> In der Zeit nach der Geburt kommt es im Zusammenhang mit Depressionen häufiger zu einer Angstsymptomatik. Manchmal ist gerade die Angst das erste sichtbare und fühlbare Zeichen einer Depression.

Nach meinen Beobachtungen treten die Attacken nicht selten zunächst im Beisein des Partners auf. Körperliche Symptome und seelisches Befinden verstärken sich gegenseitig: durch das Gefühl der Schwäche wird Angst ausgelöst, durch die Angst erhöht sich der Pulsschlag usw. In vielen Fällen wird die Angst von der Wöchnerin und ihrem Partner zunächst rein somatisch interpretiert, als Unterzuckerungsanfall oder Schilddrüsenfunktionsstörung (tatsächlich können bei Angststörungen häufig labortechnisch sowohl bemerkenswerte Blutzuckerschwankungen als auch veränderte Schilddrüsenwerte nachgewiesen werden).

Manische Beeinträchtigung

Im Vordergrund des manischen Störungsbildes steht eine **übermütig-euphorische Stimmung von inadäquater Ausprägung**. Zu beobachten ist eine Antriebssteigerung bis zur Hyperaktivität mit vermindertem Schlafbedürfnis und extremem Redendrang (Logorrhoe). Kennzeichnend ist auch die Ideenflucht und Unkonzentriertheit der Betroffenen. Erinnerungslücken kommen vor. Es kann zur teilweise grotesken Selbstüberschätzung bis zum Größenwahn kommen.

In den ersten Wochenbetttagen ist eine vorübergehende euphorisch aufgehellte Stimmungslage bei vielen Frauen anzutreffen. Die Mütter fühlen sich seelisch und körperlich ausgesprochen wohl in diesem Zustand und sind selbst überrascht über ihren Tatendrang. Abgelöst wird diese kraftzehrende Zeit dann üblicherweise durch den emotionalen Umschwung nach drei bis sechs Tagen. Danach werden die Wöchnerinnen wieder müder und bekommen ein gesunderes Gefühl für ihren Energiehaushalt.

> Besorgnis erregen sollte das Anhalten der Euphorie und Hypermotorik nur, wenn es länger als eine Woche dauert, denn es verbraucht dann sehr viel Energie, die im späteren Wochenbettverlauf fehlen wird.

Die meisten Wöchnerinnen sind hier einsichtig, obwohl sich das manische Befinden allgemein angenehm anfühlt.
Als erste Maßnahmen können zunächst alle Behandlungsformen mit Energie ausbalancierendem Ansatz gewählt werden (Homöopathie, Akupunktur, Bioenergetik, Heilmassagen, Naturheilmittel).
Medizinisch behandlungsbedürftig wird eine manische Veränderung dann, wenn die Betroffene sich, ihr Kind oder ihre weitere Familie vernachlässigt oder gefährdet. Eine ausgeprägte Manie wird eher ein soziales Problem sein, als dass es die Betroffene selbst belastet, solange die Manie andauert. Zur weiteren Betreuungsplanung sollte die Empfehlung an die Angehörigen gegeben werden, Kontakt zu einer Beratungseinrichtung oder zu einem Facharzt aufzunehmen.
Häufiger als die manische Veränderung in Reinform kommen bipolare Stimmungsschwankungen vor: Euphorie wechselt sich phasenweise ab mit tiefer Niedergeschlagenheit und Erschöpfung.

Schizophrene Beeinträchtigung

Früher verstand man unter „Wochenbettpsychose" das, was man heute spezifischer als **Wochenbettpsychose mit schizophrenen Störungsbild** bezeichnet (daneben gibt es heute die Wochenbettpsychosen mit eher depressiven Erscheinungsbild, eher manischen Erscheinungsbild etc.). Die schizophrene Beeinträchtigung ist die für uns am bedrohlichsten und fremdartigsten wirkende Erscheinung einer psychischen Störung. Die Beeinträchtigung tritt meist schon in den ersten Tagen bis frühen Wochen nach der Geburt auf und ist unbedingt **behandlungsbedürftig**. Etwa eine bis zwei von 1000 Wöchnerinnen erkranken an ihr. Wie bei allen psychotischen Beeinträchtigungen, die sich plötzlich ereignen, hat die schizophrene Wochenbettpsychose eine **sehr gute Heilungschance**. Rezidive sind allerdings im weiteren Leben und vor allem in einem späteren Wochenbett nicht selten.
Hinter den schizophrenen Erscheinungsbild steht eine **formale Denkstörung**, welche die restliche Dynamik des Störungsverhaltens grundlegend beeinflusst. Der Denkvorgang nimmt nicht den gewohnten Weg und Fluss, sondern ist zerfahren, zersplittert oder reißt plötzlich ab. Ein roter Faden kann nicht zu Ende gedacht werden, immer neue Ideen schleichen sich in den Gedankengang. Auch die Orientierung an einem mit den realen Vorkommnissen verbundenen zeitlichen Kontinuum bricht ab. Vorkommnisse werden in einer Reihenfolge erinnert, die nicht dem tatsächlichen Ablauf entspricht. Dadurch erhalten die Ereignisse eine andere Bedeutung. Hinzu können Halluzinationen kommen, die sich vordringlich im akustischen oder im körperlich-sensorischen Bereich ereignen. In dieser „verrückt erlebten Welt" ist die Betroffene sehr bemüht, einen Zusammenhang und Sinn herzustellen. Aus dieser mühevollen Konstruktion ergeben sich Wahnideen.
Die häufigsten **Wahnvorstellungen** richten sich auf Verfolgungsfantasien, religiöse Ideen oder auf den Größenwahn. Paranoid (wahnhaft) wird die konstruierte Umwelt dann wahrgenommen, wenn die Betroffene die Menschen ihrer Umwelt in einer Verschwörung sieht, die gegen sie gerichtet ist. Paranoia sind für die betreuenden Personen und die Umwelt besonders schwer zu ertragen, da jede Person, egal wie sie sich zu der Betroffenen verhält, sofort in den Komplott eingearbeitet wird. Es ist für die Betroffene aus der „verrückten Welt" heraus sehr schwierig, noch zu einem Menschen Vertrauen halten zu können.
Daraus ergibt sich auch das gemeinhin als **schizophren bezeichnete Verhalten**: um den Menschen im Umfeld zu demonstrieren, dass sie nicht weiß, was gespielt wird, bzw. um den verschwörerischen Handlungen an ihr zu entgehen, verhält sie sich absichtlich so, wie sie sich normalerweise in der Situation nicht verhalten würde. Dieses Benehmen wirkt auf die Umwelt äußerst irritierend und befremdend.
Der **religiöse Wahn** ergibt sich aus der Empfindung und Einsicht, berufen worden zu sein. Im **Größenwahn** empfinden sich die Betroffenen als jemanden Besonderes oder als Wiedergeburt einer berühmten Persönlichkeit. Das Neugeborene wird oftmals in die Wahnvorstellungen eingebaut oder aber es wirkt auf die Wöchnerin bedrohlich, da es als Bestandteil der Verschwörung gesehen wird.

Durch den zerfaserten und ideenreichen Gedankenfluss kann die Wöchnerin das Gefühl bekommen, ihre Gedanken und dadurch auch ihre Handlungen nicht mehr selbst beeinflussen zu können. Sie fühlt sich dann von außen **von geheimen Mächten gesteuert**. Wenn sie Stimmen halluziniert, kommentieren diese ihre Handlungen oder diese reden schlecht über die Betroffene. Durch die zeitliche Verschiebung in der Konstruktion der Erinnerung werden reale Vorkommnisse so erlebt, als wenn sie durch eigene Gedanken verursacht worden wären. Beispielsweise geht die Wöchnerin auf dem Flur entlang, sieht eine Schwester mit einem Teewagen um die Ecke biegen und nun taucht erstmals der Gedanke von „Schwester mit Teewagen" auf. Später ist sie aber durch die veränderte Erinnerungskonstruktion der Überzeugung, dass immer, wenn sie an „Schwester mit Teewagen" denkt, eine solche tatsächlich um die Ecke biegen wird. Die Betroffene hält sich für übermächtig, was nicht zuletzt sie selbst sehr beängstigen kann.

Diagnose, Therapie und Heilungsaussicht

Da die schizophrene Wochenbettpsychose die Wöchnerin in ihrer Persönlichkeit plötzlich so deutlich verändert und die soziale Umwelt derart befremdet, werden die Betroffenen meist rasch in **psychiatrische Behandlung** geleitet. Meist wird die Mutter dann allein für die Zeit der starken Beeinträchtigung stationär aufgenommen. Die Behandlung wird in der Regel mit **Neuroleptika** eingeleitet, welche die Hirnfunktionen einschränken und zur Ruhe kommen lassen sollen.

> Schizophrene Wochenbettpsychosen heilen ausnahmslos nach durchschnittlich 2–3 Monaten. Eine Wiederholung dieser psychischen Störung in einem späteren Wochenbett ist möglich.

Betrachtet man die Heilungsaussicht, muss von der Wochenbettpsychose mit schizophrenen Erscheinungsbild die schizophrene Störung unterschieden werden, die mehrfach schon im Leben der Betroffenen aufgetreten ist und sich nun wieder in der Zeit nach der Geburt entwickelt hat. Dieses Erkrankungsmuster verläuft von dem der Wochenbettpsychose abweichend.

Internetadressen

Internetadressen zum Thema psychische Beeinträchtigungen nach der Geburt:
www.schatten-und-licht.de
www.depression.ch
www.psychiater.at
www.eltern.de
www.bayzimmer.net
www.arbeitskreis-neue-erziehung.de
Weitere Adressen sind über die Suchmaschinen unter dem Stichwort „Wochenbettdepression" abzufragen; z. B. bei www.google.de.

Literatur

Arbeitsgemeinschaft Freier Stillgruppen AFS (Hrsg.): Rundbrief Postnatale Depression (G. Azar, Zieblandstr. 14, 97209 Veitshöchheim)
Boericke, W.: Handbuch der homöopathischen Materia Medica. Haug Verlag 1993
Clarke, J.H.: Dictionary of Practical Materia Medica. B. Jain Publishers Pvt. Ltd. 1991
Dalton, Katharina: Mütter nach der Geburt – Wege aus der Depression, Frankfurt 1992
Dapunt/Brezinka: Plazentaperiode *in Schneider/Husslein/Schneider Hsg.:* Geburtshilfe. Springer Verlag 2000
Dillinger, H. u.a. (Hrsg.): Internationale Klassifikation psychischer Störungen, ICD 10. Verlag Hans Hauser, Bern 1994
Dudenhausen, J.W., Schneider, H.P.: Frauenheilkunde und Geburtshilfe. de Guyter Verlag 1994
Faridi, A., Rath, W.: Fieber im Wochenbett. Der Gynäkologe 33:897–910. Springer Verlag 2000
Freyberger, H. u. Stegelitz, RD.: Kompendium der Psychiatrie und Psychotherapie. Karger, Basel 1996
Gödtel, Reiner: Seelische Störungen im Wochenbett. Gustav Fischer, Stuttgart 1979
Hautzinger, Martin u. Nikolaus Hoffmann (Hrsg.): Depression und Umwelt. Otto Müller Verlag, Salzburg 1979
Hell, Daniel u. Margarete Fischer-Gestefeld: Schizophrenien. Verständnisgrundlagen und Orientierungshilfen. Springer, Berlin 1993
Heller, A.: Nach der Geburt – Wochenbett und Rückbildung. Thieme 2001
Hirsch, H. A., Neeser, E.: Zur Wirksamkeit der perioperativen Antibiotika Prophylaxe bei Hysterektomie und abdominalen Schnittentbindungen. Geburtshilfe Frauenheilkunde 44: 8–13 (1984)
Juchli, L.: Pflege. 7. Aufl. Thieme Verlag 1994
Kabza, Helga: Depressionen und Angst – Behandlung, Medikamente, Selbsthilfe. Baierbrunn 1995
Kent, J.: Kent's Repertorium der homöopathischen Arzneimittel. Haug Verlag 1985
Lauper, U.: Wochenbett *in Schneider, Husslein, Schneider Hsg.:* Geburtshilfe. Springer Verlag 2000
Möller, Hans-Jürgen u.a.: Psychiatrie. Hippokrates, Stuttgart 1996
Nispel, Petra: Mutterglück und Tränen – Depression nach der Geburt verstehen und überwinden. Herder, Freiburg 1996
Pschyrembel,W., Dudenhausen, J.W.: Praktische Geburtshilfe. de Gruyter Verlag 1994
Quiel, V.: Der geburtshilfliche Symphysenschaden. Die Hebamme 7/1974, Enke Verlag
Sauer, Birgit: Postpartale Depressionen. Die Geburt eines Kindes als kritisches Lebensereignis. Lit Verlag, Münster 1997
Schmidt-Matthiesen, H.: Gynäkologie und Geburtshilfe. 9. Aufl. Schattauer 1998
Spielmann, Steinhoff, Schaefer, Bunjes: Arzneiverordnung in Schwangerschaft und Stillzeit. 5. Auflage Gustav Fischer Verlag 1998
Steinmeyer, Eckard-Michael: Depression. Kohlhammer, Stuttgart 1980
Techniker Krankenkasse (Hrsg.): Depression – Eine Information für Patienten und Angehörige, Düsseldorf 1998 (TK, Bramfelder Str. 140, 22305 Hamburg)
Tölle, Rainer: Psychiatrie. Springer, Berlin 1996
Wenigmann, M.: Phytotherapie: Arzneipflanzen, Wirkstoffe, Anwendung. Urban & Fischer im Verlag Urban & Schwarzenberg 1999
Willfort, R.: Gesundheit durch Heilkräuter. 26. Aufl. Rudolf Trauner Verlag, Linz 1997
Windsor-Oettel, Veronika: Angst und Selbstwert von Frauen vor und nach der Entbindung in Abhängigkeit von der Entbindungsform. Peter Lang Verlag, Franfurt a.M. 1992

13 Wochenbettbetreuung in der Klinik

Heike Polleit

In vielen Kliniken des deutschsprachigen Raumes werden Wöchnerinnen und Neugeborene noch immer von zwei Arbeitseinheiten, dem „Kinderzimmer" und der „Wochenstation", betreut. Die beiden Abteilungen sind personell, organisatorisch und inhaltlich völlig voneinander getrennt (unterschiedliche Berufsgruppen mit unterschiedlichen Ausbildungsinhalten). Aufgaben und Kompetenzen werden stillschweigend oder mittels hausintern festgelegter Vereinbarungen scharf abgegrenzt. Die Kinderkrankenschwester ist in der Regel für Kind und Brust, die Krankenschwester für „den Rest der Frau vom Nabel abwärts" zuständig, wie eine Unterrichtsgraphik von 1989 (Abb. 13.1) veranschaulicht.

Für die Wöchnerin bedeutet diese Teilung, dass sie in jeder Schicht von mindestens zwei Pflegepersonen „bearbeitet" wird. Sind die Abteilungen im Funktionspflegesystem (Tab. 10.1) organisiert, können es in größeren Kliniken durchaus 4–6 Pflegepersonen je Schicht sein. Dies führt zur weit verbreiteten Klage der Mütter, sie bekämen zu einem Problem ebenso viele voneinander abweichende Ratschläge, wie die Abteilung Mitarbeiterinnen hat. Verschärft wird diese Situation, wenn Inhalte und Qualität von Pflege und Betreuung nicht durch Standards einheitlich geregelt sind, sondern von jeder Mitarbeiterin individuell definiert werden (nämlich so, wie *sie* es für richtig hält).

Kaum ein anderer Bereich stationärer Betreuung erlaubt es, persönliche Erfahrungen so ungefiltert in die Arbeitsinhalte zu transferieren wie der Wöchnerinnen- und Neugeborenenbereich. Die Erfahrungen eigener Mutterschaft, eigener Stillerfolge oder Stillmisserfolge bis zurück in die eigenen frühkindlichen Erfahrungen des Mutter-Kind-Kontaktes ergänzen oder ersetzen die Ausbildung. Die Themen „Physiologisches Wochenbett" und „Stillen" werden in der Ausbildung von Krankenschwestern und Kinderkrankenschwestern eher gestreift, sodass fachspezifische Qualifikation nicht selten erst nach dem Examen im Arbeitsalltag erworben wird.

Der Status einer „Wochenbettschwester" nimmt auf der Bewertungsskala sozial-pflegerischer Berufe einen der letzten Plätze ein. Wöchnerinnen gelten als „schwierig" und die verbreitete Haltung, dass „man nicht gern auf einer Abteilung arbeitet, auf der nur Frauen liegen", ist ein Spiegel gesellschaftlicher Wertschätzung. In vielen Kliniken ist die Wochenstation das Strafbänkchen für rückenkranke oder schwangere Schwestern, auch die Wochenbettshebamme genießt geringeres Ansehen als ihre Kollegin im Kreißsaal.

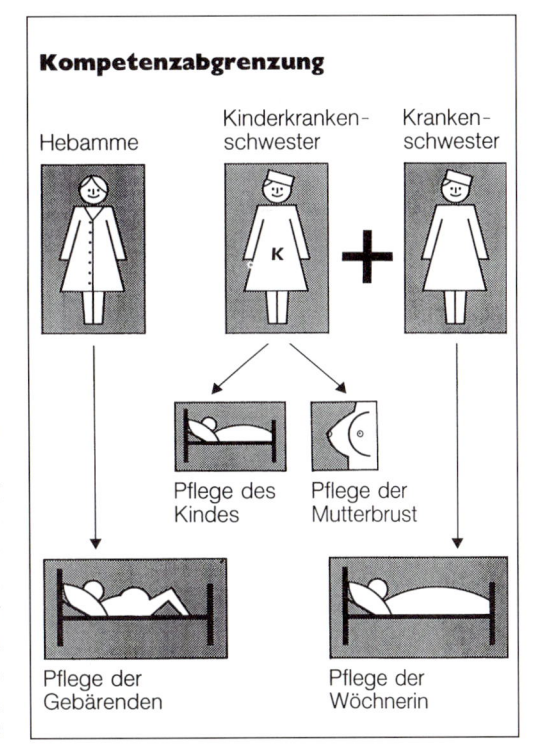

Abb. 13.1 Die Lehr-Graphik von 1989 zeigt die leider oft übliche „Aufteilung" der Frau in die Zuständigkeitsbereiche verschiedener Berufsgruppen.

Das Krankenpflegepersonal hat auf dieser Abteilung mit überwiegend gesundem Klientel paradoxerweise wenig Handlungs- und Entscheidungskompetenz, da aus ärztlicher Sicht das regelrechte Wochenbett nicht der Gesundheitsfürsorge untersteht, sondern Gegenstand medizinischen Handlungsbedarfs ist. Es ist daher nicht verwunderlich, dass der Einsatz so vieler, medizinisch qualifizierter Berufsgruppen im Empfinden der Eltern den Anschein erweckt, dass das Wochenbett nur mit dem ganzen Aufgebot an Fachpersonal zu bewältigen sei.

13.1 Die Bedürfnisse von Mutter und Kind in der Zeit des frühen Wochenbetts

Das normal verlaufende Wochenbett ist ein gesunder Abschnitt in der Biographie einer gesunden Frau, der eher umfassend menschlich, als medizinisch motiviert begleitet werden will. Selbstverständlich benötigen die Betreuenden aber fundierte Kenntnisse der Wochenbettphysiologie und der optimalen Behandlung pathologischer Abweichungen.

Neuere Ansätze der Pflege und Betreuung von stationär verweilenden Patienten/Patientinnen orientieren sich zunehmend am Anspruch „ganzheitlich" zu verfahren. Für Wöchnerinnen und Neugeborene besteht eine ganzheitliche Betreuung vorrangig in der Anerkennung der **symbioseähnlichen Mutter-Kind-Beziehung**, die über den Zeitpunkt der biologischen Geburt andauert und der inhaltlich und organisatorisch entsprochen werden muss.

> Die Entscheidung, die stationäre Betreuung von Mutter und Kind in eine „ganzheitliche" Form zu überführen, setzt die Entscheidung voraus, sich an deren Bedürfnissen zu orientieren.

In der Zeit des Wochenbetts ordnet sich das familiäre Beziehungssystem neu. Die Mütter durchleben unterschiedlichste Gefühle und Empfindungen. Die ersten Stunden nach der Geburt verbringen die meisten Frauen in einem euphorisierten Zustand. Sie können selbst mitten in der Nacht und nach einer 20-Stunden-Geburt kein Auge zutun. Diese Schlaflosigkeit ist – wie jedes Phänomen menschlichen Verhaltens, das mit einer gewissen Regelmäßigkeit zu beobachten ist – sinnvoll. Das Wachsein dient der intensiven extrauterinen **Kontaktaufnahme von Mutter und Kind**, dem Bonding und sollte nicht mit Schlafmitteln oder gutgemeintem Kindesentzug („Die Mutter soll sich erholen können") unterdrückt werden, sofern dies die Mutter nicht ausdrücklich wünscht.

In den folgenden Tagen stellen sich – auch wenn das euphorische Gefühl anhält – schnell **Erschöpfung und Schlafmangel** ein. Wöchnerinnen in der Klinik wirken häufig unsicher und zögerlich, verhalten sich eher passiv und holen sich Rat für jede Kleinigkeit. Frauen, die vorher unabhängig und selbstbestimmt ihr Leben organisiert haben, können sich plötzlich nicht mehr entscheiden, was sie frühstücken möchten, vergessen zu duschen oder Absprachen einzuhalten. Diese **passagere Regression** ist ein normales, gesundes „Symptom" der frühen Wochenbettzeit, das während des Klinikaufenthaltes allerdings ausgeprägter ist, als im vertrauten häuslichen Umfeld.

Die **Stimmungslabilität** gipfelt – meist um den 3.–5. Tag – in einer Phase von Niedergeschlagenheit und großer Empfindsamkeit gegenüber wohlmeinenden Ratschlägen (s. S. 12), besonders wenn der Milcheinschuss Beschwerden verursacht, das Kind womöglich gelb und trinkmüde ist und die schmerzhafte Schwellung der Dammnaht ihren Höhepunkt erreicht hat.

Bedürfnisse der Mutter

Die Bedürfnisse einer Frau in den ersten Tagen nach der Geburt sind abhängig von ihrem familiären und sozialen Beziehungskontext, der aktuellen Situation, in der sie ihr Kind geboren hat, und der Fähigkeit, eigene Ressourcen zu mobilisieren. Erstgebärende haben andere Bedürfnisse als Mehrgebärende. Häufig sind die Bedürfnisse und Wünsche der Wöchnerin an ihre Umgebung sehr ambivalent.

Die unterschiedlichen Bedürfnisse von Wöchnerinnen
- Ausruhen von der körperlichen Anstrengung und Erschöpfung der Geburt
- Bewegung und Aktivität, weil die Geburt Energien freigesetzt hat
- Sich mitteilen, die Geburt im Gespräch verarbeiten
- Schnelle und schmerzfreie Heilung der Geburtsverletzungen
- Liebevolles Umsorgtwerden durch die Pflegenden
- Gutes Essen
- Freiräume in der Gestaltung ihres Tagesablaufs
- Regeln, die ihr helfen, ihren Tag neu zu organisieren
- Das Kind ganz allein zu versorgen und es von keiner fremden Person berühren zu lassen
- Informationen über Pflege und Handling des Kindes
- Strikte Anweisungen zu Pflege und Handling des Kindes
- Körperlicher Kontakt zu ihrem Kind
- „Ruhe vor ihrem Kind" und den Pflichten der Kindesversorgung
- Bewahrung ihrer Integrität vor einer Vereinnahmung durch das Kind
- Maximale medizinische Diagnostik für ihr Kind
- Die Anwesenheit der ihr vertrauten Menschen
- „Beschütztwerden" vor dem Besucheransturm
- Rückzug und Intimität mit Mann und Kind
- Fürsorglichkeit durch den Partner
- Gesellschaft und Austausch mit Zimmernachbarinnen
- Kontakt zur eigenen Mutter
- Distanz zur eigenen Mutter
- Anerkennung für ihre Leistung zu gebären und ihr Kind aus eigenem Vermögen zu ernähren und zu versorgen.

Umsorgt sein: Das Bedürfnis, während der frühen Wochenbettzeit in einer ermutigenden und liebevollen Umgebung selbst umsorgt und bemuttert zu werden, wurde von englischen und amerikanischen AutorInnen (z.B. *Mothering the new Mother, Doula, der neue Weg der Geburtsbegleitung* von Klaus, Kenell und Klaus) erforscht und beschrieben.

> Je mehr Fürsorglichkeit, Unterstützung und Bestärkung die Mutter erfährt, desto leichter wird es ihr fallen, eigene mütterliche Qualitäten zu entwickeln.

In dem Maße, in dem die Mutter ihr Kind kennen lernt und als Persönlichkeit (nicht als *Vorstellung eines Babys*) wahrnimmt, wächst ihre Identifikation mit der eigenen mütterlichen Rolle und das Gefühl für ihre ganz persönliche Art, diese zu gestalten.

Bedürfnisse des Kindes

Neugeborene sind unmittelbar nach der Geburt für etwa 40–60 Minuten sehr wach und kommunikativ. Die anschließende Schlafphase kann dafür 10 Stunden und länger dauern. Die Aufnahme der extrauterinen Organfunktionen, z.B. der Verdauung, verläuft für jedes Kind unterschiedlich. Manche Kinder erledigen die Mekoniumausscheidung im Schlaf, andere haben dabei deutlich erkennbare Bauchschmerzen. Auch das Verdauen von Fruchtwasserresten kann Unwohlsein verursachen. Diese Kinder „spucken" häufiger und verweigern eine Nahrungs- und Flüssigkeitsaufnahme, bis Mekonium und Fruchtwasser ausgeschieden sind und die Übelkeit nachgelassen hat.

Das Trinkverhalten Neugeborener (Häufigkeit, Menge, Dauer der einzelnen Mahlzeit) variiert in den ersten Tagen ebenso wie ihr Schlafverhalten, und zwar sowohl von Kind zu Kind als auch von Tag zu Tag. Mutter und Kind müssen ihre Schlaf- und Wachrhythmen aufeinander einspielen, und sollten im geschützten Rahmen der Klinik bereits dazu Gelegenheit haben (24-Stunden-rooming-in).

Die Bedürfnisse von Neugeborenen:
- Möglichst ununterbrochener Körperkontakt zur Mutter
- Gehalten- und Getragensein
- eine gleichbleibend körperwarme Umgebung
- sofortiges Stillen seines Hungergefühls
- Saugen an der Brust (ersatzweise am Finger)
- Menschliche Gesellschaft.

Ein Neugeborenes hat sicher kein Bedürfnis nach einem eigenen Bett, nach einer Nachtruhe im hell erleuchteten Kinderzimmer, nach täglichen rektalen Manipulationen in Form von Fiebermessen oder danach, zur Körperpflege an- und ausgezogen zu werden. Es hat wahrscheinlich nicht einmal das primäre Bedürfnis nach „Saubersein" und „Trockenliegen", solange seine Haut nicht wund ist.

> Ein wesentlicher Bestandteil der **professionellen Neugeborenenbetreuung** besteht darin, den Eltern Hilfestellung bei der Interpretation des kindlichen Verhaltens zu geben.

Neugeborene weinen nicht ohne Grund und sind in den ersten Tagen nach der Geburt fast ausnahmslos durch Stillen/Füttern oder Körperkontakt zu trösten. Sie verfügen noch nicht über eine von der Mutter getrennte Selbstwahrnehmung und geraten, wenn sie sich alleingelassen fühlen, in einen Zustand äußerster Verzweiflung. Sie können weder „warten" noch können sie sich daran erinnern, dass sie auf ihr Weinen hin Trost erfahren. Jedes Unwohlsein empfinden sie als absolut. Man „verwöhnt" oder „verzieht" Neugeborene also nicht, wenn man umgehend auf ihre Äußerungen reagiert!

13.2 Die Familienabteilung oder das Konzept der Integrativen Wochenbettbetreuung

> Familienabteilung bezeichnet eine Wochenstation, bei der die getrennte Betreuung von Mutter und Kind aufgehoben ist.

Die Familienabteilung ist so organisiert, dass Wöchnerin und Neugeborenes von *einer* Hebamme, Kinderkrankenschwester oder Krankenschwester je Schicht nach einem Bezugspflegeprinzip im 24-Stunden-Rooming-in betreut werden. Das bedeutet, dass jede Pflegeperson alle anfallenden Tätigkeiten an den Müttern und Kindern ihres Zuständigkeitsbereiches selbständig plant und durchführt.

Philosophische Grundlagen

- **Mutter und Kind** befinden sich in der Zeit nach der Geburt in einer engen symbioseähnlichen Beziehung. Entsprechend werden sie als diese **symbiotische Einheit** von einer Pflegenden je Schicht betreut. Zimmerpflege oder Primary Nursing gewährleisten Kontinuität, vor allem im Hinblick auf die kurze stationäre Verweildauer.
- **Die Familie der Wöchnerin ist willkommen**. Schwangerschaft, Geburt und das Leben mit einem neugeborenen Kind sind tief greifende Veränderungen im Leben von Frauen und Familien. Die Betreuung und Begleitung von Mutter und Kind muss jeweils dem persönlichen und familiären Kontext angepasst werden.
- **Das 24-Stunden Rooming-in** ist die Regel. Die Mütter werden unterstützt, die Symbiose mit ihrem Kind immer wieder aufzusuchen (Stillen, Tragen im Tragetuch, Schlafen im mütterlichen Bett, etc.). Damit wird das „Urvertrauen" von Neugeborenen gestärkt und das wechselseitige Anpassen des Schlaf- und Wachrhythmus gefördert. Die Mutter kann ihr Kind auf Wunsch stundenweise in die Obhut ihrer Betreuungsperson geben.
- **Oberstes Prinzip ist die Anerkennung der mütterlichen Kompetenz** bezüglich der Versorgung ihres Kindes. Mutter und Kind sind in der Regel gesund, bedürfen aber einer besonderen Form der Fürsorge. Die Pflegepersonen begreifen sich als Ressourcen, auf die Wöchnerin und Angehörige zurückgreifen

können. Sie bemühen sich, eine Atmosphäre der Geborgenheit zu schaffen und Sicherheit im Umgang mit dem Kind zu vermitteln.
- **Die Grundhaltung der Betreuungspersonen ist beobachtend und unterstützend.** Sie basiert auf einer umfassenden Kenntnis der psychologischen, physiologischen und pathologischen Vorgänge im Wochenbett. Stillen und Neugeborenenpflege werden so wenig wie möglich reglementiert. Die Aufgaben der professionellen Wochenbettbegleiterin (Hebamme, Krankenschwester, Kinderkrankenschwester) umfassen Beratung, Pflege und Anleitung der Mutter und ihrer engsten Familienmitglieder. Die Betreuungspersonen bilden sich kontinuierlich in den Belangen des Wochenbetts fort.
- **Neugeborene sind individuelle Persönlichkeiten**, deren Recht auf Integrität und körperliche Unversehrtheit ernst genommen wird. Diagnostik und Therapie (z. B. Blutentnahmen zur Blutgasanalyse, Bilirubin- oder Blutzuckerbestimmung, Phototherapie, Verabreichen von Dextroselösungen, etc.) werden nicht routinemäßig, sondern restriktiv (= nur im begründeten Einzelfall) angewendet. Notwendige Überwachung und Therapie wird von der verantwortlichen Betreuungsperson vorrangig im Zimmer der Mutter durchgeführt.

Praktische Umsetzung

Mutter-Kind-Zimmer

Die Wochenbettzimmer sollen Rückzugsmöglichkeit bieten und für Rooming-In ausgestattet sein: Wickelmöglichkeit, Vorratsschrank für Pflegematerial und für jede Frau ausreichend Kissen zur bequemen Lagerung beim Stillen. Die routinemäßige Ausstattung mit Babywaagen und Flaschenwärmern ist dem Stillen nicht dienlich. Mit einiger Kreativität kann die Zimmereinrichtung auch dort verbessert werden, wo nur geringe finanzielle Mittel zur Verfügung stehen.
Beispiel: Ideal wäre die Anschaffung überbreiter Betten (1,20 m, 1,40 m), damit die Mutter ein sicheres Gefühl hat, wenn das Kind in ihrem Bett schläft. Steht dafür kein Geld zur Verfügung, kann man die normalen Betten mit der Längsseite an die Wand stellen, damit die Mutter beim Schlafen das Kind zwischen die Wand und ihren Körper betten kann. Das ist zwar mühsamer zum Bettenmachen, schafft aber in der Regel Platz für einen Wickeltisch, der baulich in vielen Zimmern nicht vorgesehen ist.

Familienzimmer

Hier können der Vater und die Geschwisterkinder mit aufgenommen werden und so das frühe Wochenbett als Familienereignis erleben (Abb. 13.2). Vor allem nach schwierigen Geburten, nach Kaiserschnitt, Frühgeburten oder bei Zwillingen hat sich die frühe Einbeziehung des Vaters in die aktive Betreuung von Mutter und Kind bewährt.
Jedes Klinikzimmer kann zum Familienzimmer umfunktioniert werden, wenn Bedarf besteht und die Bettenbelegung es zulässt. Mitaufgenommene Familienmitglieder sind zahlende **Pensionsgäste** (die ihr Bett natürlich selbst machen können).

Stillzimmer

Die Einrichtung eines Stillzimmers ist nicht nur positiv zu bewerten, denn es impliziert, dass Besuch Vorrang vor dem Stillen hat und die Wöchnerin aus ihrem Zimmer „vertreiben" kann (s. Besuchsregelung). Das Stillen im Stillzimmer kann jedoch eine stillunsichere Frau unterstützen, weil sie dort auf stillsichere Frauen trifft und von deren Erfahrungen profitieren kann.

„Kinderzimmer"

Das Neugeborenenzimmer als hermetisch abgeschirmter Aufbewahrungsort für Neugeborene hat ausgedient. Seine Funktion muss neu definiert werden. Da in den wenigsten Kliniken innerhalb der Zimmer das Kind gebadet werden kann, könnte das Kinderzimmer zukünftig der Ort werden, wo das „Familienbad" liebevoll zelebriert wird. Eine abgeteilte Ecke mit bequemen Sitzgelegenheiten wäre ideal, um z. B. einen „Badeplausch" abzuhalten (= eine Schwester oder Hebamme informiert täglich zu einer bestimmten Zeit über Stillen, Neugeborenenpflege, Tragen im Tuch, demonstriert die Babymassage, etc.).

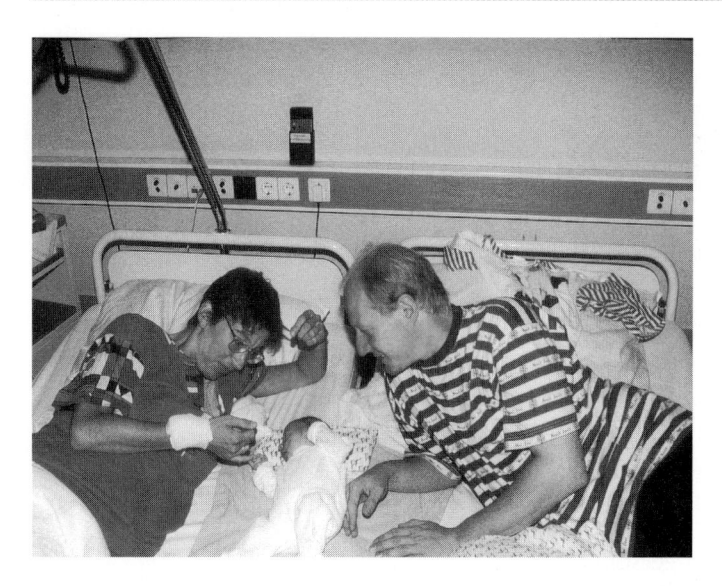

Abb. 13.2 Mutter, Vater und Kind während ihres Wochenbettaufenthaltes im Familienzimmer (Vinzenz-Pallotti-Hospital Bensberg).

Die Öffnung des Säuglingszimmers für gesunde Besuchskinder ist im Zusammenhang mit dem Rooming-in unproblematisch. Eine erhöhte Infektionsgefahr wurde in Kliniken, die Geschwisterkinder im Kinderzimmer zulassen (z. B. die Familienabteilung des Spitals Bethanien, Zürich), nicht beobachtet.

Besuchsregelung

Am Anfang jeder Liebesbeziehung ziehen sich die Beteiligten in einen privaten Raum zurück, um sich vertraut zu machen und einander zu genießen. Auch in der Klinik sollte es für Mutter und Kind einen Bereich geben, der nicht zu jeder Zeit für jedermann zugänglich ist. Da der Besuch für die Wöchnerin andererseits wichtig und willkommen ist, bedarf es einiger Kreativität, um eine sinnvolle Lösung aus diesem Dilemma zu finden.
Beispiel: Im *Vinzenz-Pallotti-Hospital, Bensberg* gilt die Regelung, dass ein Mutter-Kind- bzw. Familienzimmer nur vom Vater und den Geschwisterkindern betreten werden darf. Der übrige Besuch kann in einem wohnlich ausgestatteten Aufenthaltsraum empfangen werden oder beim gemeinsamen Spaziergang im Park (Kinderwägen stehen zur Verfügung). Um Missverständnissen vorzubeugen, werden die Eltern bereits bei der Geburtsvorbereitung gebeten, Freunde und Verwandte über den Sinn dieser Regel zu informieren.

Im *Spital Bethanien Zürich* erscheint auf einem Display außerhalb des Zimmers ein „Stop"-Signal, wenn die Frau eine bestimmte Taste der Glocke betätigt und damit signalisiert, dass sie nicht gestört werden möchte. Dieser Wunsch wird auch von den Pflegenden respektiert.

Mahlzeiten

Essen ist mehr als nur eine Nahrungsaufnahme zur Erhaltung des Organismus. Das Servieren gut zubereiteter und liebevoll angerichteter Mahlzeiten ist Ausdruck von Fürsorge und eine gute Gelegenheit, Wöchnerinnen zu verwöhnen. Vielbeschäftigte Familienfrauen können ein Frühstück im Bett sehr genießen (Abb. 13.3). Andere schätzen Kontakt und Meinungsaustausch mit anderen Müttern beim gemeinsamen Essen in einem Speiseraum. Flexible Essenszeiten verhindern, dass Stillende immer vor kalt gewordenen Speisen sitzen. Die Familienmitglieder sollten selbstverständlich an den Mahlzeiten teilnehmen können (gegen Bezahlung) (Abb. 13.4).
Beispiel: Um die Essenszeiten auszudehnen, wird mit der Klinikküche vereinbart, dass die Familienabteilung bei jedem Mahlzeitenturnus als erste mit den Essenswägen beliefert wird und diese von dort zuletzt wieder abgeholt werden. Ein Mikrowellenherd auf der Station ermöglicht das Aufwärmen. Das Frühstück kann als Buffet angeboten werden, das z. B. von

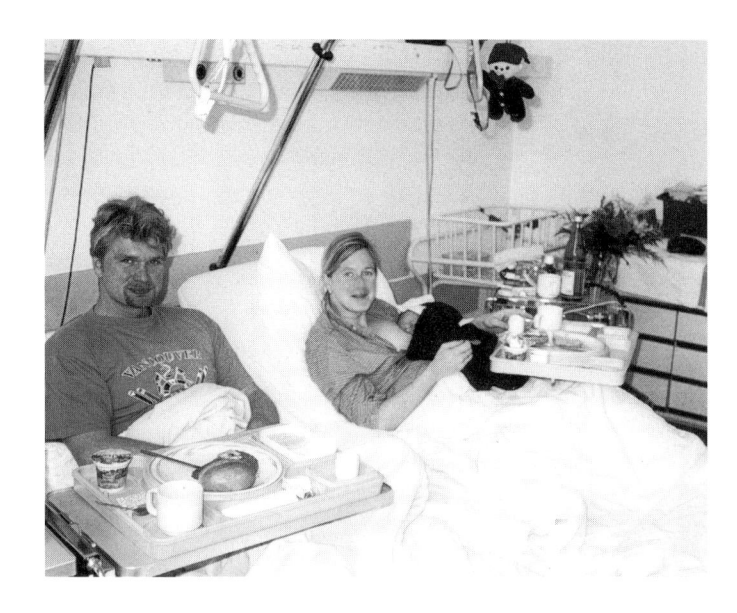

Abb. 13.3 Familienfrühstück im Bett (Gemeinschaftspraxis Fera im Wenckebach-Krankenhaus Berlin).

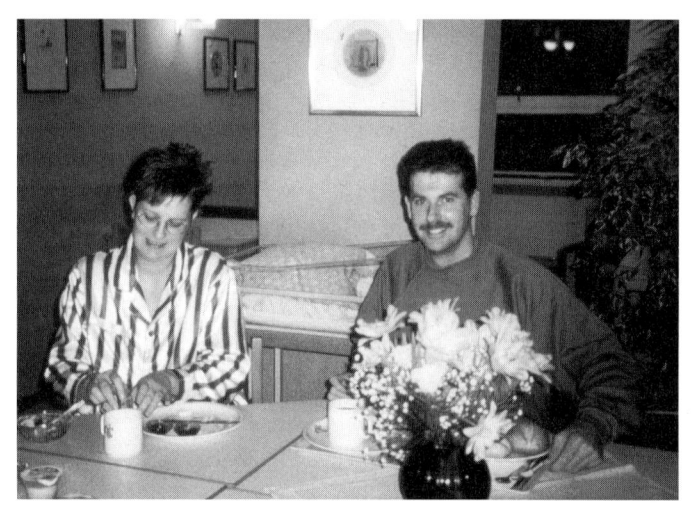

Abb. 13.4 Familienfrühstück im Aufenthaltsraum des Vinzenz-Pallotti-Hospitals, Bensberg

8.00–10.00 h bereitsteht und von einer Stationshilfe betreut wird. Ähnlich kann mit dem Abendessen verfahren werden.

Betreuung von Beobachtungskindern

Für Neugeborene, die beobachtet oder überwacht werden müssen (Frühgeborene, dystrophe Neugeborene, Kinder nach Vakuumextraktion oder Sectio, Neugeborene mit Anpassungsstörungen oder unter Phototherapie, etc.) ist ein Bezugspflegesystem von besonderer Bedeutung. Überwachung und Behandlung erfolgt unter Einbeziehung der Eltern im Mutter-Kind- bzw. Familienzimmer. Hat die Bezugsschwester/Hebamme in ihrem Zuständigkeitsbereich ein zeitintensives Beobachtungskind, muss sie anderweitig entlastet werden.

Beispiel: Nikola wurde nach protrahierter Geburt mit der Saugglocke geboren. Sie leidet auch 4 Stunden nach der Geburt noch an einer leichten Anpassungsstörung (Tachypnoe mit 65 Atemzügen pro Minute, Nasenflügeln, Körpertemperatur bei 36,4 °C). Nach der kinderärztlichen Untersuchung wird sie an ein Puls-

oximeter angeschlossen, nur mit einer Windel bekleidet auf die nackte Brust der Mutter gebettet und gut zugedeckt.
Die betreuende Schwester/Hebamme kontrolliert in halbstündlichen Abständen Puls, Atmung, Hautfarbe und Allgemeinbefinden. Der Hautkontakt zur Mutter unterstützt Nikolas Kreislaufstabilisierung, sodass nach 2 weiteren Stunden entschieden werden kann, sie auf der Familienabteilung weiterzubetreuen und nicht in die Kinderklinik zu verlegen. Nikola bleibt im Zimmer der Mutter, wo sie noch 24 Stunden intermittierend überwacht wird.

Hebammen auf der Familienabteilung

Wochenbettbetreuung ist vorbehaltene Hebammentätigkeit. Durch ihre Ausbildung und ihr spezielles Interesse ist es eigentlich Aufgabe der Hebammen, bereits in der Klinik die Wochenbettbetreuung zu gewährleisten und sich nicht nur auf die häusliche Nachsorge zurückzuziehen. Da Hebammen gesunde Neugeborene und gesunde Wöchnerinnen eigenverantwortlich betreuen können, ermöglicht ihr Einsatz auf der Familienabteilung/Wochenstation zudem die Rücknahme ärztlicher Präsenz.
Beispiel: Auf der Familienabteilung des Vinzenz-Pallotti-Hospitals Bensberg arbeiten Hebammen, Krankenschwestern und Kinderkrankenschwestern nach dem Prinzip der Zimmerpflege im 24-Stunden-Rooming-in mit dem jeweils gleichen Kompetenzbereich. Auf eine routinemäßige ärztliche Visite wird verzichtet, da die wochenbettrelevanten Parameter während des Wochenbettbesuchs durch die Betreuungspersonen erhoben werden. Die Stationsärztin nimmt an der ausführlichen Mittagsübergabe teil und besucht im Anschluss die Frauen mit Schwierigkeiten (jeweils mit der zuständigen Schwester oder Hebamme).

Rechtliche Grundlagen

Unsicherheit in Rechts- und Haftungsfragen hält viele Klinikverantwortliche davon ab, ein konsequentes Rooming-in anzubieten. Prof. Dr. Horschitz, der Justitiar des Bundes Deutscher Hebammen, konnte zu den am häufigsten gestellten Fragen wie folgt Auskunft erteilen:

? Wer trägt die Verantwortung für das Kind, wenn es sich von Klinikpersonal unbeaufsichtigt im Zimmer der Mutter aufhält?

Beim Rooming-in liegt die Verantwortung für das Kind bei der Mutter, es sei denn, die Hebamme oder anderes Klinikpersonal beschäftigt sich gerade aktiv mit dem Kind.

? Muss die Mutter schriftlich bestätigen, dass sie Rooming-in wünscht?

Das Kind kann ohne weiteres der Verantwortung der Mutter überlassen werden, es sei denn, diese ist aus körperlichen oder geistigen Gründen offensichtlich nicht in der Lage, ihr Kind zu versorgen. Solch eine Situation könnte vielleicht unmittelbar nach einer Sectio gegeben sein.

? Wer haftet, wenn dem Kind im Zimmer der Mutter etwas zustößt, vor allem nachts, wenn diese schläft? Wer haftet, wenn die Mutter ihr Kind zu einem Spaziergang auf dem Klinikgelände mitnimmt? Wer haftet, wenn die Mutter ihr Kind zu einem Spaziergang außerhalb des Klinikgeländes mitnimmt?

In allen geschilderten Fällen haftet jeweils die Mutter, es sei denn, der Hebamme, dem Arzt oder der Schwester hätte auffallen müssen, dass die Mutter aus körperlichen oder geistigen Gründen offensichtlich nicht in der Lage war, ihr Kind zu versorgen.

? Dürfen Krankenschwestern Neugeborene betreuen? Dürfen Kinderkrankenschwestern Wöchnerinnen betreuen?

Selbstverständlich dürfen Krankenschwestern Neugeborene betreuen. Kinderkrankenschwestern dürfen auch Wöchnerinnen betreuen. Allerdings muss deren Betreuungsleistung dann zumindest einmal täglich durch einen Arzt oder eine Hebamme überwacht werden.

13.3 Wochenbettpflege, Beratung und Begleitung in der Klinik

Ob Wochenbettbetreuung nun „Pflege" ist oder nicht, wird immer wieder diskutiert. Es gibt Definitionen von Pflege, in die sich Wochenbettbetreuung sinnvoll integrieren lässt, z. B. die 5 Funktionen der Pflege, die einer schweizerischen Pflegeauffassung zugrunde liegen.

Die 5 Funktionen der Pflege:
1) Unterstützung in und stellvertretende Übernahme von Aktivitäten des täglichen Lebens.
2) Begleitung in Krisensituationen (während des Gebärens, Ergänzung H. P.) und während des Sterbens.
3) Mitwirkung bei präventiven, diagnostischen und therapeutischen Maßnahmen.
4) Mitwirkung an Aktionen zur Verhütung von Krankheiten und Unfällen sowie zur Erhaltung und Förderung der Gesundheit. Beteiligung an Eingliederungs- und Wiedereingliederungsmaßnahmen.
5) Mitwirkung bei der Verbesserung von Qualität und Wirksamkeit der Pflege und bei der Entwicklung des Berufes. Mitarbeit an Forschungsprojekten im Gesundheitswesen.

Während des frühen Wochenbetts werden bei Mutter und Kind täglich wochenbettspezifische Parameter abgefragt und dokumentiert.

Die pflegerische Wochenbettvisite beinhaltet neben diesen regelmäßigen Kontrollen (Tab. 13.1) weitere Betreuungsleistungen wie Beratung, praktische Anleitung, pflegerisch-therapeutische Tätigkeiten, empathische Begleitung und Fürsorgetätigkeiten (s. u.).

Beratungsthemen

- Stillen (nach den Richtlinien von WHO und UNICEF)
- Rückbildung, Wundheilung
- Leben mit dem Neugeborenen (Bedürfnisse, Handling, Trink-, Schlaf- und Wachverhalten, physiologische Besonderheiten)
- Ernährung, Hygiene und Körperpflege im Wochenbett
- Partnerschaft, Sexualität und Verhütung nach der Geburt
- Organisation des Haushalts nach der Entlassung aus der Klinik
- Weiterführende Hilfen (Hebammenbetreuung, Haushaltshilfe).

Praktische Anleitungen

- Pflege von Brust, Genitalbereich, Dammnaht
- Wochenbettgymnastik
- Stillen, Stillpositionen
- Pflege des Kindes: Wickeln, Baden, Kleiden

Tab. 13.1 Tägliche Kontrollen bei Mutter und Kind

Mutter	Kind
• Allgemeinbefinden	• Allgemeinbefinden
• Brust	• Gewicht (alle 2 Tage)
• Gebärmutter	• Temperatur (1.–3. Tag p.p.)
• Wochenfluss	• Tonus, Turgor, Hauterscheinungen
• Naht, Geburtsverletzungen	• Hautfarbe auf Hyperbilirubinämie
• Ödeme, Varizen	• Nabelheilung
• Blutdruck, Temperatur, Verdauung	• Ausscheidung

- Handling (Halten, Tragen, Schlafpositionen, etc.).

Pflegerisch-therapeutische Tätigkeiten

- Katheterpflege, Braunülenpflege, Waschhilfe etc. nach Sectio
- Nahtpflege bei Sekundärheilung
- Infusionsbehandlung bei mütterlichen Pathologien
- Quarkwickel bei starkem Milcheinschuss
- Hautpflege bei entzündlichen Hauterscheinungen des Kindes
- Nabelpflege bei schlecht abheilendem Nabelrest, etc.
- Kapilläre Blutentnahmen (z. B. Guthrie-Test)
- Phototherapie
- Sondieren und Pflege der Sonden bei Frühgeborenen.

Empathische Begleitung

- bei der Geburtsverarbeitung
- bei depressiver Verstimmung im Wochenbett
- bei Ängsten und Zweifeln an der eigenen Stillfähigkeit
- durch Einbeziehung des Vaters.

Fürsorgetätigkeiten

- Bettenmachen
- Servieren der Mahlzeiten
- „Ordnunghalten" in den Zimmern
- Materialauffüllen.

Der Tagesablauf

Bei der Planung und Gestaltung des Tagesablaufs orientiert man sich an den besonderen Bedürfnissen der stillenden Mutter nach ausreichend Schlaf, Ruhe und Rückzug, bei der Umsetzung am Vorgehen einer Hebamme in der ambulanten Wochenbettbetreuung. Diese nimmt sich beim **Wochenbettbesuch** einmal täglich Zeit für Kontrollen, Beratung und Anleitung.

In der Klinik kann die **Wochenbettvisite** mit weiteren Nebenarbeiten z. B. dem Bettenmachen verbunden werden (Konzentration von Pflegetätigkeiten). Man wird schnell feststellen, dass Frauen, denen einmal täglich ausreichend Zeit gewidmet wird, schneller selbständig zurechtkommen und die Hilfe der Betreuungspersonen im Verlauf des Tages weniger oft beanspruchen.

Es ist sinnvoll, Wochenbettvisiten vormittags durchzuführen, um ggf. noch während der Regelbesetzungszeit die notwendige Diagnostik oder Therapie einleiten zu können (Blutentnahmen, Krankengymnastik, etc.). Nachmittags, abends und nachts stehen die Betreuerinnen den Frauen eher nach Bedarf zur Verfügung (siehe Tab. 13.2: Beispiel für einen Tagesablauf).

13.4 Leitfaden zum Aufbau einer Familienabteilung mit Integrativer Wochenbettbetreuung

Der Veränderungsprozess, den eine Abteilung durchläuft, die ihre Pflege und Betreuung auf die Bedürfnisse von Mutter und Kind abstimmt, vollzieht sich auf unterschiedlichen Ebenen und involviert abteilungsinterne und externe Bereiche. In seiner Komplexität widersetzt er sich einer klar gegliederten und chronologischen Vorgehensweise. Während sich so manche kontrovers diskutierte Veränderung überraschend schnell in der Praxis bewährt, bedürfen andere einer langfristigen Vorbereitung und diplomatischem Geschick.

Eine ganzheitliche Pflegeform setzt ganzheitliches Denken und Handeln voraus. Dazu gehören Eigenverantwortung, Fantasie und der Mut, im Interesse der Klientinnen auch einmal gegen hausübliches Prozedere zu entscheiden. Die über Jahre hinweg verlässlich funktionierende Routine muss durch Vorgehensweisen ersetzt werden, die der einzelnen Mitarbeiterin

Tab. 13.2 Beispiel für einen Tagesablauf, der gleichermaßen die Bedürfnisse von Mutter und Kind und notwendige Vorgaben des Umfeld Krankenhaus berücksichtigt

7.00	Dienstbeginn der Frühschicht
7.00–7.30	Übergabe, Aufteilung der Zuständigkeitsbereiche
7.30–8.30	Vorbereitungstätigkeiten
8.30–9.30	Frühstück für die Mitarbeiterinnen in 2 Schichten
8.00–12.00	Frühstücksbuffet für die Wöchnerinnen
9.00–12.30	Wochenbettvisiten inkl. Dokumentation und Bettenmachen
12.30–13.00	Vorbereiten und Servieren des Mittagessens
13.00–14.00	Nachbreitung, Dokumentation, Administration
14.00	Dienstbeginn der Spätschicht
14.00–15.00	Teambesprechung, Übergabe in Anwesenheit der Stationsärztin (Mittagsruhe für die Wöchnerinnen!)
15.00–18.00	• Gezielte ärztliche Visite bei Problemfällen • Kinderärztliche Untersuchungen • Ärztliche Verordnungen ausführen • Entlassungsgespräche führen, Badeplausch, etc. • Nachbereitungen, Reproduktionsarbeiten • Auf die Bedürfnisse der Frauen eingehen
18.00–19.00	Abendessen für die Frauen Pause für die Mitarbeiterinnen in 2 Schichten
19.00–21.00	Rundgang: Abendgespräch mit allen Frauen inkl. Dokumentation
21.30	Dienstbeginn der Nachtschicht
21.30–22.00	Übergabe

Um die Abendruhe der Frauen nicht zu stören, beginnt die Nachtschicht ihren Dienst **nicht** damit, einen erneuten Rundgang zu machen (häufig ein Bedürfnis der Pflegepersonen, nicht der Wöchnerinnen!), sondern verlässt sich auf die Aussagen der Mitarbeiterinnen vom Spätdienst und wartet, bis die einzelnen Frauen um Unterstützung bitten.

Fähigkeiten abfordern, die sie bisher wenig erproben konnte.

Da ganzheitliches Denken und Handeln bislang nicht Gegenstand allgemein anerkannter Medizinforschung ist, sehen sich die motivierten Mitarbeiterinnen häufig im Begründungsnotstand. Es müssen nicht nur Aufgaben, Kompetenzen und Abläufe neu definiert, sondern auch Messkriterien zu deren Legitimation, Qualitätsüberprüfung und Qualitätssicherung kreiert werden. Vor allem die Übergangsphase und Zeiten höherer Belastung (unbesetzte Stellen, Urlaubszeit, Krankheit von Mitarbeiterinnen, Geburtenhäufung, etc.) sind anfällig für Störungen und das Zurückfallen in den alten Trott. Die folgenden Ausführungen können Initiatorinnen und Verantwortlichen als Gerüst dienen.

Schritte zur erfolgreichen Neuorganisation
1) Ins Gespräch kommen
2) Standorte bestimmen und Ziele formulieren
3) Wochenstation und Kinderzimmer zusammenlegen
4) Eine Pflegeform der Bezugspflege etablieren
5) Ablauforganisation anpassen
6) Mitarbeiterinnen fortbilden

1. Ins Gespräch kommen

Einer Veränderung, die so umfassend in die Strukturen des Arbeitsablaufs eingreift, liegt selten ein einstimmiger Beschluss zugrunde. Meistens wird sie von einzelnen Mitarbeiterinnen gewünscht, von Seiten der Klinikleitung als notwendiges Zugpferd zur Steigerung der Geburtenzahlen begründet oder chefärztlich verordnet. Der Motivierung aller direkt betroffenen Mitarbeiterinnen kommt daher große Bedeutung zu. Unverzichtbar ist die Unterstützung durch die Pflegedienstleitung.

Die anvisierte Umstrukturierung kann zunächst **Thema einer Teamsitzung** sein. Jede Mitarbeiterin sollte die Möglichkeit haben, Stellung zu beziehen und die Sichtweisen ihrer Kolleginnen kennen zu lernen.

Um Verbindlichkeit zu schaffen, gibt man Besprechungen einen gleichbleibend formalen Rahmen:
- Schriftliche Einladungen an alle Zielpersonen mit formuliertem Thema und Zeiteingrenzung (max. 1,5 h)
- Angenehmer Ort, an dem ein Round-table-Gespräch möglich ist und alle einen gleichwertigen Platz einnehmen
- Getränke
- Sitzungsleitung und Protokollführung
- Langfristige Terminvorausplanung.

Ist die Neuorganisation beschlossen, wird eine interdisziplinäre, beschlussfähige Arbeitsgruppe gegründet, der Mitglieder aller involvierten Bereiche angehören:
- Schwestern und Hebammen von Kinderzimmer und Wochenstation
- Pflegedienstleitung
- Chefarzt/-ärztin oder ein autorisierter Oberarzt/-ärztin
- Stationsärztin
- Kinderarzt
- ein Mitglied der Verwaltung, das Budgetentscheidungen treffen kann
- eine Kreißsaalhebamme in beratender Funktion.

Je nach Tagesordnungspunkt werden Angehörige der peripher betroffenen Bereiche eingeladen (z. B. Koch, Laborleiterin etc.). Die Besprechungszeiten gelten als Arbeitszeit.

2. Standorte bestimmen und Ziele formulieren

Die ausführliche Formulierung von Istzustand und Zielvorstellungen hilft allen Beteiligten, ihre Positionen zu beziehen und sich zur geplanten Veränderung zu verhalten. Anhand dieser Formulierungen kann im Verlauf der Neuorganisation das Erreichte überprüft werden.

Mitarbeiterbefragung: Ein guter Einstieg in die Standortbestimmung ist z. B. eine Fragebogenaktion an alle Mitarbeiterinnen des Pflege- und Ärzteteams, deren Auswertung wiederum Grundlage einer Teambesprechung zu folgenden Fragen sein kann:
- Wie sieht unsere Betreuung zur Zeit aus?
- Welchen Prinzipien folgen wir in der Betreuung?
- Welches sind unsere Betreuungs- und Pflegeziele?
- Inwiefern werden die Bedürfnisse von Mutter und Kind bereits berücksichtigt?
- Welche Pflegeform ist vorherrschend?
- Welches Bedürfnisse haben die Mitarbeiterinnen des Pflegeteams?
- Welche Haltung nimmt die Ärzteschaft ein?
- Welches sind die Ziele der Klinikverwaltung?
- Wie ist die Abteilung personell und finanziell aus gestattet?

Beispiel: Ziele der Wochenbettbetreuung
1) Flexible, den Bedürfnissen der Familie angepasste Betreuung und Beratung.
2) Sorge für die psychische und physische Gesundheit von Mutter und Kind; Hilfe bei Regelwidrigkeiten und auftretenden pathologischen Verläufen.
3) Unterstützung der Mutter-Kind- bzw.: Eltern-Kind-Beziehung unter Berücksichtigung entwicklungspsychologischer Aspekte.
4) Gezielte Unterstützung und Förderung des Stillens.
5) Schaffung von Rahmenbedingungen, die der Mutter/den Eltern das Vertrautwerden

mit dem Kind und der neuen Lebenssituation in einer entspannten und geschützten Atmosphäre ermöglichen.
6) Vermittlung von Kenntnissen und Fertigkeiten in Pflege und Umgang mit dem Kind.

3. Wochenstation und Kinderzimmer zusammenlegen

> Das Allerschwierigste ist die **personelle** und die **organisatorische** Zusammenführung von Wochenstation und Kinderzimmer zu einer Familienabteilung.

Die Umstrukturierung besteht eben nicht nur im Wechsel der Pflegeform, sondern erfordert in erster Linie das Zusammenwachsen zweier Betreuungsteams, die bisher in ihrer Zuständigkeit strikt getrennt waren. Das Aufeinandertreffen verschiedener Berufsgruppen, die dasselbe Sujet bearbeiten, wird in der Anfangszeit immer wieder zu Konflikten führen. Aufgaben und Kompetenzen müssen neu überdacht und neu definiert werden. Hilfreich ist dabei das Einführen von **Pflegestandards** und **Stellenbeschreibungen** mit Anforderungsprofil. Diese werden gemeinsam oder von einer Arbeitsgruppe formuliert. Die so verobjektivierten Inhalte sind Leitlinien für jede Mitarbeiterin und dienen im Konflikt als Bezugspunkt.
Beispiel: Im Anforderungsprofil steht z. B. unter „Qualifikation": „Die Mitarbeiterin hat eine abgeschlossene Berufsausbildung als Krankenschwester, Kinderkrankenschwester oder Hebamme. Sie ist fachlich in der Lage und persönlich motiviert, die gesunde Wöchnerin und das gesunde Neugeborene umfassend nach dem Prinzip der Zimmerpflege zu betreuen und/oder bildet sich laufend darin weiter. Die Planung und Durchführung der Pflege übernimmt sie in eigener Verantwortung unter ganzheitlichen Gesichtspunkten."
Zu Beginn treffen die neu formulierten Anforderungen natürlich noch nicht auf jede Mitarbeiterin zu. Die Abteilungsleitung kann aber anhand von Stellenbeschreibung und Anforderungsprofil den Qualifizierungsweg mit jeder Mitarbeiterin individuell festlegen. (Anleitung, Fachliteratur, Fortbildungen, Modus der Zielkontrolle).

Auf organisatorischer Ebene muss geklärt werden:
- Wer leitet die neue Familienabteilung?
- Wie sieht die hierarchische Vernetzung aus?
- Welche Berufsgruppen sollen zukünftig vorrangig eingestellt werden?
- Welche Bereiche sind klinikintern involviert und müssen einbezogen und/oder regelmäßig informiert werden?

Es ist hilfreich für einen definierten Zeitraum eine **Verantwortliche** zu deklarieren, die als Koordinationsperson, Praxisanleiterin, Sitzungsleiterin, Organisatorin von Fortbildungen, etc. fungiert und nicht oder nur reduziert in der direkten Betreuung von Frauen und Kindern tätig ist (Stellenbeschreibung!).

4. Eine Pflegeform aus der Bezugspflege etablieren

Die Krankenpflege beschäftigt sich intensiv mit neuen Pflegekonzepten, die einerseits gewährleisten, dass der Mensch im Mittelpunkt des Interesses steht (nicht seine Erkrankung), andererseits den Pflegepersonen die Möglichkeit geben, ihren Kompetenzbereich umfassend wahrzunehmen. Die verschiedenen Formen der Bezugspflege sind in Tabelle 10.3 knapp skizziert.
Um Mutter und Kind zukünftig unter ganzheitlichen Gesichtspunkten betreuen zu können, wird zunächst ein Konzept aus der Bezugspflege gewählt, das nicht allzu weit vom Ist-Zustand entfernt ist. Alle Mitglieder des Pflegeteams und der Ärzteschaft müssen über dieses Konzept umfassend informiert werden.
Ein Charakteristikum der Bezugspflege ist die **Liberalisierung der Tagesablaufs**. Davon können sich anfangs vor allem jene Mitarbeiterinnen überfordert fühlen, denen klar strukturierte Abläufe Sicherheit in der Bewältigung ihrer Aufgaben vermitteln. Es kann unter Umständen sinnvoll sein, erst die neue Pflegeform zu etablieren und dann Kinderzimmer und Wochenstation zusammenzuführen. Die Mitarbei-

Tab. 13.3 Vereinfachte Gegenüberstellung der verschiedenen Pflegeformen (die Begriffe sind dem Krankenpflegevokabular entnommen, z. B. Schwester, PatientIn)

Funktionspflege	Bezugspflege			Primary Nursing
	Gruppenpflege	Zimmerpflege	Individualpflege	
Jede Pflegeperson je Schicht übernimmt bestimmte notwendige Pflegeverrichtungen und führt diese entsprechend bei allen betroffenen PatientInnen durch.	Verschiedenen Pflegeteams je Schicht wird eine PatientInnen- oder Zimmergruppe zugeteilt, um in diesem Bereich alle notwendigen Pflegeleistungen zu erbringen.	Jeder Pflegeperson werden je Schicht bestimmte Zimmer zugeteilt, um dort alle notwendigen Pflegeleistungen zu erbringen. Bei aufeinander folgenden Diensten übernimmt sie dieselben Zimmer.	Jeder Pflegeperson werden je Schicht bestimmte PatientInnen zugeteilt, um an diesen alle notwendigen Pflegeleistungen zu erbringen. Bei aufeinander folgenden Diensten übernimmt sie dieselben PatientInnen und betreut diese, auch wenn sie innerhalb der Abteilung verlegt werden.	Einzelnen Pflegepersonen werden bestimmte PatientInnen zugeteilt. Diese Pflegeperson (= Primary Nurse) betreut ihre PatientInnen von der Aufnahme bis zur Entlassung. In ihrer Abwesenheit werden die PatientInnen von einer definierten Pflegeperson je Schicht (Associate Nurse) gemäß den Anweisungen der Primary Nurse betreut.
Einsatzplanung, Pflegeplanung und häufig auch Teile der Dokumentation erfolgen durch die Vorgesetzte (Schichtleitung, Stationsleitung).	Die Einsatzplanung erfolgt durch die Vorgesetzte (Gruppenleiterin, Stationsleitung).	Die Einsatzplanung erfolgt durch die Vorgesetzte (Schichtleitung, Stationsleitung).	Die Einsatzplanung erfolgt durch die Vorgesetzte (Schichtleitung, Stationsleitung).	Die Einsatzplanung erfolgt durch die Vorgesetzte (Schichtleitung, Abteilungsleitung).
Die einzelne Pflegeperson handelt nach direkter Anweisung oder den ungeschriebenen Regeln der Station.	Pflegeplanung, Durchführung und Dokumentation der Pflege übernimmt die Pflegeperson und verantwortet sie gegenüber der Vorgesetzten.	Pflegeplanung, Durchführung und Dokumentation übernimmt die Pflegeperson und verantwortet sie gegenüber der Vorgesetzten.	Pflegeplanung, Durchführung und Dokumentation übernimmt die Pflegeperson und verantwortet sie gegenüber der Vorgesetzten.	Pflegeplanung, Durchführung und Dokumentation übernimmt die Primary Nurse unter größtmöglicher Einbeziehung der PatientIn (z. B. durch „Dienstübergabe am PatientInnenbett") und verantwortet sie gegenüber dem therapeutischen Team (Associate Nurses, Ärzte, Physiotherapie, etc.).
Alle PatientInnen werden je Schicht von allen anwesenden Pflegepersonen „betreut".	Alle PatientInnen einer Gruppe werden je Schicht von allen Mitgliedern eines Pflegeteams betreut.	Alle PatientInnen eines Zimmers werden je Schicht nur von ihrer *Zimmerschwester* betreut.	Jede PatientIn wird je Schicht nur von ihrer *Bezugsschwester* betreut.	Jede PatientIn wird während des gesamten Klinikaufenthaltes hauptverantwortlich von ihrer Primary Nurse betreut.

terinnen haben so die Möglichkeit, die neue Pflegeform im vertrauten Kontext einzuüben.

5. Ablauforganisation anpassen

Jedes Betreuungskonzept basiert auf einer bestimmten Sichtweise auf das zu betreuende Klientel. Anders ausgedrückt: die Gestaltung des Stationsablaufs und die Form, in der einzelne Pflegeverrichtungen oder Beratungen erfolgen, spiegelt die **Abteilungsideologie** und die gedankliche Grundhaltung der einzelnen Mitarbeiterin.

Beispiele:
- Die Schwestern von Klinik A setzen für die Betreuung in der Nacht als Priorität „Zimmernachbarinnen der Mütter sollen möglichst wenig von anderen Kindern mit unterschiedlichem Rhythmus gestört werden" (Inhalt). Sie versorgen die Kinder nachts im Kinderzimmer und holen die Mütter zum Stillen in ein Stillzimmer (Form = Tagesrooming-in).
- In Klinik B gilt: „Das Stillen in der Nacht soll für die Mütter möglichst wenig aufwändig sein" (Inhalt). Die Pflegenden bringen die Kinder zum Stillen zum Bett der Frau (Form = Tagesrooming-in).
- Klinik C handelt nach der Maxime: „Mutter und Kind sollen auch während ihrer gemeinsamen Schlafphasen nicht getrennt sein, die Mutter soll nachts trotzdem Entlastung von Pflegetätigkeiten erfahren" (Inhalt). Die Betreuenden bitten die Mütter zu läuten, wenn das Kind wach wird. Die Nachtschwester geht dann ins Zimmer, wickelt das Kind und reicht es der Mutter zum Stillen (Form = 24-Stunden-Rooming-in).

Übergreifende betriebliche Abläufe machen manchmal eine Modifikation des ursprünglich angestrebten Procedere notwendig.
Beispiel: Die Schwestern der Familienabteilung beschließen, die Mütter morgens nicht mehr um 6.30 h zum Bettenmachen zu wecken. Sie begründen den Entschluss damit, dass routinemäßiges Wecken um 6.30 h nicht mit dem Bedürfnis der Wöchnerinnen nach ausreichend Schlaf bei unregelmäßiger Nachtruhe und Stillen ad libitum zu vereinbaren sei (Inhalt). Das Team findet eine Lösung, das Bettenmachen auf einen anderen Zeitpunkt des Tages zu verschieben (Änderung der Ablauforganisation/Form).

Nach einiger Zeit stellt sich das Problem, dass Blutproben nicht mehr wie gefordert bis 8.30 h im Labor eintreffen, weil einige Frauen so lange schlafen und die Labormitarbeiterinnen in deren Tagesablauf behindert werden (betriebliche Grenze). Das Team diskutiert das Problem und einigt sich auf den Modus, jene Frauen rechtzeitig zu wecken, bei denen Blutentnahmen angeordnet sind (Modifikation), die Frauen werden darüber jeweils am Vorabend informiert.

In vielen Fällen ist es hingegen möglich, Abläufe zu beeinflussen.
Beispiel: Das Team sieht sich aus dem gleichen Grund mit dem Ärger des Kinderarztes konfrontiert, der nicht mehr ab 7.30 h wie gewohnt die Kinder in Anwesenheit der Mütter untersuchen kann. Er formuliert, dass „hier gar nichts mehr klappt" und betrachtet sein Gefühl als Beweis dafür, dass „die ganze Umstrukturierung sowieso nichts bringt". Daraufhin lädt das Team ihn zu einer Besprechung ein und erläutert die Zusammenhänge. Der Kinderarzt wird um einen Vorschlag zur Problemlösung gebeten, die das Ausschlafenkönnen der Mütter nicht beschneidet. Er erklärt sich dazu bereit, probeweise seinen Tagesablauf umzustellen und in Zukunft erst die älteren Kinder der angrenzenden Kinderklinik zu besuchen, dann zu operieren und am frühen Nachmittag für die Neugeborenenuntersuchungen vorbeizukommen. Frauen, deren Kinder untersucht werden müssen, sind vormittags darüber zu informieren, damit sie ihrerseits ihren Tag planen können. Den Schwestern wird gleichzeitig die Kompetenz übertragen, frühmorgens eine Bilirubinbestimmung vorzunehmen, wenn es ihnen angezeigt erscheint.

Folgende Abläufe müssen dem neuen Konzept entsprechend angepasst werden:
- Ablauf des Aufenthaltes auf der Familienabteilung von der Aufnahme bis zur Entlassung
- Tagesablauf auf der Familienabteilung
- Ablauf einzelner Pflege- und Betreuungshandlungen, z.B. Vitalzeichenkontrolle, An-

leiten der Eltern zum Wickeln, Vorgehen bei Hyperbilirubinämie, Entlassungsgespräch, etc.

6. Mitarbeiterinnen fortbilden

Das Gelingen der Umstrukturierung setzt kompetente Mitarbeiterinnen voraus, die mit Theorie und Praxis, Idee und Durchführung der integrierten Familienbetreuung im Wochenbett vertraut sind. Fortbildung steht immer in Wechselwirkung zu allen übrigen Elementen und kann sowohl Grundlage als auch flankierende Maßnahme in allen Phasen einer Neuorganisation sein.

Fortbildungsmaßnahmen müssen dem finanziellen Rahmen der Klinik angepasst sein. Man kann z.B. damit beginnen, klinikinterne Ressourcen anzuzapfen und Gynäkologen, Kinderärztinnen, eventuell angegliederte Hebammen-, Kranken- oder Kinderkrankenpflegeschulen um Vorträge oder Weiterbildungen zu einzelnen Themen bitten.

Sehr konstruktiv kann es sein, Mitarbeiterinnen mit einer Spezialisierung zu beauftragen. Diese sind dann jeweils auf dem aktuellen Stand der Forschung, können das Team informieren und sind verantwortlich für die Formulierung und Aktualisierung der Standards zu ihrem Spezialthema.

Externe Referenten: Sind die Auffassungen innerhalb des Teams sehr heterogen, ist es sinnvoll, auf Expertinnen von außerhalb zurückzugreifen, z.B. Stillspezialistinnen (Stillbeauftragte der Hebammenverbände, Referentinnen der La Leche Liga, etc.) oder Referentinnen aus Kliniken, die bereits positive Erfahrungen mit der Organisation einer Familienabteilung haben.

Literatur

Arbeitsgemeinschaft FSG, Reich-Schottky U. Stillen und Stillprobleme. Bücherei der Hebamme, Beihefte zu „Die Hebamme" 1993;1(1).

Arets J, Obex F, Vaessen J, Wagner F, eds. Professionelle Pflege. Theoretische und praktische Grundlagen. 1996. Vol 1).

Brazelton TB, Cramer BG. Die frühe Bindung. Stuttgart: Klett Cotta, 1991.

Brazelton TB. Eine Familie werden. München: dtv, 1994.

Brechbühler M. Motivierte Pflegende, zufriedene Patienten. Krankenpflege, Soins Infirmiers 1994, 11.

Bull M, Lawrence D. Mothers Use of Knowledge During the First Postpartum Weeks. JOGNN 1985; 7/8.

Büttner C, Elschenbroich D, Ende A, eds. Aller Anfang ist schwer. Die Bedeutung der Geburt für psychische und historische Prozesse. Weinheim/Basel: Betz, 1991. Jahrbuch der Kindheit; vol 8).

Ellis DJ. Mothers Postpartum Perceptions of Spousal Relationships. JOGNN 1985;3/4.

Geist Ch, Harder U, Stiefel A. Hebammenkunde. Berlin: De Gruyter, 1998.

Gesell A, Ily F. Infant and Child in the Culture of Today: The Guidance of Development in Home and Nursery School. New York: Harper and Brothers, 1943.

Gmür P. Mutterseelenallein, Erschöpfung und Depression bei Müttern von Kleinkindern. Zürich: Pro Juventute, 1995.

Gosha J, Bruckner MC. A Self-Help Group for New Mothers. MCN 1986;1/2(11).

Gruis M, Beyond Maternity: Postpartum Concerns of Mothers. MCN 1977;5/6.

Hahmann H. Die Hebammen und ihre Berufsorganisation, Ein geschichtlicher Überblick. Hannover: Elwin Staude, 1987.

Heering C. Theorie und Praxis der Pflegevisite. Die Schwester/Der Pfleger 1994;5:372ff.

Husstedt W, Schürmann A, Törne von J, Oberheuer F. Hat das Rooming-In einen Einfluß auf die Stillfrequenz und die Stilleistung? medwelt 1984;35: 479–483.

Keefe MR. Comparison of Neonatal Nighttime Sleep-Wake Patterns in Nursery Versus Rooming-In Environments. Nursing Research 1986;36(3):140ff.

Kellnhauser E. Primary Nursing, Ein neues Pflegemodell. Die Schwester/Der Pfleger 1994;9:747ff.

Kennell JH, Chesler D, Wolfe H, Klaus MH. Nesting in the human mother after mother-infant separation. Pediatr. Res. 1973;7.

Kennell JH, Jerauld R, Wolfe H, et al. Maternal behaviour one year after early and extended post-partum contact. Dev Med Child Neurol 1974;16: 172–179.

Kitzinger S. Frauen als Mütter. München: dtv, 1983.

Klaus MH, Kennell JH. Mutter-Kind-Bindung. Über die Folgen einer frühen Trennung. München: dtv, 1987.

Klaus MH, Kennell JH, Klaus PH. Der neue Weg der Geburtsbegleitung. München: Mosaik, 1995.

Klaus MH, Kennell JH, Klaus PH. Der erste Bund fürs Leben. Reinbek: Rowohlt, 1997.

Kohlmann G. Umsetzung der ganzheitlichen Pflege auf der Wochen- und Neugeborenenstation. Die Schwester/Der Pfleger 1996;10:908ff.

Lester BM, Brazelton TB. The Rhythmic Structure of Mother-Infant Interaction in Term and Preterm Infants. Child Development 1985;56:15–27.

Liedloff J. Auf der Suche nach dem verlorenen Glück. Gegen die Zerstörung unserer Glücksfähigkeit in der frühen Kindheit. München: Beck, 1994.

Mahler MS. Studien über die drei ersten Lebensjahre. Ffm: Fischer Tb, 1992.

Mansell KA. Mother-Baby Units: The Concepts Works. MCN 1984;3/4(9):132ff.

May KA, Ditoller K. In-Hospital Alternative Birth Centers: Where Do We Go From Here? MCN 1984; 1/2(9):48ff.

Mändle, Opitz-Kreuter, Wehling, eds. Das Hebammenbuch. Stuttgart: Schattauer, 1997.

McKenna JJ, Mosko S. Evolution and infant sleep: an experimental study of infant-parent co-sleeping and its implications für SIDS. Acta Paedeitraca Suppl 1993;389:31–36.

Murray L. Stanley C, Hooper R, King F, Fiori-Cowley A. The Role of Infant Factors in Postnatal Depression and Mother-Infant Interactions. Developmental Medicine and Child Neurology 1996:109–119.

Mühlbauer BM. Bereichs- und Bezugspflege im Spannungsfeld zwischen Theorie und Praxis. Die Schwester/Der Pfleger 1994;6:465ff.

Northrup C. Frauenkörper, Frauenweisheit. München: Zabert-Sandmann, 1996.

O'Connor S, Vietze P, Sherrod KB, Sandler HM, Altemaier WA. Reduced Incidence of Parenting Inadequacy Following Roomin-In. Pediatrics 1980;66(2): 176ff.

Olds SB, London ML, Ladewig PA. Maternal Newborn Nursing, A Familiy-Centered Approach. (3. ed) Menlo Park, Californien: Addison-Westey, 1988.

Pittius G. Primary Nursing, Ein Erfahrungsbericht. Die Schwester/Der Pfleger 1992;3:250 ff.

Polleit H. Konzept einer ganzheitlichen Wochenpflege. Alternativen der klinischen Geburtshilfe. München: Marseille, 1995.

Pop VJ, Wijnen HA, Montfort van M, al e. Blues and depression during early perperium: home versus hospital deliveries. British J of obstetrics and Gynaecology 1995;102:701–706.

Raps W. Hebammengesetz und Ausbildungs- und Prüfungsordnung, Kommentar. Bonn: 1985.

Riesch S. Enhancement of Mother-Infant Social Interaction. JOGNN 1979;7/8:242ff.

Sears W. Schlafen und Wachen. Zürich: La Leche Liga International, 1991.

Sichtermann B. Leben mit einem Neugeborenen, Ein Buch über das erste halbe Jahr. Ffm: Fischer Tb, 1995.

Tegtmeier D. Wellness Throughout the Maternity Cycle. Nursing Clinic of North America 1984;19(2): 219ff.

Vestal KW. A Proposal: Primary Nursing for the Mother-Baby Dyad. Nursing Clinics of North America, Symposium on Maternal and Newborn Nursing 1982;17(1):3ff.

Vezeau TM, Hallstein DA. Making the Transition To Mother-Baby Care. MCN 1987;5/6(12):193ff.

Waryas FS, Luebbers MB. A Cluster System For Maternity Care. MCN 1986;3/4(11):98ff.

Watters NE. Combined Mother-Infant Nursing Care. JOGNN 1985;11/12:478ff.

14 Wochenbettbetreuung zu Hause

Elisabeth Groh, Ulrike Harder

Aufgrund der veränderten Familienstrukturen hat sich auch das Verhalten der Frauen im Wochenbett verändert. Heute existiert die versorgende Struktur der Großfamilie nicht mehr. Wenn das Baby geboren wird, können sich manche Väter noch nicht einmal Urlaub nehmen, und Großmütter, Schwestern und Schwägerinnen sind oft selbst berufstätig oder wohnen an einem anderen Ort. Die Frauen versuchen, ihrem Bedürfnis nach Versorgung nachzugehen und dieser Wunsch führt sie – gerade für das Wochenbett – in die Klinik. Die Erfahrung zeigt, dass besonders Erstgebärende nach der Geburt einige Tage im Krankenhaus bleiben möchten, da sie befürchten, den neuen Anforderungen mit Kind, Stillen, Wickeln und Haushalt nicht gewachsen zu sein. Meist stellen sich diese Ängste als unbegründet heraus und viele Frauen, die die Klinikerfahrung beim ersten Kind machten, wählten bei weiteren Kindern eine ambulante Geburt mit Hebammen-Betreuung zu Hause. **Nach einer ambulanten Geburt** steht den Frauen außerdem eine **Haushaltshilfe** zu, die bei der zuständigen Krankenkasse mittels Formblatt beantragt werden kann. Hebammen dürfen die Notwendigkeit für die ersten sechs Tage attestieren, für eine darüber hinausgehende Hilfe braucht es eine Bescheinigung des behandelnden Arztes. Am besten übernimmt die „beste Freundin", eine vertraute Person, die Hilfe im Haushalt, oder die Eltern wenden sich an eine örtliche Sozialstation, welche diese Aufgaben abdeckt.

Zu Hause kann sich das neue Familienleben sofort entwickeln. Ungestört durch die Krankenhausroutine entwickelt sich ein Tagesablauf, der vom Baby und den Eltern bestimmt wird. Die Bilder zarter Innigkeit und staunender Neugierde, wenn sich die gesamte Familie in den ersten Tagen am Elternbett versammelt, sind anrührend und beeindruckend.

14.1 Aufgaben bei einem Hausbesuch

Bei einem häuslichen Wochenbettbesuch steht die **individuelle Betreuung** im Vordergrund. Es gibt einige Punkte, die anhand einer Checkliste abzuklären sind, jedoch richtet sich die **Reihenfolge** ganz nach den Bedürfnissen der Frau und des Kindes. Schläft das Kind beispielsweise, so werden erst die Belange der Frau geklärt und ihre Fragen beantwortet. Meist ist dann das Kind bereits von selbst aufgewacht und braucht nicht geweckt zu werden. Weint das Baby hingegen, so sind die ersten Themen das Stillen, die Anlegetechnik sowie Hilfen durch die Hebamme.

Die Parameter, die abgefragt werden, sind denen in der Klinik sehr ähnlich, jedoch werden sie nicht so strikt gehandhabt. Eine Frau, die ihr drittes Kind geboren, zwei weitere zu versorgen hat und mir bereits mit dem Neugeborenen auf dem Arm die Tür öffnet, wird wahrscheinlich keine Kreislaufprobleme haben.

Bedürfnisse der Mutter

Viele Frauen haben ein ausgesprochenes **Redebedürfnis**, sie sind sehr unsicher in den ersten Tagen und suchen die Bestätigung durch eine Fachperson, die ihre Ängste ernst nimmt.

> Daher sollte die Betreuung einer Frau vor allem nach dem Dringlichkeitsprinzip erfolgen: Das, was für die Frau im Augenblick die größte Wichtigkeit hat, steht beim Wochenbettbesuch an erster Stelle.

Tab. 14.1 Tägliche Checkliste beim Wochenbettbesuch:

Mutter	Kind
• Allgemeinbefinden, bei Bedarf Vitalzeichenkontrolle	• Ausscheidungen des Kindes (Farbe, Konsistenz und Regelmäßigkeit)
• Brust, Brustwarzen, Stillen, Anlegetechnik und -häufigkeit	• Nabelabheilung
• Uterusstand und Lochien	• Gewichtskontrollen in regelmäßigen Abständen
• Stuhlgang und Miktion	• Hautfarbe und -beschaffenheit
• Abheilung der Geburtsverletzungen	• Ggf. Bilirubinwert
• Psychische Verfassung	• Wach- und Schlafverhalten

Besondere Bedeutung hat auch die Begleitung der **Veränderungen im Tagesablauf** einer Familie, die die Geburt eines Kindes mit sich bringt. Nichts geht mehr seinen gewohnten Gang, vieles muss umorganisiert und neu strukturiert werden. Zu dieser enormen Familiendynamik stoßen die Notwendigkeiten des Alltages wie Kind versorgen, Haushalt führen, Essen kochen, putzen und vieles mehr.

Nicht zu unterschätzen ist auch der labile psychische Zustand einer Wöchnerin. Viele Frauen haben mit der neuen Situation enorme Schwierigkeiten.

Beurteilung des Neugeborenen

Die Hebamme kann sich selbst einen guten Eindruck von dem Kind machen, wenn sie es beim Gespräch mit der Frau auf dem Schoß hat oder beispielsweise das Wickeln übernimmt, wenn es gerade nötig ist. Frauen schätzen es, „geübten Händen" zuzuschauen und sich Hilfen und Handgriffe von der Hebamme anzueignen.

In den ersten fünf Tagen ist beim Kind zunächst nur ein **Gewichtsverlust** zu erwarten, daher werden Babys zu Hause meist erst ab dem fünften Tag post partum gewogen, um ein Ausgangsgewicht für die jetzt einsetzende Gewichtszunahme zu haben.

Auffällige, insbesondere ikterische Kinder werden ab dem dritten Tag häufiger gewogen, da ein schlechtes Trinkverhalten auch ein Indiz für hohe Bilirubinwerte sein kann.

Ein **Neugeborenenikterus** kann zu Hause nur mit dem Auge eingeschätzt werden (s. S. 253, Hyperbilirubinämie), es gibt jedoch drei Kriterien, die dabei helfen, Blutkontrollen dann anzuordnen, wenn sie nötig sind:

1. Trinkverhalten: Ist das Kind schläfrig an der Brust? Muss es zum Saugen stimuliert werden?
2. Schlafverhalten: Ist das Baby lethargisch und kann kaum geweckt werden? Schläft es öfter 6–8 Stunden durch?
3. Ausscheidung: Hat das Baby wenig und selten Stuhlgang? Wird die Windel kaum richtig nass?

Wenn bei einer gelben Hautfärbung des Kindes mehrere dieser Fragen bejaht werden, sollten die Eltern zur Blutbestimmung des Bilirubinwertes zum Kinderarzt oder in die Ambulanz einer Kinderklinik geschickt werden.

Als nützlich hat sich erwiesen, das Kind von Anfang an täglich für eine Stunde dem Vater auf einen Spaziergang mitzugeben, da auf diese Weise das Bilirubin wesentlich effektiver abgebaut wird als durch „Lichtbäder" hinter dem Fensterglas. Der positive Nebeneffekt des Spaziergangs: Die Mutter hat täglich etwas Zeit für sich, während der Vater Zeit mit seinem Baby alleine verbringt und sich in seine neue Rolle einfinden kann.

Nabelpflege, Körperpflege und viele andere Themen zum Umgang mit dem Neugeborenen werden in Kapitel 15 (S. 222) behandelt.

14.2 Wochenbettbetreuung nach ambulanter Geburt oder Hausgeburt

Wochenbettbesuche verlaufen, bis auf wenige Ausnahmen, nach einem vorgegebenen ähnlichen Zeitplan. Daher sind die wichtigsten Fakten jeweils den Wochenbetttagen zugeordnet, so dass bei Fragen direkt unter dem entsprechenden Tag gesucht werden kann.

Nach einer ambulanten Geburt kann die Hebamme ohne Begründung in den Anfangstagen zwei Besuche durchführen und abrechnen. Dies gibt den jungen Eltern viel Sicherheit und es muss nicht zu viel bei einem Besuch besprochen und gezeigt werden. Leider lassen der Zeitplan einer freiberuflichen Hebamme, sowie längere Anfahrtszeiten diese Doppelbesuche oft scheitern. Und so werden viele Familien nur dann zweimal täglich besucht, wenn akute Probleme bestehen.

Tag 1

Viele Frauen haben das Bedürfnis, über die Geburt zu sprechen und möchten für sich bestimmte Abläufe klären. Alles ist noch sehr frisch und braucht Zeit, um verarbeitet zu werden. Selten stehen medizinische Probleme im Vordergrund, in der Regel geht es um generelle Fragen über das Stillen, ob das Baby satt wird, um die Temperaturkonstanthaltung des Kindes (s. S. 236) und nicht zuletzt stehen die Freude und Erleichterung darüber, dass die Geburt gut überstanden ist im Mittelpunkt.

Die Stärke der Blutung und der Fundusstand sind in jedem Falle kontrollbedürftig, auch sollte sich die Hebamme gemeinsam mit der Frau die Vulva und eine eventuell vorhandene Naht ansehen. Eine Aufklärung über das mögliche **Auftreten von Koageln nach längerem Liegen** ist wichtig, um Beunruhigung und Unsicherheit zu vermeiden.

Tag 2

Im Anschluss an die generelle Frage nach der verbrachten Nacht, gilt die Aufmerksamkeit besonders der Brust, der Ausscheidung des Kindes und dem Stillverhalten. Kinder, die früh ikterisch werden, können jetzt schon eine deutliche Gelbfärbung der Haut zeigen, die der Beobachtung bedarf (s. S. 253).

Tag 3

> Tag des Milcheinschusses: die Brust hat Priorität vor allen anderen Fragen.

Viele Frauen klagen über wunde Brustwarzen und schmerzhaft geschwollene Brüste. Bewährt gegen wunde Warzen haben sich eigene Muttermilch, viel Luft und die richtige Anlegetechnik, die noch einmal mit der Frau besprochen werden sollte. Knotige, pralle Brüste können nach dem Auflegen warmer Waschlappen oder der Anwendung von Rotlicht ausgestri-

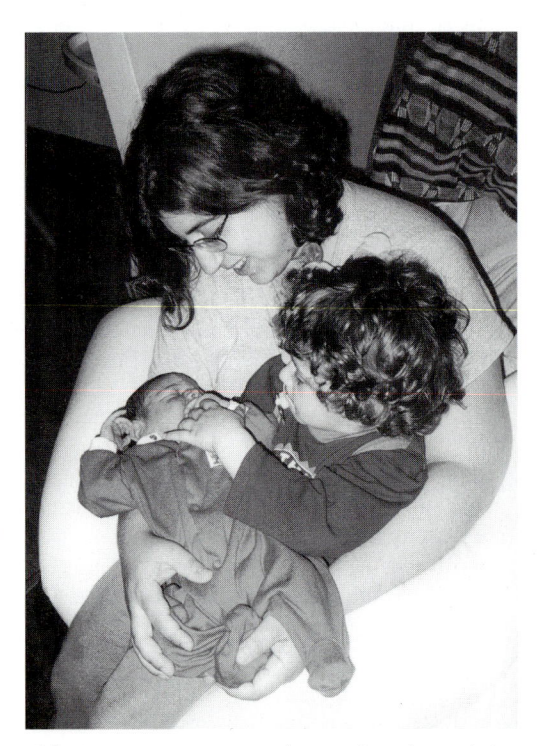

Abb. 14.1 In Mamas Arm lernt Xalen, der auch bei der Geburt dabei war, seinen neugeborenen Bruder Jaron näher kennen.

chen und anschließend gekühlt werden. Wichtig ist die **Hilfe zur Selbsthilfe**. Die Frau muss sich auch nach dem Besuch der Hebamme zu helfen wissen und mit der Anleitung zurechtkommen.

Hilfsmittel und Tipps für die **Brustpflege** gibt es wahrscheinlich so viele, wie es Hebammen gibt, sie sollten aber stets aktuelle Erkenntnisse berücksichtigen. An dieser Stelle sei auf Kapitel 6 „Besondere Stillsituationen und Stillberatung" verwiesen, in dem dieses Thema ausführlich behandelt wird.

Im Zusammenhang mit schmerzenden Brüsten steht oft auch der so genannte **„Heul-Tag"** oder „Baby-Blues". Das Bewusstwerden über die neue Situation als Mutter, erste Anfangsschwierigkeiten und überschießende Milchbrüste führen bei vielen Frauen zu Tränen und einer häufig nicht erklärbaren Traurigkeit. Verantwortlich sind vor allem die Hormonumstellung im Wochenbett (s. S. 24) und die zuweilen überwältigend erscheinenden Anforderungen an die junge Mutter. Die Emotionen schlagen hohe Wellen und bedürfen eines **verständnisvollen Gespräches**, um zumindest jene Fakten zu klären, für die Abhilfe geschaffen werden kann. Die Frau braucht Verständnis für ihre Situation und ihre Ängste, um mit ihrem depressiven Gefühl (s. S. 182) fertig zu werden. Auch die Verunsicherung des Vaters bezüglich der Sensibilität und Emotionalität seiner Frau kann die Hebamme in einem kurzen Gespräch unter vier Augen an der Eingangstür beim Verlassen der Wohnung auffangen.

Tag 4

Tägliche Kontrollen und Fragen anhand der Checkliste klären. Weiterhin ist die Brust und das Stillen ein großes Thema und nimmt beim Besuch viel Zeit in Anspruch. Bei verunsichernder Emotionalität oder bei depressiven Störungen ist ein weiteres, bestärkendes Gespräch hilfreich.

Heute sollte Blut für das **Neugeborenen-Screening** (Guthrie-Test) abgenommen werden (Kind älter als 48 bzw. 72 Std., s. S. 254). Das warme **Bad** zur besseren Durchblutung der Füße ist ein Spaß für die ganze Familie (Abb. 14.2).

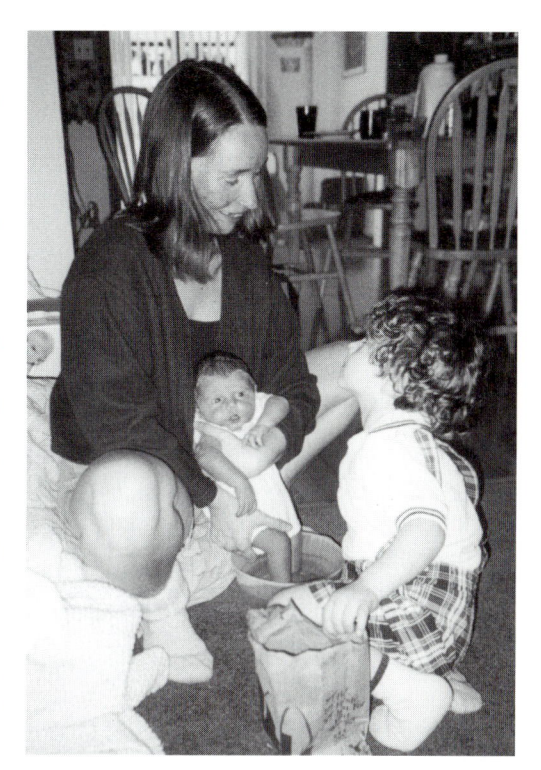

Abb. 14.2 Interessiert beobachtet Xalen das warme Fußbad für Jaron vor der Blutentnahme für den Guthrie-Test.

Tag 5

Die **zweite Vorsorgeuntersuchung** (U2) wird zwischen dem 3.–10. Lebenstag vom Pädiater durchgeführt. Manche Kinderärzte kommen für diesen Besuch auch nach Hause, was für die Eltern eine große Erleichterung bedeutet. Andernfalls kann der Vater auch allein mit dem Baby in die Kinderarztpraxis fahren, wenn die Frau lieber im Bett bleiben möchte. Vor der U2 besprechen viele Hebammen die Rachitis- und Kariesprophylaxe mit den Eltern (s. S. 256), damit sie beim Pädiater gut informiert entscheiden können, welche Prophylaxe sie geben möchten.

Eine **Gewichtskontrolle** sollte erfolgen, um auszuschließen, dass das Kind über das Normalmaß abgenommen hat (s. S. 114). Es beruhigt ängstliche Eltern, zu wissen, dass ihr Kind genug zu trinken bekommt und das Gewicht eine ansteigende Tendenz aufweist.

Tag 6

Zu diesem Zeitpunkt lässt sich meist eine **deutliche Veränderung im Verhalten der Eltern** feststellen: Sie werden allmählich sicherer im Umgang mit dem Kind, die Fragen nehmen ab, denn sie lernen ihr Kind kennen und wissen Mimik und Gestik besser zu deuten, um auf seine Bedürfnisse einzugehen.

Lochialfarbe und -menge verändern sich, die Rückbildung des Uterus macht große Fortschritte und die Geburtsverletzungen befinden sich meist in einem guten Abheilungsprozess.

Leichte Körperübungen können heute mit der Frau probiert werden (s. S. 44, Wochenbettgymnastik), denn einige Wöchnerinnen empfinden jetzt die gezielten Bewegungen mit ruhiger Atmung als sehr angenehm. Ist es der Frau zu anstrengend, kann sie die Übungen in 1–2 Wochen erneut probieren. Mit dem Beginn der regulären Wochenbettgymnastik einschließlich anstrengender Beckenbodenübungen sollte mindestens 4 Wochen gewartet werden (s. u.).

Eine tägliche **Gewichtskontrolle** des Kindes ist nicht nötig, besser ist es die Gewichtsentwicklung in 3–4 Tagesabständen zu beobachten, denn Kinder entwickeln sich in Wachstumsschüben, ein lineares Wachstum findet nicht statt. Daher ist nicht täglich mit einer Zunahme zu rechnen, und es verunsichert viele Eltern nur, wenn über 1–2 Tage das Gewicht gleich bleibt. Wiegen sollte nach Bedarf vorgenommen werden. Bei Zweifeln über die Milchmenge, bei ikterischen sowie auffällig lethargischen Kindern, bei denen möglicherweise eine Erkrankung vorliegen könnte, ist jedoch Wiegen alle 1–2 Tage angezeigt.

Tag 7

Das Kind wird deutlich wacher, es wird lebhafter, nimmt am Alltagsgeschehen der Familie teil. Lichtquellen und farbige Objekte werden intensiv in Augenschein genommen und die Eltern freuen sich über die neuen Entwicklungen, die sie an ihrem Sprössling entdecken können. Das Stillen hat inzwischen einen Rhythmus gefunden, nicht unbedingt zeitlich, aber so, dass Mutter und Kind im Einklang stehen.

Mit den freiwerdenden Kapazitäten kommen neue Themen, beispielsweise das Baden. Ein **Badetermin**, der meist mehr Zeit in Anspruch nimmt, ist hilfreich, um den Eltern mit Rat und Tat zur Seite zu stehen. Dabei zählt wieder die Hilfe zur Selbsthilfe: Die Hebamme sollte sich in einer „Stand-by" Funktion verstehen, d. h. sie ist anwesend, lässt aber die Eltern das Kind baden und unterstützt, wo Hilfe nötig wird (Abb. 14.3).

Es kann sich ein Gespräch über den Umgang und die **Pflege des Neugeborenen** anschließen. Nasen- und Ohrenpflege, das Schneiden der Nägel und die Pflege trockener Haut sowie

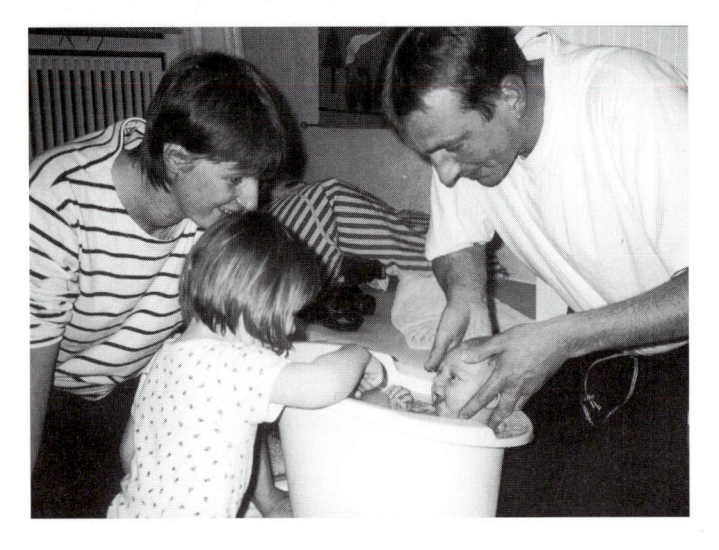

Abb. 14.3 Swantje genießt das erste Bad ihres Lebens unter den staunenden Blicken ihrer Eltern und der großen Schwester Paulina.

des Windelbereiches sind häufige Themen (s. S. 222–232). Eine kleine Anleitung zur Babymassage und zum liebevollen Verwöhnen auf dem Wickeltisch wird von vielen Eltern dankbar angenommen.

Tag 8 bis 10

Die letzten Tage mit täglichem Hebammenbesuch schließen das frühe Wochenbett ab. Sie sollten zur **Klärung noch offener Fragen** genutzt werden. In vielen Fällen ist die Rückbildung des Uterus nahezu abgeschlossen (s. S. 51), die Milchproduktion hat sich eingespielt und der Damm schmerzt nicht mehr so sehr (s. S. 60).
Beim Kind empfiehlt sich eine nochmalige Kontrolle des Gewichtes vorzunehmen.

Tag 11 bis 56

Nach der Revision der Hebammenhilfe-Gebührenverordnung vom 1.7.1999 können im Zeitraum zwischen dem elften Tag bis zum Ablauf von acht Wochen nach der Geburt **insgesamt bis zu 16 Besuche oder Beratungen** durchgeführt und berechnet werden. Dies ist zu begrüßen, denn viele Fragen ergeben sich erst im Umgang und im alltäglichen Leben mit dem Neugeborenen. Dafür benötigt die Hebamme jetzt kein ärztliches Attest mehr, sondern sie und die Frau erklären den Bedarf für weitere Besuche im angegebenen Rahmen, solange sie nötig sind.
Eine **„Frage-Liste"**, die die Wöchnerin während der Abwesenheitstage der Hebamme anlegt, erleichtert das Erinnern von Fragen. Beim nächsten Hausbesuch können diese Themen gemeinsam geklärt werden. Zum Ende der Wochenbettzeit wird die Frau über den möglichen Besuch einer Rückbildungsgymnastik-, Babymassage- und PEKiP-Gruppe informiert (s. S. 263).
Nach Ablauf der acht Wochen sind Besuche nur auf ärztliche Anordnung möglich, z. B. nach pathologischem Wochenbettverlauf, Stillproblemen oder wenn das Baby in der Kinderklinik war. Es ist für die Frauen jedoch eine große Beruhigung zu wissen, dass sie ihre Hebamme auch weiterhin in Anspruch nehmen können, wenn sich Probleme ergeben.

> Nach der achten Woche p.p. bis zum Ende der Stillzeit sind zwei telefonische Beratungen und zwei Hausbesuche zum Zweck der Stillberatung möglich und berechnungsfähig (Stand 2002). Es empfiehlt sich, die Frau beim letzten Wochenbettbesuch auf diese Möglichkeit hinzuweisen.

Die jeweils aktuelle Fassung der Hebammenhilfe-Gebührenverordnung ist bei den Berufsverbänden zu beziehen (Adressen s. u.).

Wöchnerinnen- und Rückbildungsgymnastik

Meine Empfehlung an Frauen lautet, mit der intensiveren Rückbildungsgymnastik wenigstens 4 Wochen zu warten, denn die brauchen die Muskeln um abzuheilen. Es erleichtert Frauen, wenn sie vom „Muss" der Gymnastik in der ersten Zeit freigesprochen werden, die sie aufgrund der Umstände doch nur halbherzig durchführen würden: die Binden stören und verrutschen, der Damm schmerzt bei Anspannung, das Baby weint, die Mutter ist angestrengt, hat ein Schlafdefizit, und frühe Gymnastik begünstigt Schonhaltungen, da jede Frau Schmerzen befürchtet, wenn eine Übung kraftvoll durchgeführt wird.

14.3 Wochenbettbetreuung nach stationärem Klinikaufenthalt

Die durchschnittliche stationäre Verweildauer von Mutter und Kind nach der Geburt beträgt 2–4 Tage. Viele Frauen bleiben in der Klinik, weil sie sich dort versorgt fühlen, weil sie Ansprechpersonen haben und es ihrem Sicherheitsgefühl entspricht, in einer Institution untergebracht zu sein. Dass diese Sicherheit oft trügerisch ist, zeigen viele Betreuungen nach einem stationären Aufenthalt. Die jungen Mütter sind unsicher, wissen oft nicht, was zu tun ist, folgen auch zu Hause noch immer einer häufig fragwürdigen Krankenhausroutine (z.B. Sterilium® am Wickeltisch!) und trauen ihren eigenen Instinkten nicht.

Der Vorteil einer einzigen Bezugsperson, nämlich der Hebamme, wird in diesen Fällen besonders deutlich. Schon nach 2–3 Tagen zu Hause haben sich die Eltern arrangiert, sie vertrauen auf ihre eigene Einschätzung und gestatten sich ein eigenes Urteil. Ängste im Umgang mit dem Baby können so abgebaut werden.

Es erfordert ein enormes Potenzial von Seiten der Hebamme, bereits festgefahrene „Muss-so-sein-Regeln" aufzulösen und die Verwirrung, die die Tipps vieler verschiedener Krankenschwestern, Hebammen und Ärzte auslösten nach und nach zu klären.

Obwohl in den meisten Fällen jede dieser Hilfen des Klinikpersonals fachlich korrekt und unterstützend gemeint ist, kann die Vielfalt der Personen und deren Meinung mehr Chaos verursachen, als helfen. Interessant ist, dass die durchschnittliche Anzahl der Besuche im Wochenbett nach einem stationären Aufenthalt kaum geringer (manchmal sogar größer) ist, als nach einer ambulanten Geburt.

Die Betreuung einer Wöchnerin nach einem stationären Aufenthalt in der Klinik gestaltet sich ansonsten wie die nach einer ambulanten Geburt. Es braucht ein feines Ohr und Sensibilität, um die Frauen bei der Suche nach ihrem Weg zu unterstützen. Denn auch die Meinung der Hebamme zu Hause kann nicht ultimativ sein, sondern nur eine aus der Vielfalt von möglichen anderen.

> Das oberste Ziel sollte es sein, junge Eltern in ihrer neuen Rolle zu begleiten und zu unterstützen, *ihren persönlichen Weg* zu finden, nicht ihnen starre Regeln zu geben.

14.4 Dokumentation der häuslichen Betreuung

Auch bei der Betreuung zu Hause spielt die Dokumentation eine wichtige Rolle, gemäß dem Satz: „Was nicht dokumentiert ist, wurde nicht durchgeführt!" Jede Tätigkeit bei der Wöchnerin sollte von der Hebamme vermerkt werden: welche Fragen und Probleme es gab, welche Hilfestellung sie gegeben hat, und die Parameter der Checkliste.

Es ist ebenfalls notwendig, **telefonische Beratungen** und deren Inhalt mit einem kurzen Stichwort zu beschreiben und zu vermerken, falls Krankenkassen Nachfragen haben. Die Dokumentation wird zusammen mit dem Laborbefund des Guthrie-Tests und der Rechnung abgeheftet.

Formulare für die Dokumentation sind über verschiedene Verlage zu beziehen oder in Computer-Abrechnungsprogrammen integriert. Jede Hebamme wird ihren Bedürfnissen entsprechend eines davon wählen. Auf Seite 218 ist ein Musterbogen für die Dokumentation der Wochenbettbetreuung abgebildet. Seite 217 zeigt die Vorderseite des Bogens, hier können abrechnungsrelevante Daten, Besonderheiten der Schwangerschaft, Termine vorgeburtliche Kontakte und Informationen zur Geburt dokumentiert werden.

Dokumentation Schwangerschafts- und Wochenbettbetreuung

Copyright Harder 2001

Frau _____ Beruf _____ geb. am _____

Wohnort _____ Straße _____

Telefon _____ Krankenkassen Nr. _____ Vers. Nr. _____

Krankenkasse _____ Status _____ gültig _____

Partner/Hauptversicherter _____ Entfernungs Km _____

Gynäkologe _____ Kinderarzt _____

Errechn. Termin _____ Letzte Regel _____ G / P _____ Blutgruppe _____

Besonderheiten / Geburtsort / Wünsche _____

_____

_____

Beratung der Schwangeren am / wegen

_____ _____ _____ _____

_____ _____ _____ _____

_____ _____ _____ _____

_____ _____ _____ _____

Vorsorge am _____ um _____ Befund _____

Vorsorge am _____ um _____ Befund _____

Vorsorge am _____ um _____ Befund _____

Vorsorge am _____ um _____ Befund _____

Hilfe Schw.Besch. am _____ von _____ bis _____ Grund _____

Hilfe Schw.Besch. am _____ von _____ bis _____ Grund _____

Hilfe Schw.Besch. am _____ von _____ bis _____ Grund _____

Hilfe Schw.Besch. am _____ von _____ bis _____ Grund _____

Hilfe Schw.Besch. am _____ von _____ bis _____ Grund _____

Material. Auslagen _____

Geburtstag _____ Ort _____ Entlassungsdatum _____ Anti-D Proph. am _____

Geburtsverlauf, -modus / Damm _____

_____

Besonderheiten Kind _____

© U. Harder, Wochenbettbetreuung, Hippokrates Verlag 2003

Wochenbettverlauf

Name _____ Geburtsgewicht _____ Screening am _____ von Heb/Päd _____ U2 am _____ Vit. D / Fluor ab _____

Datum							
Tag p.p.							

Mutter

	Datum		Datum		Datum		Datum
T / Puls / RR							
Mammae							
Fundus							
Lochien							
Stuhl / Urin							
Damm							
Verschreibung							

Kind

							Datum
Stillfrequenz							
Zufüttern							
Gewicht							
Erbrechen							
Stuhl / Urin							
Nabel							
Haut / Bilir.							
Beratung / Besonderes							
Material							

Beratungsthemen

1. Rückbildungsvorgänge erklären
2. Stillberatung / Brustpflege
3. Getränke, Ernährung in der Stillzeit
4. Wickeln / Neugeborenenpflege
5. Neugeborenengelbsucht
6. Screening, gelbes Kinderheft
7. Rachitis-, Kariesprophylaxe
8. Kindliche Unruhe / Weinen / Tragehilfen
9. Schnuller und Babytees
10. Gewichtszunahme / Säuglingsernährung
11. Dammarbeit und Beckenboden
12. Wochenbettgymnastik
13. Familienplanung / Antikonzeption
14. weitere Hebammenhilfe / Mutter-Kind-Kurse

© U. Harder, Wochenbettbetreuung, Hippokrates Verlag 2003

14.5 Organisation der freiberuflichen Wochenbettbetreuung

Zum Einstieg in die Selbständigkeit haben beide deutschen **Berufsverbände** (BDH und BfHD) **Informationspakete** herausgegeben, mit deren Hilfe sich Hebammen informieren können, welche Schritte für den Weg in die Freiberuflichkeit zu tun sind.
Eine gute Informationsquelle sind auch zwei von Hebammen verfasste Handbücher. *Pia Dittrich:* Freie Hebamme. Ein Wegweiser in die Selbständigkeit. Verlag Hans Huber 2001. *Bettina Salis:* Ratgeber für den Einstieg in die Freiberuflichkeit. Hippokrates 2001. Die Hebammenberufsverbände sind Ansprechpartner für viele Themen der Freiberuflichkeit, z.B. ist die aktuelle Hebammengebührenverordnung hier erhältlich.

Bund Deutscher Hebammen
Gartenstraße 26
76133 Karlsruhe
www.BDH.de

Bund freiberuflicher Hebammen Deutschlands
Kasseler Str. 1A
60486 Frankfurt
www.BfHD.de

Österreichisches Hebammengremium
Postfach 584
A – 1061 Wien
www.hebammen.at

Schweizerischer Hebammenverband
Flurstr. 26
CH – 3000 Bern 22
www.hebamme.ch

Anmeldung, Kontaktaufnahme, Werbung

- **Behördliche Anmeldung:** Für die freiberufliche Hebammentätigkeit wird heute nicht mehr die Zulassung des Gesundheitsamtes benötigt, jedoch muss jede Hebamme ihre freiberufliche Praxis unter Vorlage ihrer Erlaubnis zur Führung der Berufsbezeichnung beim **örtlichen Gesundheitsamt** schriftlich anmelden.
- **Sich vorstellen:** Nützlich für die Bekanntmachung einer neuen Hebammenpraxis ist die Vorstellung bei den **örtlichen Krankenkassen** und der Kontakt zu z.B. **Kliniken, Gynäkologen und Kinderärzten** der Umgebung mittels eines Briefes oder Faltblattes, in dem die Hebammenangebote beschrieben und um Aushang oder Auslage in der Praxis gebeten wird.
- **Aufnahme in Adressenlisten:** Eine Eintragung in der **Hebammenliste** der Umgebung und in den **Gelben Seiten** (kostenlos) ist unbedingt zu empfehlen. Ebenso die Anmeldung in einer der Internet-Hebammen-Suchdienste (z.B. www.hebammensuche.de).
- **Die beste Werbung** jedoch ist die „Mund-zu-Mund-Propaganda" der betreuten Frauen. Etwa ein Jahr muss sich die neue Kollegin Zeit geben, bis die Praxis gut eingeführt ist.
- **Die Kontaktaufnahme** mit bereits freiberuflich arbeitenden **Kolleginnen** in der Region ist sehr empfehlenswert und sollte vor oder sehr bald nach Öffnung der Praxis geschehen. Jede Hebamme braucht zuweilen Vertretungen für Urlaub oder Krankheitstage und dann ist es gut, sich bereits vorher kennengelernt zu haben. Außerdem ist eine Absprache über freie Kapazitäten einer Praxis für Kurse und Wochenbettbetreuungen möglich. Bereits „ausgebuchte" Kolleginnen können anfragende Frauen an Kolleginnen weiterleiten, die noch freie Plätze haben. Frauen schätzen eine Weiterempfehlung, wenn man sie nicht selbst annehmen kann.

Versicherungen

- **Renten-Versicherung:** Eine freiberufliche Hebamme ist bis dato bei der BfA (Bundesversicherungsanstalt für Angestellte) in Berlin renten-pflichtversichert, d.h. sie muss sich dort anmelden. In den ersten drei Jahren ihrer Freiberuflichkeit zahlt die Hebamme nur 50 % des Regelbetrages (monatlich ca. 300 Euro), dann erst ist der volle Beitrag zur Rentenversicherung zu entrichten.
Adresse: BfA, 10704 Berlin,
Internet: www.BfA-berlin.de

Der Abschluss einer privaten Rentenversicherung ist freiwillig, bei den zu erwartenden Rentensätzen jedoch sicherlich zu empfehlen, sobald sich die Finanzen etwas eingespielt haben.

- **Haftpflichtversicherung:** Jede freiberufliche Hebamme benötigt eine Berufs- und Privathaftpflicht- Versicherung. Über die Berufsverbände gibt es Angebote für einen Gruppenhaftpflichtvertrag. Sich außerhalb der Gruppenverträge der Berufsverbände zu versichern, ist schwierig, meist nehmen Versicherungen keine Einzelpersonen mit derart hohem Risiko.
- **Krankenversicherung:** Im Krankheitsfall benötigt die freiberufliche Hebamme eine Absicherung durch eine Krankenkasse. Dabei steht es jeder Kollegin frei, ob sie sich gesetzlich oder privat versichern möchte. Unbedingt empfehlenswert ist der Abschluss einer Krankentagegeldversicherung, die bei längerer Krankheitsdauer tägliche Zahlungen an die Hebamme leistet.
- **Berufsgenossenschaft:** Ebenfalls verpflichtend ist die Mitgliedschaft in der Berufsgenossenschaft für Gesundheitsdienst und Wohlfahrtspflege (BGW) in Hamburg. Sie sichert die Hebamme bei Arbeitsunfällen und Berufskrankheiten ab. Es empfiehlt sich, das Angebot der BGW zur Erhöhung der Pflichtversicherungssumme anzunehmen, da dies eine kostengünstige Absicherung für den Fall der Berufsunfähigkeit darstellt.
Adresse: BGW, Pappelallee 35/37, 22089 Hamburg

Institutionskennzeichen (IK)

Ein Institutionskennzeichen wird auf Antrag an jeden Anbieter im Gesundheitswesen vergeben und bundesweit an die Krankenkassen weitergeleitet. Es beinhaltet Namen, Anschrift und Bankverbindung der Hebamme und erleichtert so den Krankenkassen die Abrechnung. Mit dem Institutionskennzeichen soll die Bearbeitungszeit (große Abrechnungszentralen können manchmal sehr lange brauchen!) für Rechnungen verkürzt werden und Überweisungen an die Hebamme rascher erfolgen. Das IK kann beantragt werden bei: Sammel- und Verteilerstelle Institutionskennzeichen (SIV), Alte Heerstraße 111, 53757 St. Augustin, Telefon: 02241 – 23101.

Steuern

Eine gute Steuerberatung ist in der Freiberuflichkeit unerlässlich, da nur Steuerberater sich in den Feinheiten des Steuerdschungels auskennen. Welche Posten von der Steuer abgesetzt werden können, wissen viele Kolleginnen nicht. Von Geburtshäusern und den Hebammenverbänden werden regelmäßig Steuerseminare angeboten. Sie bieten einen guten Einblick in dieses Gebiet.

Computer als Arbeitshilfe

Wer als Hebamme ausschließlich freiberuflich arbeitet, wird den Gebrauch eines Computers sehr zu schätzen wissen, denn Abrechnungsprogramme sind außerordentlich hilfreich. Selbst für absolute Computerlaien sind sie verständlich und sparen durch Speicherung der Krankenkassenadressen, Wegegelder und Wöchnerinnendaten viel Zeit beim Schreiben der Rechnungen. Etliche Programme beinhalten außerdem noch Buchhaltungsprogramme, die die Kosten für den Steuerberater senken, da die Buchhaltung selbständig durchgeführt werden kann.

Zusammenarbeit mit Apotheken

Die Zusammenarbeit mit einer Apotheke des Vertrauens bietet viele Vorteile. Hebammen erhalten aufgrund ihres Hebammenausweises Zugang zu bestimmten Medikamenten (z. B. Oxytocin), die für Wochenbettbesuche manchmal unerlässlich sind. Je nach Absprache kann man auch günstigere Preise mit der Apotheke aushandeln, wenn regelmäßig größere Mengen an Material und Medikamenten abgenommen werden. Viele Apotheker haben dafür ein offenes Ohr. In der Apotheke bietet sich natürlich auch die Möglichkeit, Ankündigungen und Faltblätter zum Angebot der Hebamme auszulegen. Einige Krankenkassen zahlen bei ambulanten Geburten eine **Pauschale für den Wochenbettbedarf**. In diesem Rahmen kann die Apotheke nach den Wünschen der Hebamme eine Wochenbettpackung zusammenstellen. War die Frau einige Tage stationär, vermindert sich in einigen Bundesländern die Höhe des Betrages für ein solches Paket. Einzelheiten zu den Pauschalen sind beim Hebammen-Landesverband zu erfragen und mit den jeweiligen Kassen und der Apotheke vor Ort zu klären.

> **Vorschlag für den Inhalt einer Wochenbettpackung**
> - Wöchnerinnenbinden oder Vlieswindeln
> - Stilleinlagen und Pflegeprodukt für die Mamille
> - Nabelpflegeprodukte
> - Heil- und Pflegemittel für Sitzbäder nach Dammverletzungen

Alle weiteren Materialien (Handschuhe, Medikamente etc.), die nicht bei jeder Wöchnerin gebraucht werden, bringt die Hebamme besser einzeln mit.

Zusammenarbeit mit Labors

Für die Durchführung des Neugeborenen-Sreenings (Guthrie-Test) braucht eine Hebamme Kontakt zu einem zuverlässigen Screening-Labor, welches ihr die Ergebnisse rasch zusendet. Am besten befragt man Kolleginnen im Umkreis, mit wem sie erfolgreich arbeiten und fordert dort Informationen und Testkarten an.

Literatur

Dittrich, Pia: Freie Hebamme. Ein Wegweiser in die Selbstständigkeit. Verlag Hans Huber 2001
Salis, Bettina: Ratgeber für den Einstieg in die Freiberuflichkeit. Hippokrates 2001

15 Häufige Fragen der Eltern zum Neugeborenen und zur Säuglingspflege

Ulrike Harder

Die speziellen Bedürfnisse des Neugeborenen erfordern von den Eltern in der ersten Zeit nach der Geburt neue Verhaltensweisen und Fertigkeiten. Verständlich, dass sie viele Fragen zur Pflege und zum Umgang mit dem Kind an die Wochenbett-Betreuerinnen haben. Auch bei Störungen wie Neugeborenengelbsucht, verzögerte Nabelheilung, Blähungen und Soor erwarten die Eltern von der betreuenden Hebamme oder Kinderkrankenschwester Beratung, Aufklärung und eine entsprechende Behandlung.

Alle Fragen (auch banale) sind wichtig, sie müssen ernstgenommen werden und verdienen eine sachliche, informative Antwort. In diesem Kapitel werden typische Fragen zur normalen Neugeborenenbetreuung beantwortet. Wenn pathologische Störungen vorliegen, muss ein Pädiater hinzugezogen werden.

15.1 Körperpflege und Wundsein

? Wie wird der Windelbereich gereinigt?	S. 222
? Öltücher oder Feuchttücher?	S. 222
? Warum wird mein Baby wund?	S. 223
? Wie pflege ich den wunden Po?	S. 223
? Soll ich den Po trockenföhnen?	S. 224
? Ist die Windelsorte für den wunden Po verantwortlich?	S. 224
? Wann soll ich eine Zinkpaste verwenden?	S. 224
? Hat mein Kind Windel-Soor?	S. 225
? Wann und wie oft soll ich mein Kind baden?	S. 225
? In den Hautfalten ist die Haut eingerissen und gelblich belegt?	S. 226
? Warum hat mein Baby geschwollene Brüste?	S. 226
? Hat meine Tochter vaginalen Ausfluss?	S. 227
? Sind die hellroten Flecken in der Windel Blut?	S. 227
? Sind diese Pickel wirklich normal?	S. 227
? Wann verschwindet das Muttermal?	S. 228

? Wie wird der Windelbereich gereinigt?

Zum Reinigen des Babypopos eignet sich am besten **lauwarmes Wasser** und ein Waschlappen, der täglich gewechselt wird. Der Po muss anschließend, besonders in den Hautfalten, sorgfältig abgetrocknet werden, dazu eignet sich eine Stoffwindel. Vor dem Schließen der Windel wird evtl. noch etwas **Pflanzenöl** (s. u.) zur Hautpflege aufgetragen.

Die Erfahrung zeigt, dass die routinemäßige Anwendung von Babycremes nicht förderlicher ist als das Weglassen derselben. Eine ständig von einer dicken Cremeschicht bedeckte Haut kann keine Widerstandskräfte erlangen, sie wird empfindlich. Außerdem wird sie bei jedem Windelwechsel unnötig durch das kräftige Reiben beim Entfernen der anhaftenden Cremereste gereizt.

? Öltücher oder Feuchttücher?

Beide Tücher halte ich für nicht notwendig, sie sind oft stark parfümiert, zu teuer und belasten die Umwelt. Vorgefertigte Öltücher werden mit einem Gemisch aus Paraffinölen (Mineralölprodukte) getränkt und enthalten neben anderen Substanzen synthetische Riechstoffe, die von der Haut aufgenommen werden und ein allergenes Potenzial besitzen (Martinetz/Hartwig 1998). In Feuchttüchern befinden sich zusätzlich Konservierungsstoffe, reinigende Substanzen, Wasser und Emulgatoren.

Nachdem das Kind 9 Monate lang ausschließlich von Fruchtwasser umgeben war, sollte es in der ersten Zeit nur mit wenigen neuen Stoffen konfrontiert werden, das ist die einfachste **Allergieprophylaxe**. Ich empfehle den Eltern, die kleingedruckte Auflistung der Inhaltsstoffe zu lesen und dann zu entscheiden, ob sie die vielen, teilweise synthetischen Inhaltsstoffe zur Pflege ihres neugeborenen Babys wirklich für notwendig erachten. Auch sollten sie sich fragen, ob es sinnvoll ist, den typischen guten Eigengeruch ihres Kindes sofort mit synthetischen Parfümen oder dem Duftgemisch von ätherischen Ölen (z. B. Bio-Pflegeprodukte) zu überdecken.

Jedes **Speiseöl** aus der Küche (Sonnenblumen-, Olivenöl etc.) ist hautverträglicher als die von der Industrie angebotenen Ölmischungen, denn reine Pflanzenöle sind reich an ungesättigten Fettsäuren und nicht mit Duftstoffen oder Mineralölbeimengungen versetzt. Steht das Speiseöl in einer Flasche mit Pumpspender auf dem Wickeltisch (geeignet sind Seifenspenderflaschen aus der Drogerie), lässt sich ein Papiertuch rasch in ein Öltuch verwandeln.

❓ Warum wird mein Baby wund?

> **Feuchtigkeit** ist die Hauptursache für das Wundsein.

Eine feuchte, aufgeweichte Haut wird durchlässiger für Reizstoffe (aus Urin und Stuhl) und macht sie empfänglicher für einen Pilz- oder Bakterienbefall. Zusätzlich erhöhen der Druck und die Reibung durch die Windel die Wasser-Diffusion durch die Oberhaut, wodurch die Fähigkeit der Hautzellen, einen normalen Feuchtigkeitsgehalt aufrechtzuerhalten, beeinträchtigt wird. Auch große **Wärme** im Windelbereich begünstigt das Wundsein, denn je wärmer die Haut wird, um so höher steigt ihr Wassergehalt und um so empfindlicher wird sie (s. u. Ist die Windelsorte verantwortlich?).

Ausgeprägtes Wundsein im Bereich der Windelhose wird auch als **Windeldermatitis** (Windelausschlag) bezeichnet. Je nach Veranlagung neigen manche Kinder zum Wundsein, andere gar nicht.

❓ Wie pflege ich den wunden Po?

Bei stark geröteten Hautfalten, oder wenn um den After eine flammende Röte sichtbar wird, sollte der Po nicht mit Wasser, sondern vorsichtig mit **Öl und Watte** (ist schonender als ein Papiertuch) gereinigt werden, da Wasser die angegriffene Haut weiter aufweicht und ein Brennen an den wunden Stellen verursachen kann.

> Wichtigste Therapie bei Wundsein und Windelausschlag ist das **Trockenhalten** der betroffenen Haut, d. h. oft wickeln (2–3-stündlich) und das Kind immer für einige Minuten nackt strampeln lassen.

Halbstündige Luftbäder zeigen die beste und rascheste Wirkung: Das Kind wird bäuchlings, nur mit Hemd und Jäckchen bekleidet, in eine mit Gummiunterlage, Frotteehandtuch und Stoffwindel ausgelegte Tragetasche (Kinderwagenaufsatz, Wäschekorb) gelegt. Damit es warm genug ist, stellt man nun die Tasche entweder auf dem Wickeltisch unter die Wärmelampe oder bei gutem Wetter hinter die Fensterscheibe in den Sonnenschein. Etwa alle 5 Minuten sollte die Temperatur des Kindes durch Anfassen am Kopf und an den Füßen kontrolliert und ggf. die Position verändert oder eine nasse Unterlage gewechselt werden. Die Mutter kann förmlich zusehen, wie die Rötung nachlässt.

Das Benetzen der Haut mit Muttermilch (enthält pflegende Fette und Immunglobuline) zeigt auch gute Wirkung. Die Windel darf natürlich erst geschlossen werden, wenn die Milch angetrocknet ist.

Windeleinlagen: Zur besseren Belüftung und Abheilung der Haut dient eine Einlage aus Sei-

de, Heilwolle (Wollwatte) oder eine große Stilleinlage aus Wolle/Seide, die in die Windel gelegt wird.
Wundsalben: In den nächsten Tagen kann nach dem Luftbad eine fette, gut haftende Creme aufgetragen werden (z. B. Weleda-Calendula-Babycreme®, Kaufmanns Kindercreme®, Bepanthen-Salbe®). Bei Allergikerfamilien rate ich, statt Babycremes nur pures Schafwollfett (gereinigtes Lanolin, z. B. Purelan® bewährt bei der Brustwarzenpflege) zu verwenden, um eine erneute Reizung durch Urin- und Stuhlkontakt zu vermeiden.

❓ Soll ich den Po trockenföhnen?

Ein schwacher, warmer Luftstrom am Po wird von den meisten Kindern sehr genossen, leider sind sie bei der Verwendung eines Föhns starker Lärmbelästigung und erheblichem Elektrosmog ausgesetzt.
Das Föhnen darf nur in Bauchlage des Kindes erfolgen, denn in Rückenlage könnte ein unverhofft hoher Urinstrahl in das Gerät gelangen. In einem Fall explodierte das Gerät, die glühenden Heizspiralen fielen auf das Baby und verursachten erhebliche Verbrennungen (die Eltern haben die Hebamme verklagt), auch tödliche Stromschläge sind möglich. Die Eltern müssen über die **Risiken** gut aufgeklärt werden, ich empfehle das Föhnen nicht mehr.
Möchten die Eltern dennoch einen Föhn einsetzen, sollten sie nicht länger als 3–5 Minuten föhnen und einen Mindestabstand von 40–50 cm einhalten, da eine zu starke Wärmeentwicklung die zarte Babyhaut schädigen, ja sogar verbrennen kann. Am Besten legt die Mutter den eigenen Unterarm, mit der empfindlichen Innenseite nach oben, neben das Kind. Dann merkt sie selbst sofort, wenn es zu heiß wird.

❓ Ist die Windelsorte für den wunden Po verantwortlich?

Es kommt vor, dass **Höschenwindeln** durch ihre Inhaltsstoffe (z. B. Bleichmittelrückstände, Formaldehyd, Pflegelotionen) die Haut reizen und ein Windelausschlag (Rötung des gesamten Windelbereichs) auftritt. In diesem Fall empfehle ich den versuchsweisen Wechsel zu einer anderen Windelsorte (z. B. Moltex-Öko®), wenn das nicht hilft die Stoffwindel.
„**Heiße Höschen**": Die saugstarken Absorbergels in den Windeln können das Wundsein begünstigen, denn während sie Körperflüssigkeiten aufnehmen (absorbieren), erwärmen sie sich. Dies kann in einem Windelpaket mit gutem Beinabschluss zu Temperaturerhöhungen von mehreren Grad führen. Warme Haut nimmt mehr Wasser auf, dadurch wird sie empfindlicher und anfällig für Pilze und Bakterien, welche sich im warmen Milieu besonders gerne vermehren.
Eine kanadische Studie zeigte, dass Kinder in luftdichten Höschenwindeln 3-mal häufiger Windelsoor hatten und 8-mal häufiger wund waren als Kinder in Stoffwindeln (Bruder 1996). Bei häufigem Wundsein oder Soorbefall sollte der Wechsel zur Stoffwindel ernsthaft erwogen werden. Umfassende Informationen zu Windel-Möglichkeiten bietet das Taschenbuch von Claudia Bruder: Babys natürlich wickeln (Rowohlt 1996, € 6,60).

❓ Wann soll ich eine Zinkpaste verwenden?

Nur bei anhaltendem Wundsein über mehrere Tage oder wenn die Haut sehr angegriffen ist und nicht gelüftet werden kann (s. o.), kann eine Zinkpaste angezeigt sein. Sie besteht je nach Hersteller zu 10–30 % aus Zinkoxyd, dazu kommen Magnesiumstearat, weiße Vaseline, Lanolin, Paraffinöle, gelbes Wachs, Triglyceride, Talkum und Konservierungsmittel wie Phenol (Rote Liste 2001).
Zinkoxyd wirkt zwar entzündungshemmend und unterdrückt Hautausschläge, es ist aber auch ein Schwermetall, welches über die angegriffene Haut aufgenommen und im Körper gespeichert wird. Darum sollten Zinkpasten, wenn überhaupt, nur kurzfristig angewendet werden, wobei Wirkung und Nebenwirkung sorgfältig gegeneinander abzuwägen sind.

❓ Hat mein Kind Windel-Soor?

Ein Soor (Pilzbefall) im Windelbereich beginnt mit punktförmigen, evtl. nässenden Hautrötungen, die sich rasch über den Po ausbreiten und zusammenfließen. An ihren Rändern zeigen sich weißliche Schuppenkränze.

Ursache ist in 90 % der Fälle die abnorme Vermehrung des sonst nur in kleinen Mengen vorkommenden Pilzes **Candida albicans**. Die Candidose tritt oft in Folge einer Antibiotikatherapie beim Kind (oder bei der stillenden Mutter) oder bei einer geschwächten Immunabwehr auf. Der Stuhl kann nach Hefe riechen, wenn sich der Soor auch im Darm ausgebreitet hat (Mundsoor s. S. 229).
Durch den Entzug seiner Lebensgrundlage (feucht, warm, dunkel) lässt sich im Frühstadium eine weitere Vermehrung des Soors stoppen. Da Pflanzenöle und ätherische Öle dem Pilz einen schlechten Lebensraum bieten, bedeutet dies:
- Nur mit Öl reinigen und evtl. anschließend ein Pflegeöl auftragen, das ätherische Öle enthält wie Lavendel, Calendula oder Kamille (z. B. Weleda-Caledula-Kinderöl®).
- Oft die Windel wechseln.
- Nicht in Wasser baden, aber häufig Luftbäder wie beim Wundsein machen (s. o.).

Bei entsprechender Behandlung bessert sich der Soor meist binnen 3–4 Tagen. Die Abheilung kann 2–3 Wochen dauern, dafür sind Rezidive bei dieser Methode seltener, als nach einer raschen Antimykotika-Behandlung (Goebel 1997).
In hartnäckigen Fällen oder bei erheblichen Hautläsionen wird der Kinderarzt ein Antimykotikum (z. B. Nystatin) verordnen, welches äußerlich als Salbe auf die betroffenen Hautstellen aufgetragen und bei Darmbefall innerlich als Saft gegeben wird.

❓ Wann und wie oft soll ich mein Kind baden?

Das Bad dient beim Neugeboren weniger der Reinigung als dem Wohlbefinden. Da Babys das bekannte Element Wasser (Fruchtwasser) meist als angenehm empfinden, werden sie nach dem Abfallen des Nabelschnurrestes, je nach Badefreudigkeit, **1–3-mal wöchentlich** gebadet. Das erste Bad kann auch vorher stattfinden (z. B. um Schleim- und Blutreste von der Geburt abzuspülen), dann muss anschließend der Nabelstumpf gut mit einem Papiertuch trockengetupft werden (Nabelpflege s. u.). Da Keime aus dem Badewasser den feuchten Nabel infizieren könnten, lehnen einige Pädiater das Baden direkt nach der Geburt ab und empfehlen das Baby bis zum Abfallen des Nabelstumpfes alle 2–3 Tage zu waschen. (Zum erhöhten Infektionsrisiko durch frühes Baden gibt es leider keine eindeutigen Studien.)
Als Badegefäß eignen sich kleine Wäschewannen, ein Badeeimer (s. S. 214) oder ein großes Waschbecken (wenn sich der Wasserhahn zur Seite wegdrehen lässt). Die Wassertemperatur beträgt ca. 37 °C, das Badelaken sollte vorher angewärmt werden, z. B. auf dem Wickeltisch unter der Wärmelampe, auf einem Heizkörper oder indem es um eine Wärmflasche gewickelt wird.
Badezusätze sollten in den ersten Monaten weggelassen werden, da sie die Haut unnötig mit Fremdstoffen konfrontieren (Allergieprophylaxe). Bei sehr trockener Haut kann dem Badewasser ein Teelöffel Mandelöl oder etwas abgepumpte Muttermilch (wenn genug vorhanden ist) zugesetzt werden.
Badeablauf: Wir erzählen dem Kind, dass es jetzt in ein warmes Badewasser gesetzt wird, in dem es wunderbar schwerelos strampeln kann. Babys verstehen jedes Wort und sind deutlich entspannter, wenn sie wissen, was mit ihnen geschieht. Bei Müttern, die ihre Kinder während des Badevorgangs über alle Handhabungen aufklären, erlebe ich regelmäßig weniger Babygeschrei, als bei Müttern, die dies nicht tun (und sich stattdessen mit der Hebamme unterhalten). Zum Baden wird das nackte Baby mit einer Hand im Kopf-Schulter-Bereich gehalten, die andere Hand umfasst den Po. Dann wird es ganz langsam so ins Wasser

gesetzt, dass es beim Strampeln immer eine Wannenseite erreicht, damit es eine Begrenzung spürt. Nach einer Weile waschen wir mit der Hand oder mit einem kleinen, weichen Waschlappen den Kopf und die Hautfalten.

Nach ca. 5 Minuten erklären wir dem Kind, dass es jetzt etwas kühler werden kann, da es herausgenommen und abgetrocknet wird. Am besten wird das Baby gleich neben der Wanne auf ein vorgewärmtes Badelaken gelegt und von Kopf bis Fuß eingewickelt, selbst das Gesicht darf bedeckt sein (die Kinder mögen dies gerne). Dann trägt die Mutter ihr „eingemummeltes" Kind auf dem Arm zum Wickeltisch.

Jetzt sind die großen Hautflächen trocken und das Kind kann aufgedeckt werden, um nun alle Hautfalten vorsichtig trocken zu tupfen. Der Halsbereich, die Achselhöhlen und die Leistenbeugen benötigen besondere Sorgfalt und müssen oft sanft auseinander gefaltet werden. Anschließend können wir die Hautfalten mit Mandelöl sparsam einölen, dies macht die empfindliche Haut geschmeidiger. Mandelöl eignet sich bei trockener Haut auch für den ganzen Körper, z. B. wenn sich in den ersten Tagen die oberste Hornschicht abschuppt.

? In den Hautfalten ist die Haut eingerissen und gelblich belegt?

Wenn die Mutter plötzlich eine entzündete Stelle an ihrem Kind entdeckt, fühlt sie sich eventuell schuldig, den Schaden nicht durch ihre Pflege verhindert zu haben. Wir können sie beruhigen: Solche rötlichen Hautläsionen können bei Kindern spontan auftreten, oder sie sind eine Folge von Reibung durch Krümel aus Vernixresten, Hautschuppen und Talg. Da sie sich bevorzugt in den Hautfalten der Leistenbeuge, hinter den Ohren, am Hals oder in der Achselhöhle verbergen, bleiben sie manchmal einige Tage unentdeckt.

> Trockenhalten ist auch hier die wichtigste Therapie, also **nicht** mit Wasser reinigen.

Der Belag wird mit einem in Öl getauchten Wattebausch mehrmals täglich vorsichtig abgewischt. Es eignen sich pures Mandelöl und Pflanzenöl, dem Auszüge der Heilpflanzen Lavendel, Calendula oder Kamille zugesetzt sind. Die wunden Stellen verschwinden binnen weniger Tage, evtl. kann ein Betupfen mit Muttermilch (gut antrocknen lassen!) den Heilungsprozess beschleunigen. Wann immer möglich, sollte die Hautfalte für einige Minuten zum Trocknen auseinander gehalten werden.

? Warum hat mein Baby geschwollene Brüste?

Bei vielen Kindern (Mädchen und Jungen) schwellen die Brustdrüsen um den 2. bis 3. Lebenstag an. Diese physiologische Erscheinung ist eine Folge der veränderten Hormonsituation beim Neugeborenen. Es ist nicht eindeutig geklärt, ob die Veränderungen auf den Einfluss mütterlicher Hormone oder auf die Hormone des Neugeborenen zurückzuführen sind.

1. Erklärung: In der Schwangerschaft zirkulierten mütterliche Hormone über die Plazenta in die Nabelvene zum Kind und über die Nabelarterien zurück zur Mutter. Nach der Geburt muss das Neugeborene die in seinem Blutkreislauf verbliebenen Schwangerschaftshormone selbst verstoffwechseln. Da die kindliche Leber noch etwas unreif ist, kann sich der Hormonabbau verzögern, und die Hormone bewirken an der kindlichen Brustdrüse wie bei der Mutter eine Schwellung.

2. Erklärung: Nach dem Wegfall der plazentaren Gonadotropine wird die kindliche Hypophyse zunehmend aktiv und schüttet vermehrt LH und FSH aus. Dies führt beim Neugeborenen in den ersten Lebenswochen zu einer der Pubertät ähnlichen Hormonsituation.

Das Brustdrüsengewebe schwillt während der ersten 10 Lebenstage oft auf Haselnussgröße, selten bis auf Walnussgröße an, manchmal wird eine Brust etwas größer als die andere. Eventuell sondern die Brüste einige Tropfen der so genannten **Hexenmilch** ab, dies ist eine dem Kolostrum der Mutter ähnliche Flüssigkeit, sie kann farblos oder milchig-gelb sein.

Therapie: Eine Brustdrüsenschwellung bedarf keiner Behandlung, sie geht im Laufe der 2. bis

3. Lebenswoche von selber zurück, manchmal zieht sich die Rückbildung über mehrere Wochen hin. Stärker geschwollene Brüste werden mit einem Wattebausch (Baumwollwatte oder Heilwolle) abgedeckt, um sie gegen den Druck von Kleidung und Berührungen zu schützen. Der Wattebausch sollte 1–2-mal täglich gewechselt werden, aus hygienischen Gründen auch öfter, falls größere Mengen Hexenmilch abgehen.

> Das Ausdrücken der Hexenmilch ist unbedingt zu unterlassen, da es zur Entzündung des empfindlichen Brustdrüsengewebes führt!

Eine Brustdrüsenentzündung (Mastitis neonatorum) ist ausgesprochen selten. In der Regel ist nur eine Seite betroffen. Die Brust ist gerötet und prall geschwollen, sie fühlt sich warm an und verursacht dem Kind offensichtlich Schmerzen (schon bei leichter Berührung beginnt es zu weinen). Die Mastitis wird fast immer durch Bakterien verursacht und gehört in kinderärztliche Behandlung. Als Erstmaßnahme kann eine Quarkauflage hilfreich sein. Dazu wird ein Teelöffel kühler Quark (nicht kühlschrankkalt) in eine kleine Kompresse gewickelt, auf die betroffene Brust gelegt und mit einem leichten Handtuch abgedeckt (Dauer ca. 20 Minuten).

? Hat meine Tochter vaginalen Ausfluss?

Bei vielen Mädchen findet sich in den ersten Lebenstagen ein zäher, klebriger, klarer bis milchiger Schleim zwischen den Schamlippen, der sich oft nur schwer entfernen lässt. Ursache dieses Phänomens: Die kindlichen Geschlechtsorgane, insbesondere die Uterusschleimhaut, haben sich in der Schwangerschaft unter Östrogeneinwirkung sehr hoch aufgebaut. Nach der Geburt endet die Östrogenzufuhr und die proliferierten Schleimhäute werden mit Sekret abgestoßen.
Nicht selten nimmt der Ausfluss im Verlauf der ersten Lebenswoche eine blutig-braune Farbe an, da die Abstoßung der Uterusschleimhaut eine **menstruationsähnliche Blutung** auslöst.

Bei einem von mir betreuten Neugeborenen war die Blutung am 6. Tag so stark, dass die Mutter beim Wickeln rote Blutstropfen aus der Scheide sickern sah. Diesen Anblick fand ich beim Wochenbettbesuch auch etwas beunruhigend, und so bat ich die Mutter, das Kind zur Abklärung in der Kinderklinik vorzustellen. Dort war man über die Stärke der Blutung ebenso verwundert, hielt aber keine Therapie für erforderlich. Am nächsten Tag hatte das Mädchen nur noch eine Schmierblutung, am 8. Tag war kein Ausfluss mehr zu bemerken.

? Sind die hellroten Flecken in der Windel Blut?

Diese Frage kann erst nach einer genauer Inspektion der Windel beantwortet werden. Ist die Farbe des Fleckes hellrot bis orange (Ziegelsteinrot), handelt es sich nicht um Blut, sondern um **Ziegelmehlsediment**. Dies ist ein harmloses rötliches Salz, welches mit dem Urin ausgeschieden wird. Ziegelmehlsediment besteht aus Oxalaten, die beim oxidativen Abbau von Hämoglobin entstehen. Dies erklärt die Beobachtung, dass Neugeborenen mit einem verstärkten Ikterus oft auch größere Mengen Ziegelmehlsediment ausscheiden.
Hat der Fleck auf der Windel eine rötlich-braune Farbe, kann bei einem Mädchen die oben beschriebene mensisähnliche Abbruchblutung begonnen haben.
Lassen sich rote Flecke in der Windel auf keine dieser Ursachen zurückführen, sollte das Kind einem Kinderarzt vorgestellt werden.

? Sind diese Pickel wirklich normal?

In den ersten Lebenswochen muss sich die Haut des Neugeborenen an die neuen Lebensumstände anpassen, dabei kommt es häufig zu harmlosen Hautveränderungen, die die Mutter beunruhigen und erklärt werden müssen. Einige Hauterscheinungen treten in Folge der Hormonumstellung (Wegfall mütterlicher Schwangerschaftshormone) auf, sie lassen sich nicht unterdrücken und brauchen keine Behandlung, da sie spontan verschwinden.

- **Milien:** So werden kleine Talgzysten genannt, die sich in den ersten Stunden nach der Geburt durch Überproduktion der Talgdrüsen bilden. Die stecknadelkopfgroßen gelblich-weißen Punkte finden sich bevorzugt an der Nase und am Kinn des Kindes, sie können aber auch großflächig auftreten und bilden sich binnen 1–2 Wochen zurück.
- **Pickelchen:** Als Baby-Akne oder Neugeborenen-Exanthem werden schuppige Stellen, gerötete Hautbezirke und kleine, millimetergroße gelbe Pickel mit roter Umgebung bezeichnet. Pickel, Rötungen und Schüppchen können plötzlich im Gesicht oder am Körper auftreten und ebenso rasch wieder verschwinden. Die Pickel fühlen sich derb an. Da sie Talg und keinen Eiter enthalten, sind sie nicht ansteckend. Bei Bedarf können die geröteten Hautbezirke mit Pflanzenöl oder einer leichten Fettcreme gepflegt werden.
- **Eiterpusteln:** Haben die Pickel in ihrer Mitte flache, grünlich-gelb gefüllte Bläschen, die mehrere Millimeter groß sind, handelt es sich um Eiterpusteln. Das Kind sollte dem Kinderarzt vorgestellt werden, denn zur Vermeidung einer weiteren Ausbreitung kann eine desinfizierende, austrocknende und evtl. antibiotische Behandlung angezeigt sein.
- **Schweißfrieseln:** Am Körper zeigen sich großflächige Rötungen, die aus winzig kleinen, leicht erhabenen, roten Punkten bestehen. Schweißfriesel (Miliaria rubra) treten bei großer Wärme und Feuchtigkeit an Oberkörper, Nacken, Armen oder im Windelbereich auf, wenn die Schweißdrüsen bei einem Wärmestau überreagieren. Wenn man das Kind öfter nackt strampeln lässt und nicht zu warm anzieht, verschwinden die Frieseln rasch wieder. Andernfalls wirkt ein Seidenunterhemd thermoregulierend, um weitere Wärmestaus zu vermeiden.

❓ Wann verschwindet das Muttermal?

Als Muttermal werden verschiedene Hautveränderungen bezeichnet, die von Geburt an bestehen.
- **Milchkaffeefarbene Flecken (Café-au-lait-Flecken:** Die hellbraunen, unregelmäßigen Verfärbung der Haut bleiben als unveränderliche harmlose Muttermale bestehen. Treten sie generalisiert auf (mehr als 5 Flecken), sollte ein Kinderarzt konsultiert werden, da sie Anzeichen für endokrine Störungen sein können .
- **Dunkle Pigmentflecke:** Diese Hauterscheinungen mit oder ohne Behaarung bleiben zeitlebens bestehen. Wenn sie sich verändern oder vergrößern, sollten sie einem Hautarzt vorgestellt werden.
- **Mongolenfleck:** Eine bläulich-schiefergraue Verfärbung der Haut wird als Mongolenfleck bezeichnet, er wird bei dunkelhäutigen Neugeborenen öfter beobachtet als bei hellhäutigen. Die Verfärbung entsteht durch eine Ansammlung von melaninhaltigen Melanozyten. Typischerweise befindet sich der 2–10 cm große Fleck im Bereich des Kreuzbeins, er kann aber auch höher am Rücken, an der Schulter oder am Oberschenkel vorkommen. Die Hautverfärbung verschwindet spontan in den ersten Lebensjahren. Bei Mongolenflecken mit bläulicher Farbe sehnen manche Eltern das Verblassen herbei, weil sie oft erklären müssen, dass ihr Kind keinen blauen Fleck infolge von Schlägen hat.
- **Feuermale:** Rosafarbene bis tiefrote Flecken an Stirn, Augenlidern oder im Nacken werden auch als „Storchenbiss" bezeichnet. Sie liegen im Hautniveau und entstehen aufgrund einer harmlosen Erweiterung der feinen Hautgefäße. Durch Dickerwerden der Haut verblassen viele Feuermale bis zum Kleinkindalter, nur wenige bleiben permanent sichtbar.
- **Blutschwämme:** Hämangiome treten als weiche, rote Gebilde über das Hautniveau hinaus. Meist entstehen sie erst in den Wochen nach der Geburt, fast immer vergrößern sie sich im ersten Lebensjahr. Eine Behandlung ist in der Regel nicht nötig, bei Blutungen kann eine Lasertherapie angezeigt sein (das Hämangiom wird dabei nicht entfernt). Die Rückbildung beginnt, wenn sich hellere Bezirke im Zentrum des Blutschwämmchens zeigen, sie kann 1–6 Jahre dauern.

15.2 Veränderungen an Mund, Nase und Augen

> **?** Ist der weißliche Belag im Mund ein Pilz? S. 229
> **?** Das Auge ist gelblich verklebt, was tun? S. 229
> **?** Warum niest und schnieft mein Baby? S. 230
> **?** Wie wird ein Schnupfen behandelt? S. 231

? Ist der weißliche Belag im Mund ein Pilz?

Weißliche Beläge auf der Zungenmitte sind meist normal. Ein Mundsoor (Pilzbefall) beginnt eher an den Zungenaußenrändern, am Gaumen oder in den Wangentaschen. Hier finden sich Punkte oder Flächen mit einem weißlichen, manchmal krümeligen Belag, an deren Rändern die Schleimhaut entzündlich gerötet sein kann. Typischerweise lassen sich die weißen Stellen nicht mit einem Stoffläppchen/Tupfer wegwischen (im Gegensatz zu Milchresten, die sich leicht von der Schleimhaut lösen).

Zur **Behandlung** empfiehlt es sich, die betroffenen Hautstellen mit einer schleimhautstabilisierenden oder desinfizierenden Lösung zu bepinseln. Verwendet wird entweder eine Ratanhia-Myrrhentinktur (z.B. Weleda Mundwasser®), die mit soviel Wasser verdünnt wird, dass sie auf der Schleimhaut nicht brennt (selbst probieren!) oder ein von der Apotheke hergestelltes Gemisch aus gleichen Teilen Echinacea-Extrakt und Glycerin (Goebel 1997) oder Rosenhydrolat (Stadelmann 2000) oder mit Wasser verdünntes Melaleuka-Öl (Teebaumöl). 3–6-mal täglich die betroffenen Stellen im Mund mit einigen frisch getränkten Wattestäbchen abwischen, dabei wird ein Teil der Pilzbeläge mit herausgestreift. Es kann 1–3 Wochen dauern, bis der Belag gänzlich verschwunden ist.

Die Brustwarze der Mutter sollte vor jedem Stillen mit lauwarmem Wasser abgespült werden, nach dem Stillen mit kühlem Wasser. Ansonsten wird sie möglichst trocken gehalten. Stillvorlagen (aus Baumwolle oder Zellstoff) sind oft zu wechseln. (Stillvorlagen aus Wolle/Seide eignen sich im akuten Stadium nicht, da sie sich nicht bei mindestens 60 °C waschen lassen).

Ist die Brustwarze der stillenden Mutter mit betroffen (Rötung, Jucken, Schmerzen), wird sie nach dem Stillen ebenfalls mit der Lösung betupft (gut antrocknen lassen) und so oft wie möglich unbedeckt gelüftet und besonnt.

Bei massivem Soorbefall ist eine ärztlich verordnete **Antimykotika-Behandlung** über mehrere Tage angezeigt, z.B. mit Nystatin-Tropfen® oder Lederlind® Mundgel. Antimykotia zeigen eine schnellere Wirkung als die oben beschriebenen Pinselungen. Da sie aber dem Körper wenig immunstärkende Auseinandersetzung mit dem Erreger abverlangen, kommt es häufiger zu Rezidiven.

? Das Auge ist gelblich verklebt, was tun?

Die Augenschleimhäute des Babys sind sehr empfindlich. Die mancherorts nach der Geburt eingetropfte Credé-Prophylaxe (Augendesinfektion mit 1%iger Silbernitratlösung), Keime aus der Scheidenflora der Mutter, Zugluft oder Verunreinigungen können eine Augenreizung mit gelblicher Absonderung verursachen, ein so genanntes **Schmierauge** entsteht. Oft ist ein Auge stärker betroffen als das andere.

Da die Absonderungen die Augenlider verkleben, muss das Auge 1–3-mal täglich mit einem **nassen Wattepad** von außen nach innen abgewischt werden. Zur **Säuberung** eignen sich sterile Natriumchloridlösung 0,9% aus der Plastik-Ampulle oder zwei Prisen Kristall-, Meer- oder Kochsalz (nicht jodiert oder fluorisiert), aufgelöst in einer Tasse mit abgekochtem Wasser. Die Tasse wird täglich frisch aufgegossen und mit einem Teller abgedeckt auf den Wickeltisch gestellt. Es ist auf gute Hygiene zu achten, also immer vorher Hände waschen und für das zweite Auge einen neuen Wattebausch nehmen.

> „Schmieraugen" sind harmlos und klingen mit etwas Geduld meistens binnen einer Woche von selbst ab.

Eine antibiotische Behandlung kann diesen Prozess nur beschleunigen, wenn virulente Keime die Verursacher sind (s. u.).

Zur **Unterstützung der Selbstheilungskräfte** hat sich Euphrasia (Augentrost) bewährt. Entweder 1–2-mal täglich Euphrasia-Einzeldosis-Augentropfen® von Wala (enthalten Euphrasia D2 und Rosa D7) in den Bindehautsack tropfen oder 2-mal täglich eine beruhigende Augentrost-Kompresse auf das Auge/die Augen des schläfrigen Kindes legen. Hierzu wird ein gestrichener Teel. Augentrost-Kraut in einer Kaffeefiltertüte in die Tasse gestellt und mit kochendem Wasser überbrüht. Dann einen Wattepad halbieren, mit dem abgekühlten Aufguss tränken, leicht ausdrücken und für ca. 10 Min. auf die geschlossenen Augen legen.

Bakterielle Konjunktivitis: Zeigen sich in den ersten Tagen nach der Geburt gelb-grünliche Absonderungen (Hinweis auf Gonorrhoe), oder beginnt sich die Bindehaut entzündlich zu röten, muss das Baby unverzüglich einem Kinderarzt vorgestellt werden, zur bakteriologischen Untersuchung und zur antibiotischen Behandlung mit Augentropfen oder -salbe.

Eine **Tränengang-Stenose** (Verengung) kann die Ursache für ein über mehrere Wochen immer wieder verklebendes Auge sein. Normalerweise fließen die Tränen über einen feinen Kanal im inneren Augenwinkel in Richtung Nase ab. Ist dieser Kanal verengt oder (sehr selten) durch eine feine Membran verschlossen, haben die Kinder ein dauerndes Tränenträufeln, welches das Auge gelblich verklebt. Kleine kreisende Massagen mit der Kuppe des kleinen Fingers am Übergang vom unteren Augeninnenwinkel zur Nase hin können helfen, die Verklebung zu lösen (Fingernagel vorher ganz kurz abfeilen). Nur selten ist es nötig, den Tränenkanal durch einen kleinen Eingriff vom Arzt durchstoßen zu lassen.

? Warum niest und schnieft mein Baby?

Niesen ist ein normaler Reinigungsreflex der empfindlichen Nasenschleimhaut, mit dem eindringende Staubpartikel und Fremdkörper aus der Nase befördert werden. Mehrmaliges Niesen wird in den ersten Tagen oft beim Wickeln beobachtet, denn hierbei wird immer Wäschestaub aufgewirbelt.

Schniefen ist ein Zeichen für zu trockene und daher angeschwollene Nasenschleimhäute und kommt bei Neugeborenen wegen ihrer begrenzten Möglichkeit zur Eigenbefeuchtung öfter vor. Schließlich war das Baby noch bis vor kurzem ein „Wasserbewohner", und jetzt strömen pro Minute 40–60 Atemzüge trockene Raumluft über seine Schleimhäute.

Eine zu niedrige Luftfeuchtigkeit, besonders in geheizten und klimatisierten Räumen, ist die häufigste Ursache für anhaltendes Schniefen.

Schniefnasen sollten immer behandelt werden, denn trockene Schleimhäute sind anfälliger für Infektionen und reagieren rasch mit einer erhöhten Schleimproduktion. Ist die Nase erst verstopft, wird die Nasenatmung so stark behindert, dass in der Folge Trinkschwäche, Unruhe und Atemwegsinfekte auftreten können.

Zur **Befeuchtung der Nasenschleimhaut** wird mehrmals täglich entweder ein Tropfen isotonische Kochsalzlösung (NaCl 0,9 %), ein Sprühstoß Rhinomer® Nasenspray (filtriertes steriles Meerwasser) oder ein Tropfen Muttermilch in jedes Nasenloch gegeben. Die Behandlung kann bei Säuglingen über einen längeren Zeitraum angewandt werden (Bode 1996).

Ursächliche und damit wichtigste Maßnahme zur Linderung der Beschwerden ist aber eine **Erhöhung der Luftfeuchtigkeit** in den Wohnräumen. Sie ist leicht zu erreichen durch viele tönerne Wasserbehälter an oder auf allen Heizkörpern (keine Plastikgefäße verwenden, da sie, anders als Tongefäße, zu Verkeimung und Verpilzung neigen), durch regelmäßiges kurzes Lüften mit weitgeöffneten Fenstern (Luftaustausch) und durch Aufhängen von nassen Tüchern (z. B. Wäscheständer). Auch die Eltern bemerken die Vorteile der Luftbefeuchtung,

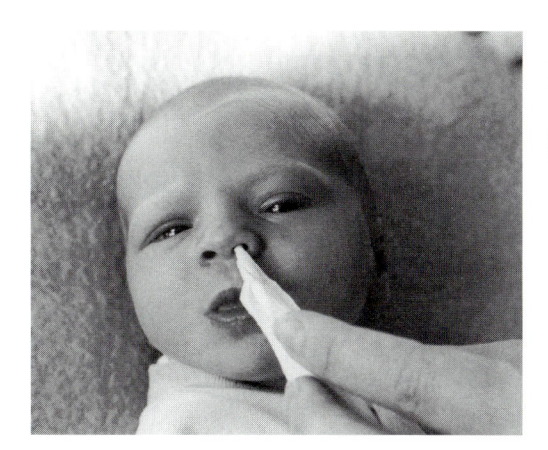

Abb. 15.1 Entfernung eines angetrockneten Schleimklümpchens bei Emily-Jo. Erst einen Tropfen Salzwasser in das Nasenloch geben, um den verkrusteten Schleim anzulösen, dann das Papiertuch vorsichtig ca. 1 cm weit in die Nase schieben; einen Moment warten, damit der Schleim am Papier festklebt und dann das Popelchen herausziehen.

wenn sie in der nächsten Heizperiode seltener trockene Lippen und Atemwegsinfekte haben. Bleibt das Dauerschniefen bestehen, ist es evtl. Folge einer Wohnraumbelastung mit Formaldehyd (s. S. 263).

Haben sich oben in der Nase getrocknete Schleimklumpen gebildet, so können diese mit der gezwirbelten Ecke eines Papiertuches entfernt werden (Abb. 15.1). Manchmal reicht es schon, die Nase mit dem Papier zum Niesen anzuregen, damit der Schleimklumpen herausbefördert wird.

? Wie wird ein Schnupfen behandelt?

Schnupfen (Rhinitis) wird fast immer durch Viren verursacht. Zunächst beginnt er mit einem trockenen Vorstadium, in dem sich die Schleimhäute röten und anschwellen, das Kind fängt an zu schniefen. Dann folgt die verstärkte Bildung von wässrig-serösem Sekret, und die Nase läuft. Das Sekret wird nach 1–3 Tagen dickflüssiger, ohne Behandlung wird jetzt die Nasenatmung deutlich behindert. Die Symptome klingen normalerweise binnen einer Woche wieder ab.

> Wird das Sekret grünlich-gelb oder bekommt das Kind Fieber, sollte es einem Kinderarzt vorgestellt werden, denn dies sind Hinweise auf eine bakterielle Sekundärinfektion der Atemwege.

Ein **banaler Schnupfen** wird wie folgt behandelt:
- 3–5-mal täglich mit einer Pipette einige Tropfen 1–2 %ige Kochsalz- oder Meerwasserlösung in die Nase träufeln. Auch Muttermilch eignet sich als pflegender Nasentropfen.
- Außerdem viel trinken lassen, also oft anlegen und evtl. zusätzlich 2–3-mal täglich ein Fläschchen mit dünnem Fencheltee oder abgekochtem Wasser anbieten.
- Als dritte Maßnahme sollte die Luftfeuchtigkeit im Wohnraum erhöht werden und das Baby täglich an die frische Luft kommen (Balkon, offenes Fenster, Spazieren gehen).

Die konsequente Befeuchtung lässt die Schleimhäute abschwellen und das Sekret besser abfließen. Behindert der Schleim dennoch die Nasenatmung, so kann er, nachdem einige Tropfen Salzlösung in die Nase gegeben wurden, mit einem kleinen Ballonsauger (z. B. Nuk-Schleimabsauger®) aus der Nase gesogen werden.

Ätherische Öle können dem Kind die Atmung erleichtern. Ein altbewährtes Mittel ist die in der Apotheke erhältliche lose abgepackte Majoran-Butter (Majoranauszug in Vaseline), von der das Baby ein wenig unter die Nase gestrichen bekommt. Das oft empfohlene Barbix-Inhalat® (Fichtennadel-, Eukalyptusöl) übt einen starken Reiz aus. Da das Öl nie direkt auf die Haut gelangen darf, werden nur 1–2 Tropfen vorne an das Hemdchen des Babys gegeben.

> **Achtung:** Pfefferminzöl, Menthol oder Kampfer enthaltende Tropfen und Salben sind bei Säuglingen kontraindiziert, da sie eine reflektorische Atemnot, Kehlkopfspasmen oder Herz-Kreislauf-Probleme hervorrufen können!

Zurückhaltung ist auch bei abschwellenden Nasentropfen geboten, sie können leicht überdosiert werden (Wenigmann 1999).

15.3 Nabelpflege

> **?** Wann fällt der Nabenschnurrest ab? S. 232
> **?** Muss der Nabel desinfiziert und gepudert werden? S. 233
> **?** Tut die Nabelpflege dem Kind weh? S. 233
> **?** Was ist die beste Nabelpflege? S. 233
> **?** Muss ein Nabelgranulom geätzt werden? S. 234
> **?** Was ist eigentlich ein Nabelbruch? S. 235

? Wann fällt der Nabelschnurrest ab?

Jedes Kind hat hierfür sein eigenes Tempo, meist fällt der Nabelschnur-Rest nach 5–9 Tagen ab (Abb. 15.2), selten früher. Ein späteres Abfallen um den 10.–15. Tag wird häufiger beobachtet. Auch wenn der Nabel erst sehr viel später abfällt (in meiner Praxis waren es längstens 22 Tage), braucht er keine besondere Behandlung. Geduldiges Abwarten und beruhigende Erklärungen an die Mutter reichen aus, evtl. kann ein Bad des Kindes um den 10. Tag das Abfallen beschleunigen (Abb. 15.3).

Die Art der **Nabelpflege** beeinflusst den Zeitpunkt des Abfallens: Wird der Nabel nur sauber gehalten (s. u.), braucht er durchschnittlich 7 Tage (eigene Erhebung), nach Anwendung von Wecesin® Streupuder sind es nur 4 Tage (Janke et al. 1997), und bei einer desinfizierenden Behandlung mit 80 %igem Alkohol und Silbernitrat-Puder fällt der Nabelschnurrest durchschnittlich nach 9 Tagen (Richtherr et al. 1999) bzw. 10 Tagen (Janke et al. 1997) ab.

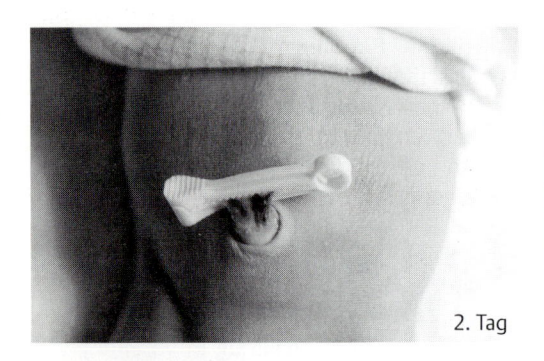

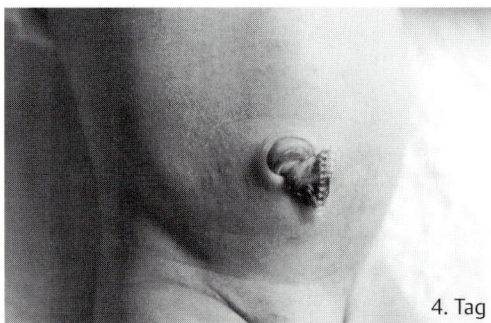

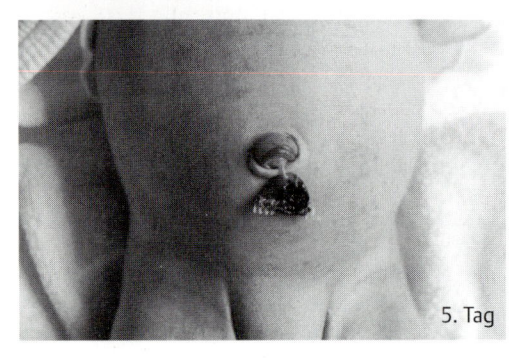

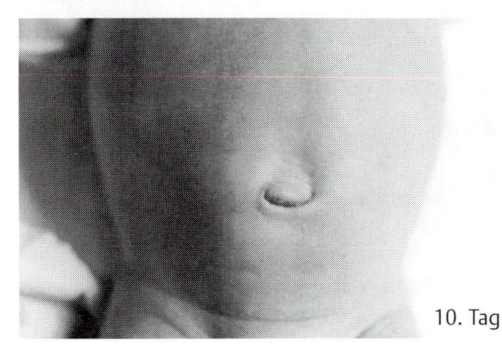

Abb. 15.2 Physiologische Nabelheilung bei Franka.
2. Tag: Der Nabelschnurrest ist gut eingetrocknet, Entfernung der störenden Klemme.
4. Tag: Der NS-Rest hat sich in den Hautnabel gezogen und nässt leicht am Nabelgrund.
5. Tag: NS-Rest fällt beim nächsten Wickeln ab. In den folgenden Tagen finden sich mehrmals kleine bräunliche Absonderungen außen am Nabel.
10. Tag: Der Nabel hat sich geschlossen, keine Absonderungen mehr.

? Muss der Nabel desinfiziert und gepudert werden?

Nabelpflege soll Infektionen der Nabelwunde verhindern, dieses Ziel wird in erster Linie durch Sauber- und Trockenhalten des Nabelschnurrestes erreicht.

> Bevor der Nabel angefasst wird, immer die Hände waschen (in der Klinik desinfizieren), um eine Besiedelung des Nabels mit Fremdkeimen zu vermeiden!

Im Verlauf der Abheilung sind ein feuchter Nabelgrund und eine leichte Keimbesiedelung des Nabelstumpfes als physiologische Begleiterscheinungen der Mumifizierung anzusehen, sie fördern das frühe Abfallen (Janke et al. 1997). Ob zusätzlich desinfizierende, austrocknende oder heilungsfördernde Maßnahmen (s. u.) notwendig sind, muss individuell entschieden werden, hierbei ist auch der Aufenthaltsort des Kindes zu berücksichtigen. Maßnahmen, die angesichts pathogener Hospitalkeime in der Klinik sinnvoll sind, werden in der häuslichen Umgebung mit überwiegend apathogenen Keimen meistens nicht nötig sein.

? Tut die Nabelpflege dem Kind weh?

Neugeborene reagieren oft sehr empfindlich auf die Berührung ihres Nabelschnurrestes, obwohl sich in der Nabelschnur keine Nerven befinden. Manipulationen am Nabelstumpf reizen jedoch die empfindlichen Nervenendigungen im Nabelgrund, selbst als Erwachsene sind noch viele Menschen in der Tiefe ihres Nabels sehr berührungsempfindlich. Am wenigsten belastend ist darum die natürliche Nabelpflege (s. unten), da keine Pflegemittel aufgebracht und keine Puderreste entfernt werden müssen.

? Was ist die beste Nabelpflege?

Aus den Studien zur Nabelpflege lassen sich keine eindeutigen Vorzüge der einen oder an-

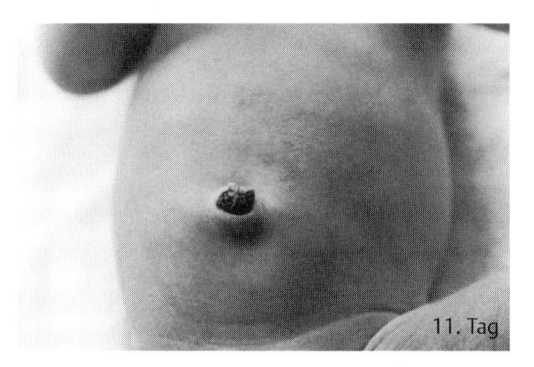

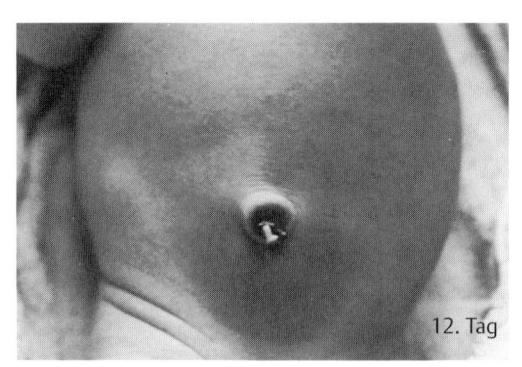

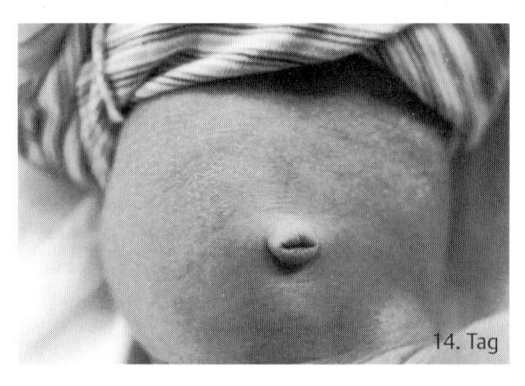

Abb. 15.3 Verzögerte physiologische Nabelheilung bei Kai.
11. Tag: Ein kurzabgenabelter Nabelschnurrest hat sich komplett in den Hautnabel eingezogen und verschließt ihn seit Tagen mit einer dicken, trockenen Blutkruste.
12. Tag: Nach dem Baden löst sich der NS-Rest und fällt nach wenigen Std. ab.
14. Tag: Der Nabel ist komplett abgeheilt und steht etwas vor. Nach 8 Wochen wird bei Kai eine nicht behandlungsbedürftige Nabelhernie (Nabelbruch s. S. 235) diagnostiziert, die sich spontan zurückbildet.

deren Pflegemethode herauslesen. Die Empfehlungen sind vielfältig und führten alle zum Ziel, denn Nabelinfektionen kamen in den Studien sehr selten bis gar nicht vor.
- **Offene oder abdeckende Pflege:** Der Nabel kann offen (gute Belüftung) oder mit einem Tupfer umwickelt abheilen, manchmal werden Schlauchverbände zur Fixierung des Tupfers verwendet. Wird die Windel unterhalb vom Nabelschnurrest verschlossen, so ist darauf zu achten, dass der Windelrand nicht am Nabelstumpf reibt (ist oft schwierig). Einfacher ist es, die Nabelklemme am 2. Tag zu entfernen und die Windel locker über dem auch unter der Windel gut abheilenden Nabelschnurrest zu schließen.
- **Natürliche Nabelpflege:** Der Nabelschnurrest wird weder mit einem Tupfer oder Verband abgedeckt, noch desinfiziert und gepudert. Nur wenn sich Absonderungen während der Mumifizierung am Hautnabel festsetzen, werden diese mit sauberem Wasser und einem Wattestäbchen oder Papiertuch abgewaschen. Manchmal riecht der Nabel recht muffig, bevor er am nächsten Tag abfällt. Dies ist unbedenklich, wenn keine Infektionszeichen wie Rötung der Nabelumgebung beobachtet werden (ein riechender Nabel ist meistens nicht infiziert, ein infizierter Nabel hingegen riecht meistens). In all den Jahren habe ich bei den so betreuten Kindern nie eine Nabelinfektion oder ein größeres Nabelgranulom gesehen.
- **Muttermilch:** In der Naturheilkunde wird empfohlen, einige Tropfen Muttermilch (enthält körpereigene Abwehrstoffe) auf den Übergang vom Hautnabel zum Nabelschnurrest zu tropfen, um die Abheilung zu fördern. Auch ein schmierender Nabel kann nach dem Abfallen des Nabelschnurrestes mit einigen Tropfen Muttermilch behandelt werden. Die positive Wirkung der Muttermilchbehandlung wird von vielen Hebammen bestätigt, ist aber wissenschaftlich nicht belegt.
- **Wecesin® Streupuder:** Der Puder enthält Talkum, Quarz sowie Auszüge aus Arnika, Calendula und Echinacea, er wirkt entzündungshemmend und heilungsfördernd (nicht desinfizierend) und führt zu einem früheren Abfallen des Nabelschnurrestes (Janke et al. 1997). Wecesin-Streupuder wird mehrmals täglich auf die Nabelwunde gestreut, täglich müssen Absonderungen und Puderreste am Nabelrand mit sterilem Wasser gesäubert werden.
- **70–80 %iger Alkohol:** Hochprozentiger Alkohol wirkt austrocknend und reduziert die Keimbesiedelung. Der Nabelschnurrest (nicht die umgebende Haut!) wird täglich mit einem in Aethanol (> 70 %ig) getauchten Wattetupfer abgewischt. Den Alkohol immer wieder gut abtupfen oder trocknen lassen, bevor die Windel geschlossen wird.
- **Fissan® Silberpuder:** Der Puder beinhaltet Silbernitrat (antiseptische und ätzende Wirkung) sowie Fluorokieselsäure, Siliciumoxyd und Maisstärke, er vermindert die Keimbesiedelung am Nabelschnurrest und beschleunigt sein Austrocknen (nicht sein Abfallen). Der Silberpuder wird mehrmals täglich an den Nabelgrund gestreut, er darf nicht den Hautnabel bedecken. Puderreste in der Nabelumgebung sollten mit 0,9 % NaCl-Lösung oder sterilem Wasser entfernt werden.
- **Tripple-dye:** Der Nabelschnurrest wird einmalig mit dem stark färbenden Tripple-dye bestrichen, dieses enthält Rivanol, Pyoktanin und Brilliantgrün (in Wasser oder Alkohol gelöst) und wirkt antiseptisch, gerbend und austrocknend. In ihrer Studie favorisieren Richtherr und Kranzfelder (1999) diese Methode und eine anschließende tägliche Desinfektion des Nabelschnur-Restes mit Neo-Kodan®, da so der Nabel am trockensten und am wenigsten keimbesiedelt war, obwohl er länger (durchschnittlich 10 Tage) benötigte um abzufallen. Je intensiver antiseptisch der Nabelschnurrest behandelt wird, um so später fällt er ab (Okis 1990).

? Muss ein Nabelgranulom geätzt werden?

Ein Nabelgranulom kann sich nach dem Abfallen des Nabelschnurrestes im Nabelgrund bilden. Es handelt sich hierbei um eine 2–5 mm große Wucherung von Granulationsgewebe an der Stelle, an der die Nabelschnur angewachsen war. Meistens bildet sich die Wucherung

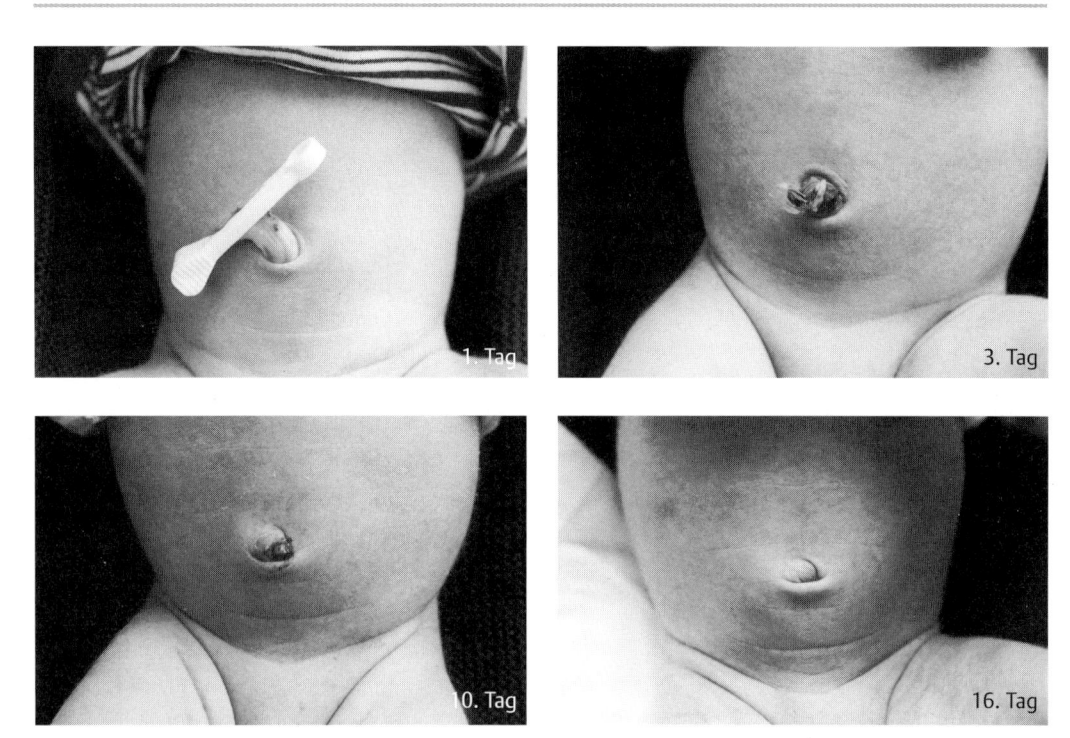

Abb. 15.4 Bildung eines Nabelgranuloms bei Lino.
1. Tag: Nabelschnurrest unauffällig, die Klemme wird am nächsten Tag entfernt.
3. Tag: NS-Rest trocken, Nabelumgebung reizlos.
10. Tag: Nabel gestern abgefallen, seitlich zeigt sich als feuchte Wucherung ein 5 mm großes Granulom, welches nicht verätzt wird.
16. Tag: Unter täglicher Reinigung mit Calendula-Wasser und gelegentlichem Beträufeln mit Muttermilch hat sich die Wucherung zurückgebildet, der Nabel ist unauffällig abgeheilt.

spontan zurück (Abb. 15.4). Die Abheilung kann unterstützt werden durch tägliches Betupfen mit Calendula-Essenz in Wasser (1 : 10), durch Benetzen mit Muttermilch oder homöopathisch durch eine orale Gabe Silicea C30.
Nur wenn das Granulom im Verlauf der nächsten Tage weiter anwächst (sehr selten), kann eine gewebezerstörende Behandlung mit einem **Argentum-Nitricum-Ätzstift** (Silbernitrat) angezeigt sein. Die Behandlung ist nicht ganz ungefährlich und sollte nie von den Eltern, sondern nur von Hebamme oder Kinderarzt ausgeführt werden. Das Granulom wird mit dem Ätzstift leicht betupft, damit es nekrotisiert.

> Der Stift darf dabei nie die zarte Haut der Nabelregion berühren, da sonst die obere Hautschicht zerstört und abgelöst wird.

Solche Hautläsionen kommen leider häufiger nach der Anwendung des Argentum-Nitricum-Stiftes vor und können sich entzünden (Behandlung mit Calendula-Essenz s. o. und Calendula-Salbe). Um Derartiges zu vermeiden, ist es günstig, den Hautnabel vor der Anwendung des Ätzstiftes mit einer Fettsalbe (z. B. Pure-Lan®) ringsherum abzudecken.

? Was ist eigentlich ein Nabelbruch?

Die geraden Bauchmuskeln des Neugeborenen zeigen in Höhe des Nabels einen offenen breiten Spalt, dieser ermöglichte den Blutfluss durch die Nabelschnur in die Bauchdecke. Im Säuglingsalter verschließt sich dieser Spalt.
Nabelbruch (Nabelhernie): Ist der Spalt sehr breit, und bietet der Bindegewebsring um den

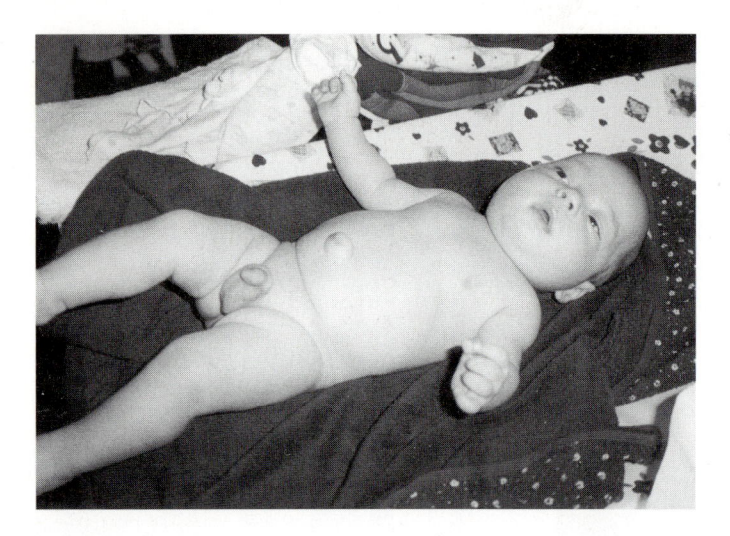

Abb. 15.5 Nabelbruch (Nabelhernie) bei einem 8 Wochen alten Säugling. Die Hernie bildete sich spontan im ersten Lebensjahr zurück.

Nabel keine ausreichende Stabilität, wird der Hautnabel durch den zunehmenden Bauchinnendruck als sackartige Ausstülpung nach außen geschoben (Abb. 15.5).
Eine leichte Nabelhernie zeigt sich nur beim Schreien des Kindes, eine ausgeprägtere ist permanent zu sehen. Nabelhernien bilden sich in der Regel zurück, das früher über den Nabel geklebte Pflaster beschleunigt den Prozess nicht. Wird die Ausbuchtung größer, sollte ein Kinderarzt aufgesucht werden, da sich Darmschlingen in einem größeren Bruchsack drängen können. Eine Operation ist nur selten notwendig.

15.4 Wärmebedürfnis und Kleidung

> **?** Warum hat mein Baby kalte Hände und Füße? S. 236
> **?** Wie merke ich, wenn es dem Kind zu warm ist? S. 238
> **?** Dürfen wir mit offenem Fenster schlafen? S. 238

? **Warum hat mein Baby kalte Hände und Füße?**

Kühle Hände kommen in den ersten Tagen nach der Geburt häufiger vor, weil die Extremitäten noch nicht so gut durchblutet sind. Kalte Hände und Füße zeigen aber, dass das Kind nicht warm genug eingepackt wurde und/oder eine Wärmezufuhr benötigt, z. B. die Körperwärme der Eltern (gemeinsam ins Bett kuscheln) oder eine Wärmflasche an den Füßen (Wasser nicht wärmer als handverträglich!). Manchmal hilft auch ein Mützchen gegen kalte Hände, denn es verhindert Wärmeverluste über die große Hautoberfläche am Kopf.
Das Kind muss nach der Geburt zum ersten Mal selbst Wärme produzieren, damit es eine konstante Körpertemperatur von mind. 36,5 °C halten kann. Um Wärmeverluste und Temperaturschwankungen gering zu halten, wird das Kind in den ersten Tagen bis Wochen immer in ein leichtes **Tuch** gewickelt (Abb. 15.6), welches nur beim Windeln abgenommen wird. So verpackt ist es auf dem Arm keiner Zugluft ausgesetzt, und empfindet beim Wechsel in sein Bettchen keinen direkten Kontakt zur kühlen Matratze und Bettdecke. Geht die Wärmehülle mit, wird das Kind seltener beim Ablegen weinen. Das Wickeltuch ist eine gute Hilfe zur Wärmeregulation, außerdem fühlen sich Neugeborene fest umwickelt wohler, da sie bei Bewegungen immer eine Begrenzung spüren, ähnlich der Gebärmutterwand vor der Geburt.

15.4 Wärmebedürfnis und Kleidung 237

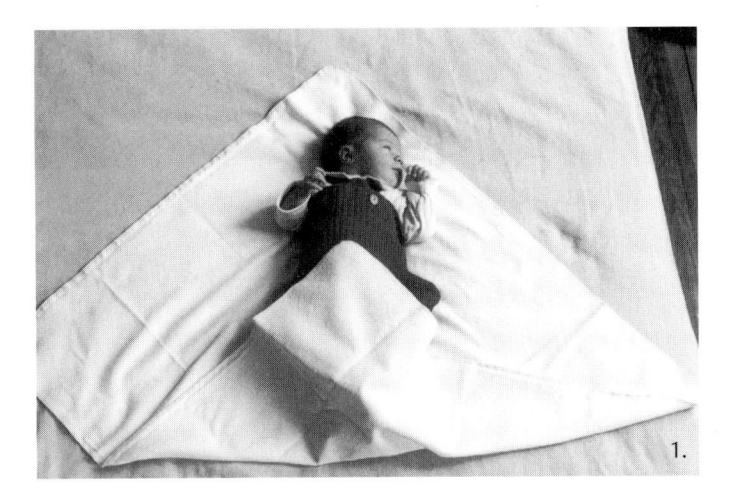

Abb. 15.6 Pucken: Wärme und Sicherheit vermittelt ein leichtes Wickeltuch (z. B. Molton®-Tuch, großer Kopfkissenbezug) welches in den ersten Wochen fest um das Baby gewickelt wird (Paula wurde 4–6 Wochen gepuckt.
1. Kind diagonal auf das quadratische Tuch legen und den unteren Zipfel hochschlagen,
2. die Seiten fest über dem Kind zusammenwickeln, so dass
3. das Gesicht freibleibt.

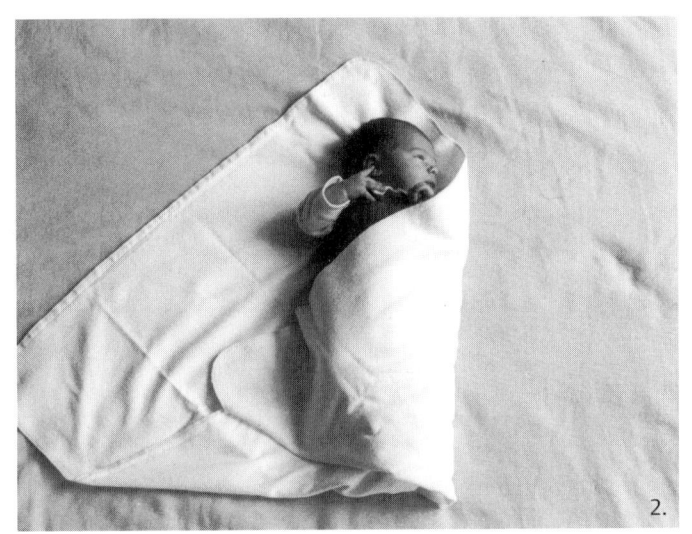

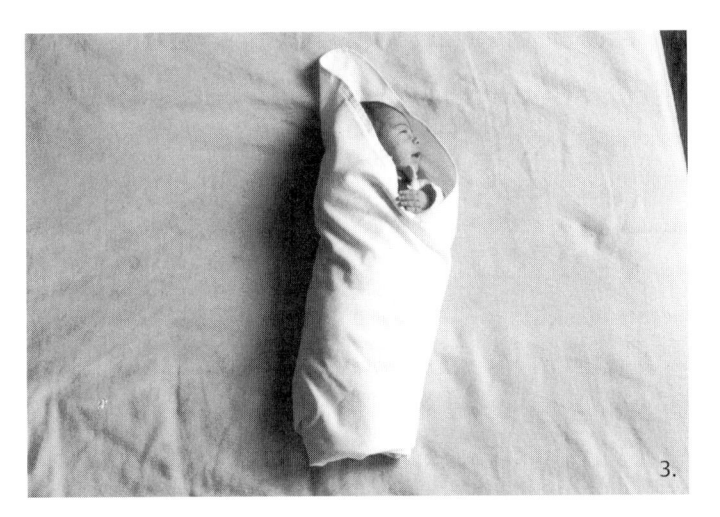

❓ Wie merke ich, wenn es dem Kind zu warm ist?

Das Temperaturregulationszentrum im Gehirn ist nach der Geburt noch nicht voll ausgereift. Daher benötigen Neugeborene einige Zeit, bis sie ihre Körperwärme gut regulieren können. Ist das Kind sehr warm angezogen und liegt es auf dem Bauch der Mutter, kann ihre Körperwärme das Kind überhitzen, da es noch nicht in der Lage ist, Wärme durch Schwitzen abzugeben.

> Erkennbar ist eine Überwärmung am roten Kopf, an Zeichen der Unruhe oder am Schreien des Babys.

Das überwarme Kind wird für 10 Minuten bis auf Hemdchen und Windel entkleidet, damit die Wärme ablüften kann. An der sich normalisierenden Hautfarbe wird das Erreichen der Normaltemperatur erkennbar. Sind Eltern unsicher, können sie die Körpertemperatur des Kindes auch messen (normal rektal 36,5°–37,5°C). Ein Neugeborenes kann rasch auf 38°–39°C aufgeheizt werden, es kühlt aber auch schnell wieder ab. Bei Unsicherheit wird die Temperatur nach einer Stunde nachgemessen.

❓ Dürfen wir mit offenem Fenster schlafen?

Selbstverständlich, denn auch Neugeborene brauchen frische Luft und schlafen meist in einem gelüfteten Wochenbettzimmer besser, als in einem stickig warmen. Die Kinder gewöhnen sich rasch an die von den Eltern bevorzugte Raumtemperatur. Natürlich muss das Kind entsprechend gekleidet sein, im Winter mit Mützchen, Wickeltuch und warmer Decke. Nur bei Minusgraden sollten die Fenster geschlossen werden, nachdem der Schlafraum gründlich, d.h. mit weit offenen Fenster für einige Minuten (ohne Kind), durchgelüftet wurde.

15.5 Unruhe und Schreien der Kinder

❓ Warum weint mein Baby?	S. 238
❓ Soll ich einen Schnuller geben oder besser nicht?	S. 239
❓ Wann schläft das Baby nachts durch?	S. 240
❓ Habe ich ein so genanntes Schreibaby?	S. 241
❓ Ist ein Tragetuch sinnvoll?	S. 241
❓ Wie binde ich ein Tragetuch?	S. 241
❓ Ab wann kann ich das Baby aufrecht tragen?	S. 244
❓ Schadet das Tragen der kindlichen Wirbelsäule?	S. 244

❓ Warum weint mein Baby?

> Schreien ist die einzige Möglichkeit des Babys, der Umwelt deutlich mitzuteilen, dass es etwas braucht oder sich nicht wohl fühlt.

Liegt das Baby wach in seinem Bettchen, schauen die Augen umher, es bewegt sich und beginnt mit kleinen hellen Lauten die Kontaktaufnahme. Bemerkt es keine Reaktion in seinem Blickfeld, beginnt es laut zu weinen. Dies geschieht in einer über große Entfernung hörbaren Frequenz und Lautstärke. Babyschreien löst bei Erwachsenen einen schnelleren Puls, einen höheren Blutdruck, Schweißausbrüche und innere Unruhe aus und hat dadurch einen enormen **Aufforderungscharakter**. Die Eltern gehen zum Kind, nehmen es hoch und müssen nun feststellen, was das Baby braucht: Sucht es visuelle Kommunikation mit den Eltern, körperliche Nähe (will es getragen werden?) oder etwas zum Essen oder eine frische Windel?

Die Mutter lernt bald, die Signale des Kindes zu deuten. Da sie aber anfangs nicht immer weiß, was gebraucht wird, kann es zunächst zu **Missverständnissen** kommen, ein typisches Beispiel: Viele Eltern glauben, ihr Kind wolle nach dem Stillen schlafen. Tatsache ist aber, dass viele Babys nur ein kurzen Schläfchen machen und dass danach eine Wachzeit folgt, in der die Kinder kommunizieren und angeregt werden möchten (Salis 2000). Versuchen die Eltern jetzt, das Kind in den Schlaf zu wiegen, reagiert es mit Verwirrung und großem Unmut. Nimmt die Mutter ihr Kind hoch und legt es sich über die Schulter, so beruhigt es sich kurzfristig, weint dann aber wieder los, da es keinen Blickkontakt zur Mutter herstellen kann. Nun legt die Mutter das Baby nochmal an, weil sie glaubt, dass es nicht satt geworden ist. Dieser „Nachtisch" beendet meist das Weinen, denn beim Füttern/Stillen kommuniziert die Mutter mit dem Baby (außerdem beruhigen sich fast alle Kinder beim Saugen). Danach schläft es endlich ein, weil es mittlerweile müde geworden ist (nicht weil sein vorheriges Schreien Ausdruck von Hunger war). Schlimmstenfalls geht das Weinen weiter, weil das Kind durch die unklare Situation und die zunehmende Nervosität der Mutter nachhaltig irritiert ist (s. S. 240 Habe ich ein Schreibaby?).

Eltern eines schreienden Neugeborenen werden oft verunsichert durch drei beliebte, aber nicht zutreffende Aussagen, die von der Hebamme entkräftet werden können:

1. **„Schreienlassen kräftigt die Lungen."** Diese Aussage ist falsch, denn das Lungengewebe wird weder durch die Schreiatmung gestärkt, noch hat es Kräftigung nötig.

2. **„Das Baby ist verwöhnt und unartig."** Dies stimmt auch nicht, denn niemals wird das Neugeborene verwöhnt oder verzogen, weil die Mutter unverzüglich auf sein Weinen reagiert; der einzige Effekt beim Kind ist der, dass es sich sicher und geborgen fühlt.

3. **„Es hat bestimmt Blähungen."** Diese These ist umstritten, denn mehrere Untersuchungen stellten fest, dass Blähungen (s. S. 246) eine Folge des Schreiens und nicht deren Ursache sind (Salis 2000).

Gegen Ende des 3. Lebensmonats gehen die Schreiphasen deutlich zurück, weil das Baby andere Ausdrucksmöglichkeiten hat, wie Quietschen, Lachen, Lallen, eine stärkere Mimik und gezielteres Greifen. Manche Eltern sind beeindruckt, wenn das Kind seine täglichen Schreizeiten plötzlich beendet, „als ob ein Schalter umgelegt wurde".

? Soll ich einen Schnuller geben oder besser nicht?

Saugendes Trinken an der Brust oder an der Flasche lässt das Kind ganz behaglich bei sich sein und schirmt es von der Umwelt ab. Diese Behaglichkeit sucht sich das Baby auch durch Lutschen und Saugen an seinen Händen, an Stoffpüppchen oder am Kuscheltuch, am Finger der Eltern oder am dargebotenen Schnuller. In einigen Situationen kann ein Schnuller hilfreich sein, z. B. als Einschlafhilfe bei sehr unruhigen Kindern oder bei hohem Saugverlangen (auch nach dem Stillen) zur Entlastung der Mutter und als temporäre Beruhigungsmöglichkeit durch den Vater.

Der große Nachteil eines Schnullers besteht darin, dass er oft binnen kurzer Zeit dazu missbraucht wird, jede Unmutsäußerung des Kindes zu unterbinden, indem er in den Mund geschoben (der Mund gestopft) wird. Dadurch nehmen wir dem Kind seine persönlichen Ausdrucksmöglichkeiten (Jakobi 1995). Jedes Kind muss ärgerlich weinen dürfen, wenn das Wickeln unbequem ist, oder fordernd brüllen dürfen, weil es Hunger hat.

Stetiges Schnullern ist darum abzulehnen, es behindert nicht nur das Weinen, sondern auch die entwicklungsfördernde lustvolle Lautbildung. Außerdem blockiert Dauerschnullern den wichtigen Kennenlern-Kontakt der kindlichen Lippen zur eigenen Haut. Babys finden es interessant, die eigenen Finger und Händchen lutschend zu erforschen, zudem lernen sie bald ihre Hand zum Mund zu bewegen und können sich dann selbständig durch Saugen an der Hand beruhigen. Ein Schnuller muss immer von den Eltern in den Mund gesteckt werden, er wird oft ausgespuckt und kann nicht selbständig wiedergefunden werden. Der Schnuller ist auch nicht „gesünder" als ein Daumen, denn Kieferdeformierungen durch Dauerlutschen in den ersten Jahren können ebenso bei Schnullerkindern wie bei Daumenlutschern auftreten (Goebel 1997).

❓ Wann schläft das Baby nachts durch?

Dieser Zeitpunkt ist nicht vorherzusagen, denn Neugeborene haben in den ersten Wochen keine Fähigkeit, Tag und Nacht zu unterscheiden. Schlaf und Wachzustände verteilen sich gleichermaßen über 24 Stunden. Auch ihr Hunger kennt keine nächtliche Ruhepause, die Mahlzeiten (8–10-mal Stillen oder 6–8-mal Flaschennahrung) werden nach Bedarf alle 2–5 Stunden abgefordert.

Im Alter von 4–6 Wochen schlafen nur 6 % der Babys nachts durch. Mit 3–4 Monaten sind es 36 %, mit 6–7 Monaten 38 %, und selbst nach einem Jahr können nur 52 % der Kinder ohne nächtliche Unterbrechung durchschlafen (Kast-Zahn 1995).

Manche Kinder haben einmal in 24 Stunden eine längere Schlafphase, dafür wachen sie dann in der übrigen Zeit alle 1–3 Stunden auf. Darum ist es günstig, diese Babys tagsüber immer nach 3–4 Stunden zum Stillen bzw. Füttern zu wecken, damit sie die Chance haben, nachts eine längere Schlafphase zu entwickeln. (Lässt die Mutter ihr Baby tagsüber 5–6 Stunden durchschlafen, wird es immer in der folgenden Nacht extra oft trinken wollen bzw. müssen.)

Auch wenn die Mutter eigentlich nach Bedarf stillt/füttert, kann sie nach einigen Tagen versuchen, durch eine festgelegte **Abendmahlzeit** und ein **Abendritual** dem Kind etwas Struktur vorzugeben (Kast-Zahn 1995). Als Zeitpunkt für die feste Abendmahlzeit wählt sie am besten die Uhrzeit, zu der sie selbst gewöhnlich schlafen geht. Jeden Tag um diese Zeit weckt die Mutter nun ihr Kind, egal wie lange es geschlafen oder wann es zuletzt getrunken hat. Diese feste Abendmahlzeit sollte möglichst ausgiebig sein. Der Ablauf von Wecken, Stillen, Wickeln, Hinlegen wird dann stets ähnlich gestaltet (gleiche Beleuchtung, gleiches Lied singen, Bettchen an der selben Stelle, Spieluhr-Musik). Viele Babys schlafen daraufhin von alleine immer länger, bis sie wegen Hunger wach werden. Wird so eine Schlafphase ohne Unterbrechung von 4–5 Stunden am Anfang der Nacht erreicht, erleben die Mutter/Eltern schon eine gute Erleichterung.

❓ Habe ich ein so genanntes Schreibaby?

Alle Babys weinen im Verlauf des Tages, manche nur kurze Zeit, andere 1-3 Stunden. Im Alter von zwei Wochen schreien Säuglinge durchschnittlich 2 Stunden pro Tag, mit sechs Wochen sind es bis zu 3 Stunden und mit drei Monaten nur noch 1 Stunde täglich (Wahn 1993).

> In der Kinderheilkunde wird von einem Schreibaby gesprochen, wenn das Kind anfallsartig und irritiert länger als 3 Stunden täglich schreit, dieses öfter als dreimal die Woche auftritt und über mehr als drei Wochen anhält.

In der Praxis liegt ein Schreiproblem aber auch dann vor, wenn das Kind mehr schreit, als die Eltern tolerieren können (Wolke 1994). Einige typische Ursachen für vermehrtes Weinen und Schreien der Babys kann die Hebamme im Rahmen der Wochenbettbetreuung mit den Eltern abklären (s. u.). Wird das Schreien zum zentralen Problem, sei den Eltern das Taschenbuch der Hebamme Bettina Salis (Warum schreit mein Baby so? Rowohlt 2000, € 7,70) empfohlen. Es enthält neben anschaulichen Elternberichten eine gute Erläuterung des Problems, verschiedene Behandlungsmöglichkeiten und Adressen von Schreiambulanzen, in denen Eltern fachkompetente Hilfe bekommen können (Adressen von Beratungsstellen finden Sie auch im Internet unter www.Liga-Kind.de).

Mögliche Ursachen für vermehrtes Weinen und Schreien der Babys:
- **Drei-Monats-Kolik:** Dieser Fachausdruck wird gerne als Synonym für viel weinende Babys verwendet. Mit der Bezeichnung Kolik (gr. kolikos, am Darm leidend) wird unterstellt, dass Leibschmerzen die Ursache für das Schreien der Babys sind (Blähungen s. S. 245). Diese These wurde jedoch bis heute klinisch nicht bewiesen. Typischerweise findet man bei der so genannten Drei-Monats-Kolik weder eine ernsthafte Erkrankung noch eine Ernährungsstörung als Ursache, so dass wohl eher von einer überschießenden Verhaltensreaktion des Säuglings auszugehen

ist (Wahn 1993). Für diese Auffassung spricht auch das häufigere Vorkommen von Drei-Monats-Koliken bei Erstgeborenen als bei nachfolgenden Kindern.

- **Mangelnde Struktur:** Gerade Erstmütter/-eltern passen ihren Tagesablauf oft komplett den momentanen Bedürfnissen des Babys an, d.h. die Wünsche des Kindes bestimmen permanent das Handeln der Mutter. Hierdurch kann das Kind überfordert werden, denn manchmal weiß es ja selbst nicht, ob es Hunger hat, schaukeln oder schlafen möchte. Die vorgegebene Struktur eines von den Eltern geplanten Tagesablaufs kann hier hilfreich sein, denn sie gibt dem Kind Sicherheit, Halt und natürliche Grenzen (Pickler 1994).
- **Mangelnde Wärme und Begrenzung:** Ein Kind, dem ungemütlich kühl ist, weint schneller als ein warm eingewickeltes. Die stabilisierende Wärmehülle eines Wickeltuches (Abb. 15.6) und wollene Bekleidung sind meistens hilfreich.
- **Kommunikationsstörungen:** Fühlt sich das Baby in seinen Wünschen unverstanden, kann eine Folge von Missverständnissen zu vermehrtem Weinen führen (s.o. Warum weint mein Kind?).
- **Asymmetrien im Kopf und Schulterbereich:** Diese können durch traumatisierende Kräfte bei der Geburt verursacht werden. Asymmetrien begünstigen Verspannungen und damit ein Unwohlsein des Säuglings, welches sich in häufigem Schreien ohne ergründbare Ursache äußert. Betroffene Babys werden auch **KISS-Kinder** (Kopfgelenk-Induzierte-Symmetrie-Störung) genannt und zeigen oft einen Schiefhals. Ausgebildete Osteopathen können solche Asymmetrien diagnostizieren und durch eine Osteopathie-Behandlung in das natürliche Muster zurückbringen.
- **Mangelnde Bewegung:** Vor der Geburt wurde das Kind durch alle Aktivitäten der Mutter passiv bewegt, es war immer dabei, hörte alle Gespräche und Umgebungsgeräusche. Auch nach der Geburt möchte es gerne weiter „mitgenommen werden" und beschwert sich durch Schreien, wenn es nicht allein und unbewegt in seinem Bettchen sein mag (Liedloff 1999).

? Ist ein Tragetuch sinnvoll?

Einige Studien belegen, dass ein täglich für mehrere Stunden im Tuch getragenes Kind deutlich weniger schreit als ein Kind, das erst dann getragen wird, wenn es schreit (Salis 2000). Auch die Beobachtungen von Jean Liedloff (1999) bei den Yequana-Indianern im Dschungel Venezuelas zeigen, wie stabilisierend und „glücklich machend" das körpernahe Tragen auf die Baby wirkt. Die Mutter kann ihr Kind regelmäßig für einige Stunden am Tag ins Tragetuch legen und wie vor der Geburt bei den anstehenden Hausarbeiten oder Besorgungen mitnehmen.

> Das Tragetuch ist die beste, weil variabelste Tragehilfe. Es kann ab der Geburt verwendet werden und passt sich immer optimal der Größe des Kindes an.

Nur im Tuch ist es möglich, ein Baby liegend zu tragen. Dies ist in den ersten Wochen günstig, denn langes aufrechtes Tragen kann das Kind so sehr an die aufrechte Haltung gewöhnen, dass es Liegen als fremd und unangenehm empfindet (Grundhewer 1995).

? Wie binde ich ein Tragetuch?

Beim häuslichen Wochenbettbesuch wird die Hebamme oft nach Tragehilfen gefragt und um praktische Anleitung gebeten. Nachdem sie das Tragetuch-Anlegen mit Mutter und/oder Vater einmal probiert hat, kann sie ihnen eine fotokopierte **Bindeanleitung** geben. Viele Eltern schätzen solch eine Nachlesemöglichkeit, denn das Anlegen des Tragetuches ist anfangs ungewohnt, und Routine stellt sich erst nach mehreren eigenen Versuchen (evtl. mit erneutem Zeigen) ein.

Die Tragetechnik „Wiege" (Abb. 15.7) ist gut geeignet zum Tragen des liegenden Babys in den ersten Wochen, sie wird nach meiner Erfahrung von gut angeleiteten Eltern gerne benutzt. Natürlich gibt es noch andere Bindemöglichkeiten im Liegen wie die Kreuz-Wiege oder, wenn den Eltern das Knoten des Tuches

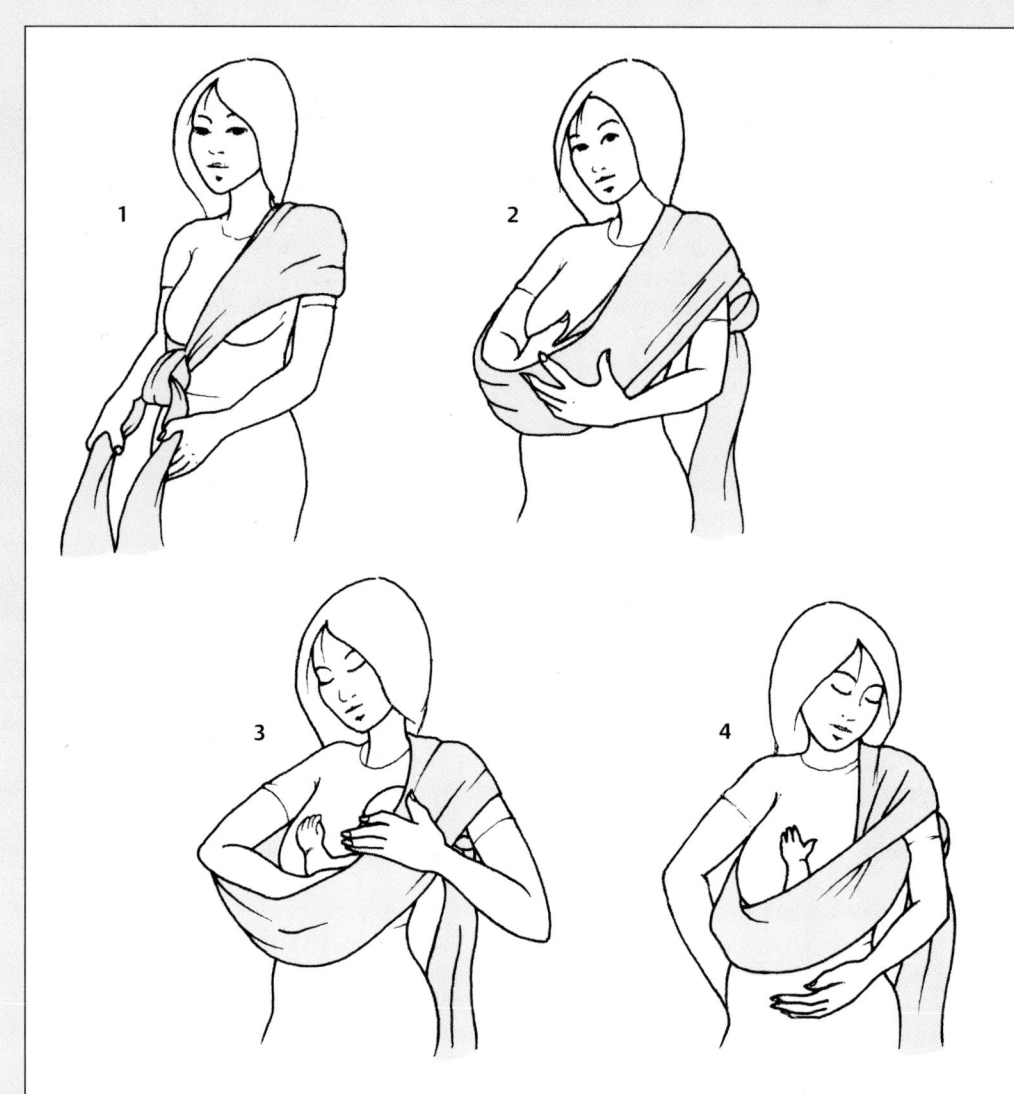

Abb. 15.7 Die Wiege lässt sich mit einem Tuch von ca. 70 cm × 270 cm binden, sie ist gut für die ersten Lebenswochen geeignet.
Bild 1: Legen Sie das Tuch der Länge nach gefaltet wie eine Schärpe über eine Schulter, so dass die offene Seite zum Hals zeigt. Dann verknoten Sie die Tuchbahnen in der Taille mit einem Doppelknoten. Schieben Sie den Knoten nach hinten bis unter Ihr Schulterblatt.
Bild 2: Nun falten Sie das Tuch vorne auseinander und formen mit Ihrem Unterarm eine Mulde, in der das Baby liegen kann.
Bild 3: Dann legen Sie sich das Baby auf die linke Schulter. Lassen Sie Ihr Baby mit Beinen und Po voran von der Schulter in die Tuchmulde rutschen, bis es wie in einer Hängematte liegt. Schieben Sie nun den unteren (gefalteten) Tuchrand auf der Schulter etwas nach oben in Richtung Hals und ziehen dann die oben am Hals liegenden (offenen) Tuchkanten über die Schulter herunter.
Bild 4: Das Tuch liegt übergeschlagen auf der Schulter, aus der Mulde ist ein Nest geworden. Sitzt das Tuch jetzt zu locker, hält die Mutter ihr Kind fest, während eine Hilfsperson den Knoten öffnet, die (zur Orientierung oft unterschiedlich gefärbten) Tuchkanten straffer zieht und dann die Wiege wieder verknotet. Das Tuch kann später geknotet abgenommen werden, dann ist alles beim nächsten Anlegen viel einfacher.

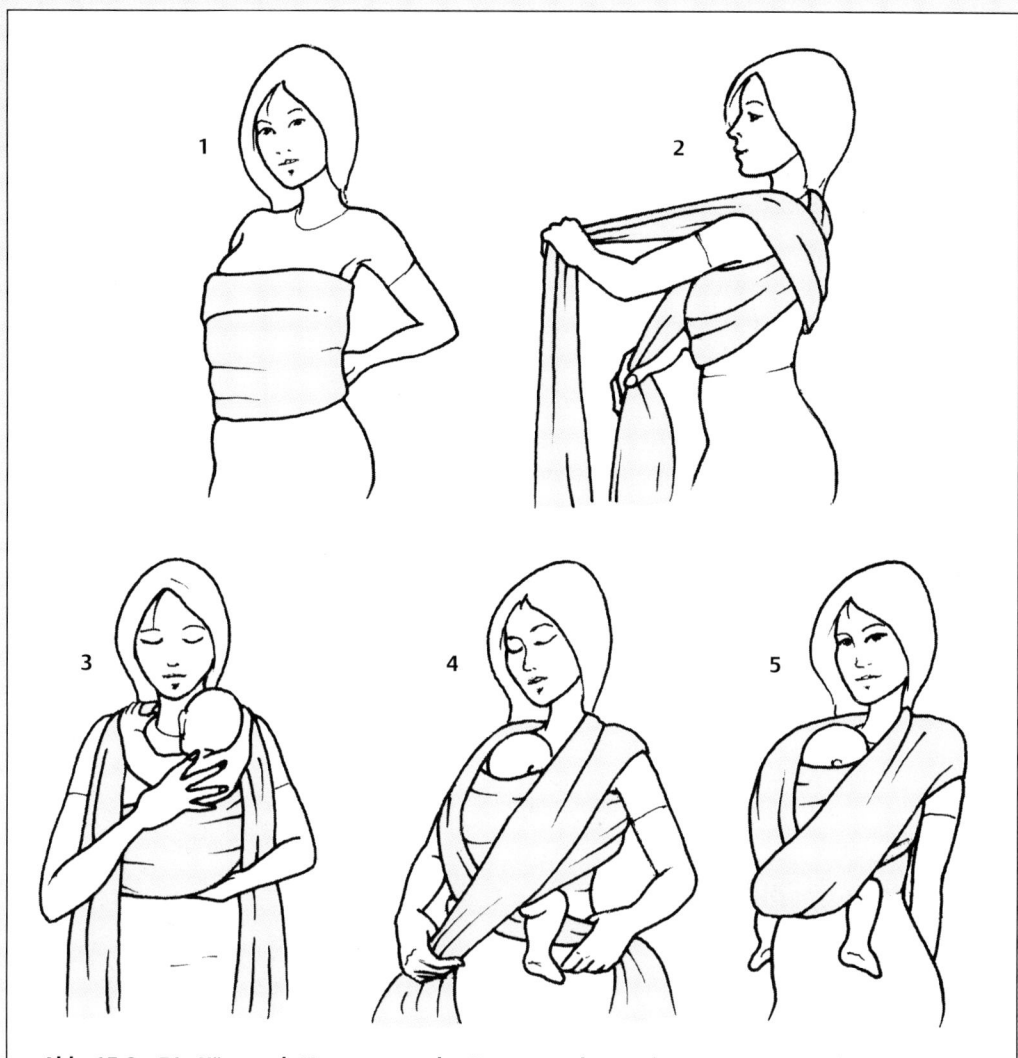

Abb. 15.8 Die Känguruh-Kreuztrage oder Kreuz-Bauchtrage kann mit einem Tuch ab ca. 4,60 m Länge gebunden werden. Sie eignet sich ab der ersten Lebenswoche bis ins Kleinkindalter.
Bild 1: Sie beginnen, indem Sie die Mitte des Tuches wie eine Schürze quer über Brust und Bauch legen, dann führen Sie beide Tuchbahnen hinter Ihren Rücken.
Bild 2: Hinten kreuzen Sie die Bahnen und ziehen diese über Ihre Schultern stramm nach vorne. Damit das Tuch eng am Körper liegt, ziehen Sie bitte die Tuchränder noch einmal nach.
Bild 3: Nun legen Sie Ihr Kind auf eine Schulter und führen es mit den Beinchen voran in das querliegende Tuch. Das Tuch soll Po bis Nacken des Kindes umschließen. Dann nehmen Sie die angehockten Beinchen und spreizen diese leicht über Ihrem Bauch.
Bild 4: Sie müssen Ihr Kind noch etwas festhalten, während Sie die Bahnen anspannen und unter dem Po verkreuzen. Dann können Sie das Kind loslassen und die unter den gespreizten Beinen hindurchlaufenden Tuchbahnen mit beiden Händen auf Ihrem Rücken verknoten.
Bild 5: Jetzt die querverlaufende Stoffbahn bis zum Hinterkopf des Kindes hochziehen, damit der Kopf nach hinten gestützt wird. Anschließend ziehen Sie erst die untere, dann die obere Tuchbahn über dem Po des Babys bis zu seinen Kniekehlen auseinander, so dass sich die Bahnen breit gefächert über dem Rücken kreuzen. Nun haben Rücken und Kopf des Kindes einen optimalen Halt, da sie nach hinten und zur Seite abgestützt sind.

zu kompliziert erscheint, auch modifizierte Tuchformen wie anna-mobil® oder ein Tuch mit Schnalle der Fa. Tragidi.

? **Ab wann kann ich das Baby aufrecht tragen?**

Auch ein Neugeborenes kann schon für kurze Zeit in aufrechter Hockhaltung getragen werden, wenn Rücken und Kopf durch ein fest anliegendes Tragetuch seitlich und nach hinten abgestützt werden. Die **„Känguruh-Kreuztrage"** vor dem Bauch (Abb. 15.8), für die ein langes Tuch benötigt wird, ist gut geeignet. Die Beinchen sind hierbei stark angehockt (rechter Winkel oder höher) und leicht zur Seite gespreizt, dadurch hat das Kind eine physiologisch günstige Beinhaltung zur Prophylaxe der Hüftdysplasie. Die gespreizte Hocke ist dem Baby angenehm, denn es nimmt sie als motorische Reflexhaltung von selbst ein, wenn es aufrecht hochgehoben wird (Kirkilionis 1999).

Nur wenige **Tragehilfen** (z.B. Baby-Björn-Trage®, Glückskäfer-Tragesack®) ermöglichen eine ähnlich gute Spreizhaltung der Beine (die Beine sollen nie nach unten baumeln!). Leider reichen für kleine Babys die Verstellmöglichkeiten der meisten Tragehilfen nicht aus, um die Wirbelsäule in eine aufrechte bis leicht gerundete Haltung zu bringen (der Rücken soll weder überstreckt sein noch rund in sich zusammensinken!). **Die Variabilität eines Tragetuches** ist zur Vermeidung falscher Haltungen unübertroffen.

? **Schadet das Tragen der kindlichen Wirbelsäule?**

In einer Untersuchung (Kirkilionis 1994) fanden sich bei keinem der Kinder, die ab der ersten Lebenswoche täglich für durchschnittlich 4–6 Stunden getragen wurden, spätere Haltungsauffälligkeiten, die auf das frühzeitige Tragen zurückgeführt werden konnten. Diesbezügliche Unsicherheiten bestehen aber bei vielen Eltern, denn das Tragen des Babys wird in unserer modernen Gesellschaft mit Kinderwagen und Autositzen als altmodisches, ungesundes Relikt abgetan, welches nur noch bei Naturvölkern üblich sei. So ungesund kann es jedoch nicht sein, denn in Naturvölkern kommen Haltungsschäden viel seltener vor als bei Jugendlichen unserer zivilisierten Welt.

> In keiner Studie wurde bisher ein Zusammenhang zwischen Haltungsschäden und Getragenwerden in aufrechter Körperhaltung nachgewiesen.

15.5 Hunger, Blähungen und Verdauung

? Wird das Kind satt, nimmt es genügend zu? S. 244
? Muss das Kind nach jedem Trinken „Bäuerchen" machen? S. 245
? Warum hat mein Kind Blähungen? S. 245
? Wie helfe ich dem Kind bei Blähungen? S. 247
? Warum ist der Stuhlgang grün? S. 248
? Hat mein Kind Verstopfung oder Durchfall? S. 249

? **Wird das Kind satt, nimmt es genügend zu?**

In den allermeisten Fällen können diese Fragen mit ja beantwortet werden. Viele Eltern sind durch den Gewichtsverlust in den ersten Tagen oder durch die ständig von jeder Person angesichts des weinenden Babys gestellten Frage „Hat es Hunger?" verunsichert. Besonders stillende Erstmütter brauchen diesbezüglich in den ersten Wochen oft Bestätigung. Inhaltlich werden die Fragen umfassend in Kapitel 5 und 7 erläutert (Anzahl und Dauer der Stillmahlzeiten S. 81, Tagestrinkmenge bei gestillten Kindern S. 114, Wachstum und Gewichtsverhalten S. 115).

? Muss das Kind nach jedem Trinken „Bäuerchen" machen?

Durch das Bäuerchen machen (Aufstoßen, Rülpsen) entweicht die beim Trinken verschluckte Luft aus dem Magen. Um das Aufstoßen zu erleichtern, wird der Säugling nach jeder Mahlzeit hochgenommen und behutsam am unteren Rücken beklopft. Liegt er dabei auf der Schulter der Mutter, beschleunigt der leichte Schulter-Druck auf den Magen das Entweichen der Luft nach oben. Auch bei längeren Trinkpausen bzw. vor dem Seitenwechsel zur anderen Brust sollte die Mutter dem Kind ein Aufstoßen ermöglichen, denn viel verschluckte Luft erzeugt ein Völlegefühl und hindert manche Kinder am Weitertrinken.
Jedes Baby hat ein anderes Trink- und Schluckverhalten, so dass mal mehr mal weniger Luft verschluckt wird. Entsprechend unterschiedlich verhalten sich die Kinder beim Aufrechthalten nach dem Trinken. Manche Babys rülpsen laut und vernehmlich, andere ganz leise und einige gar nicht.

> Kommt kein Bäuerchen binnen 1–3 Minuten, sollte ein schlafendes Kind immer hingelegt werden, denn viele Babys fallen direkt nach dem Stillen in einen kurzen Tiefschlaf.

Wird dieser Schlaf durch weiteres Umhertragen und Rückenklopfen empfindlich gestört, kann allgemeine Unruhe die Folge sein.
Eine **Tiefschlafphase** ist leicht zu erkennen: der Körper des Babys wird ganz weich und schwer, eine Mutter beschrieb ihn mir humorvoll als „meine Tochter fällt nach dem Stillen immer ins Milchkoma".
Selbst Babys, die ein Bäuerchen gemacht haben, stoßen manchmal während des Schlafens im Liegen auf. Dabei kann die entweichende Luftblase etwas Milch mit herausbefördern, erkennbar am Milchfleck neben dem Kopf. Damit sich das Neugeborene dabei nicht verschluckt, wird es **in den ersten Tagen immer auf die Seite gelegt**. Nach einigen Tagen kann es den Kopf selbstständig zur Seite drehen und sollte **dann nur noch auf dem Rücken** schlafen. Dies wird heute zur Prophylaxe des Plötzlichen Säuglingstodes dringend empfohlen (Vennemann 2002). Die Annahme, dass Kinder mehr unter Blähungen leiden, wenn sie nicht ausreichend zum Bäuerchen angehalten werden, kann ich aus meiner Praxis nicht bestätigen.

? Warum hat mein Kind Blähungen?

Jedes Neugeborene hat binnen 24 Stunden Luft im Darm (Illing 1998), dies ist zu erkennen an häufigen Pupsen und am „Knattern" in der Windel beim Stuhlabgang. Die abgehenden Winde sind eine **normale Begleiterscheinung** der ungewohnten Verdauungsarbeit des noch unreifen Darms. Einige Kinder haben wenig Probleme mit ihren Blähungen, andere quälen sich ab der 2. Lebenswoche mit ihrem geblähten Bauch etwas herum.

> Hat das Neugeborene ungewöhnlicherweise schon in der ersten Lebenswoche einen aufgetriebenen Bauch, sollte es zur Abklärung von Fehlbildungen im Verdauungstrakt einem Kinderarzt vorgestellt werden.

Schmerzhafte Blähungen entstehen, wenn größere Mengen der beim Trinken oder Schreien verschluckten Luft in kleinen Bläschen mit der Milch in den Darm gelangen. Gemeinsam mit den Gasen, die während der Verdauungsarbeit im Darm entstehen, können sich so größere Luftansammlungen bilden, die einzelne Darmabschnitte schmerzhaft aufdehnen.
Blähungsbeschwerden beginnen typischerweise zwischen der 2. und 6. Lebenswoche und enden um den 4. Lebensmonat, daher die Bezeichnung Drei-Monats-Koliken. Das Unwohlsein und Schreien beginnt etwa eine halbe Stunde nach dem Trinken und nimmt gegen Abend an Intensität und Dauer zu. Das Kind zeigt einen prallen harten Bauch, schreit anhaltend und zieht die Beine heftig an. Nach Abgang der Winde wirkt es zunächst erleichtert, beginnt aber bald wieder zu schreien, was die Vermutung nahe legt, dass die Blähungen nicht die alleinige Ursache für das unstillbare Weinen sind (s. S. 238 Warum weint mein Baby?).

Als Blähungsursache werden verschiedene Auslöser diskutiert:
- **Vermehrt verschluckte Luft** währen des Trinkens. Magensäfte schäumen die getrunkene Milch auf, wobei verschluckte Luft im Milchschaum eingeschlossen wird. Je nach Stabilität der Schaumblasen kann nun die Luft nicht durch Aufstoßen nach oben entweichen und gelangt blähungsauslösend in den Darm.
- **Zu kurze Stillintervalle** mit einem Überangebot an Milch können dazu führen, dass immer eine Mischung von angedauter und unverdauter Milch aus dem übervollen Magen in den Darm gedrückt wird und hier zu vermehrten Verdauungsbeschwerden mit Gasbildung führt. Kinder schreien nicht, weil sie stündlich Hunger haben (auch wenn sie sich beim Saugen rasch beruhigen), darum rate ich der Mutter, nicht öfter als alle zwei Stunden zu stillen. Gegen einen gelegentlichen kleinen Nachtisch ½–1 Stunde nach der Stillmahlzeit ist aber nichts einzuwenden.
- **Blähungsfördernde Nahrungsmittel** der stillenden Mutter werden oft als Hauptursache angesehen, aber nur in 5–15 % der Fälle kommt es tatsächlich vor, dass ein Baby bestimmte Nahrungsmittel nicht verträgt (Salis 2000). Würden Hülsenfrüchte und Gewürze so starke Blähungen auslösen, wie oft behauptet wird, müssten sich alle Säuglinge in Asien und Lateinamerika ständig in Blähungs-Krämpfen winden, denn würzige Bohnen- und Linsengerichte zählen dort zu den Hauptnahrungsmitteln.

> Der stillenden Frau sollte kein Lebensmittel pauschal verboten werden, dies führt nur zu Schuldgefühlen und zu einem verarmten Speiseplan der verunsicherten Mutter!

Mütter von viel weinenden Babys trauen sich heute oft weder Zwiebeln, Kohl, Paprika, noch Vollkornprodukte, Müsli, Eier oder Hülsenfrüchte zu essen, geschweige denn scharf zu würzen, um das Weinen nicht noch zu verstärken. Nur wenn die Mutter den Eindruck hat, ein bestimmtes Nahrungsmittel verschlimmert deutlich die Blähungsbeschwerden, wird ihr angeraten, eine Woche darauf zu verzichten. Ändert sich nichts am Schreiverhalten des Kindes, kann das Nahrungsmittel sofort wieder auf den Speiseplan.

- **Fluor- und Vitamin-D-Tabletten** werden ab der 2.–4. Lebenswoche zur Karies- und Rachitisprophylaxe empfohlen. Die ungewohnten Inhaltsstoffe der Tabletten können beim Neugeborenen die Verdauung belasten und Blähungen begünstigen. Finden die Eltern auf mein Nachfragen heraus, dass ein Zusammenhang zwischen dem Beginn der Tabletteneinnahme und dem Beginn bzw. der Verschlimmerung von Blähungen besteht, empfehle ich, eine Woche lang die Prophylaxe auszusetzen. So lässt sich rasch herausfinden, ob die Blähungen durch die Tabletteneinnahme verstärkt wurden. Ist dies der Fall, sollte die weitere prophylaktische Tabletteneinnahme überdacht und ggf. verändert werden (s. S. 257 Rachitis- und S. 260 Kariesprophylaxe).
- **Kuhmilcheiweiß-Allergien** können auftreten, wenn die Muttermilch eine deutliche Konzentration von Beta-Lactoglobulin aus Kuhmilch enthält (Grüttner 1988). Zur Abklärung übermäßiger Blähungen wird die Mutter gebeten, eine Woche lang weder Vollmilch noch Milchprodukte zu verzehren und Fertigprodukte mit Kuhmilchbestandteilen (z. B. Schokolade) zu meiden. Wenn durch die milchfreie Ernährung eine deutliche Besserung eintritt, ist eine Kuhmilcheiweiß-Allergie wahrscheinlich (Häufigkeit ca. 10 %), und die Mutter muss in der Stillzeit eine entsprechende Diät einhalten. Bessern sich die Blähungsbeschwerden während der milchfreien Woche nicht, kann die Kuhmilch wieder auf den Speiseplan.
- **Schadstoffe in der Muttermilch** können Blähungen begünstigen. Hier wirken besonders die Schwermetalle Quecksilber und Silber (aus Amalgam-Zahnfüllungen der Mutter), Blei (aus alten Wasserrohren und Straßenstaub) und Arsen (in Lederwaren, Textilien, Katzenstreu) als Blähungsursache. Auch Ausdünstungen von Lösemitteln aus frisch lackierten Wänden, neuen Kinderzimmermöbeln oder Teppichklebern können als Ursache in Frage kommen (Daunderer 1999,

s. S. 261 Schadstoffe und Wohngifte). Je nach Lebensumständen der Mutter (z. B. Raucherin, viele Amalgam-Füllungen) kann die Muttermilch eine erhöhte Konzentration an Schwermetallen aufweisen, die das Kind auf Dauer belasten. Einige Mütter lassen darum nach 2–3 Monaten eine Muttermilchanalyse auf Schwermetalle durchführen (s. S. 262), um zu entscheiden wie lange ihr Kind ausschließlich Muttermilch erhalten soll.

? Wie helfe ich dem Kind bei Blähungen?

Im akuten Zustand unbedingt Ruhe vermitteln, mit dem Kind reden, es ein wenig streicheln und äußere Reize vermeiden (Lärm, Elektrosmog, etc.). Aktivitäten, wie Hochnehmen, Wiegen, Auf-und-nieder-wippen und Massieren sollten ganz sparsam dosiert werden. Sie wirken sowieso nur kurz, und ein ständiger Wechsel der Position kann das Kind zusätzlich aufregen. **Ruhe ist wichtiger als Ablenkung.** Das Kind darf sein Unwohlsein abweinen.

Folgende Maßnahmen können helfen, die Blähungsbeschwerden zu vermindern:
- **Wärme** an Bauch oder Rücken ist hilfreich, z. B. mit einer warmen aufgelegten Hand, einem Kirschkernsäckchen oder einer kleinen Wärmflasche. Um Verbrennungen vorzubeugen, sollte vorher immer die Temperatur für eine Minute an der eigenen Wange getestet werden, hierüber ist die Mutter aufzuklären. (In den letzten Jahren meldeten mehrere Hebammen einen Schadensfall mit Hautverbrennungen des Babys durch ein in der Mikrowelle erhitztes Kirschkernsäckchen!)
- **Bauchlage** wird von manchen Kindern bei Leibschmerzen bevorzugt, z. B. auf der Brust oder auf dem Unterarm der Eltern (Fliegergriff Abb. 15.9). Quält sich das Baby beim Herausdrücken von Winden oder Stuhlgang, kann ein langsames Hochdrücken und Halten der Beine in maximaler Hockstellung oder der Lotussitz (Abb. 15.10) aus der Indischen Babymassage die Sache erleichtern.
- **Ein warmes Fläschchen** mit sehr dünnem Fencheltee oder Traubenzuckerwasser wird Kinder mit vermehrtem Saugbedürfnis etwas beruhigen, ohne die Verdauung erneut zu belasten (1 gestr. Teelöffel Traubenzucker auf 100 ml abgekochtes Wasser).
- **Bauchmassagen:** Leichte, kreisende Massagebewegungen, die 1–2-mal täglich dem Dickdarmverlauf folgend im Uhrzeigersinn um den Nabel ausgeführt werden, helfen Blähungen zu lösen. Zur Massage evtl. eine Windsalbe oder Vier-Winde-Öl verwenden. Die enthaltenen Wirkstoffe Anis-, Fenchel-, Koriander- und Kümmelöl wirken magenstärkend, krampflösend, blähungstreibend, gärungswidrig und damit verdauungsfördernd.

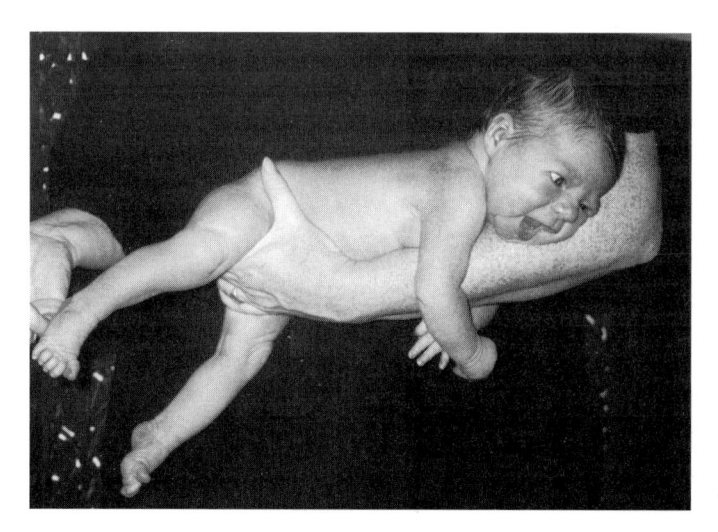

Abb. 15.9 Fliegergriff zum Tragen von Kindern, die gerne auf dem Bauch liegen. Die elterliche Hand hält die Beine fest, meistens umgreift dann das Kind selbst den tragenden Arm. Beruhigend wirkt hierbei der Hautkontakt an der Wange, viele Babys lutschen und saugen auch gerne am nackten Arm der Eltern.

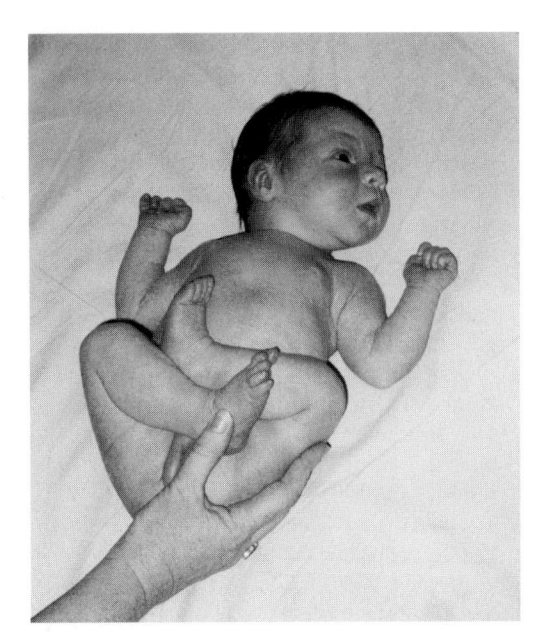

Abb. 15.10 Lotussitz zur Erleichterung abgehender Winde. Die Beine von Pia werden sanft nebeneinander gegen den Leib gedrückt (nicht kreuzen) und eine Weile so gehalten, dabei wird ihr Unterleib leicht hin und her geschaukelt.

- **Eine tägliche Babymassage** des ganzen Körpers kann die Anspannungen des Tages vom Baby ableiten und so Blähungen vermindern, darum wird sie am besten einige Stunden vor der akuten Schreizeit gemacht.
- **Carum cavi comp.®, Suppositorien** für Kinder der Firma Wala haben sich bei Blähungen bewährt, 1–3-mal täglich wird 1/2 Zäpfchen in den Mastdarm eingeführt (Inhalt: wässriger Auszug von Kümmel und Kamillenwurzel-Tinktur, Belladonna D2, Nicotiana D4)
- **Lefax®-Tropfen und Sab simplex®-Suspension** sind wohl die bekanntesten Hilfsmittel gegen Blähungen, manche Eltern bekommen sie sogar schon zur Geburt von wohlmeinenden Freunden geschenkt. Der in den Tropfen enthaltene Wirkstoff Simetocon vermindert die physikalische Stabilität des Milchschaums im Magen, dadurch wird weniger Luft in Schaumblasen eingeschlossen und in den Darm transportiert. Laut Hersteller wird die Wirksubstanz Simetocon praktisch nicht resorbiert. Ob das auch auf die weiteren Bestandteile der Tropfen zutrifft, ist angesichts der Inhaltsliste z. B. von Lefax® Tropfen zu bezweifeln: künstliches Bananenaroma, Sorbinsäure, Kaliumsorbit, Macrogol, Magnesiumaluminiumsilikat, Natrium-cyclamat, Sacharin-Natrium, Citronensäure (bei Sab simplex® soll synthetisches Himbeer- und Vanillearoma die Tropfen schmackhafter machen …).
Die Wirkung der Tropfen ist nach meiner Erfahrung unterschiedlich. Es gibt Babys, die eine deutliche Verbesserung ihrer Symptome zeigen, da vermehrte Schaumbildung die Ursache ihrer Blähungen war. Bei anderen gibt es keine Besserung (andere Schrei- und Blähungsursache), und bei der größten Gruppe ist die Wirkung unklar, die Eltern wissen nicht genau, ob es hilft. Manche Eltern trauen sich eine Weile nicht, die Tropfen wegzulassen aus Sorge, das Schreien könne noch schlimmer werden. Seit ich betroffene Eltern über Wirkungsweise und Inhaltsstoffe der „Blähungstropfen" genau aufkläre, wenden sie diese (wenn überhaupt) nur testweise für eine Woche an und setzen sie ab, wenn keine eindeutige Besserung eingetreten ist.

? Warum ist der Stuhlgang grün?

Mekonium/Kindspech: Das Neugeborene entleert in den ersten 24 Lebensstunden mehrmals größere Mengen schwarz-grünen Stuhls von cremig-klebriger Konsistenz (insgesamt mind. 100 g). Mekonium besteht aus unverdaulichen Rückständen des verschluckten Fruchtwassers (abgestoßene Epithelzellen, Lanugohaare, Vernix caseosa), aus Darmschleim und Gallenflüssigkeit (daher die dunkle Farbe) und ist praktisch geruchlos, da es noch keine Darmbakterien enthält. Es klebt (wie Pech) an der Haut und lässt sich gut mit Wasser, aber schlecht mit Öl abwaschen.

Mekoniumpfropf: Selten erfolgt die allererste Darmentleerung in Form eines harmlosen Pfropfens, welcher sich während der Embryonalperiode im Darm gebildet hat. Ein Mekoniumpfropf ist 1–4 cm lang, hat eine grau-weiße bis gelbliche Farbe und wird meist von einer dünnen Membran bedeckt. Seine Konsistenz ist fest wie Kitt, darum fällt den Kindern das Herausdrücken schwerer.

Mekonium-Ileus:

> Hat das Neugeborene nach 24 Stunden noch kein Mekonium abgesetzt, kann ein Darmverschluss vorliegen, darum muss das Kind umgehend einem Pädiater vorgestellt werden (vorher unbedingt abklären, ob das Kind nicht bei der Geburt Mekonium entleert hat!).

Übergangsstuhl: Durch die Aufnahme von Muttermilch (oder Muttermilch-Ersatznahrung) verändert sich der Stuhl binnen 2–4 Tagen. Er wird feuchter und bekommt eine hellere, gelbgrüne bis bräunliche Färbung, wenn sich die Ausscheidungen der Milchverdauung mit Mekoniumresten und hellbraunen Schleimfäden vermengen. Bleibt der Stuhl länger als 6 Tage grünlich, bekommt das Kind entweder noch zu wenig Milch (Kontrolle des Körpergewichts!), oder es hat eine leichte Verdauungsstörung, die sich gewöhnlich in den nächsten Tagen reguliert (echter Durchfall s. u.)
Muttermilchstuhl: Nach 4–6 Tagen wird der Stuhl goldgelb, er ist breiig-weich bis flüssig und enthält kleine weiße Klümpchen. Muttermilchstuhl riecht nicht unangenehm, sondern säuerlich-fruchtig. Der typische Fäkaliengeruch fehlt, da der Darm jetzt nur von Bifidus-Bakterien besiedelt ist.
Stuhl bei künstlicher Nahrung: Der Stuhl hat eine mattgelbe Farbe und eine festere, pastige Konsistenz, er riecht deutlich strenger als Muttermilchstuhl, da der Darm jetzt rasch von Bakterien besiedelt wird.
Erneut grüner Stuhl ist immer Zeichen für eine Verdauungsstörung. Diese ist bei gestillten Kindern meist harmlos und verschwindet von selbst binnen weniger Tage, der Stuhl wird wieder gelb. Bei Kindern mit Muttermilch-Ersatznahrung kann ein anhaltend grüner Stuhl erstes Anzeichen für eine Kuhmilchunverträglichkeit sein.

> Hat das Baby zusätzliche Symptome wie Erbrechen, einen aufgetriebenen Bauch oder häufig wässrige Stühle mit Beimengungen von Schleimhautfetzchen, muss es zur Abklärung einem Kinderarzt vorgestellt werden.

❓ Hat mein Kind Verstopfung oder Durchfall?

Die Verdauung von Muttermilch oder Muttermilchersatznahrung lässt Neugeborene anfangs täglich 3–6 Stühle absetzen, nach 3–4 Wochen sind es oft nur noch 1–2 Stühle am Tag. Bleibt die Windel für mehrere Tage ohne Stuhlgang, so besteht noch keine Verstopfung, es gibt immer Kinder, die nur alle 5-7- Tage ihren Darm entleeren. Dann aber ist die Windel übervoll! Eine tägliche Bauchmassage (s. S. 247) kann hilfreich sein, um häufigere Darmentleerungen zu fördern. Mehrfache Manipulationen am Anus (z.B. mit einem Thermometer) sollten besser unterbleiben, da abführende Maßnahmen von unten schnell zur Gewöhnung führen (Göbel 1997).

> Darmentleerungen zwischen 8-mal täglich bis alle 8 Tage werden bei voll gestillten Kindern als unbedenklich angesehen.

Eine Verstopfung/Obstipation liegt vor, wenn die Konsistenz des Stuhls trocken und verfestigt ist und der Säugling nur mit Mühe kleine geformte Stühle entleert. In diesem Fall wird dem Kind 2–3-mal täglich etwas zusätzliche Flüssigkeit angeboten, wie 50 ml abgekochtes Wasser oder dünner Fencheltee. Fenchelsamen fördern die Bewegung der glatten Muskulatur im Verdauungstrakt (Wenigmann 1999) und wirken verdauungsfördernd, ebenso tägliche Bauchmassagen.
Bei Durchfall/Dyspepsie entleert das Baby 10–15-mal täglich dünnflüssigen, grün-braunen Wasserstuhl mit Schleimhautfetzchen oder sogar Blutbeimengungen. Ursachen können eine Verdauungsstörung, eine Infektion mit Viren (z.B. Rotavirus) oder Bakterien (z.B. E. coli, Staphylokokken) sein.

Bei anhaltendem Durchfall besteht die Gefahr einer Entgleisung des Wasser- und Salzhaushaltes, daher muss der **Flüssigkeitsverlust** über den Darm unverzüglich durch vermehrtes Stillen, einen dünnen Fencheltee oder durch eine Elektrolytlösung ausgeglichen werden. Letztere ist leicht selbst herzustellen, indem man 5 g Traubenzucker (1 gehäufter Teel.) und 1 Prise Salz in 100 ml abgekochtem Wasser auflöst.

> Ein Säugling mit starkem Wasserverlust (Dehydration) zeigt eine trockene Zunge, eine heisere Stimme beim Schreien, eine Abnahme der Hautspannung (angehobene Hautfalten bleiben stehen) und dunkle Augenringe. **Dieses Kind muss einem Kinderarzt vorgestellt werden.**

Nach speziellem Erregernachweis kann eine antibiotische Therapie des Durchfalls angezeigt sein.

15.7 Hyperbilirubinämie und Neugeborenen-Ikterus

? Bekommt jedes Kind eine Gelbsucht? S. 250
? Ist der Neugeborenen-Ikterus gefährlich? S. 251
? Wie kann ich meinem Kind helfen, die Gelbsucht zu überwinden? S. 251
? Wann braucht mein Kind Phototherapie? S. 253

des Kindes, Blutungen und Hämatome, Atemnotsyndrom oder Infektionen, verzögerte Mekoniumausscheidung, Blutgruppenunverträglichkeit, familiäre Veranlagung, etc.

> Die **normale Neugeborenengelbsucht** wird um den 3. Lebenstag sichtbar, steigert sich bis zum 5./6. Tag und lässt dann rasch wieder nach.

? Bekommt jedes Kind eine Gelbsucht?

Bei fast allen Kindern beginnt sich die Haut um den 3. Lebenstag gelblich zu färben. Diese normale Erscheinung wird Neugeborenen-Ikterus genannt und ist nicht ansteckend. **Ursache** ist ein vermehrter Zerfall von roten Blutkörperchen (Erythrozyten), die nach der Geburt vom Kind nur noch in geringerer Menge zum Sauerstofftransport benötigt werden. Ein Abbauprodukt der roten Blutkörperchen ist das gelbe Bilirubin, es ist fettlöslich und wird in der Leber zu wasserlöslichem Bilirubin umgewandelt, um mit der Gallenflüssigkeit über den Darm ausgeschieden zu werden. Wird das fettlösliche Bilirubin aufgrund der Unreife oder Überlastung der Leber nicht ausreichend umgewandelt, lagert es sich vermehrt im Unterhautfettgewebe ab, und das Neugeborene sieht gelb aus.
Die **Hyperbilirubinämie** (erhöhter Bilirubingehalt im Blut) kann durch verschiedene Faktoren **begünstigt** werden, z. B. eine lange anstrengende Geburt, Unreife oder Dystrophie

Das Baby erscheint an Kopf und Rumpf (überall, wo Fettgewebe ist) gelblich, die Bilirubinwerte im Blut steigen maximal bis auf 15 mg/dl (255 µmol/l) an (Dorlöchter 1999).

- **Eine verlängerte Gelbsucht** (Icterus prolongatus) liegt vor, wenn es länger als 10 Tage dauert, bis die Gelbfärbung langsam zurückgeht.
- **Ein vorzeitiges Gelbwerden** (Icterus praecox) in den ersten zwei Lebenstagen ist auffällig, darum muss immer eine Blutentnahme zur Bestimmung des Bilirubingehaltes im Blut erfolgen. Steigt der Wert rasch an, z. B. nach 24 Lebensstunden auf > 10 mg/dl (170 µmol/l), muss durch Phototherapie (s. u.) verhindert werden, dass die Bilirubin-Konzentration in den nächsten Tagen gefährlich hohe Werte erreicht.
- **Eine verstärkte Gelbsucht** (Icterus gravis) muss angenommen werden, wenn das Kind um den 3–5 Tag gelb „leuchtet". Dann erscheinen auch die Handflächen und Fußsohlen gelb, meist ist das Baby müde und trinkt sehr wenig (s. S. 211). Auch in diesem Fall ist eine Bilirubin-Messung im Blut angezeigt,

damit bei zu hoher Konzentration eine Phototherapie erfolgen kann.
- **Muttermilch-induzierter-Ikterus:** Gestillte Kinder zeigen gelegentlich eine stärkere Gelbfärbung als künstlich ernährte, dies ist aber kein Grund, nicht zu stillen! Der Muttermilch-induzierte-Ikterus ist sehr selten (0,5–1 %). Nur wenn die Bilirubinwerte auf über 20 mg/dl angestiegen sind und sich durch Phototherapie kaum senken lassen, empfehlen einige Pädiater zusätzlich eine Stillpause für 48 Std. und die Gabe von Muttermilchersatznahrung (Illing 1998). Fallen daraufhin die Bilirubinwerte binnen 12–24 Stunden rapide ab, kann je nach Höhe des aktuellen Wertes sofort oder spätestens nach 48 Std. weitergestillt werden. Das erneute Stillen lässt den Bilirubinwert kurzfristig um 2–4 mg/dl (34–68 µmol/l) ansteigen, langfristig sinkt er dann aber kontinuierlich ab, evtl. zeigt sich ein Icterus prolongatus.

❓ Ist der Neugeborenen-Ikterus gefährlich?

Nur wenn die Bilirubin-Konzentration im Blut sehr hoch ist, z. B. über 20–25 mg/dl (340–425 µmol/l) bei einem Reifgeborenen am 3. Lebenstag (unterschiedliche Lehrmeinungen), kann Bilirubin in das Gehirn übertreten und das Nervengewebe schädigen.
Dieses Krankheitsbild wird **Kernikterus** genannt. Ob wirklich ein Kernikterus auftritt, ist abhängig vom Lebensalter (mit jedem Lebenstag wird die Blut-Hirn-Schranke weniger durchlässig für Bilirubin), von der Reife des Gehirns (Frühgeborene sind gefährdeter), sowie von der absoluten Höhe und Dauer des erhöhten Bilirubin-Spiegels. Verminderte Reflexe und schrilles Schreien können Anfangssymptome sein. Spätfolgen sind Hörminderungen, Spastik und eine (meist leichte) geistige Retardierung. Der Kernikterus ist extrem selten, denn eine zu hohe oder zu lange Hyperbilirubinämie lässt sich heute gut mit der Phototherapie vermeiden.

❓ Wie kann ich meinem Kind helfen, die Gelbsucht zu überwinden?

- **Stillen**: Nach der Geburt unbedingt oft und lange Stillen, denn Vormilch (= Nahrung, nicht Flüssigkeit) beschleunigt die Darmpassage und begünstigt die Ausscheidung des umgewandelten Bilirubins aus dem Darm. Saugt ein Kind zu wenig an der Brust, kann es zur Stoffwechselanregung per Löffel oder Becher eine seinem Lebenstag entsprechende Menge (s. S. 122) Traubenzuckerwasser oder Fencheltee eingeflößt bekommen.

> Vermehrte Flüssigkeitsgaben sind beim Neugeborenen-Ikterus nicht förderlich! Nur während der Phototherapie benötigen Kinder zusätzliche Flüssigkeit, da sie durch die Lichttherapie einen höheren Wasserverlust durch Verdunstung haben.

- **Wärmezufuhr**: Neugeborene brauchen viel Energie, um ihre Körpertemperatur aufrecht zu erhalten. Wird ihnen diese Aufgabe erleichtert, steht mehr Energie für den Leberstoffwechsel zur Verfügung. Ein gelbes Kind ist meistens müde und möchte in Ruhe gelassen werden, also möglichst selten an- und ausziehen, nicht baden oder waschen, und beim Wickeln nicht kalt werden lassen. Stabilisierend wirken warme Bekleidung (am besten aus Wolle), eine Wärmelampe am Wickeltisch, ein handwarmes Wärmfläschchen im Babybett und am besten viel Liegenbei/auf der Mutter im warmen Wochenbett.
- **Leberwickel mit Johanniskrautöl**: Zur Leberstärkung wird 1–3-mal täglich etwas handwarmes Johanniskrautöl auf die Haut über der Leber aufgetragen (handtellergroßer Bezirk vorne rechts im Bereich des Rippenansatzes). Anschließend kommt eine warme Auflage darüber, dazu eignet sich eine wollene Stilleinlage ebenso gut wie die Wollsocke der Eltern. Während einer Phototherapie sollten Leberwickel jedoch nicht angewandt werden, denn Johanniskrautöl (Blütenauszug von Johanniskraut in Olivenöl) erhöht die Lichtempfindlichkeit der Haut und

könnte eine dem Sonnenbrand ähnliche Rötung des behandelten Hautbezirkes bewirken.
- **Leberanregung via Muttermilch:** Das Trinken von leberstärkendem Kräutertee (täglich 2–3 Tassen) oder die mütterliche Einnahme von Löwenzahnextrakt (Reformhaus) wirken über die Muttermilch förderlich auf die kindliche Gallenausscheidung und Leberfunktion. (Ikterus-Tee nach Stadelmann: 30 g Mariendistel, 30 g Löwenzahn, 20 g Schöllkraut, 20 g Boldoblätter, 20 g Schafgarbe). Eine direkte Gabe von Ikterus-Tee an das Neugeborene empfehle ich wegen der starken Arzneiwirkung nicht.
- **Tageslichtbestrahlung:** Tageslicht (UV-Licht der Wellenlänge 400–500) bewirkt eine Umwandlung des fettlöslichen Billirubins in wasserlösliches und fördert so die Bilirubinausscheidung. Diese Erkenntnis wurde, vor der Einführung von Rooming-in, bei einer Untersuchung von Bilirubin-Werten aller Neugeborenen in einem Kinderzimmer gewonnen: Babys, deren Betten an der Fensterseite standen, hatten durchschnittlich niedrigere Bilirubinwerte als Babys in den Betten an der dunkleren, fensterfernen Raumseite. Darum ist es immer günstig, ein gelb werdendes Kind täglich (ohne Mütze) für mehrere Stunden in direkter Fensternähe vom Tageslicht bescheinen zu lassen. Ein 1–2-stündiger Spaziergang des Vaters mit seinem Baby ist noch förderlicher, da so ungefiltertes Tageslicht auf das Kind einwirkt.
- **Sonnenbaden hinter der Fensterscheibe:** Ein längeres Sonnenbaden des leicht- bis unbekleideten ikterischen Kindes ist zur Senkung der Hyperbilirubinämie problematisch, denn das Kind kann im Sommer rasch überhitzen und im Winter auskühlen. Auch ist die Bestrahlungsintensität je nach Wetter, Jahreszeit und Fensterscheibentyp sehr unterschiedlich, so dass den Eltern keine genaue Bestrahlungsdauer empfohlen werden kann. Viele Kinderärzte lehnen darum das Sonnenbaden als Therapieform ab.

Dennoch empfehle ich die anregenden Sonnenbäder bei leichter Hyperbilirubinämie. Die Eltern werden aber sehr gut darüber aufgeklärt, dass sie während der 30–60-minütigen Sonnenbestrahlung nahe beim Kind bleiben müssen, um seine Temperatur zu überwachen und ggf. durch Luftfächeln oder eine Wärmflasche zu regulieren. Obwohl die Fensterscheibe einen großen Teil der wirksamen UV-Strahlen wegfiltert, konnte ich mehrmals beobachten, wie durch die Energie des Sonnenlichtes eine morgendlich mittelstarke Gelbfärbung (an Kopf und Rumpf des Kindes) durch zwei 30-minütige Sonnenbäder im Abstand von einer Stunde bis zum nachmittäglichen Wochenbett-Besuch deutlich zurückgingen.

> **Achtung:** Eine notwendige Phototherapie lässt sich nicht durch Sonnenbaden ersetzen! Bei starker Gelbfärbung muss eine Bilirubin-Messung im Blut veranlasst werden, und bei grenzwertig gefährlichen Bilirubin-Konzentrationen sollte eine Phototherapie erfolgen, damit das Bilirubin sicher abgebaut, bzw. ein weiteres Ansteigen verhindert wird.

- **Phototherapie:** Die Bestrahlung mit blauen Lampen (UV-Licht der Wellenlänge 425–475 nm) ist die wirksamste Therapie für Neugeborene mit einer starken Hyperbilirubinämie. Zur Phototherapie wird das nackte Kind mit einer Augenbinde (zum Schutz vor den Strahlen) in einem Wärmebett von diesen UV-Lampen bestrahlt. Dadurch wandelt sich das in den gelben Hautbezirken eingelagerte fettlösliche Bilirubin in wasserlösliches Bilirubin um und kann über den Urin und Stuhl ausgeschieden werden.

Phototherapie wird, je nach Höhe des Bilirubin-Wertes, für einen Zeitraum von 6–12 Stunden (selten länger) angesetzt, wobei das Kind alle 1–2 Stunden umzudrehen ist, um alle gelben Hautbezirke zu bestrahlen. Zum Stillen und Füttern kann es warm angezogen aus dem Therapie-Bettchen genommen werden. Da das Neugeborene zur Phototherapie fast immer auf eine Kinderstation aufgenommen werden muss, kommt es oft zu Störungen des Mutter-Kind-Kontaktes. Leider bieten nur wenige Kinderärzte oder Hebammen eine Phototherapie zu Hause an, denn dieser Therapieort benötigt neben einem transportablen Therapiebett (z. B. BiliBed® von Medela), auch eine engmaschige ambulante Kontrolle der Bilirubin-Werte mit täglich mehrmaligen Hausbesuchen der Hebamme und ggf. Hausbesuchen des Kinderarztes.

? Wann braucht mein Kind Phototherapie?

Diese Frage ist schwer zu beantworten, denn kein Pädiater kann ganz genau sagen, welche **Bilirubin-Konzentration** im Blut eines Kindes zum gefürchteten Kernikterus führt. Einige stufen eine längere Konzentration von > 20 mg/dl (340 µmol/l), andere eine Konzentration von > 25 mg/dl (425 µmol/l), als gefährlich ein. Außerdem spielen folgende Faktoren bei der Entscheidung zur Phototherapie eine Rolle: aktuelles Lebensalter des Neugeborenen (in Stunden), Geburtsgewicht und Schwangerschaftsalter, andere Erkrankungen oder eine bekannte Blutgruppenunverträglichkeit.

Es bestehen unterschiedliche Lehrmeinungen zum **Einsatzzeitpunkt** der Phototherapie. Wurde noch in den 80–90er Jahren bei einem reifen Neugeborenen mit einem Bilirubin-Wert von 16 mg/dl eine 12–24-stündliche Phototherapie empfohlen, so liegen heute die Werte bei 18–20 mg/dl und die **Therapiedauer** oft nur bei 6–12 Stunden. In jeder Klinik gibt es ein Therapiekonzept zur Hyperbilirubinämie, das die betreuende Hebamme/Kinderkrankenschwester kennen sollte, um entsprechend zu handeln und zu beraten. Es empfiehlt sich, dazu eine Kopie des Therapiekonzeptes oder eine Tabelle der aktuellen Phototherapie-Grenzwerte vom zuständigen Kinderarzt oder von der Kinderklinik zu erfragen.

> Wann eine **Blutentnahme** beim Kind angezeigt ist, muss 1–2-mal täglich anhand der Hautfarbe entschieden werden.

Die **Einschätzung der Hautfarbe** erfolgt immer bei Tageslicht, am besten wird das Kind dazu in Fensternähe gebracht. Manche Hebammen verwenden Farbspatel, die sie neben eine gelbe Hautstelle legen, um so die Gelbfärbung einem Bilirubin-Wert zuzuordnen. In vielen Kliniken wird bei allen gelblichen Kindern täglich eine unblutige Messung mit einem **Bilimeter-Gerät** ausgeführt (z. B. BiliCheck® von Medela). Das Gerät bestimmt durch einen Lichtblitz auf der nackten Haut den zu erwartende Bilirubin-Wert im Blut. Alle diese Methoden sind natürlich nicht genau, da der individuelle Grad der Gelbfärbung von Pigmentierung, Dicke und Durchblutung der Haut abhängig ist. Sie sind aber hilfreich, um zu entscheiden, wann eine Kontrolle im Blut notwendig wird (s. S. 211). Jede Blutentnahme ist Stress für das Kind und fordert zusätzliche Energie vom Organismus, die er besser zur Bewältigung des Bilirubinabbaus verwenden kann. Bei starker oder sehr früher Gelbfärbung ist es aber besser, den Blutwert einmal bestimmen zu lassen, um die weitere Entwicklung besser beurteilen zu können.

15.8 Neugeborenen-Screening (Guthrie Test)

> ? Für welche Untersuchungen wird dem Kind Blut abgenommen? S. 253
> ? Muss das Blut an einem bestimmten Tag abgenommen werden? S. 254
> ? Kann ich dem Kind die Schmerzen bei der Blutentnahme erleichtern? S. 255

? Für welche Untersuchungen wird dem Kind Blut abgenommen?

Die Blutentnahme dient der Früherkennung angeborener Stoffwechselerkrankungen. Das Screening sollte bei jedem Kind möglichst frühzeitig erfolgen, denn es werden seltene Krankheiten erfasst, die das Kind erheblich schädigen würden, wenn sie nicht frühzeitig erkannt und behandelt werden.

Seit 1972 wird in Deutschland ein Screening auf Phenylketonurie durchgeführt (Guthrie-Test), 1978 folgten Hypothyreose und Galaktosämie. Zur Zeit testen alle Screening-Laboratorien, mittels einer auf Löschpapier aufgetragenen Blutprobe, mindestens fünf Krankheiten.

- **Hypothyreose** (Häufigkeit 1 : 4 000): Die angeborene Unterfunktion der Schilddrüse ist die am häufigsten vorkommende Störung, die durch Screening entdeckt wird. Eine Hypothyreose kann zu Störungen von Wachstum und Gehirnentwicklung führen. Wird in den ersten Lebenswochen mit der Einnahme von Schilddrüsenhormon-Tabletten begonnen, kann sich das Kind normal entwickeln.
- **Phenylketonurie/PKU** (Häufigkeit 1 : 10 000): Bei dieser Erkrankung kann das Kind den Eiweißbaustein Phenylanalin nicht abbauen. Infolge hoher Phenylanalin-Konzentrationen im Körper kommt es zu einer mangelnden Gehirnentwicklung. Wird bereits in den ersten Lebenswochen mit einer speziellen Diät begonnen, entwickelt sich das Gehirn normal (Stillen und PKU s. S. 107).
- **Galaktosämie** (Häufigkeit 1 : 40 000): Das betroffene Kind verträgt keinen Milchzucker. Schon in den ersten Lebenstagen kann dies zu Krampfanfällen, Hypoglykämien und einem anhaltenden Ikterus führen. Weitere Folgen sind schwere Leber- und Hirnschädigungen. Die Kinder brauchen sofort eine lebenslange galaktosefreie Diät (Stillen ist leider absolut kontraindiziert).
- **Adrenogenitales Syndrom/AGS** (Häufigkeit 1 : 10 000): Durch eine Störung der Cortisol-Synthese kommt es zur Vergrößerung der Nebennierenrinde. In den ersten Lebenswochen kann durch Salz- und Wasserverlust eine bedrohliche Entgleisung des Mineralhaushaltes auftreten. Der Androgen-Überschuss führt bei den betroffenen Mädchen zu Zeichen der Vermännlichung. Zur Behandlung bekommt das Kind lebenslang Cortisol-Gaben.
- **Biotinidase-Mangel** (Häufigkeit 1 : 60 000): Wenn ein Kind keine ausreichenden Mengen Biotin resorbiert, kann es in den ersten Lebenswochen oder -monaten Krampfanfälle bekommen. Ein Biotinidase-Mangel verursacht außerdem Hör-, Seh- und Bewusstseinsstörungen sowie Intelligenzdefizite. Die Kinder brauchen lebenslang eine Biotinin-Substitution in Tablettenform.
- **Zusätzlich** werden je nach Bundesland und zuständigem Labor weitere Stoffwechselerkrankungen untersucht, die hier nicht alle aufgeführt werden können; z. B. ergänzt Berlin als einziges Bundesland die Bluttests durch eine Urinuntersuchung zur Früherkennung der Cystinurie (Häufigkeit 1 : 15.000), da bei Betroffenen durch eine entsprechende Diät die für diese Krankheit typische Nierensteinbildung verhindert werden kann.

Die Tandem-Massenspektronomie (TMS), ein neues Laborverfahren, soll das Screening in Zukunft um diverse weitere Störungen, z. B. im Abbau und Transport von Fettsäuren, ergänzen. Da die Tandem-Massenspektronomie mehr als doppelt so teuer ist wie die herkömmlichen Untersuchungsverfahren, wird sie zunächst nur von wenigen Screening-Laboren durchgeführt, um vorab Nutzen und Finanzierung abzuklären. Jede Hebamme sollte sich informieren, welche Methode in ihrem zuständigen Landeslabor angewandt wird, damit sie weiß, ab welchem Lebensalter die Blutprobe aussagekräftig ist.

? **Muss das Blut an einem bestimmten Tag abgenommen werden?**

Die Untersuchung sollte **so früh wie möglich** erfolgen, da einige Erkrankungen bereits in den ersten Lebenstagen erhebliche Störungen verursachen können (z. B. Galaktosämie, AGS). Noch bis in die 90er Jahre wurde zur Untersuchung der so genannte **Guthrie-Test** verwendet, er war frühestens ab dem 5. Lebenstag aussagekräftig, da das Kind vor der Blutentnahme eine ausreichende Menge Milch getrunken haben musste. Dies ist bei den heutigen Laborverfahren nicht mehr notwendig.

> Seit Jahren gilt der **4.–5. Lebenstag** (ab der 72. Lebensstunde) als günstiger Zeitpunkt für die Blutentnahme. Wird die Untersuchung mit der neuen Tandem-Massenspektronomie (s. o.) durchgeführt, ist der **3.–4. Lebenstag** optimal, da alle Blutproben ab der 48. Lebensstunde aussagekräftig sind.

Wegen der Instabilität einiger Blutbestandteile sollte bei der Wahl des Entnahmetages auch an die **Umstände des Probentransportes** gedacht werden. Vor Doppel-Feiertagen oder langen Wochenenden kann es besser sein, 1–2 Tage später abzunehmen, da sonst die Blutprobe ungünstig lange bei der Post oder im Labor lagert. Geht die Probe verloren oder wurde das Screening vergessen (sollte eigentlich nicht vorkommen), kann der Test noch bis zum 90. Lebenstag ausgeführt werden.

Meist kann die Blutentnahme in der Geburtsklinik erfolgen. Geht die Mutter vor der 72. Lebensstunde bzw. 48. Lebensstunde (TMS-Laborverfahren) mit ihrem Baby nach Hause, muss sichergestellt sein, dass das Blut zu Hause von der betreuenden Hebamme oder bei der 2. Vorsorgeuntersuchung (3.–10. Lebenstag) vom Kinderarzt abgenommen wird.

> Die Person, die die Probe einsendet, ist immer verantwortlich für die Kontrolle und Dokumentation des Untersuchungsergebnisses sowie bei einem unklaren Befund für die schnelle Ausführung einer Kontroll-Blutprobe.

Krankhafte Befunde müssen sofort von den einsendenden Geburtskliniken, Hebammen oder Pädiatern an die Eltern gemeldet werden. Hierbei ist ein **aufklärendes Gespräch** besonders wichtig, damit die Eltern ihr Kind zügig, aber ohne Panik einem Kinderarzt zur Behandlung vorstellen. Der Erfolg des Neugeborenen-Screenings ist von der guten Information der Eltern ebenso abhängig wie von verlässlichen Absprachen zwischen Geburtsklinik, nachbetreuender Hebamme und niedergelassenen Kinderarzt.

Aufgrund einer von mehreren medizinischen Fachgesellschaften erarbeiteten Richtlinie (veröffentlicht in: Kinderheilkunde 1997, S. 770–772) wird in vielen Kliniken dem Neugeborenen auch bei Frühentlassungen Screening-Blut abgenommen, um durch eine frühe Untersuchung wenigstens einen Teil der Stoffwechselstörungen sicher zu erfassen. War das Kind jünger als 72 Stunden (bzw. 48), bekommen die Eltern ein weiteres Screeening-Kärtchen mit nach Hause, welches Hebamme oder Pädiater in den nächsten Tagen mit einer zweite Blutprobe ins Labor senden sollen, um noch nicht aussagekräftige Teste zu wiederholen.

Diese Praxis der **zweimaligen schmerzhaften Blutentnahme** ist belastend für das Kind. Darum sollte vor einer ambulanten Klinikgeburt die betreuende Hebamme mit den Eltern das Screening besprechen. Nimmt sie die Blutprobe am 3.–4. Tag selbst ab, kann dem Kind die Doppelentnahme erspart bleiben. Da wie jeder Eingriff am Kind auch die Blutentnahme eine Einwilligung der Eltern erfordert, reicht es, wenn die Eltern nach der Geburt dem Klinikpersonal ihre Ablehnung eines frühen Screenings mitteilen. Wird das Kind zu Hause oder in einem Geburtshaus geboren, ist die nachbetreuende Hebamme verantwortlich für die Organisation des Screenings.

? Kann ich dem Kind die Schmerzen bei der Blutentnahme erleichtern?

Die Blutprobe wird in der Regel aus der Ferse entnommen, dazu wird der äußere Fersenrand mit einer Lanzette 1–2-mal punktiert. Oft sind leichte melkende Bewegungen am Fuß notwendig, um genug Blutstropfen auf die markierten Felder der Löschpapierkarte zu bringen.

Bitte nie stark melken! Zum einen tut dies dem Baby weh, zum anderen können die Analyse-Ergebnisse verfälscht werden, da das Blut durch austretendes Gewebswasser verdünnt wird.

> Gut durchblutete warme Füße erleichtern die Blutentnahme.

Darum ist es hilfreich, mit dem Kind vorher ein **einminütiges Fußbad** in einer kleinen Schüssel mit 40 °C warmen Wasser zu machen (s. S. 213, Abb. 14.2) oder das Füßchen einige Minuten in einen warmen Waschlappen zu wickeln.

Von Kinderärzten wird Screening-Blut oft aus einer Vene am Handrücken abgenommen, das kann von Vorteil sein, weil das Blut hier leichter fließt. Ob es dem Kind an der Hand weniger weh tut, lässt sich aber schwer sagen.

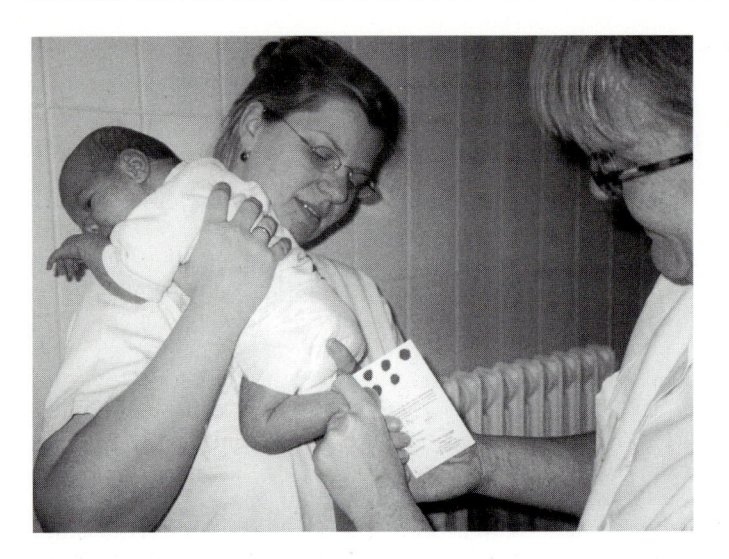

Abb. 15.11 Blutentnahme für das Neugeborenen-Screening. Hannah liegt aufrecht auf dem Arm der Mutter, so kann das Blut besser fließen.

Hautkontakt zwischen Mutter und Baby kann den Schmerz für das Neugeborene verringern. In einer Studie (Wyatt/Blass 2000) zeigten die Kinder der Gruppe mit Hautkontakt beim Fersenstich 82 % weniger Weinen und 65 % weniger Grimassieren, als Kinder der Kontrollgruppe; der Hautkontakt bewirkte auch eine geringere Beschleunigung der Herzfrequenz. Am günstigsten finde ich es, wenn das Kind bei der Blutentnahme von Mutter oder Vater aufrecht auf dem Arm getragen wird (Abb. 15.11), so fließt das Blut leichter als im Liegen mit hochgerecktem Bein. Soll die Blutentnahme auf dem Wickeltisch erfolgen, bitte ich die Mutter, eine Hand an den Kopf des Kindes zu legen und mit der anderen das freie Beinchen zu halten und zu streicheln.

Die markierten Kreise auf der Filzkarte müssen zügig nacheinander betropft werden, so dass das Blut auch auf der Rückseite sichtbar wird, dabei die Kreise möglichst großflächig durchtränken. Bleibt ein Eckchen ohne Blut, sollte der angetrocknete Kreis nicht mehr nachbetropft werden, da sonst eine zu dicke Blutschicht entsteht. Das Labor stanzt je nach Anzahl der Untersuchungen viele kleine Areale aus den gleichmäßig betropften Stellen der Filzpappe, die Kreise werden nicht komplett ausgestanzt.

Die Karte muss bei Zimmertemperatur 3 Stunden getrocknet werden (nicht auf der Heizung oder in der Sonne), bevor sie in einem Briefumschlag mit Begleitzettel zum Labor gesandt wird.

15.9 Blutungs-, Rachitis- und Kariesprophylaxe

> **?** Warum bekommt das Kind Vitamin-K-Tropfen? S. 256
> **?** Sind Vitamin-D-Tabletten für jedes Kind notwendig? S. 257
> **?** Braucht das Neugeborene täglich Fluor-Tabletten? S. 260

? Warum bekommt das Kind Vitamin-K-Tropfen?

Vitamin K wird zur Blutgerinnung benötigt. Fast jedes Neugeborene verfügt bei seiner Geburt über ein ausreichendes körpereigenes Vitamin-K-Depot, um in den nächsten Lebenswochen die Blutgerinnung zu garantieren (Muttermilch enthält kaum Vitamin K, und die kindlichen Darmbakterien sind erst nach einigen Wochen in der Lage, es selbstständig zu bilden).

> Ein Vitamin-K-Mangel kann beim Kind zwischen der 1.–12. Lebenswoche zu einer erhöhten Blutungsneigung führen.

Diese zeigt sich z. B. am Weiterbluten der Punktionsstelle nach Blutentnahmen, als Schleimhautblutung bei Intubation oder Magensondenlegung, als blutiger Stuhl, als Nabelschnurblutung oder Hirnblutung.
Spuckt ein Neugeborenes in den ersten Lebenstagen Blut, sollte zunächst die häufigste Ursache dieses Phänomens durch Nachfragen abgeklärt werden: Meistens hat das Kind mütterliches Blut verschluckt, entweder bei der Geburt (z. B. blutiges Fruchtwasser, große Episiotomie, Sectio) oder durch Saugen an einer blutigen Brustwarze.
Der Zusammenhang zwischen einem Vitamin-K-Mangel und Blutungen bei Säuglingen ist seit 60 Jahren bekannt und kann bei ca. 1 % der Kinder vorkommen (Tönz 1990). Da niemand genau weiß, ob das Neugeborene genug Vitamin K in der Leber gespeichert hat, wurde ab den 60er Jahren die prophylaktische Aufstockung des Vitamin-K-Depots für Risikokinder empfohlen (z. B. nach operativer Entbindung, nach Frühgeburt oder kindlicher Blutung).
Dosierung:
Seit 1986 rät die Ernährungskommission der Deutschen Gesellschaft für Kinderheilkunde bei allen Neugeborenen nach der Geburt das Vitamin-K-Depot prophylaktisch zu ergänzen. Zunächst wurde als Prophylaxe die einmalige intramuskuläre oder subkutane Injektion von 1 mg Vitamin K nach der Geburt empfohlen. Nachdem in einer britischen Studie (Golding et al. 1992) ein Zusammenhang zwischen intramuskulären Gaben von Vitamin K und vermehrt auftretenden Krebserkrankungen im Kindesalter aufgezeigt wurde, änderte die Kommission 1992 ihre Empfehlung zu einer dreimaligen oralen Gabe von je 1 mg Vitamin K um. 1994 verdoppelte die Ernährungskommission die orale Dosis, da wieder mehr Fälle von Vitamin-K-Mangelblutungen beobachtet wurden.

> Heute erhalten fast alle Neugeborenen dreimal eine orale Gabe von **2 mg Vitamin K**.

Die Eltern müssen vorher aufgeklärt werden und der Prophylaxe zustimmen. Das Kind bekommt entweder 2 Tropfen **Kanavit®** Tropfen oder eine 0,2 ml Ampulle **Konakion®** 2 mg direkt in den Mund. Die erste Gabe erfolgt durch die Hebamme nach der Geburt (U1), zwei weitere Gaben durch den Kinderarzt bei den Vorsorgeuntersuchungen U2 und U3. Jede Vitamin-K-Gabe muss im gelben Kinderuntersuchungsheft dokumentiert werden.
Die erste Vitamin-K-Gabe sollte das Baby übrigens erst bekommen, nachdem es ausgiebig an der Brust gesaugt hat. Zum einen wird das fettlösliche Vitamin K zusammen mit Kolostrum besser aufgenommen, zum anderen kann so das Neugeborene zuerst den Geschmack von Muttermilch kennen lernen, bevor es mit dem Fremdgeschmack der Tropfen konfrontiert wird (Konakion® schmeckt wie die Gummierung einer Briefmarke).
Für die orale Vitamin-K-Prophylaxe sind keine Nebenwirkungen beschrieben, es kann aber nicht ausgeschlossen werden, dass durch den frühen Kontakt mit den Inhaltsstoffen der Lösung die Allergiebereitschaft eines Kindes heraufgesetzt wird (Konakion® 2 mg enthält: Lecithin u. Glycocholsäure aus Sojabohnen, Natriumhydroxyd, Salzsäure, Wasser, Vitamin K1. Kanavit® Tropfen enthalten: Polysorbat, Sorbinsäure, Wasser, Vitamin K1). Lehnen Eltern aus diesem oder einem anderen Grund die Prophylaxe ab, ist das von allen Betreuern zu akzeptieren, denn in Deutschland besteht keine Pflicht, sich an Prophylaxen zu beteiligen.

? Sind Vitamin-D-Tabletten für jedes Kind notwendig?

Die Vorstellung, einem gesunden Säugling jeden Tag eine Tablette zu geben, erzeugt bei vielen Eltern ein gewisses Unbehagen. Das ist verständlich, denn in der Regel werden ja Tabletten zur Behandlung von Krankheiten verordnet. Die tägliche Vitamin-D-Tablette hingegen behandelt keine Erkrankung, sondern soll eine möglicherweise auftretende Rachitis-Erkrankung vorbeugen. Damit sich die Eltern eindeutig für eine Art der **Rachitisprophylaxe** (s. u.) entscheiden können, brauchen Sie von Kinderarzt, Hebamme und Kinderkrankenschwester genaue Informationen zu Vitamin D und Rachitis.

Vitamin D wird vom Kind zur Kalziumeinlagerung und damit zur Verfestigung der Knochen benötigt, es fördert auch die Kalzium- und Phosphatresorption aus dem Darm. Ein Säugling stellt sein Vitamin D selbst her, indem er unter Einwirkung von ultraviolettem Licht (Tageslicht 280–310 nm) Provitamine in der Haut zu Vitamin D umwandelt. Provitamine sind Vorstufen des Vitamins, sie kommen in der Nahrung vor und werden zusätzlich von der Leber (aus Cholesterin sythetisiert) bereitgestellt. Muttermilch enthält ebenso wie pflanzliche und tierische Nahrungsmittel etliche Provitamine, aber nur wenig Vitamin D. Das einzige Lebensmittel mit hohem natürlichen Vitamin-D-Gehalt ist Fischleberöl, daher wurde früher die Einnahme von Lebertran zur Rachitisprophylaxe empfohlen.

> Um ausreichend Vitamin D zu bilden, muss das Kind täglich unverdecktem, hellen Tageslicht ausgesetzt sein, das heißt es muss sich mindestens 2 Stunden um die Tagesmitte im Freien aufhalten, direkte Sonneneinstrahlung ist nicht nötig (Illing 1998).

Wegen Lichtmangel tritt im Winter und Frühling oft ein Vitamin-D-Mangel auf, der zur Rachitis führen kann.

Als **Rachitis** wird eine mangelnde Mineralisation der wachsenden Knochen bezeichnet. Der Erkrankungsgipfel liegt im 3.–8. Lebensmonat. Typische Symptome sind: Erweichung der Schädelknochen (eindrückbare Stellen, Abflachung des Hinterkopfes), weite Fontanellen mit weichen Rändern, Auftreibung von Knochenenden und später eine bleibende Knochenverkrümmung (Trichterbrust, X- oder O-Beine). Dazu kommen Allgemeinsymptome wie rasche Ermüdbarkeit, Unruhe, Kopfschweiß, Muskel- und Bänderschlaffheit, Infektanfälligkeit sowie ein später Zahndurchbruch.

Behandelt wird die Rachitis mit hochdosierten Vitamin-D-Gaben (Vigantol®), z. B. täglich oral 3000–5000 Internationale Einheiten (I.E.) über 4–6 Wochen, zusätzlich erhält das Kind oral Kalzium und Phosphat (Niessen 1996). Bei einer Höherdosierung, besonders bei der parenteralen Stoßtherapie der akuten Rachitis, muss auf die Gefahr einer Vitamin-D-Hypervitaminose geachtet werden. Deren Symptome treten oft erst nach mehreren Wochen auf: Erhöhung von Phosphor und Kalzium im Serum, Kalziumablagerungen in Blutgefäßen und Niere, Reizbarkeit, Appetitmangel, Obstipation, Erbrechen, Muskelhypotonie und Beeinträchtigung der geistigen Fähigkeiten (Niessen 1996, Goebel 1987).

Der **tägliche Mindestbedarf** eines Säuglings an Vitamin D liegt bei 400 I.E., das entspricht 10 µg bzw. 0,01 mg kristalinem Vitamin D (eine I.E. Vitamin D entspricht 0,025 µg reinem kristallinem Vitamin D_3).

Frühgeborene haben einen höheren Bedarf.

Vier Wege der Rachitisprophylaxe:

1. Weg:
Ganzjährige Substitution mit täglich einer Vitamin-D-Tablette zu 500 I.E. (Frühgeborene 1000 I.E) gilt als sicherste Rachitis-Prophylaxe. Das Vitamin D wird ein Jahr lang gegeben. Liegt der 1. Geburtstag im Winter, sollte die Prophylaxe sicherheitshalber bis zum Frühjahr des nächsten Jahres fortgeführt werden. Das Baby erhält ab der 2. Lebenswoche täglich 1 Tablette Vigantoletten® 500, am besten vor einer Still- oder Flaschenmahlzeit (Kombinationspräparate wie D-Fluoretten®, Fluor-Vigantoletten® oder Zymafluor DR® s. S. 260). Auf einem Löffel Wasser zerfallen die Tabletten rasch, und können leicht vom Löffel getrunken werden. Da der Vitamin-D-Mangel in den ersten Lebenswochen kaum eine Rolle spielt, empfehlen einige Pädiater mit der Prophylaxe erst in der 4. Lebenswoche zu beginnen, damit sich vorher die Verdauung des Babys einspielen kann.

2. Weg:
Nur im Winterhalbjahr (Oktober–März) erhält das Kind täglich 500 I.E. Vitamin D. Kommt das Baby im Sommerhalbjahr täglich 2 Stunden ins freie Tageslicht, wird auf die Vitamin-D-Gabe verzichtet oder eine reduzierte

Dosis gegeben, das Kind bekommt z. B. täglich eine halbe (250 I.E.) Tablette oder alle 2 Tage eine ganze.

3. Weg:
Bei allergischer Disposition oder wenn sich durch die Tabletten-Einnahme Blähungen verstärken, kann für beide oben beschriebenen Wege statt Tabletten auch **Vigantol® Öl** (1 Tropfen enthält 500 I.E.) empfohlen werden. Das Öl hat sich über viele Jahre bewährt und enthält nur einen Hilfsstoff als Trägersubstanz für das fettlösliche Vitamin D, nämlich mittelkettige Triglyceride (Pflanzenöl). Die üblichen Vigantoletten® enthalten elf Hilfsstoffe, nämlich Siliciumdioxyd, Maisstärke, Carboxymethylstärke-Natrium, Talkum, Glyceroltristearat, Cellulose, D-Mannitol, Gelatine, Saccharose, teilhydriertes Sojaöl und α-Tocopherol. Leider gibt es keine empfehlenswerte Tablette mit weniger Hilfsstoffen. Virgosan® 500 enthält Lactose (Milchzucker), Vitamin D_3-Hevert® gibt es nur mit 1000 I.E. pro Tablette (Rote Liste 2001). Bei familiärer Allergiebelastung halte ich die lange Zutatenliste der Tabletten für bedenklich und empfehle lieber Vitamin-D-Öl.
Vigantol® Öl ist verschreibungspflichtig, da bei unsachgemäßer Handhabung die Gefahr einer Überdosierung besteht. Bevor die Eltern ihren Kinderarzt um ein Rezept bitten, müssen sie über die Vor- und Nachteile des Öls genau aufgeklärt werden, ebenso über seine Anwendung, denn sonst lehnt ihr Kinderarzt die Verschreibung aus Angst vor falscher Dosierung ab.
Die **Anwendung** ist einfach: Einmal täglich vor dem Stillen bzw. der Mahlzeit wird 1 Tropfen Vigantol® Öl vorne auf einem Löffel dem Baby zum Ablecken gegeben. Es darf nie direkt in den Mund getropft werden! Fallen 2 Tropfen auf den Löffel, kann er abgewischt und neu betropft werden. Nach meiner Beobachtung wird die Tropfen-Einnahme von kritischen Eltern eher akzeptiert und täglich ausgeführt, als eine tägliche Tabletten-Einnahme. Mittlerweile konnte ich auch einige Kinderärzte von den Vorzügen des Öls überzeugen.

4. Weg:
In der anthroposophischen Medizin wird die prophylaktische Gabe von synthetisch hergestelltem Vitamin D als problematisch angesehen, unter anderem wegen einer möglichen Auswirkung auf die seelische Entwicklung des Kindes „im Sinne einer Disposition zur Frühintellektualisierung und Verunselbstständigung im Denken" (Goebel 1987). Darum soll vorrangig die **Eigenbildung von Vitamin D gefördert** werden, eine generelle, künstliche Substitution wird abgelehnt. Bei entsprechender Lebensführung (das Kind muss täglich 2 Stunden am offenen Fenster, auf dem Balkon oder draußen mit unbedecktem Kopf direkt unter hellem Himmel sein) kann auf Vitamin-D-Gaben verzichtet werden, wenn eine vierwöchige Kontrolle des Kindes auf Rachitis-Symptome gewährleistet ist. Bei mangelndem Tageslicht besteht die Möglichkeit, durch tägliche Höhensonnen-Behandlung die Vitamin-D-Bildung des Kindes zu steigern. Das Kind wird dazu täglich nackt auf dem Arm/Schoß der Mutter mit UV-Licht bestrahlt, anfangs auf Bauch- und Rückenseite je eine halbe Minute, dann langsam steigern auf maximal 2 Minuten je Seite. Achtung: Immer Augenschutz für Kind und Mutter! Bei Hautrötung die Zeit reduzieren! (Goebel 1987).
Mütterliche Vitamin-D-Einnahme: Manche Mütter fragen, ob sie selbst Vitamin D einnehmen und über die Muttermilch an ihr Baby weitergeben können. Obwohl bei einer mütterlichen Vigantol®-Einnahme Vitamin D und seine Abbauprodukte in die Muttermilch übergehen (Rote Liste 2001), gibt es dazu leider keine Empfehlung, denn die genaue Menge ist nicht erforscht.
Industriell hergestellte Säuglingsnahrung enthält fast immer einen Vitamin-D-Zusatz, so dass der tägliche Mindestbedarf von 400 I.E. (10 µg kristallines Vitamin D_3) durch Zufüttern von Säuglingsnahrung teilweise abgedeckt wird. Auch wenn einige Autoren (Gahr 1994, Illing 1998) die Doppelgabe für unbedenklich halten, empfehle ich diesbezüglich nachfragenden Eltern, die tägliche Vitamin-D-Menge in der Säuglingsnahrung anhand von Packungsbeschriftung und Tagestrinkmenge auszurechnen und die Prophylaxe entsprechend zu reduzieren, so dass ihr Kind täglich maximal 500 I.E. Vitamin D erhält, denn „viel hilft ja nicht immer viel", und eine Überdosierung sollte besser vermieden werden.

❓ Braucht das Neugeborene täglich Fluor-Tabletten?

Nein, denn vor dem 6. Lebensmonat sind aus zahnärztlicher Sicht keine Fluorisierungsmaßnahmen zur Karies-Prophylaxe erforderlich.

> Karies ist keine Fluoridmangelerkrankung, daher ist die Einnahme von Fluor-Tabletten vor dem Durchbruch der ersten Milchzähne nicht wirksam (Deutsche Gesellschaft für Zahn-, Mund- und Kiefernheilkunde, DGZMK März 2000).

Die jahrelang von Zahn- und Kinderärzten angeratenen Kombinationspräparate zur Rachitis-Karies-Prophylaxe mit Vitamin D und Fluor (D-Fluoretten®, Fluor-Vigantoletten® oder Zymafluor DR®) können aufgrund aktueller wissenschaftlicher Erkenntnisse nicht mehr empfohlen werden.

Mehrere Untersuchungen haben gezeigt, dass Fluorid in erster Linie durch den direkten äußerlichen Kontakt am Zahn karieshemmend wirkt. Darum ist beim Einsatz von Fluoriden der lokalen Applikation (Zahnpasta) gegenüber der systemischen Zufuhr (Tabletten) der Vorrang einzuräumen. In den letzten Jahren wurde die Einnahme von Fluor-Tabletten z. B. in Skandinavien, USA und Kanada nur noch für Kariesrisikokinder (Kinder mir erheblichem Kariesbefall) und meistens auch erst ab dem 3. Lebensjahr empfohlen.

Eckpfeiler einer guten Kariesprophylaxe:
- Ausgewogene Ernährung (möglichst keine oder nur wenig Zucker- und Weißmehlprodukte)
- Tägliche Zahnreinigung (ab dem 3. Lebensjahr 2-mal täglich)
- Anwendung von Fluoriden (primär durch Erhöhung der Fluoridkonzentration im Bereich der Zahnoberfläche)

Erst nach dem Durchbruch der Milchzähne (6.–7. Lebensmonat) lässt sich die Härte des Zahnschmelzes durch eine lokale Erhöhung der Fluoridionenkonzentration am Zahnschmelz verbessern. Zahnärzte, empfehlen darum, die Zähnchen täglich mit einer kleinen, weichen Zahnbürste und einer maximal erbsengroßen Menge fluoridhaltiger Kinderzahnpaste zu reinigen. Um keinen Anreiz zum Herunterschlucken zu geben, sollte die Kinderzahnpaste keinen Frucht- oder Bonbongeschmack haben.

Unterschiedliche Empfehlungen: Leider stimmen viele Kinderärzte der zahnärztlichen Empfehlung der DGZMK nicht zu und verschreiben Säuglingen ab dem 10. Lebenstag weiterhin täglich 0,25 mg Fluorid in Kombination mit 500 I.E. Vitamin D. Obwohl sie den nachweislich fehlenden Nutzen der Fluorgaben im ersten Lebensjahr als wissenschaftlich korrekt anerkennen, halten sie weiter an der alten Empfehlung fest. Nach Ansicht der Deutschen Gesellschaft für Kinderheilkunde würde die Verwendung von Vitamin-D-Präparaten die Prophylaxen-Verschreibung unnötig verkomplizieren. Diese Haltung ist schwer nachvollziehbar, denn die Tabletten zur Rachitis- und Kariesprophylaxe werden von Kinderärzten verschrieben, und Vitamin D kann problemlos ohne Fluoridsubstitution verordnet werden (s. o.).

Es ist absurd, Säuglingen ein halbes Jahr unnützerweise Fluor zu verabreichen! Das Halogen Fluor ist ein hochwirksames Zellgift, das bei Einnahme von 5–15 g tödlich wirkt (Daunderer 1995, Lewin 1992). Eine **Fluorüberdosierung** kann zur Dentalfluorose führen, welche sich als weißliche oder bräunliche Flecken auf dem Zahnschmelz der bleibenden Zähne zeigt. Das regelmäßig eingenommene Fluorid wird zum Teil im Knochen eingelagert. Da es besonders in den Wachstumskernen das Kalziumphosphat verdrängt, kann die tägliche Fluor-Einnahme die Ursache für einen zu engen Kiefer sowie für eine vorzeitige Knochenalterung in der zweiten Lebenshälfte sein. Weitere Nebenwirkungen können sein: Konzentrationsschwäche, Vergesslichkeit, Nebenschilddrüsen-Unterfunktion, Porosität der Knochen bis zur Knochenzerstörung (Daunderer 1995, Barmer Lexikon Gesundheit und Medizin).

Bei der Beratung der Eltern stehen Hebamme und Kinderkrankenschwester im Spannungsfeld der unterschiedlichen Empfehlungen. Angesichts der evidenzbasierten Leitlinien der DGZMK kann ich heute keine Kariesprophylaxe mit Fluor-Tabletten mehr empfehlen. Im Rahmen der Wochenbettbetreuung werden die Eltern von mir über den momentanen Stand der Wissenschaft und über die Uneinigkeit der zahnärztlichen und kinderärztlichen Vereinigungen informiert, entscheiden müssen sie dann selbst.

15.10 Schadstoffe und Umweltgifte

> **?** Können Rückstände in meiner Muttermilch das Kind beeinträchtigen? S. 261
> **?** Warum muss neue Babykleidung immer 1–2mal gewaschen werden? S. 262
> **?** Unsere Kinderzimmermöbel riechen noch sehr neu, ist das ungesund fürs Baby? S. 262
> **?** Welcher Fußbogen im Kinderzimmer ist besser, Laminat oder Teppichboden? S. 262

> Dennoch wird Muttermilch dank ihrer besonderen Zusammensetzung von der nationalen Stillkommission noch immer als das vorteilhafteste Nahrungsmittel für Säuglinge angesehen (s. S. 88), wobei die Nachteile durch die Schadstoffbelastung in Kauf genommen werden können/müssen.

Es ist deprimierend, dass wir Menschen unser ureigenstes Nahrungsmittel Muttermilch durch Konsumverhalten, Fortschrittsglauben und wirtschaftliche Interessen (Chemische Industrie etc.) derart beeinträchtigt haben. Im Interesse unserer Kinder sind Umdenken und Verhaltensänderungen bei jedem Einzelnen und der Politik zu fordern.

? **Können Rückstände in meiner Muttermilch das Kind beeinträchtigen?**

Leider ist heute die Muttermilch vieler Frauen so stark mit **Schadstoffen belastet**, dass sie nach geltendem Lebensmittelrecht nicht zum Verzehr zugelassen würde (Neuburger 1996). Dabei handelt es sich um **Speichergifte**, die mit Nahrung, Trinkwasser, Atemluft und über die Haut in den Organismus aufgenommen werden und nur zu einem kleinen Teil wieder ausgeschieden werden können.

Besonders fettlösliche Substanzen wie Insektizide (z. B. DDT, DDE, Lindan, PCP), Fungizide (HCB), Furane und Dioxine sowie die Industriechemikalie PCB lagern sich im Fettgewebe ein, von wo aus sie in die Muttermilch gelangen. In der Muttermilch befinden sich auch oft erhöhte Konzentrationen von Schwermetallen wie Quecksilber (Amalgamfüllungen, Meeresfrüchte), Blei (Straßenstaub, Müllverbrennung), Platin und Palladium (Autoabgase, Straßenstaub, Dentallegierungen), Cadmium (Kunststoffe, Farben), Arsen (Seefische, Algen, Müllverbrennung) etc. Viele dieser Stoffe sind Nerven-, Hirn und Lebergifte, andere sind allergen, nierenschädigend, krebserregend, fruchtschädigend, usw.

- **Um die Belastung des Säuglings durch Schadstoffe aus der Muttermilch möglichst gering zu halten**, sollte die Mutter während der Stillzeit den Verzehr höher belasteter Nahrungsmittel wie Innereien, tierische Fette, Fisch (Empfehlung des Bundesinstituts für gesundheitlichen Verbraucherschutz 1999), Meeresfrüchte, Algen und Wildpilze einschränken oder, wenn möglich, ganz darauf verzichten.
- Da eine starke Gewichtsreduktion eingelagerte Schadstoffe aus dem Fettgewebe mobilisiert, raten wir in der Stillzeit nicht zu viel abzunehmen und auf keinen Fall mit dem Gewicht unter das Ausgangsgewicht von vor der Schwangerschaft zu sinken.
- Amalgamfüllungen sollten während der Schwangerschaft und Stillzeit weder entfernt, noch neu gelegt werden (Bundesinstitut für Arzneimittel und Medizinprodukte 1995).
- Besteht Verdacht auf eine starke Schwermetall- oder Insektizidbelastung der Muttermilch (z. B. bei starken Blähungen s. S. 246, mangelnder Gewichtszunahme, Gedeih- und

Verhaltensstörungen und atopischen Erkrankungen des Kindes) sollte zur Abklärung eine **Muttermilch-Analyse im Labor** durchgeführt werden. (Die oft empfohlene Haaranalyse ist nur für Arsen geeignet, die Messwerte anderer Metalle in den Haaren sind nicht repräsentativ für den ganzen Körper.) Je nach Ergebnis der Muttermilch-Analyse kann die Mutter dann entweder beruhigt voll weiterstillen oder bald Muttermilchersatznahrung zufüttern, um durch Zwiemilchernährung die täglich aufgenommene Schadstoffmenge zu reduzieren (z. B. 2/3 Muttermilch + 1/3 Säuglingsanfangsnahrung). Bei stark erhöhten Werten und einer deutlichen Symptomatik des Kindes ist ein baldiges Abstillen zu erwägen.

Wird die Schadstoffuntersuchung vom Kinderarzt verordnet, können die **Kosten** von der Krankenkasse übernommen werden. Eine Muttermilch-Analyse auf Insektizide kostet ca. 100 €, auf Polychlorierte Biphenyle (PCB) ca. 110 € und auf Schwermetalle wie Arsen, Blei und Quecksilber je 30 €.

Anschrift eines medizinischen Analyselabors: Gemeinschaftspraxis für Laboratoriums- und Umweltmedizin Dr. Schiwara et al, Haferwende 12, D-28357 Bremen (www.schiwara.de).

❓ Warum muss neue Babykleidung immer 1-2-mal gewaschen werden?

Neue handelsübliche Textilien enthalten aus herstellungstechnischen Gründen fast immer **Chemikalienrückstände** wie Dioxine und Furane, Insektizide, Bleichmittel, Farbüberschüsse und Farbfixierer, außerdem Formaldehyd und Mottenschutzmittel. Da diese Stoffe über die Haut aufgenommen werden können, empfiehlt es sich, Babykleidung vor dem ersten Tragen einmal oder vorsichtshalber mehrmals zu waschen. Leibwäsche sollte nicht gefärbt oder gebleicht und möglichst bei 90 °C waschbar sein. Für die empfindliche Babyhaut sind Kleidungsstücke, deren Fasern aus kontrolliert biologischem Anbau stammen und die möglichst nicht chemisch ausgerüstet sind, am besten geeignet.

❓ Unsere Kinderzimmermöbel riechen noch sehr neu, ist das ungesund fürs Baby?

Lösemitteldämpfe aus frisch gestrichenen Kinderzimmermöbeln oder Fußböden sollten dem Neugeborenen nicht zugemutet werden, ebenso wenig seinen Geschwistern, den Schwangeren und Wöchnerinnen, denn „jedes Lösemittel außer Wasser ist ein Nerven- und Gehirngift" (Daunderer 1995). Auch aus Biofarben und -lacken entweichen Lösemittel und leichtflüchtige Öle aus Zitrusfruchtschalen, die Nieren und Zentralnervensystem schädigen bzw. allergen wirken können. Wasserverdünnbare Lacke und Farben enthalten allergisierende Akrylate und Formaldehyd, und neugekaufte Möbel sind nur selten frei von Schadstoffen.

Daher empfiehlt es sich, neue Möbel möglichst frühzeitig anzuschaffen, damit sie gründlich auslüften können, z. B. auf dem Balkon oder bei täglich geöffnetem Fenster. Spanplattenmöbel verursachen immer eine Raumluftbelastung durch Formaldehyd (Symptome s. u.) und Isocyanate (Atemgift) und sind daher besser zu meiden (Böse-OReilly/Kammerer 1997, Neuburger 1996). Auf eine Renovierung kurz vor oder nach der Geburt sollte lieber verzichtet werden, das Baby fühlt sich auch in einer schon länger bewohnten Umgebung wohl!

❓ Welcher Fußboden im Kinderzimmer ist besser, Laminat oder Teppichboden?

Besonders im Kinderzimmer ist es günstig, einen Bodenbelag mit geringer Schadstoffbelastung auszuwählen, denn das Kind hält sich später viel in Bodennähe auf. **Laminat** ist ein billiger Dielen- und Parkettersatz, es besteht aus Holzfaser- oder Spanplatten, auf die eine mit Parkett-Fotografie versehene Kunststoffschicht aufgeklebt wurde. Laminatboden gibt viele Jahre lang große Mengen Formaldehyd und/oder Isocyanate an die Raumluft ab und ist daher als Fußboden generell ungeeignet. Selbst als formaldehydarm deklarierte Spanplatten geben unter Alltagsbedingungen gelegentlich mehr Formaldehyd ab, als die Gefah-

renstoffverordnung vorschreibt (Neuburger 1996).
Eine chronische Formaldehyd-Belastung kann sich in folgenden Symptomen zeigen: unspezifische Schleimhautirritationen (anhaltender Schnupfen, Augenreizungen), Atemwegserkrankungen (Bronchitis, Husten, Asthma), Gedächtnis- und Schlafstörungen, Magenbeschwerden, Durchfall, und viele andere mehr (Neuburger 1996, Daunderer 1995).
Der beste Fußboden ist ein alter Dielen- oder Parkettboden, da er, falls nicht frisch lackiert oder geölt, nur noch wenig oder keine Lösemittel ausdünstet. Um später die zarten Babyknie beim Krabbeln zu schonen, eignen sich dann Baumwollteppiche und -läufer, aus denen vor Gebrauch evtl. enthaltene Schadstoffe ausgewaschen werden können.
Ein Teppichboden sollte aus Naturfasern bestehen und weder einen Latexrücken noch ein mit Latex angeklebtes Untergewebe haben, denn Latex ist ein Allergen und enthält neben Schwefel meist Pestizide und Kunststoffzusätze. Es ist günstiger, den Bodenbelag nur an den Kanten mit Teppichklebeband zu fixieren, denn großflächig aufgebrachter Teppichkleber dampft viel Lösemittel ab und belastet lange die Raumluft im Kinderzimmer.

15.11 Babymassage und andere Babygruppen

> **?** Warum wird spezielle Babymassage empfohlen? S. 263
> **?** Was ist ein PEKiP-Gruppe? S. 264

? **Warum wird spezielle Babymassage empfohlen?**

Massagen sind dem Baby bekannt, in der Schwangerschaft wurde es oft von der Gebärmutter massiert, bei der Geburt ganz besonders intensiv. Babys sind heute oft gestresst und übererregt, denn sie werden enorm vielen Fremdeindrücken ausgesetzt wie Geräuschen (Radio, TV, Autolärm), Gerüchen (Parfüme in Waschpulver und Pflegemitteln, Duftlampen), Elektrosmog (Babyphone) und fremden Menschen.

> Eine gezielte Massage hilft dem Kind sich zu entspannen, überflüssige Energie kann abfließen, und ein ruhigerer Schlaf wird gefördert.

Besonders zu früh geborene, unruhige und kranke Babys profitieren von einer täglichen Babymassage, auch schmerzhafte Blähungen können gebessert werden. Das Massieren vermittelt dem Baby ein gutes Körperbewusstsein und hilft den Eltern Vorlieben und Abneigungen ihres Babys besser kennen zu lernen. Während der Massage besteht ein konzentrierter, intensiver Kontakt mit dem Kind. Das ist besonders wichtig, wenn nur wenig gemeinsame Zeit zur Verfügung steht (z.B. viele Geschwisterkinder, frühe Berufstätigkeit der Mutter, berufstätiger Vater etc.). Mit der Babymassage kann begonnen werden, sobald der Nabel verheilt ist, sie kann intuitiv erfolgen, durch ein Massage-Buch erlernt oder in einem Mutter-Kind-Kurs vermittelt werden.
Zwei spezielle Massageabläufe eignen sich besonders gut, denn sie sind leicht zu lernen und „gehen rasch in die Hände".
1. Die **Indische Babymassage** wurde erstmals in den 70er Jahren von dem Geburtshelfer Dr. Frédérick Leboyer in seinem Buch „Sanfte Hände" vorgestellt (Kösel Verlag). Die Handgriffe dieser traditionellen Massage können gut in einer Babymassagegruppe (3–5 Treffen) vermittelt werden. Eine anschauliche Massageanleitung bietet auch das Buch „Babymassage" von Nasma Scheibler-Shrestha (dtv 8,70 €).
2. Die **Schmetterlingsmassage** wurde von der Kinderärztin Dr. Eva Reich erstmals in den 50er Jahren angewandt, nachdem sie entdeckt hatte, dass eine zarte Massage frühgeborenen und kranken Babys helfen kann, den Schock der Geburt, schmerzhafte medizinische Eingriffe und die Trennung von der Mutter besser zu bewältigen. Die Massage wird in dem Buch „Schmetterling und Katzenpfoten" von der Hebamme Margarita Klein sehr anschaulich beschrieben (Ökotopia Verlag 17,30 €).

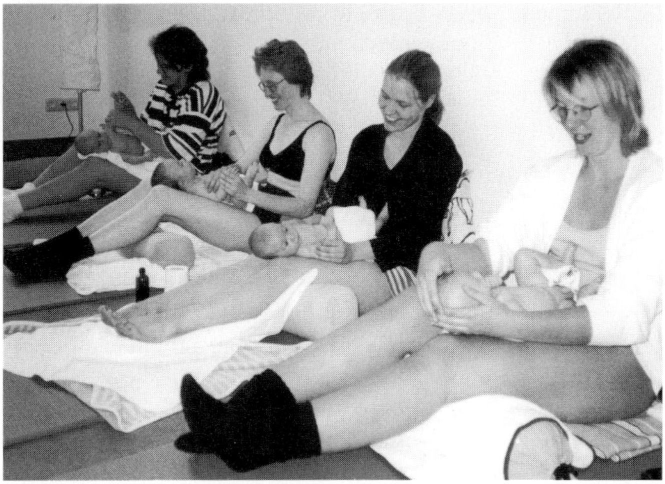

Abb. 15.12 Babymassage in der Gruppe, die Mütter haben intensiven Blick- und Hautkontakt zu ihren Kindern.

Den **Besuch eines Babymassage-Kurses** empfehle ich den Eltern zwischen der 6. Lebenswoche und dem 4. Lebensmonat, vorher ist es den Babys in den Gruppen meist zu unruhig. Später sind sie nicht mehr so leicht für das passive Massiertwerden zu begeistern, da sie bereits andere Interessen haben. Nach meiner Erfahrung macht die wöchentliche Babymassage-Gruppe allen Beteiligten viel Spaß, auch bietet sie Müttern (und Vätern) eine gute Kontaktaufnahme- und Austauschmöglichkeit mit anderen Eltern und Babys (Abb. 15.12).

? Was ist eine PEKiP-Gruppe?

> PEKiP® steht als Abkürzung für das **Prager Eltern Kind Programm**, einem Angebot für Eltern zur Entwicklungsbegleitung ihres Kindes im ersten Lebensjahr.

Es wurde in den siebziger Jahren von PsychologInnen, SozialarbeiterInnen und PädagogInnen in Deutschland konzipiert und basiert auf den Ideen des tschechischen Kinderpsychologen Dr. Jaroslav Koch. Koch hatte Ende der sechziger Jahre am Prager Institut für Mutter und Kind Bewegungsspiele für das erste Lebensjahr entwickelt, denn er war der Ansicht, dass Säuglinge in unserer Kultur ihren Bewegungsdrang nicht ausreichend entfalten können. Zu häufig liegen die Kinder in Bett und Kinderwagen oder werden durch enge Kleidung eingeengt. Mit der Möglichkeit, sich nackt und frei zu bewegen, wird dem Säugling eine wichtige Anregung zur körperlichen und geistigen Entwicklung gegeben. Kinder, mit denen Koch und seine MitarbeiterInnen regelmäßig spielten, entwickelten rascher einen gleichmäßigen Schlafrhythmus, eine zufriedenere Grundstimmung und wurden seltener krank.

Die **Teilnahme an einer PEKiP-Gruppe** kann ab der 4.–6. Lebenswoche begonnen werden. Wöchentlich treffen sich 6–8 Erwachsene mit ihren möglichst altersgleichen Kindern in einer festen Gruppe. Der Gruppenraum ist mit Matten ausgelegt und hat eine so warme Temperatur, dass sich die Kinder nackt wohl fühlen. Die Gruppe wird von einer speziell ausgebildeten Gruppenleiterin betreut (mit PEKiP®-Zertifikat, PEKiP ist ein eingetragenes Wahrenzeichen). Neben Bewegungs-, Sinnes- und Spielanregungen bekommen die Kinder auch die Möglichkeit, untereinander und zu den anderen Erwachsenen Kontakt aufzunehmen, die Erwachsenen können andere Kinder beobachten und ihre verschiedenen Rhythmen und Verhaltensweisen kennen lernen. Gespräche untereinander und mit der Gruppenleitung geben Gelegenheit zum Erfahrungsaustausch über die neue Elternrolle und zu Fragen rund um die Kinderbetreuung. In der Regel werden 10

Gruppentreffen angeboten, eine PEKiP-Gruppe kann sich aber auch länger, maximal das ganze erste Lebensjahr treffen.
PEKiP-Gruppen werden in vielen Institutionen (Geburtshäusern, Familienbildungsstätten, Kirchengemeinden, etc.) angeboten. Interessierte Eltern (und beratende Hebammen) finden eine Liste aller wohnortsnahen PEKiP-Angebote im Internet unter www.pekip.de.

Literatur

Aßmann, Ch.: Pflegeleitfaden: Alternative und komplementäre Methoden. Urban & Schwarzenberg 1996
Bode, V. in Hartung, K.: Eine natürliche Alternative in der Prävention und Therapie des Säuglingsschnupfens. Sozialpäd. u. KiPra 18. Jg. Nr. 3 (1996)
Böse-O'Reilly, Kammerer, S.: Leitfaden Umweltmedizin. Gustav Fischer 1997
Bruder, C.: Babys natürlich wickeln. Alternativen zur luftdichten Verpackung. Rowohlt 1996
Daunderer, M.: Gifte im Alltag. C.H. Beck, München 1995
Dorlöchter, L., Radke, M., Müller, M. Pädiatrie auf den Punkt gebracht. de Gruyter 1999
Gahr, M.: Pädiatrie. Walter de Gruyter 1994
Goebel, W., Glöckler, M.: Kindersprechstunde. Urachhaus, 6. Auflg., 1987
Göbel, U. et al: Weniger späte Vitamin-K-Mangelblutungen. Kinderärztliche Praxis 1: 16-22 (1997)
Golding, J., Birmingham, K., Greenwood, R., Mott, M. Childhood cancer, intramuscular vitamin K, and Pathidine given during labour. BMJ 305: 341-346 (1992)
Grundhewer, H.: Nachteilige Folgen des permanenten Tragens von Säuglingen auf die körperliche und seelische Entwicklung. Sozialpäd. u. KiPra 17. Jg. 706-707 (1995)
Hannig, B.: Die Festhaltetherapie. Selbstverlag 2000
Hunnius: Pharmazeutisches Wörterbuch. 8. Aufl. de Gruyter Verlag 1998
Iling, St.: Das gesunde und das kranke Neugeborene. Enke Verlag, 2. Aufl. 1998
Jakobi, A., Krukenberg, F.: Dauer-Schnuller? Nein – Danke! Über den Gebrauch und Mißbrauch von Schnullern und deren mögliche Folgen. Kinderkrankenschwester 14. Jg. Nr. 11, 1995
Janke, S., Seidler, A., Schmidt, E.: Schnellere Nabelheilung durch Wecesin® Streupuder. Die Hebamme 10:115-117. Enke Verlag 1997
Kast-Zahn, A.: Jedes Kind kann schlafen lernen. Oberstebrink, Ratlingen 1995
Kirkilionis, E.: Tragen – Ja… – aber… Deutsche Hebammenzeitschrift 6, 250-256 (1996)
Kirkilionis, E.: Ein Baby will getragen sein. Alles über geeignete Tragehilfen und die Vorteile des Tragens. Kösel 1999
Lewin, L.: Gifte und Vergiftungen – Lehrbuch der Toxikologie. 6. Aufl. Haug Verlag 1992
Liedloff, J.: Auf der Suche nach dem verlorenen Glück. Beck'sche Verlagsbuchhandlung 1999
Martinetz, D., Hartwig, R.: Taschenbuch der Riechstoffe. Verlag Harri Deutsch 1998
Neuburger, N.: Kompetendium Umweltmedizin. Medi Verlagsgesellschaft für Wissenschaft und Medizin 1996

Niessen, K.-H. (Hrsg.) Pädiatrie. 4. Auflage. Chapman & Hall 1996

Okis, F.A.: Principles and practice of pediatrics. J. B. Lippincott Company. Philadelphia (1990)

Pickler, E.: Miteinander vertraut werden: Erfahrungen und Gedanken zur Pflege von Säuglingen und Kleinkindern. Abor Verlag 1994

Pulkkinen, A.: Babys spielerisch fördern mit dem Prager-Eltern-Kind-Programm. Gräfe und Unzer 1999

Richtherr, A., Kranzfelder, D.: Neue Untersuchungen zu Nabelpflege: Wie beeinflussen Nabelpflegemethoden und Windeln die Nabelheilung? Die Hebamme 12:89–93 (1999)

Rote Liste 2001. Arzneimittelverzeichnis für Deutschland. Editio Cantor Verlag

Salis, B.: Warum schreit mein Baby so? Rowohlt Taschenbuch 2000

Stadelmann, I.: Die Hebammensprechstunde. Ingeborg Stadelmann Eigenverlag 2000

Tönz, O. Vitamin K-Mangelblutungen des Neugeborenen und deren Prophylaxe. Die Hebamme 3: 110-112 (1990) Enke Verlag

Uhlemeyr, U.: Wickel & Co. Bewährte Hausmittel neu entdeckt. Gräfe und Unzer 1997

Wahn, U.: Drei-Monats-Kolik, Ausdruck einer Beziehungsstörung? Kind, Ernährung, Umwelt 1, 4/1993

Weed, S.: Naturheilkunde für schwangere Frauen und Säuglinge. Orlanda Frauenverlag, Berlin 1989

Weleda Arzneiverzeichnis. 18. Aufl. 1998

Wenigmann, M.: Phytotherapie: Arzneipflanzen, Wirkstoffe, Anwendung. Urban & Fischer im Verlag Urban & Schwarzenberg 1999

Willfort, R.: Gesundheit durch Heilkräuter. 26. Aufl. Rudolf Trauner Verlag, Linz 1997

Wolke, D.: Die Entwicklung und Behandlung von Schlafproblemen und exzessivem Schreien im Vorschulalter, in *Petermann, F.:* Verhaltenstherapie mit Kindern, München 1994

Vennemann, M.: Plötzlicher Kindstod: Aktueller Stand der Forschung. Die Hebamme. 15. Jahrg. Heft 2. Hippokrates 2002

Wyatt, G.L., Blass, L.: Skin-to-skin contact is analgesic in healthy newborns. Pediatrics, 105: 110–1 (MIDRIS 2000; 10:248)

Abbildungsnachweise

Kapitel 1

Abb. 1.1
aus: Hebammen-Lehrbuch. Herausgegeben im Auftrage des Königlich Preußischen Ministers des Inneren. Verlag Julius Springer 1912

Kapitel 3

Abb. 3.1, 3.2, 3.4, 3.5, 5.9, 3.10
Fotos: Ulrike Harder

Abb. 3.3, 3.6, 3.7, 3.8
Graphiken: Hopek Quirin-Harder

Übungsanleitungen S. 43–47
Graphiken: Hopek Quirin-Harder

Bauchmassage S. 48–49
Zeichnungen: Ulrike Harder

Kapitel 4

Abb. 4.1
aus Geist, Ch., Harder, U., Stiefel, A.: Hebammenkunde. Lehrbuch für Schwangerschaft, Geburt, Wochenbett und Beruf. 2. Aufl. de Gruyter 1998

Abb. 4.2, 4.3, 4.4
Graphiken: Hopek Quirin-Harder

Abb. 4.5
Foto: Annemie Hoppe

Abb. 4.6, 4.7, 4.8
Fotos: Ulrike Harder

Kapitel 5

Abb. 5.1, 5.4, 5.5
aus Geist, Ch., Harder, U., Stiefel, A.: Hebammenkunde. Lehrbuch für Schwangerschaft, Geburt, Wochenbett und Beruf. 2. Aufl. de Gruyter 1998

Abb. 5.3
Foto: Ulrike Harder

Abb. 5.2
Graphik: Hopek Quirin-Harder

Abb. 5.6
Foto: J. Jensen

Abb. 5.7, 5.8, 5.9, 5.10
Fotos: S. May

Abb. 5.11
Entwurf: Jule Friedrich

Kapitel 6

Abb. 6.1
Foto: Bert Wrede

Abb. 6.2, 6.3, 6.4, 6.12
Fotos: Jule Friedrich

Abb. 6.5
Foto: Hansjörg Cremer (aus: Veränderungen im Mundbereich, Kinderkrankenschwester 16. Jg. Heft 3, 1997

Abb. 6.6, 6.7, 6.13
Fotos: Ulrike Harder

Abb. 6.8, 6.10, 6.11
Foto aus dem Vinzenz-Pallotti-Hospital Bensberg (Geburtshilfliche Abteilung, Leitung Dr. Eldering)

Abb. 6.9
Foto: Dirk Kampfert

Abb. 6.14
Graphik: Hopek Quirin-Harder

Abb. 6.15, 6.16
Fotos: Christa Herzog-Isler aus: Lasst uns etwas Zeit. Wie Kinder mit einer Lippen- und Gaumenspalte gestillt werden können (Broschüre von Fa. Medela AG, Sonderausgabe 1996)

Kapitel 7

Abb. 7.1
Foto: Jule Friedrich

Kapitel 8

Abb. 8.1, 8.2, 8.3
Fotos: Ulrike Harder

Abb. 8.4
aus: Heller, A.: Nach der Geburt. Wochenbett und Rückbildung. Thieme 2002

Kapitel 9

Abb. 9.1, 9.2
aus: „Elternheft" der Charité, Klinik für Neonatologie, Campus Virchow-Klinikum Berlin

Abb. 9.3
Foto: Andreas Funcke

Abb. 9.4
Foto aus dem Vinzenz-Palotti-Hospital Bensberg (Geburtshilfliche Abteilung, Leitung Dr. Elderling)

Kapitel 10

Abb. 10.1, 10.2, 10.4
Fotos: Ulrike Harder

Abb. 10.3
Foto: Lucas Büttner-Weber

Kapitel 11

Abb.11.1, 11.2
Fotos: Sabine Burchardt (aus: Trauerbegleitung im Wochenbett. Die Hebamme, Heft 11, 1998)

Abb.11.3
Foto: Ulrike Harder

Abb.11.4
aus Geist, Ch., Harder, U., Stiefel, A.: Hebammenkunde. Lehrbuch für Schwangerschaft, Geburt, Wochenbett und Beruf. 2. Aufl. de Gruyter 1998

Kapitel 12

Abb. 12.1
aus Juchli: Krankenpflege, 6. Aufl. Thieme Verlag 1991

Abb. 12.2, 12.3
Graphiken: Hopek Quirin-Harder

Abb. 12.4
Foto: Hopek Quirin-Harder

Kapitel 13

Abb. 13.1
aus: Bianchi, D.: Wochenbettpflege. RECOM, Basel 1989

Abb. 13.2, 13.4
Fotos aus dem Vinzenz-Palotti-Hospital Bensberg (Geburtshilfliche Abteilung, Leitung Dr. Eldering)

Abb. 13.3
Foto: Ulrike Harder

Kapitel 14

Abb. 14.1, 14.2, 14.3
Fotos: Elisabeth Groh

Kapitel 15

Abb. 15.1, 15.2, 15.3, 15.4, 15.6,
Abb. 15.9, 15.10, 15.12
Fotos: Ulrike Harder

Abb. 15.5
Foto: Uschi Schall

Abb. 15.7, 15.8
Graphiken: Hopek Quirin-Harder

Abb. 15.11
Foto: Hopek Quirin-Harder

Sachregister

Abbildungsnachweise 266
Abbruchblutung, Neugeborenes 227
Abendritual 240
Abpumpen 102
– Mehrlinge 152
– nach Sectio 130
Abstillen 110
– nach Kindsverlust 165
Abstillhilfen 165
Abteilungen, psychiatrische 188
Adnexitis 171
Adrenogenitales Syndrom 254
Afterhebermuskel 38
AGS 254
Alarmmatratze 144
Allergieprophylaxe 88, 125, 223, 225, 259
Allergie- und umweltkrankes Kind 149
Alveolen 70
Amalgam-Zahnfüllungen 246, 261
Amnioninfektionssyndrom 170
Analgetika, nach Sectio 128
Analhygiene 31
Analkanal 30
Anämie 27
Angst und Panik 189
Anlegen, erstes 78
Anlege-Regeln 79
Anonyme Bestattung 163
Anordnung, ärztliche 215
Anthroposophische Medizin 259
Antibiotika 170
– nach Sectio 128
Antibiotikaprophylaxe 174
Antimykotikum 225, 229
Argentum-Nitricum-Ätzstift 235
Arnika-Wundtücher 63
Arsen 261
Asymmetrien beim Neugeborenen 241
Ätzstift 235
Aufstehverbot 3
Aufstoßen 245
Augenlider, verklebt 229
Augentrost 230

Ausfluss, vaginaler beim Neugeborenen 227
Ausstoßung 159
Autopsie 161

Baby-Akne 228
Baby-Björn-Trage 244
Baby-Blues 13, 213
Babykleidung 262
Babymassage 248, 263
– indische 263
Babyphone 263
Badeeimer 225
Baden des Neugeborenen 225
Badetermin 214
Badezusätze 225
Ballaststoffe 33
Barbix-Inhalat 231
Bärentraubenblättertee 176
Bauchfellentzündungen 171
Bauchlage 55, 247
Bauchmassage 38, 48, 55, 59, 247
Bauchmuskulatur 36
Bauchwickel 55, 59, 132
Bäuerchen 245
Becherfütterung 99
Beckenboden 38
Beckenbodenschwäche 35
Beckenboden-Tipps 36, 42
Beckenbodenübungen 44, 46
Beckengürtel 180
Beckenvenenthrombose 177
Bedürfnisse
– von Neugeborenen 14, 196
– von Wöchnerinnen 195
Beeinträchtigung
– manische 189
– psychische 189
Begleitung, empathische 202
Behinderung des Kindes, Stillen 107
Beikost 123
Beikostaufbau, allergiegefährdetes Kind 125
Beinödeme 23
Beinvenenthrombose 177

Beratung, telefonische 215
Beratungsthemen 201
Berufsgenossenschaft 220
Berufstätigkeit und Stillen 111
Berufsverbände 219
Bestattungskosten 163
Bestattungsmöglichkeiten 163
Bestattungspflicht 162
Besuchsregelung 198
Betaisodona 64
Beta-Lactoglobulin 246
Betreuung
- ganzheitliche 194
- nach Kindsverlust 159
Betreuungszeitraum 144
Bettruhe 2
Bezugspflege 199, 205, 206
Bifiteral 34
Bilimeter-Gerät 253
Bilirubin 250
- Konzentration 251
- Messung 252
Bilirubinwerte 251
Bindeanleitung 242, 243
Biofarben 262
Biotinidase-Mangel 254
Blähungen 245
- Hilfe bei 247
- Mutter 131
- Neugeborenes 239
Blähungstropfen 248
Blähungsursache 246
Blasenentzündung 175
Blasenfunktion 34
Blasenkatheter 131
Blei 261
Blut, in der Windel 227
Blutdruck 26
Blutentnahme
- bei Gelbsucht 253
- Technik 255
- Zeitpunkt 254
Blutgerinnung, Neugeborenes 256
Blut-Hirn-Schranke 251
Blutkoagel 173
Blutschwämme 228
Blutspucken, Neugeborenes 257
Blutung
- erste 26
- frühe 172

- funktionelle 174
- spätere 173
Blutungsprophylaxe 256
Blutvergiftung 172
Blutverlust 172
Blutwerte 27
Bonding-Phase 12, 129
- nachholen 143
Brennnessel 33
Bromocriptin 166
Brustdrüse, Anatomie 68
Brustdrüsenentzündung, Neugeborenes 227
Brustdrüsenschwellung 90, 226
Brusternährungsset 101
Brustpflege 85
Brustwarze 69
- wunde 95
Brustwarzenaufrichtungsreflex 71
Brustwarzenformer 97
Bund Deutscher Hebammen 219
Bund freiberuflicher Hebammen
  Deutschlands 219

Café-au-lait-Fleck 228
Calendula-Essenz 235
Candida albicans 225
Candidose des Neugeborenen 225
Carum cavi comp. 248
C-Griff 79
Chloasma uterinum 37
Choriongonadotropin 24
Chromosomenanalyse 161
Computertomographie 171, 179
Cooper-Ligament 70
Credé-Prophylaxe 229
Cystinurie 254

Dammnaht
- Behandlung 61, 63
- Fäden ziehen 63
Dammriss 60
- III. Grades 65
DanCer-Handgriff 107
Darmentleerung, Neugeborenes 249
Darmrohr 132
Darmtätigkeit, Mutter 32
Dauerkontraktion 50
Daumenlutschen 239
Dehydration des Neugeborenen 250
Dentalfluorose 260

Depression 182
Depressionsdiagnose 183
Depressionsursachen 184
Deprivation, psychosoziale 138
Diaphragma pelvis 38
– urogenitalis 38
Dioxine 261, 262
Dopergin 166
Doppelpumpset 103
Dostinex 166
Doula 195
Down-Syndrom 107, 148
Drei-Monats-Kolik 240, 245
Drillingsgeburt 150
Druckpelotten 180
Druckpunkte, Thrombose 177
Durchfall, Neugeborenes 249
Durchschlafen 240
Dyspepsie, Neugeborenes 249

Echinacea-Extrakt 229
Edinburgh-Postnatal-Depression-Scale 185
Effortil 27
Einfrieren, Muttermilch 105
Eisenkraut 59
Eisensubstitution 28
Eiterpusteln 228
Elektrolytlösung 250
Eltern-Hotel 140
Elternzeit 8
Embolie 176, 178
Emotionalität 12, 24, 213
Empfängnisschutz 26
Endometritis 169
Endomyometritis 169
Endotoxine 172
Engelskinder 167
Entwässerungstee 24
Entwicklungsförderung 144
Entwicklungsstörungen, nach Frühgeburt 139
Episiotomie 60
Ernährung
– Anämie 28
– der Mutter 32
– nach Sectio 128
– des Neugeborenen 114
– Stillzeit 87
Erstes Stillen 129
Erwartungen, unrealistische 15
Erwerbstätigkeit 9

Erziehungsurlaub 8
Essenszeiten, Mutter 198
Eukalyptusöl 231
Euphrasia 230
Exotoxine 172

Fäden ziehen, nach Sectio 133
Fallpauschale 6
Familienabteilung 196
– Aufbau 202
Familienfrühstück 199
Familiengrab 163
Familienkonstellation 16
Familienplanung 18
Familienzimmer 197
Fehlbildungen, Lippen-, Kiefer-, Gaumen- 149
Fehlgeburt 162
Fencheltee 247, 249, 251
Feuchttücher 222
Feuermale 228
Fieber, Ursachen im Wochenbett 169
Fieberschübe 171
Filzkarte, Screening 256
Fingerfütterung 100, 146
Finkelstein-Regel 75, 122
Fischleberöl 258
Fissan 234
Flachwarzen 96
Flaschen, Reinigung von 121
Flaschenmahlzeit 122
Flaschennahrung, Zubereitung 119
Flecken, milchkaffeefarbene 228
Fliegergriff 247
Fluoride 260
Fluor-Tabletten 246, 260
Fluorüberdosierung 260
Folgenahrungen 117
Folsäure 28
Formaldehyd 262
– Belastung 263
Fotos vom Kind
– Frühgeburt 140
– Kindsverlust 160
Frauenmantel 33, 59
Frauenmilch, transitorische 74
Frieseln 228
Frühentlassungen 255
Frühförderungsstellen 144
Frühgeburt 138ff
– Betreuung nach 138

Frühgeburt
- Betreuungszeitraum 144
- Bondingphase nachholen 143
- Folgeschäden 138
- Häusliche Betreuung 143
- Hebammenhilfe, Inhalte 140ff
- Känguruh-Methode 141
- Laktation fördern 141
- Selbsthilfegruppe 148
- Stillberatung 145
- Überlebensrate 139
Frühmobilisation 176
Frühwochenbett 2
Fundusstand 53
Funktionspflege 206
Funktionspflegesystem 193
Fürsorgetätigkeiten 202
Fußbad 58, 213
- Lavendel 27
- Neugeborenes 255
- Ödeme 24
- Senfmehl 55
Fußballhaltung 83
Füttern mit Flasche 122

Galaktosämie 254
Gänsefingerkraut 51
Gebärmutterrückbildung 50
Gebärmutterschleimhautentzündung 169
Geburt, ambulante 210, 212
Geburtserlebnis 10
Geburtshilfe, Kunstfehler 149
Geburtsorgane, Rückbildung 50
Gedeihstörung 116
Gefühle, ambivalente 8
Gelbsucht 250
Gerinnungsstörung 172
Geruchssinn 14
Geschlechtsverkehr post partum 16
Gestagene 25
Gesundheitsstrukturgesetz 6
Gewichtsentwicklung des Neugeborenen 115
Gewichtskontrolle 214
Gewichtsreduktion, Stillzeit 88
Gewichtsverlust
- Mutter 23
- Neugeborenes 211
Glückskäfer-Tragesack 244
Gonadotropine 25
Gonorrhoe 230

Granulom 235
Grießbrei 124
Größenwahn 189, 190
Gruppenpflege 206
Guthrie-Test 213, 254

Haferflockenbrei 124
Haftpflichtversicherung 220
Haftungsfragen 200
Halbmilch 120
Haltungsschäden 244
Hamamelis 29
Hämangiome 228
Hämatom-Behandlung 63
Hämatome
- Episiotomie 60
- Sectionaht 134
Hämoglobinwert 27
Hämorrhoiden 30
HA-Nahrung 118
Harnblase, Füllungszustand 54
Harninkontinenz 34
Harnverhalten 34
Harnwegsinfektionen 175
Hausbesuch 210
Haushaltshilfe 143, 210
Hautfalten, Neugeborenes
- eingerissene 226
- gerötete 223
Hautläsionen 226
Hautnaht, Sectio 133
HCG 25
Hebammengesetz 6
Hebammenhilfe 6
Hebammenhilfe-Gebührenverordnung 215
Hebammenliste 219
Heilwolle 224, 227
Heimmonitor 144
Heparin, nach Sectio 128, 176
Herzfehler, Stillen 109
Herzkranke Kinder 148
Heultage 13, 24
Hexenmilch 226
Hintermilch 75
Hirtentäschel 54
Hirtentäscheltee 59
Höhensonnen-Behandlung 259
Hohlwarzen 96
Hormonhaushalt 24
Höschenwindeln 224

HPL 25
Hüftdysplasie 244
Hydrämie 26
Hyperaktivität, Mutter 189
Hyperbilirubinämie 250, 251
– Therapie 253
Hypericum 182
Hypertonie 26
Hypervitaminose 258
Hypoallergene Nahrung 118
Hypophyse 25
Hypothalamus 25
Hypothyreose 254
Hypotonie 26
Hypovolämie 24

Ibuprofen 62
Icterus
– gravis 250
– praecox 250
– prolongatus 250
Ikterus-Tee 252
Ileus 249
Immunglobuline 74, 77
Individualpflege 206
Infusionen, nach Sectio 128
Ingwer 55
Initiative Regenbogen 167
Insektizide 261
Internet, Hebammensuche 219
Intra-Uterin-Pessar 18
Involution, extragenitale 22ff
– genitale 50ff
Isocyanate 262

Johanniskrautöl 63, 251

Kaffee 33, 87
Kaiserschnitt 127ff
– Abpumpen 130
– Betreuung
– – Klinik 127
– – nach 127
– – zu Hause 134
– Blähungen 131
– Bonding, erstes Stillen 129
– Ernährung, Mutter 128
– Fäden ziehen 133
– Gefühle, Enttäuschung 130
– Gespräche, Verarbeitung 135

– Infusionen, Medikamente 128
– Narbenpflege 135
– postoperative Betreuung 127
– psychosoziale Betreuung 130
– Selbsthilfegruppen 136
– Thromboseprophylaxe 132
– Wundpflege 132
Kaliumpermanganat 64
Kalorienbedarf des Neugeborenen 75
Kamille 51, 62
Kamillosan 60
Kampfer 231
Kanavit 257
Känguruh-Kreuztrage 243
Känguruh-Methode 141, 142
Karies-Prophylaxe 260
Karottenmus 123
Kasein 76
Kehlkopfspasmen 231
Keime, der Lochien 56
Kernikterus 251
Kernspintomographie 179
Kind, allergie- und umweltkrankes 149
Kinder, herzkranke 148
Kinderbetreuung 9
Kinderklinik 140
Kinderzimmer 193, 197
Kinderzimmermöbel 262
Kindspech 248
Kindsverlust 158ff
– Abschiednehmen 160
– Abstillen 165f
– Beerdigung 162ff
– Betreuungsaspekte 159
– Fotos, Erinnerungsstücke 160f
– Obduktion, Autopsie 161
– Rückbildung 166
– Selbsthilfegruppen 167
– Taufe, Segnung 162
– Trauerphasen 158
Kirschkernsäckchen 247
Kiss-Kinder 241
Klaffende Nähte 63
Klammern 133
Klinikaufenthalt 216
– der Mutter 5
Klinik-Standards 127
Knie-Ellenbogenlage 53
Knierolle 131
Kohlwickel 92

Koliken des Neugeborenen 240
Kolostrum 74
Kommunikationsbeziehung 14
Kompetenzabgrenzung 193
Kompressionsstrümpfe 29, 176
Konakion 257
Kondome 18
Konjunktivitis 230
Kontraktionsmittel 55
Kontrollen, tägliche 201
Kontrollverlust 11
Kopfschweiß 258
Kopiervorlage
– Bauchmassage 48
– Beckenbodentipps 42
– Tragetuch binden 242, 243
– Venenübungen 43
– Wochenbettdokumentation 217
– Wochenbettgymnastik ab 1.–2. Woche 44
– Wochenbettgymnastik ab 3.–4. Woche 46
Körpergewicht, Mutter 23
Körperpflege, Neugeborenes 222
Körpertemperatur, Neugeborenes 238
Krampfadern 29, 176
Krampfanfälle 254
Krankenkasse 219
Krankenversicherung 220
Krankes, behindertes Kind 139ff
– Betreuungszeitraum 144
– Bondingphase nachholen 143
– Häusliche Betreuung 143
– Hebammenhilfe 140ff
– Känguruh-Methode 141
– Laktation fördern 141
– Selbsthilfegruppen 148f
– Stillberatung 107ff, 147
– Trauerphasen 139
Kräuterblutsaft 28
Kräutertee 33
Kreislauf 26
Kreißsaalmappe, Kindsverlust 159
Kreuz-Bauchtrage 243
Krisendienste 187
Kuhmilcheiweiß-Allergien 246
Kuhmilchunverträglichkeit 249
Kümmel-Tee 131

Labienriss 60
Lactose 34
Lactulose 34
Laktation, s. Stillen
Laktoferrin 78
Laktose 76
Laminat 262
Lanolin 224
Lavendel 62
Lavendelöl 60
Laxanzien 34
Laxoberal 34
Lebertran 258
Leberwickel 251
Leboyer 263
Lederlind 229
Lefax 248
Leinsamen 34
Let down-Reflex 72
Leukozytenwerte 27
Levatorspalt 38
Liegedauer 6
Linea fusca 37
Lippen-Kiefer-Gaumen-Spalten, Stillen 108
Liserdol 166
Lochialfluss 56
Lochialstau 58, 170
Lochien 56
Lochiometra 58
Löffelfütterung 100
Logorrhoe 189
Lotussitz 247
Löwenzahnextrakt 252
Luftbäder 223
Luftfeuchtigkeit 230
Lungenembolie 178

Mahlzeiten, Mutter 198
Majoran-Butter 231
Makrophagen 78
Malzbier 33
Mandelöl 226
Mastitis 94
– neonatorum 227
Medikamente, Stillzeit 106
Meersalz 62
Mehrlingsgeburt, Betreuung nach 150
Mekonium 248
Mekoniumpfropf 248
Melaleuka-Öl 229
Menstruation, erste 25
Menthol 231

Methergin 55
Miktionsstörungen 34
Milchbildungsreflex 71
Milchbläschen 70
Milcheinschuss 90, 212
Milchläppchen 70
Milchleiste 70
Milchmangel, Mehrlingsmütter 156
Milchprodukte 87
– und Blähungen 246
Milchproduktion, steigern 116
Milchseen 70
Milchspendereflex 72
Milchstau 92
Milchzucker 34
Miliaria rubra 228
Milien 228
Mineralien 77
Misgav-Ladach-Methode 133
Missbrauchserfahrungen 11
Mobilisation
– frühe 3, 22
– nach Sectio 132
Molke 76
Molton-Tuch 237
Mongolenfleck 228
Montgomery-Drüse 69
Mothering the Mother 25, 195
Mottenschutzmittel 262
Mukoviszidose 107, 149
Mumifizierung 234
Mundsoor 229
Musculus
– bulbocavernosus 38
– levator ani 38
– sphincter ani externus 38
– transversus perinei profundus 38
Mutter, verwaiste 160
Mutterbänder 51
Mutter-Kind-Beziehung 22
Mutter-Kind-Kontakt 13
Mutter-Kind-Zimmer 140, 197
Mutterliebe 11
Muttermal 228
Muttermilch 74ff
– Analyse 262
– Antikörper 77
– Aufbewahrung 104
– Aufwärmen 105
– Bestandteile 76ff

– Einfrieren 105
– Imunglobuline 74, 77
– Rückstände 88
– Schadstoffe 88, 261
– Veränderungen 74
– zu hohe Keimzahl 147
– zu wenig Kalorien 147
– Zusammensetzung 74f
Muttermilchersatznahrung 117
Muttermilch-induzierter-Ikterus 98, 251
Muttermilchstuhl 249
Mutterrolle 8
Mutterschutzgesetz 111

Nabelbruch 235
Nabelgranulom 234
Nabelgrund 233
Nabelheilung
– physiologische 232
– verzögerte 233
Nabelhernie 235
Nabelinfektionen 234
Nabelklemme 234
Nabelpflege 232
Nabelschnurrest 232
Nachbesprechung, Geburt 11
Nachwehen 50
Nährstoffbedarf des Neugeborenen 115
Nahrungsaufbau 121
Nahrungskarenz, nach Sectio 128
Nahrungsmittel
– blähende 87
– blähungsfördernde 246
Nahrungsmittelallergien 125
Narbenmassage 135
Narbenpflege, nach Sectio 135
Nasenschleimhäute 230
Nasentropfen
– Mutter 32
– Neugeborenes 231
Nationale Stillkommission 67
Natriumpicosulfat 34
Nelke 55
Nephritis 175
Neugeborenenbetreuung 222
Neugeborenen-Exanthem 228
Neugeborenengelbsucht 250
Neugeborenen-Ikterus 98, 211, 250
Neugeborenen-Screening 253
Neugeborenenwahrnehmung 14

Neugeborenes, verlegtes 140
Neuorganisation, Wochenstation 203
Neuroleptika 191
Niederlassungserlaubnis 6
Nierenbeckenentzündung 175
Nierenentzündung 175
Niesen 230
Notarzt 188
Nottaufe 162
Nystatin 229

Obduktion 161
Obst 87
Obstipation 33
– beim Neugeborenen 249
Obstipationsprophylaxe 34
Octenisept 64
Ödeme 23
Öltücher 222
OP-Tag 127
Optalidon 62
Orgasmus 16
Osteopathie 241
Östrogene 25
Ovarialvenenthrombose 171
Ovulation, erste 25
Ovulationshemmer 18
Oxytocin 25, 55, 70
Oxytocinreflex 72

Paarbeziehung 17
Panikattacke 189
Paracetamol 51, 62
Parallelhaltung 153
Paranoia 190
Parfüme 223, 263
PEKiP 264
Pfefferminze 165
Pfefferminzöl 231
Pflanzenöl 226
Pflegeformen 206
Pflegestandard 205
Phenylketonurie 107, 254
Phosphatresorption 258
Phototherapie 252
– Einsatzzeitpunkt 253
Phytolacca 165
Pickel 227
Pigmentflecken 228
Pigmentierung, Mutter 37

Pilzbefall
– Mund 229
– Po 225
PKU 254
Plazentalactogen 24
Plazentapolypen 173
Plazentareste 173
Polymastie 70
Polythelie 70
Prager Eltern Kind Programm 264
Pravidel 166
Primary Nursing 196, 206
Progesteron 25
Prolaktin 25
Prolaktinhemmer 165
Prolaktinreflex 72
Proliferationsphase 60
Prophylaxen 256
Prostaglandin 173
Provitamine 258
Pseudoanämie 28
Psychosoziale Betreuung, nach Sectio 130
Psychotherapie 188
Pucken 237
Puder 234
Puerperale Adnexitis 171
Puerperalfieber 169
Puerperalsepsis 172
Puerperium 2
Pulsfrequenz, Mutter 27
Pyelitis 175
Pyelonephritis 175

Quarkauflagen, Brust 91
Quarkkompressen 32

Rachitis 258
Rachitisprophylaxe 258
Ratanhia-Myrrhentinktur 229
Redon-Drainage 131
Regelwidrigkeiten, im Wochenbett 169
Regenerationsphase 61
Reich, Eva 263
Reihengrab 163
Reizwehen 50
Rektusdiastase 36
Restharnbildung 34
Rhinitis 231
Rhinomer Nasenspray 230
Rivanol 64

Rooming-in 5, 196
Rosenhydrolat 229
Rosmarin-Anwendungen 26
Rosskastanie 29
Rotlichtbestrahlung 64
Rübensirup 28
Rückbildung 22
– nach Kindsverlust 166
– Vagina und Vulva 59
Rückbildungsgymnastik 44ff, 215
Rückengriff 83, 108, 129
– doppelter 153
Rückenlage, Neugeborenes 245

Sab simplex 248
Salbei 165
Salzreduktion 24
Sandelholz 35
Säuglingsanfangsnahrungen 117
Säuglingsmilch, Selbstzubereitung 120
Säuglingsmilch-Rezept 120
Säuglingspflege 222
Säuglingszimmer 5
Saugreflex 73
Saugrhythmus 81
Saugverlangen, erhöhtes 239
Saugverwirrung 98
Saugvorgang 73
Schachtelhalmtee 175
Schadstoffe 261
– in der Muttermilch 88, 246
Schadstoffuntersuchung 262
Schafgarbe 33, 59, 62, 175
Schatten und Licht 187
Scheidenriss 60
– hoher 172
Schiefhals 241
Schilddrüsenfunktionsstörung 189
Schizophrene Beeinträchtigung 190
Schlafmangel 12, 184, 194
Schlafphasen 240
Schlafposition, Neugeborenes 245
Schlafstörungen 183
Schleimabsauger 231
Schluckreflex 73
Schlupfwarzen 96
Schmerzerfahrungen 10
Schmetterlingskinder 167
Schmetterlingsmassage 263
Schmierauge 229

Schmusen 17
Schniefen 230
Schnuller 239
Schnupfen 231
– anhaltender 263
Schock 178
– septischer 172
Schokolade und Blähungen 246
Schreibaby 240
Schreien 238
Schuldgefühle,
– bei Depressionen 183
– nach Frühgeburt 139
– nach Kindsverlust 161
– nach Sectio 131
Schüttelfrost 171
Schwangerschaftsstreifen 36
Schwarztee 33
Schweißfrieseln 228
Schwitzen 24
Screening 253
– Organisation 255
Screening-Labor 221
Sectio s. Kaiserschnitt
Sectiofrequenz 127
Sectio-Indikation 136
Sectio-Narbe 134
Sectiowunde 133
Sehsinn 14
Seideneinlage, Neugeborenes 223
Seitenlage, Neugeborenes 245
Sekretionsphase 60
Sekundärnaht, Sectio 133
Selbsthilfegruppen
– allergiekrankes Kind 125
  (s. S. 148 + 149, 167 + 187)
– Frühgeburt 148
– Kindsverlust 167
– krankes, behindertes Kind 148
– nach Sectio 136
– psychische Beeinträchtigungen 191
– Wochenbettdepression 187
– Zwillinge, Drillinge 156
Selbstmordgedanken 187
Senfmehl 55, 58
Sensibilität 12
Sexualberatung 17
Sexualität 16
Silbernitrat, Stift 235
Silbernitratlösung 229

Silbernitrat-Puder 232, 234
Sinus lactiferus 70
Sitzbad 32, 60
Sitzbad-Badezusätze 62
Sitzbadewanne 62
Sonnenbaden, Neugeborenes 252
Sonnenschein 223
Soor, Neugeborenes 225, 229
Sozial-psychiatrischer Dienst 188
Spanplatten 262
Spascupreel 51
Spätwochenbett 2
Spaziergang, Neugeborenes 200, 211
Spezialnahrungen 118
Sphinkterkrampf 35
Spina bifida 149
Spital Bethanien Zürich 198
Spurenelemente 77
Staphylokokken 56, 172
Steißbeinverletzungen 181
Stellenbeschreibungen 205
Sterbeurkunde 163
Steuerberatung 220
Stillbeginn, Mehrlinge 152
Stillbeobachtungsbogen 85
Stillberatung 67, 90ff, 215
  (s. a. Stillen)
Still-BH 87
Stilldauer 81, 114
Stilleinlagen 85
Stillen 67ff
 – Abpumpen 102ff
 – Abstillen 110f, 165f
 – ad libidum 5, 80
 – Anlegefehler 84
 – Anlegen, erstes 78
 – Anlegen, Grundregeln 79
 – Bedeutung 67
 – behindertes Kind 107ff
 – bei Drillingen und Zwillingen 152
 – Berufstätigkeit 111
 – Brustpflege 85
 – Dauer 81
 – Down-Syndrom 107
 – Ernährung der Mutter 87
 – Entleeren von Hand 104
 – Flach-, Hohl-, Schlupfwarzen 96
 – Frequenz 75, 81
 – Frühgeburt 145ff
 – Grundregeln beim Anlegen 79

 – Hygiene 85
 – Kaiserschnitt 78, 129
 – krankes, behindertes Kind 147
 – Lippen-Kiefer-Gaumen-Spalte 108
 – Medikamente 106
 – Milcheinschuss 90
 – Milchshake 91
 – Muttermilchzusammensetzung 74ff
 – Saugrhythmus 81
 – Saugverwirrung 98
 – Saugvorgang 73, 80
 – wunde Brustwarzen 95
 – Zufütterungsmethoden 99
Stillfrequenz 75, 81
Stillfreundliches Krankenhaus 67
Stillhindernisse 109
Stillhütchen 97
Stillintervalle, kurze 246
Stillpositionen 82ff
 – akrobatische 93
 – DanCer-Handgriff 107
 – für Zwillinge 153
 – Fußballhaltung 83f, 108, 154
 – Milchstauentleerung 93
 – Parallelhaltung 153
 – Rückengriff 83f, 108, 154
 – Rückenlage 79, 129, 155
 – Seitenlage 82f
 – Tandem-Haltungen 153ff
 – Wiegengriff 83
Stillprobleme 84
 – Mehrlingsmütter 155
Stillreflexe 71
Stillwehen 50
Stillzimmer 197
Stimmungsschwankungen 24, 194
Stirnkopfschmerz 170
Stoffwechselanregung 44
Stoffwechselerkrankungen 254
Stoffwindel 224
Storchenbiss 228
Störung, depressive 183
Streptokokken 56, 172
Striae gravidarum 36
Stuhlgang, grüner des Neugeborenen 249
Stuhlinkontinenz 32
Stuhlverhaltung 33
Styptysat 55
Suchreflex 72

Symphysenbandage 180
Symphysendehnung 179
Symphysenruptur 179
Symphysenschädigungen 178
– Behandlung 179
Syntocinon-Nasenspray 55

Tage, sensible 183
Tagesablauf 8
– Wochenstation 202
Tageslichtbestrahlung 252
Tagestrinkmenge 114, 122
Tampons 58
Tandem-Massenspektronomie 254
Tandem-Stillen 153
Tätigkeiten, vorbehaltene 6
Taufe, Segnung, nach Kindsverlust 162
Teamsitzung 204
Teebaumöl 229
Telefonseelsorge 187
Temperamente, Neugeborenes 15
Temperatur, subfebrile 169
Teppichboden 263
Thrombophlebitis 176, 177
Thrombose 29, 176
– perianale 31
Thromboseprophylaxe 43, 176
– nach Sectio 132
Thrombozytenzahl 27
Tiefschlafphase 245
TMS 254
Totenwäsche 160
Totgeburt 162
Tragehilfen 244
Tragetechnik 241
Tragetuch 241
Tränen 12
Tränengang-Stenose 230
Traubenzuckerwasser 247, 251
Trauerphasen 158
Trichterbrust 258
Trinkmenge, Stillzeit 89
Trinkmengentabelle 119
Trinkverhalten des Neugeborenen 80
Trinkverhalten, Entwicklung 145
Tripple-dye 234
Trockenpflaume 34

Übergangsmilch 74
Übergangsstuhl 249

Überlebensrate, Frühgeborene 139
Überwärmung des Neugeborenen 238
Umweltgifte 261
UNICEF 67
Unterbringung, getrennte 4
Untersuchung, vaginal 59
Ureteritis 175
Urethritis 175
Uterus, retroflektierter 51
Uterus-Höhenstandkontrolle 53
Uteruskantenschmerz 170
Uterusrückbildung 50
– verzögerte 54

Varizen 29
Venengymnastik 43, 176
Veränderungen, körperliche 22
– psychosoziale 8
Verbrauchskoagulopathie 172, 173
Verdauung, Neugeborenes 122
Verdauungsstörung 249
Verengung, Tränengang 230
Verfolgungsfantasien 190
Vergesslichkeit 24
Verhütung 18
Verstopfung, Neugeborenes 249
Verwöhnen, Neugeborenes 196, 239
Vier-Winde-Öl 247
Vigantol Öl 259
Vigantoletten 258
Vitamin C 28
Vitamin K 256
Vitamin-D-Mangel 258
Vitamin-D-Tablette 246, 257
Vitamin-D-Zusatz 259
Vitamine 76
Vitamin-K-Gabe, erste 257
Vitamin-K-Mangel 257
Vollbad 51, 58
Vordermilch 75
Vormilch 74
Vorsorgeuntersuchung 213
Vorteile des Stillens, Mehrlinge 152
Vycryl 63

Wacholderbeeren 175
Wachstation 127
Wachstumsschübe 115
Wachstumsstörungen 116
Wahlgrab 163

Wahnvorstellungen 190
Wärmelampe 251
Wärmeverluste, Neugeborenes 236
Wärmflasche, Neugeborenes 236, 247
Warzenhof 69
Wassereinlagerungen 23
Wasserinhaltsstoffe 121
Wasserstoffperoxydlösung 64
Wasserverlust, Neugeborenes 250
Wecesin 232, 234
Weinen 238
– vermehrt 240
Weißkohl-Umschlag 92
Werbung 219
WHO 67
Wickeltuch 236
Wiegengriff 82
Windeldermatitis 223
Windeleinlage 223
Windel-Soor 225
Windelsorte 224
Windelwechsel 222
Windsalbe 247
Wochenbett, Definition 2
– Geschichtliche Entwicklung 2
Wochenbettbesuch 210
– Checkliste 211
Wochenbettbetreuung
– Dokumentation 216
– in der Klinik 193
– integrative 202
– Ziele 204
– zu Hause 210
Wochenbettdepression 182
– Hilfe 187
Wochenbettfieber 4, 169
Wochenbettgymnastik 214
– 1.–2. Woche 44
– 3.–4. Woche 46
Wochenbettkosten 4, 6
Wochenbettpackung 221
Wochenbettpflege 201
Wochenbettpsychose 182, 190
Wochenbettvisite 201
Wochenbettwehen 50

Wochenfluss 56
Wochenstation 4, 193
Wöchnerinnenbinden 57
Wucherung, Nabel 234
Wundheilung 56, 60
– gestörte 63, 64
– sekundäre 64
Wundheilungsstörungen 63
– nach Sectio 133
Wundpflege, nach Sectio 132
Wundsalben 224
Wundschmerzen 62
Wundschutz, Mutter 56
Wundsein 223, 224
Wunschkind 8
Wunschsectio 127

Ysop 59

Zahnschmelz 260
Zaubernuss 29
Zervixriss 172
Zervixrückbildung 59
Ziegelmehlsediment 227
Zimmerpflege 196, 206
Zimt 55
Zinkpaste 224
Zinnkraut 175
Zufüttern 117
Zufütterungsmethoden 98
Zungenbändchen 95
Zwiemilchernährung 117, 262
Zwillinge/Mehrlinge 150ff
– Frühgeburten 143ff
– Geburtsgewicht 150
– Internetadressen 156
– Kaiserschnitt 129ff
– Pflegetipps 150
– Stillberatung 152
– Stillpositionen 153ff
– Stillprobleme 155
– Tagesablauf 151
– Zufüttern 156
Zwillingsgeburt 150
Zystitis 175

Die Autorinnen

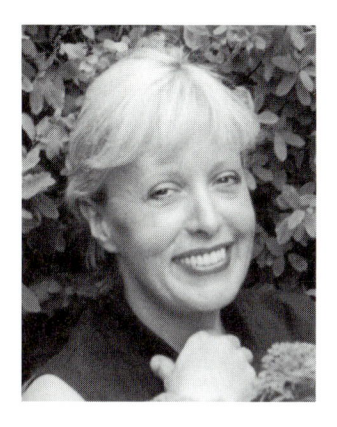

Jule Friedrich, geboren 1954 in Fulda. Hebammenexamen 1979 in Marburg. Ab 1980 freiberufliche Hebamme mit Hausgeburtshilfe in Kassel, ab 1987 Wochenbettbetreuung in Hamburg.
1987–1992 Studium der Ethnologie, 1995 Studienabschluss für Sozial- und Gesundheitsmanagement in Hamburg.
1989–1993 Vorstandsarbeit im Hamburger Hebammenverband.
1994–1998 Stillbeauftragte des Bund Deutscher Hebammen und 1992–2002 ICM-Delegierte für den Bund Deutscher Hebammen.
1996–2001 stellvertretende Vorsitzende der Hamburger Arbeitsgemeinschaft für Gesundheitsförderung.
Seit 1993 Ausbilderin und Gutachterin für die WHO/UNICEF-Initiative Stillfreundliches Krankenhaus.

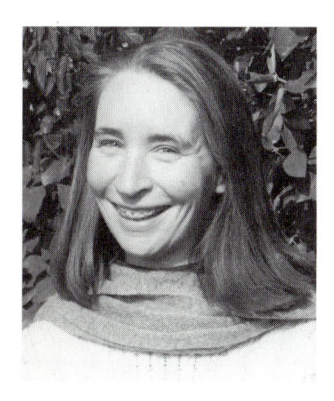

Elisabeth Groh, geboren 1968 in Mainz. 1991 Krankenpflegehelferin, Hebammenexamen 1996 in Heidelberg. Ab 1996 Klinikhebamme im Belegsystem, ab 1998 freiberufliche Hebamme im Geburtshaus Frankfurt e.V., ab 2000 eigene Hebammenpraxis mit Hausgeburtshilfe im Raum Frankfurt.
Ehrenamtliche Tätigkeit im Vorstand des „Netzwerks zur Förderung der Idee der Geburtshäuser in Europa e.V." und Kontaktperson zum Verein „NACC" (National Association of Childbearing Centers) in den USA.
Seit 2002 Anstellung als Hebamme im Royal Sussex County Hospital in Brighton, Großbritannien.

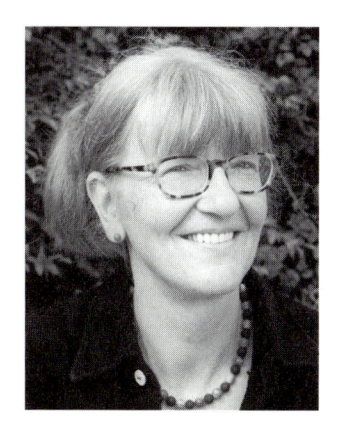

Ulrike Harder, geboren 1955 in Hamburg. 1975 Studium der Erziehungswissenschaften. Hebammenexamen 1980 in Berlin-Neukölln. Nach siebenjähriger Hebammentätigkeit in der Klinik (davon 3 Jahre in Saudi Arabien), 1987 Weiterbildung zur Lehrerin für Hebammenwesen.
Zehnjährige Lehrtätigkeit in den Hebammenschulen Berlin-Wilmersdorf (Schulleitung), Speyer und Bensberg (Schulleitung) mit nebenberuflicher häuslicher Wochenbettbetreuung.
Ab 2000 freiberufliche Hebamme in der Fera-Gemeinschaftspraxis Berlin mit außerklinischer Geburtshilfe. Seit 2002 Lehrerin für Hebammenwesen in Berlin-Neukölln, freiberufliche Hebamme und Dozentin für Hebammenfortbildungen. Mitherausgeberin des Lehrbuchs „Hebammenkunde" und der Fachzeitung „Die Hebamme".

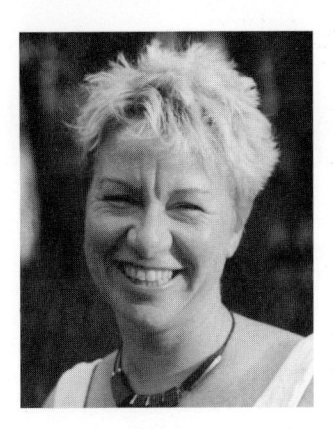

Simone Kirchner, geboren 1960 in Hildesheim. Hebammenexamen 1983 in Berlin-Neukölln. Nach mehrjähriger Hebammentätigkeit in der Klinik freiberufliche Hebamme im Geburtshaus Berlin-Charlottenburg und in der Hausgeburtshilfe. 1991 Weiterbildung zur Lehrerin für Hebammenwesen, dann Dozentin in der Aus- und Fortbildung.
1993 bis 1996 Vorsitzende des Berliner Hebammenverbandes, dann Mitglied der Gebührenkommission des BDH. Studium der Psychologie, Kommunikationswissenschaften und Ethnologie in Berlin. Dipl.-Psychologin ab 1999, tätig in Supervision und Mediation. Seit 2000 Dissertationsstipendiatin der Universität Bremen im Bereich Kulturwissenschaft.

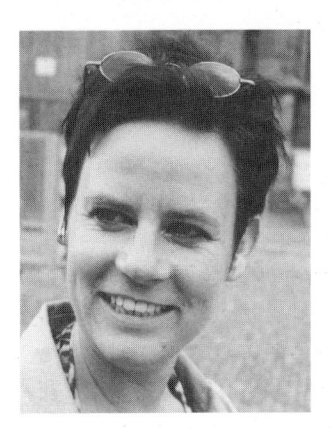

Heike Polleit, geboren 1965 in Ludwigshafen/Rhein. 1984 Studium der Religionswissenschaften und Psychologie in Berlin, Hebammenexamen 1990 in Gießen.
1991 Hebamme auf der Wochenstation in Bensberg, verantwortlich für Konzeption und Umstellung der Station in eine Familienabteilung mit integrativer Wochenbettbetreuung.
1995 Konzeption und Leitung einer neuen Geburten- und Familienabteilung in Zürich.
1996 freiberuflich Hebamme in Konstanz und Kleve. Fortbildungsdozentin zum Thema „Neue Konzepte der Wochenbettbetreuung in der Klinik". Seit 2001 Studium des Pflegemanagements in Freiburg und Leitung von Gesundheitsprogramm/Elternschule an der Universitäts-Frauenklinik.

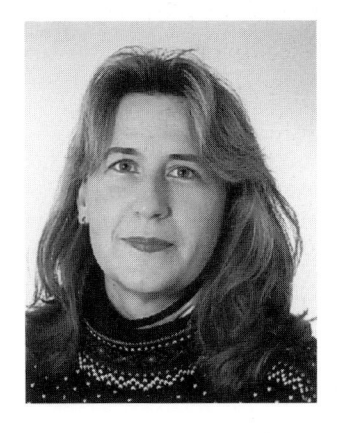

Andrea Stiefel, geboren 1959 in Wuppertal. Hebammenexamen 1979 in München. Nach zehnjähriger Hebammentätigkeit in der Klinik, 1989 Weiterbildung zur Lehrerin für Hebammenwesen. 1990 Lehrtätigkeit in der Hebammenschule Berlin-Wilmersdorf, 1995 Leitung der Neugeborenabteilung und Schulung von Mitarbeiterinnen in ganzheitlicher Wochenpflege in Berlin-Wilmersdorf.
Seit 1996 Lehrerin für Hebammenwesen in Berlin-Neukölln. Seit 1997 ICM-Delegierte für den Bund Deutscher Hebammen. Mitherausgeberin des Lehrbuchs „Hebammenkunde".

Die wirksame Unterstützung

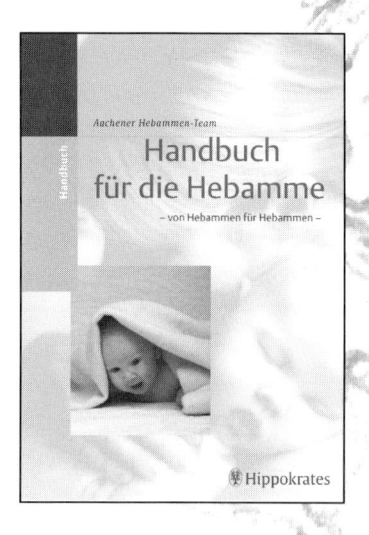

Aachener Hebammen Team
Handbuch für die Hebamme

2000, 272 S., 110 Abb., geb.
€ 44,95
ISBN 3-7773-1445-5

Erstmals liegt eine ausführliche und übersichtliche Anleitung aller wichtigen Tätigkeiten der Hebamme vor. Zahlreiche Abbildungen und Grafiken sorgen für besonders große Anschaulichkeit. Alle 75 Kapitel sind nach einem einheitlichen Schema aufgebaut und ermöglichen eine rasche Orientierung im hektischen Arbeitsalltag. Neben den praktischen Handlungsanweisungen, wie z.B. Führung der Gebärenden in der Eröffnungsphase, Dammschutz, Plazentaablösung und -gewinnung, intramuskuläre Injektion u.v.m., liefert das Buch auch Tipps zum Umgang mit dem Kindsvater, mit Ärzten, mit Kollegen oder mit Stress. Neben den praktischen Tipps und Tricks erhält die Hebamme eine Reihe naturheilkundlicher Hinweise. Im Anhang folgt eine kleine Einführung in Homöopathie, Akupunktur, Aromatherapie und Traditionelle Chinesische Medizin. Ein kleines Fremdsprachenlexikon hilft im Umgang mit ausländischen Frauen. Ein Glossar bzw. Vor- und Endsilben-Verzeichnis der medizinischen Fachsprache erleichtern den Umgang mit der Fachsprache.

Hippokrates Verlag
in MVS Medizinverlage Stuttgart
GmbH & Co. KG
Leserservice
Postfach 30 05 04
70445 Stuttgart
Telefon 07 11/89 31-240
Telefax 07 11/89 31-133

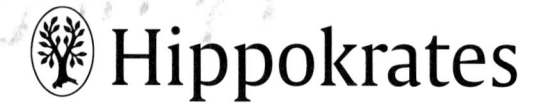

Internet
www.hippokrates.de

Hippokrates